系统生物学与中药方剂现代研究

主　编　张卫东
副主编　柳润辉　周俊杰

科学出版社
北　京

内 容 简 介

中药方剂是中医临床用药的主要形式，充分体现了中国传统医学的特点和优势。采用现代科学技术手段阐释中药方剂的科学内涵，是中药现代化研究的重要内容。本书前半部分详细介绍了本课题组在长期开展中药方剂现代研究过程中逐步形成的策略方法，以及各种现代科学技术在中药方剂研究的应用。第一章为中药方剂现代研究体系的建立，让读者对中药方剂现代研究的内容及思路有个全景的了解；第二章为中药方剂药效物质基础研究的理论、思路与方法，让读者了解中药方剂药效物质基础的研究进展；第三章至第七章则介绍了各种现代技术方法在中药方剂研究中的应用，使读者对各种新技术新方法有一个全面的了解和认识。下篇则以临床疗效显著的现代中药方剂麝香保心丸为例，详细介绍了在已建立的中药方剂现代研究体系的指导下，对麝香保心丸开展深入系统的现代研究所取得的最新成果。

本书适合医药院校、科研院所及制药企业从事中药研究与开发阅读、药品生产和质量管理的相关科研工作者、研究生、本科生作为学习参考书，也可供中医药爱好者阅读参考。

图书在版编目(CIP)数据

系统生物学与中药方剂现代研究/张卫东主编. —北京：科学出版社，2017.1

ISBN 978-7-03-050126-4

Ⅰ. ①系… Ⅱ. ①张… Ⅲ. ①生物学-系统科学-研究 ②方剂学-研究 Ⅳ. ①Q111 ②R289

中国版本图书馆 CIP 数据核字(2016)第 239822 号

责任编辑：李 悦 闫小敏 / 责任校对：张凤琴
责任印制：徐晓晨 / 封面设计：北京铭轩堂设计公司

科学出版社 出版
北京东黄城根北街 16 号
邮政编码：100717
http://www.sciencep.com
北京建宏印刷有限公司 印刷
科学出版社发行 各地新华书店经销
*
2017 年 1 月第 一 版 开本：787×1092 1/16
2019 年 8 月第五次印刷 印张：19 1/2
字数：456 000

定价：118.00 元
(如有印装质量问题，我社负责调换)

编　委　会

主　编　张卫东

副主编　柳润辉　周俊杰

编　委　（按姓氏拼音排序）

姜　鹏　柳润辉　吕　超　王宇翀　严诗楷

詹常森　张卫东　赵　静　周俊杰　祖先鹏

序　一

方剂作为中医临床用药的主要形式，是中医药的精粹。方剂也是基础和临床的桥接学科，集中体现了中医整体观、辨证观和个体化治疗的理论特色。这里要强调的是，方剂并不等于复方。复方是简单的加和，而方剂是在中医药理论指导下的有制之师，讲究七情和合，配伍优化，达到减毒增效的目的，研究起来比复方要复杂困难的多，当然也更值得深入研究。国家自 20 年前实施“中药现代化发展战略”以来，中药方剂整理传承和现代化研究始终是一个重要研究内容。国家 973 计划“方剂关键科学问题的基础研究”项目，开启了方剂的现代研究，其主要目标是针对方剂配伍的科学问题，努力解决方剂的物质基础和作用机制“两个基本清楚”问题。经过三次滚动支持，取得了重要进展。中药现代化 20 年经验表明，中医药学从来不是封闭的，它是与时俱进、不断发展的，吸收不同时代的新思想和技术方法为我所用，将中医原创思维与当代科技结合就会产生新的成果，推动自身的学术进步和学科发展。

张卫东教授带领的团队自“十五”期间就开始致力于中药方剂的现代化研究。十余年来，他们曾先后对 1 个经典古方“黄连解毒汤”和 2 个现代方剂“麝香保心丸”和“济泰片”进行了深入系统的研究。他们在长期的研究过程中，继承挖掘中医药传统理论，大胆吸收利用现代科学技术与方法，并不断总结研究经验与转化结果，逐渐形成了一套既符合中医药特点又与国际接轨的现代中药方剂研究体系。该体系结合了中医药传统理论和现代的化学、生物学与信息学技术，遵循系统论与还原论相结合、宏观与微观相结合、体内和体外相结合的研究原则，并以系统生物学和网络生物学作为技术支撑。对上海和黄药业生产的“麝香保心丸”的化学物质基础及作用机制进行了深入研究，探索了对名优中成药研究的模式，取得了丰硕的研究成果。

该书上篇详细论述了张卫东教授团队多年来在方剂现代研究中形成的理论认知，提供一个整合现代科学技术和中医传统理论的现代方剂研究模式，适用于深刻地揭示中药方剂的科学内涵。下篇则详细介绍了“麝香保心丸”的相关研究成果。血清药物化学研究明确了“麝香保心丸”的体内药效物质基础，同时利用现代药理学、系统生物学及生物信息学方法相结合，较系统阐释了“麝香保心丸”多成分、多靶点、多途径的作用机制，构建了药物作用网络，较好体现了系统对系统的方剂作用特点。他们对“麝香保心丸”研究成果的总结及展望刊发在 *Science* 中医药专刊上，并发表国际论文 30 多篇，在海内外产生了学术影响。

张卫东教授及其团队数十年如一日，开展中药方剂的科学研究，总结了先进经验，形成了研究特色，并积极将成果转化，产生重大经济社会效益，培养了一支高素质的队伍。我一直关注他们的研究工作及进展，向他们学习并赞赏他们严谨求实、拼搏奋进的精神。中医药现代化研究需要更多像这样的团队，形成浩浩荡荡的队伍。

我常说，中医药学虽然古老，但它的理念、方法并不落后。现代生命科学所遇到的很多困难和挑战，将从中医药学中得到启发。中医药研究魅力无穷，因为研究成果可能为解决现代医药学的难点问题提供思路、方法和药物。屠呦呦研究员青蒿素发现就是一个例证。中医药研究就像“黑洞”，一旦投身其中便会被其魅力吸引，让人贡献毕生而不懈！

书将付梓，乐观厥成，欣然为之序。

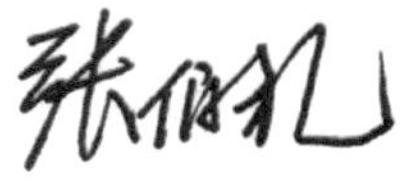

中 国 工 程 院　院士

中国中医科学院　院长

天津中医药大学　校长

丙申年冬月

序　二

科学发展史表明，任何学科的发展无不同步于同时代相关学科的发展水平。面对现代医学的日新月异，传统中药方剂必须现代化才能适应时代的步伐，必须具有现代科学的特点。中医药学是具有中国特色的生命科学，中医药的应用具有悠久的历史，在我国医药卫生事业中占有十分重要的地位。在后基因组学时代，系统生物学整合基因组、蛋白质组、代谢组等多层次多参数信息来研究表征中药方剂作用整体关联性，并结合网络生物学和药物作用网络，对深入研究与疾病相关的生物过程在药物干预前后的生物学动态变化、作用物质基础和药理机制，构建活性成分群与疾病靶蛋白网络对揭示中药方剂的作用特点，正显示现代科学发展与传统医药学结合优势。

中药方剂是中医药理论的主要表现形式，充分体现了中医药学的整体观念和辩证论治的思想。长期以来，中药方剂科学内涵的阐释都是中医药现代化研究的主要内容之一。该团队提出了一种包括化学物质基础研究、现代药理研究、系统生物学及网络生物学研究的中药方剂现代研究体系。该研究体系将为中药方剂提供整合现代科学技术和传统中医药理论的研究思路，有望用于系统、深刻地揭示中药方剂的科学内涵，指导中药方剂新药的研发，从而更好地传承和发展中医药理论。张卫东教授在中药方剂研究中做到了兼收并蓄，他善于将各种新兴学科理论及新技术方法运用到中药方剂现代研究中，坚持中医药理论的指导，以祖国传统医学和现代医学理论相结合的学术思想为指引，通过系统研究诠释中药方剂的科学内涵。本著作出版体现张教授所领导的团队多年从事该领域研究的贡献。

中药方剂的整体观着重于宏观，系统生物学技术以及生物信息学技术对庞大数据信息的分析处理能力为中药方剂整体作用机制的分析提供了强有力的工具。张卫东教授在中药方剂现代研究中，牢牢把握中药方剂整体观的作用特点，在对已有的还原论研究思路批判地吸收的同时，引进了系统生物学与生物信息学的学术思想及技术方法，形成了集宏观整体把握与微观具体辨析于一体、自上而下与自下而上两种研究模式有效结合的中药方剂研究体系。

基于此理论体系，张卫东教授及其团队以麝香保心丸为例开展了示范研究。首先采用 LC-MS 与 GC-MS 方法对麝香保心丸中化学成分进行了定性分析鉴定，血清药物化学研究确认了麝香保心丸的体内药效物质。基于药效物质的多成分定量分析及化学指纹图谱，实现了麝香保心丸质量的全面控制，保证了产品质量的稳定性。体内外药代动力学研究则对麝香保心丸主要药效物质的种属代谢差异、吸收、相互作用、体内代谢途径及代谢轨迹进行了描述。通过与西药组合药物 Polypill 及单个化学药物的代谢组学比较研究，充分揭示了中药方剂多成分、多靶点、多途径的协同作用机制，体现了组合药物的作用优势。生物信息学技术通过构建疾病网络及药物作用网络，将两个复杂系统全面关联起来，实现了系统与系统之间的“对话”。虽然对于麝香保心丸的研究还不够尽善尽美，但是对于其他中药方剂的现代研究仍具有重要的引领作用。

纵观本书的总论和各论章节的安排，体现系统生物理论、方法、技术在中药复杂体系中应用，显现全书结构严谨、排列有序、层次分明，内容翔实，分析准确，语言流畅，是中药方剂现代研究的一部理论联系实际的力作。特此推荐给读者。

作为一位中药现代研究的同行，愿以此言词为序，以示祝贺，以飨读者。

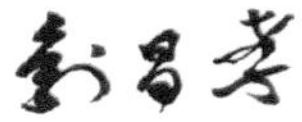

中国工程院院士　天津药物研究院 研究员

释药技术与药代动力学国家重点实验室 主任

2016 年 9 月 18 日于天津

前　言

中医药是中华民族的瑰宝，是我国各族人民在长期的生产生活实践和与疾病作斗争中逐步形成并不断丰富发展起来的，为中华民族的繁衍生息作出了重要贡献。春秋战国时期中医理论已经基本形成，出现了解剖和医学分科，已经采用“四诊”，治疗法有砭石、针刺、汤药、艾灸、导引、布气、祝由等。西汉时期，开始用阴阳五行解释人体生理，出现了“医工”、金针、铜钥匙等。东汉出现了著名医学家张仲景，他已经对“八纲”（阴阳、表里、虚实、寒热）有所认识，总结了“八法”；华佗则以精通外科手术和麻醉名闻天下，还创立了健身体操“五禽戏”。唐代孙思邈总结前人的理论并总结经验，收集 5000 多个药方，并采用辨证治疗，因医德最高，被人尊为“药王”。唐朝以后，中国医学理论和著作大量外传到高丽、日本、中亚、西亚等地。两宋时期，宋政府设立翰林医学院，医学分科接近完备，并且统一了中国针灸由于传抄引起的穴位紊乱，出版《图经》。自清朝末年，中国受西方列强侵略，国运衰弱，同时现代医学（西医）大量涌入，严重冲击了中医发展。中国出现许多人士主张医学现代化，中医药学受到巨大的挑战。

随着科学技术的进步，中医药的科学内涵逐渐被挖掘、认识，一系列领先国际前沿的科研成果使中医药正逐步被国际社会所接受。“克里安照相术”与“MRI 成像技术”证实了“经络穴位”是一种客观存在的实体，从而揭示了针灸疗法的科学性。2015 年 12 月 10 日，中国中医科学院的屠呦呦教授由于在青蒿素发现过程中的突出贡献登上了诺贝尔奖的领奖台，是中医药对人类健康事业作出巨大贡献的体现，也证明了中医药的价值和中医药的功能。

中药方剂是中医临床用药的主要形式，是中医扶正祛邪、辨证论治的集中体现，也是中医治法、治则在组方用药的具体运用，显示了传统医药防病治病的特色，是中医药的精华。近年来，西医正逐渐认识到联合治疗方法的益处，而中医通过近 10 万种复方倡导联合疗法已有 2500 年的历史了。中药方剂“君、臣、佐、使”的组方原则、“相须、相使、相恶”的作用规律是祖国医学整体观和辨证观的集中体现。2008 年 3 月 14 日，陈竺院士领导的团队在《美国国家科学院院刊》（*PNAS*）发表一篇论文，对中药方剂复方黄黛片治疗急性早幼粒性白血病的分子机理做了系统分析，用生物化学的方法，从分子水平阐明了一个完全依据中医理论研发出来的中药复方黄黛片治疗白血病的多成分多靶点作用机理，并将中药方剂“君、臣、佐、使”的配伍原则用现代医学的方法阐释得淋漓尽致。国际主流科学界对这一研究成果给予积极评价，如《自然》杂志发表题为《中医药：古老复方的现代新解》的述评，认为这一研究显示了“古老药方的主要成分是如何‘和谐行动’治疗疾病的，对于中国传统医学与现代医学的沟通具有重要意义。

1997 年，以国家科技部牵头，由卫生部、国家食品药品监督管理局、国家中医药管理局等部门参加，成立了国家新药领导小组，组织全国百余名专家提出了中药现代化发展的规划，启动实施了中药现代化工作。中药现代化是将传统中医药的优势、特色与现代科学技术相结合，以适应当代社会发展需求的过程。中药现代化的关键是转变思想观念，即学术指导思想的现代化。陈竺院士认为，中医药系统在创新方面，应更加开放，更加善于汲取人类共同智慧的结晶。基因组学、蛋白质组学、代谢组学的最新研究成果，核磁共振、生物电、热成像、基因改造……所有的物理化学生物学的技术，动物模型，人体成像，不论是什么，都可以拿来为中医药研究所用，而且有关体系都要接受生物医学统计学的严格检验。现代生命科学并不姓“西”！要创造条件，把中国生命科学界的优秀科学家和优秀科研机构，吸引到中医药现代化创新体系中来。

尽管如此，中药方剂化学成分的复杂性、组方配伍和功能主治的多样性给方剂研究工作带来了巨大困难，使人们无法用现代科学语言诠释中药方剂作用的本质特征，阻碍了中医药在国际上的推广和应用。2007 年 7 月，《自然》杂志发表文章指出，对科学家来说，中药是如此的“难以下咽”，中药仍然笼罩在知其然不知其所以然的神秘面纱下。借助于典型的还原法，研究人员希望寻找出治疗特定疾病的中药配方中的某种关键组分，但类似青蒿素的成功例子少而又少。文章呼吁用一种全新的科学方法来研究中药。因此，以传统中医药理论为指导，利用现代科学方法构筑一个既能与国际接轨又符合中医药特点的现代中药方剂研究体系具有十分重要的意义。

系统生物学更加注重复杂生命系统中所有成分以及它们之间的动态关系，而不是将机体作为相互孤立的多个部分，这种整体思想与中医证候体系的“整体观”、“动态观”、“辨证观”不谋而合。因此系统生物学一经提出，就在中医药研究领域得到了广泛关注。将中药方剂成分的多组分、多靶点和多途径等特点与基因、蛋白质、代谢物表达关联起来，比较各自不同的表达差异谱，确定不同有效成分对应基因和蛋白质表达靶点，并根据表达量的多少与复方的“君、臣、佐、使”理论和使用剂量相关联，同时分析不同有效成分对应基因及蛋白质表达靶点的相互作用，分析方剂各组成单药之间的密切关系，阐明复方的组成原理，从而在分子水平上阐明中药方剂的作用机理。

然而，系统生物学方法难以描述中药关键药效成分群对具体代谢通路和分子网络进行调控的动态生物学过程，更不能在分子水平上解决中药复方的多成分协同作用机制问题。在中药研究过程中，不能只看到局部而看不清整体，但同样不能仅仅强调整体而忽视局部的细节研究，因此不仅要在中药复方研究中应用系统生物学技术研究整体作用，而且要源于现有先进技术对中药复方研究方法进行创新和提升，即除了从整体上表征复方作用特点外，还需要引入网络生物学方法研究复方的分子网络作用机制，为中药复方的现代化研究提供更合理更完善的整体化方案。

网络生物学的多靶点协同的相互辅佐相互制约的思想与我国传统的中医药“君、臣、佐、使”哲学思想存在异曲同工之处。中药方剂是在病证结合、方证对应、理法方药一致的条件下，通过多组分作用在多靶点，融拮抗、补充、整合、调节等多种功效于一体而起到治疗作用。网络生物学中功能基因的表达决定疾病在不同阶段的表型不同以及某些关键功能蛋白在不同疾病中均起到枢纽作用可以很好地与中医药中的“同病异治”和

"异病同治"的思想内涵相对应。网络生物学方法是在现代药理学水平上对中医药的辩证哲学思想的继承和发展，对于传统中药方剂配伍的现代化研究和中药的国际化具有积极的指导意义。

基于长期的研究实践，在上篇中我们总结了中药方剂的研究思路，建立了全面系统的研究体系。通过吸收借鉴方剂研究的新技术，逐渐形成了以整体观为指导思想的中药方剂研究方法，结合传统中医药理论和现代生物技术，提出了遵循系统论和还原论相结合、宏观与微观研究相结合、体内研究和体外研究相结合的中药方剂研究主要原则，并以方剂化学物质基础研究为前提，以系统生物学与网络生物学作为主要技术支撑，结合现代药理学研究的成果，对中药方剂进行多层次系统研究，全面揭示方剂多成分、多靶点、多通路的整体协同作用。首次提出采用网络生物学进行中药方剂研究的理论与方法，对于中药方剂研究应建立药物作用网络及蛋白作用网络，分析相关蛋白及药物小分子的调控网络，从而可以在分子水平上阐明方剂的作用特点，揭示方剂多分子、多靶点的整体协同作用特点和机制。

下篇中，以课题组多年来开展的麝香保心丸现代研究为例，介绍了在已建立的中药方剂现代研究体系指导下的研究成果。麝香保心丸是由宋代《太平惠民和剂局方》中的名方苏合香丸改良而来。1981 年，由复旦大学附属华山医院戴瑞鸿教授牵头的研究团队对苏合香丸进行改良，去芜存菁并开发成微粒丸制剂，获得了现代的麝香保心丸制剂，目前麝香保心丸已成为中国被广泛应用于临床的冠心病治疗药物。自 2004 年以来，在国家自然科学基金重点项目"中药方剂网络药理学关键技术的建立及其应用"；国家自然科学基金国际合作重点项目"基于酵母体系的中药方剂系统生物学研究的关键技术建立"；国家自然科学基金面上项目"基于代谢组学的 PK-PD 研究阐释麝香保心丸的体内药效物质及其作用机制"；国家科技部"十一五"国家科技支撑计划项目"中药作用机理和中药复方评价方法——复方整合化学组学的整体系统生物学研究"；国家重大新药创制专项"'麝香保心丸'现代科学研究与技术创新"；上海市科委中药现代化专项"麝香保心丸物质基础和作用机理研究"；上海市科委项目"中药大品种麝香保心丸的二次开发研究"等多个国家和上海市科研项目的资助下，对麝香保心丸开展了持续、深入、系统的研究，全面阐释了产品的科学内涵，提升了产品的的科技含量。在"科研+营销"的双重策略下，麝香保心丸的销售额从 2001 年销售 6 000 万元提高到 2015 年的 11 亿元。同时，麝香保心丸被列入国家基本药物目录，受国家秘密技术保护，荣获上海市科技进步奖一等奖、中国中西医结合学会科学技术奖等众多荣誉。

对麝香保心丸的药效物质基础研究为进一步开展作用机制及质量标准研究奠定基础。在对麝香保心丸中化学成分进行定性分析鉴定的同时，采用血清药物化学的手段确认了 22 个原型入血成分和 8 个代谢产物为麝香保心丸的药效物质。在明确了药效物质的基础上，对麝香保心丸的指纹图谱及多成分定量分析方法进行了研究，建立了全面的质量控制体系，保证了产品的稳定性及临床用药的安全性。代谢组学研究证实麝香保心丸主要通过改善心肌梗死引起的能量代谢异常、氧化损伤、氨基酸代谢紊乱和炎症等途径对心肌梗死大鼠起到治疗作用，且其治疗效果优于西药组合药物

Polypill 及单个化合物，体现了中药复方多成分、多靶点、多途径的协同作用机制。采用网络药理学方法研究了麝香保心丸治疗心血管疾病的作用机理，通过搜索、阅读大量文献，总结并整理了与冠心病相关的信号通路、药物靶点和西药的药物干预手段，利用生物信息学和网络建模方法，识别麝香保心丸各成分协同作用所调控的心血管疾病相关的信号通路，发现麝香保心丸中药效物质对冠心病的治疗作用并不是全部直接作用于疾病的直接致病基因，而是通过网络的形式来对基因进行调控从而达到治疗的目的。对麝香保心丸中主要药效物质的体内、外药代动力学特征进行了研究，对药效成分的体内过程的了解可进一步保证药物的有效性、安全性及可控性，是临床合理用药的重要保证。

2015 年 1 月，*Science* 杂志中医药专刊也刊发了麝香保心丸在系统生物学理念指导下的最新研究成果，以麝香保心丸为代表的中药方剂研究正受到世界的广泛关注。

目　　录

上　篇　中药方剂现代研究的思路与方法

下　篇　麝香保心丸研究实例

上　篇　中药方剂现代研究的思路与方法

第一章　中药方剂现代研究体系的建立

岐黄之术，源远流长。中药方剂是中医临床用药的主要形式，体现了中国传统医学的特点和优势。“君臣佐使”的组方原则，“相须、相使、相恶”的作用规律，是祖国医学整体观和辨证论治的集中体现。长期以来，中药方剂化学成分的复杂性、组方配伍与主治功能的多样性给研究工作带来了巨大困难，使得人们无法用现代科学语言诠释中药方剂作用的本质特征，阻碍了中医药在国际上的推广和应用。因此，以传统中医药理论为指导，利用现代科学方法构建一个既能与国际接轨又符合中医药特点的现代中药方剂研究体系具有十分重要的意义。

在中药方剂学研究技术的基础上，结合传统中医药理论和现代化学、生物学与信息学技术，遵循系统论与还原论相结合、宏观与微观研究相结合、体内研究和体外研究相结合的原则，以系统生物学和网络生物学作为主要技术支撑，我们提出了一种包括化学物质基础研究、现代药理研究、系统生物学及网络生物学研究的中药方剂现代研究体系。该研究体系将为中药方剂提供整合现代科学技术和传统中医药理论的研究思路，有望用于系统、深刻地揭示中药方剂的科学内涵，指导中药方剂新药的研发，从而更好地传承和发展中医药理论。

第一节　中药方剂的研究现状

长期以来中药方剂大多沿用西药的研究思路，多采用化学成分分离和简单的活性成分筛选相结合的方法，尽管在一定程度上能够发现中药方剂的部分药效物质基础和作用机制，然而由于中药方剂具有多成分、多靶点协同整体作用的特点，这种研究方法很难真正阐释中药方剂的科学内涵，依然会陷入到“盲人摸象”的困境。因此，我们迫切需要发展一种适合中药方剂作用特点的现代研究方法体系。21 世纪以来，随着我国中药现代化战略的逐步实施，中药方剂研究也步入高速发展轨道．各种中药方剂研究思想和理论的相继提出，极大地促进了中药的发展。例如，罗国安教授提出建立“一个结合，两个基本讲清，三个化学层次，四个药理水平（一个结合：化学与药理研究相结合。两个基本讲清：基本讲清化学成分；基本讲清药效作用。三个化学层次：君臣佐使药材配伍，有效部分，有效成分。四个药理水平：整体动物，器官组织，细胞亚细胞，分子水平）”的研究体系，为中药方剂提供了全新的研究模式[1]；王喜军教授认为只有入血的成分才是中药真正的有效成分，在日本学者田代真一的研究基础上提出了“中药血清药物化学”的研究方法[2]，即通过研究血清中的外源性物质，观察吸收入血的中药活性物质及其代谢规律，以此研究中药在体内的药效物质基础和作用规律；另外，随着研究的不断深入，张伯礼院士提出了“组分配伍中药”的研究思路[3]，指出在中药方剂化学物质研究基础上，把有效组分群再配伍，有望发展成为成分清楚、药理机制明确的现代组分中药。

自20世纪末以来，随着系统生物学和生物信息学研究的兴起[4,5]，各种“组学”技术如基因组学、蛋白质组学和代谢组学等在中药方剂研究中的应用日益广泛。人们越来越认识到现代大多数疾病是多因素、多环节、复杂的系统性疾病，药物对人体的作用是一个十分复杂的生物网络调节过程[6]。系统生物学通过整合系统中诸多相互作用的组分（包括基因、mRNA、蛋白质、代谢产物等）来研究这种复杂生物过程，注重基于系统性思路研究在致病因素及治疗干预下机体的整体反应等，而不仅仅观察某些局部的疾病病灶改变，这也符合中医药理论的整体性作用特点。近年来系统生物学在中药研究中的应用发展十分迅速[7,8]，并取得了令人瞩目的成绩，其中一个典型的研究实例即是陈竺院士、陈赛娟院士领导的课题组采用系统生物学手段，在一定程度上揭示了中药方剂复方黄黛片治疗急性早幼粒细胞性白血病的多成分、多靶点协同作用机制[9]；此外，罗国安教授还进一步拓展了“系统”的概念，他认为中药方剂作用于人体便是一个“系统—系统”相互作用的整合系统生物学过程，在此基础上提出了中药方剂的“化学物质组学”研究思想[10]。

总的看来，随着新技术的应用和发展，目前基于系统论观点从整体上研究中药方剂已经成为共识，系统生物学和生物信息学等现代生物技术也逐步发展成为中药方剂研究的支撑技术。然而现有的系统生物学和生物信息学研究往往局限于药物干预前后对生物系统的整体模糊刻画，而对药物发挥作用的具体生物学动态过程缺乏具体表征，尤其是还不能从分子网络的调控水平上深入研究中药方剂的作用机制，因而难以描述中药关键药效成分群对具体作用通路和分子网络进行调控的动态生物学过程，更不能在分子水平上解析中药方剂的多成分、多靶点协同作用机制。我们认为，在中药研究过程中不能只看到局部（树木）而看不清整体（森林），但同样也不能仅仅强调整体（森林）而忽视局部（树木）的细节研究，因此，我们不仅要在中药方剂研究中应用系统生物学技术研究整体作用，而且更要利用现有技术对中药方剂研究方法进行创新和提升，即除了从整体上表征方剂作用特点外，还需要引入网络生物学方法[11]研究方剂的分子网络作用机制，为中药方剂的现代化研究提供更合理更完善的整体解决方案。

第二节　中药方剂现代研究应遵循的原则

中药方剂可以看作是源于不同药材的化学成分按照“君臣佐使”配伍规律形成的天然组合，具有多成分、多途径、多靶点整体作用的特点。考虑到中药方剂成分与药理机制的复杂性，对中药方剂的研究应该发展一套独特而行之有效的研究方法。建立这样一套研究体系，我们认为需遵循以下三个“相结合”的原则：即系统论和还原论相结合，宏观研究与微观研究相结合，体内分析和体外分析相结合。

一、系统论和还原论相结合

还原论是一种自下而上的研究模式，即是把研究对象分解成部分来认识，认为整体乃部分之和，把每个部分都研究清楚了，整体也就清楚了。系统论则是一种自上而下的研究模式，认为整体并非简单的系统之和，整体中发挥作用的各部分不能离开整体而孤立存在，整体中的部分不同于从整体中分离的部分。从逻辑思维的角度看，还原的方法即是分析和演绎，重在对局部和微观的认识；系统的方法即是综合与归纳，重在对宏观和整体的认识[12]。

在医学、生命科学的发展过程中，还原论曾经发挥了巨大的作用，如形成了经典的生理学、病理学和解剖学，促进了生物化学、细胞生物学和分子生物学的发展。然而，随着医学研究的深入，这种还原论方法日益凸显出其局限性，这是因为还原论方法由整体向下分解，研究得越来越细，分解得越细微就越背离整体问题，所以仅靠还原论方法还不够，这就要求科学家应用系统论，从系统的角度来研究问题。生命体系是一个网络化、整体的复杂性系统，正好符合现代系统论的观点。20 世纪 90 年代以来，系统生物学和生物信息学迅速发展，基于系统论的研究方法逐步成为生命科学领域的前沿技术和热点。但系统论对组成系统的各要素和由各要素所决定的功能没有过多的涉及，不能完成对事物局部微观层次的认识，只能从整体方面完成对事物本质一部分的认识，这也决定了系统论方法的局限性。可见，单独的系统论和还原论各有其局限性，只有把两者结合起来，才能全面认识事物本质，达到“远看成林，近见木”的境界。

早期的中药研究是基于整体的，注重疗效观察。随着 20 世纪初西方科学技术的介入，还原论的研究方法逐步被大家接受。中药经过系统分离，从中发现有效成分，构成了 20 世纪中医药的主流研究模式，这一研究模式对中药的发展和应用起到了一定的推动作用，其中最突出的例子即是青蒿素的发现。但是随着研究的深入，还原论的局限性越来越明显。例如，许多中药已能分离鉴定出 300 种左右的化学成分，一个由 4～5 味中药组成的复方，可以分离出 1000～2000 种化学成分，从还原论来看，其研究已经很“深入”，但现实情况却告诉我们，即使认识了方剂中众多成分的化学结构甚至是药效活性，我们还是不能回答中药方剂发挥整体疗效的本质是什么。21 世纪以来，随着系统生物学和生物信息学的发展，各种基于系统论的“组学”技术在中药研究中得以广泛应用，系统论的应用使得中药方剂的研究有了长足的进步，我们可以从整体上深入了解中药及其方剂的药理作用特点，但是仍然不能完全揭示中药作用的本质，特别是在药效成分之间的协同作用机制和药物靶点与代谢通路方面缺乏具体的认识。

因此，为了全面阐释中药方剂的科学内涵，我们应该把系统论与还原论的研究思想有机地结合起来。一方面，我们应该用现代分离分析方法发现中药的众多有效成分及其药理活性；另一方面，我们应该基于系统论的观点，采用系统生物学和生物信息学等技术手段，从整体上表征中药方剂的作用特点，自上而下地发现方剂的关键药效成分群；并利用网络生物学方法深入阐释中药方剂药效成分的分子作用网络，研究众多药效成分之间的协同作用机制。只有把两者结合起来，才能全面揭示中药方剂的药效物质基础和药理作用特点。

二、宏观研究与微观研究相结合

阐述中药方剂的作用机制，是中药现代化研究中必须解决的关键难题之一。中药有几千年的应用历史，现代中药药理学研究则可追溯至 20 世纪 20 年代陈克恢教授研究麻黄开始，历经 90 余年，从起步到发展以至逐渐成熟，其自身的方法学体系得以逐步建立并日趋完善[13]。过去的中药药理研究在很大程度上借鉴了西药的评价标准和规范。目前其评价指标已经逐步扩充到了整体动物、器官组织、细胞亚细胞及分子生物学多个层次上的单个或多个指标，但总的看来则是更习惯于从宏观上整体表征中药方剂的整体作用特点，尚很少能够深入到基因、蛋白质、小分子代谢产物的分子网络水平上阐释中药方剂的药理机制。

中药方剂是众多结构与功能各异化合物的组合，具有多组分、多靶点的作用特点。从分子水平上看，中药方剂发挥的作用应该是方剂中有效成分组合对包括基因、蛋白质、小分子代谢产物在内的机体生物分子网络进行广泛调节的综合结果，因此仅仅从宏观上研究中药方剂作用是远远不够的，我们还必须从微观上认识中药方剂药效成分群对靶点的精确作用及各成分间的相互作用网络，才能从本质上深入表述中药方剂的药理机制。但是由于研究方法和技术的局限性，从分子网络层面研究中药作用机制十分困难，系统生物学和网络生物学的发展[14]，使得描述中药方剂的分子作用网络成为可能。系统生物学可以通过整合基因组、蛋白质组、代谢组等多层次多参数信息来全面表征中药方剂作用前后生物体的病理和生理状态，并用网络生物学技术构建疾病相关网络和药物作用网络。通过疾病相关网络深入研究与疾病相关的生物过程在药物干预前后的生物学动态变化，将有助于我们真正理解中药方剂及其关键药效组分的药理机制；通过药物作用网络可以进一步研究中药众多有效成分的结构和功能的相关性，构建活性成分群与疾病多个靶蛋白相互作用的网络，这将有助于在分子网络水平上揭示中药方剂的作用机制。

因此我们认为，仅仅从宏观上研究中药方剂是不够的，还必须基于系统生物学和网络生物学技术从微观上系统地研究方剂，建立方剂赖以发挥作用的疾病相关网络和药物作用网络，通过网络的动态变化表征方剂干预机体的生物学过程。只有基于系统生物学和网络生物学技术，把宏观和微观研究有机结合起来，才能够用现代科学语言有效地表述中药的作用机制和特点，从而真正实现中药的现代化、国际化。

三、体外分析和体内分析相结合

长期以来，对中药方剂药效物质基础与药理活性的研究多数采用体外分析方式进行。体外分析制备方便快捷且容易实现药效成分的高通量筛选，一直是中药研究的主要技术手段，而体内分析却没有得到充分重视。然而绝大多数药物只有进入体内才能通过血液到达靶标并发挥疗效（直接作用于胃肠道和肠道菌的中药除外），因此中药的体内成分分析是十分必要的。20 世纪 80 年代日本学者田代真一提出了“血清药物化学”理论，国内则由王喜军教授于 1997 年正式提出了“中药血清药物化学”的概念，即以中药给药后的血清为研究对象，通过多种现代分离分析技术，从血清中分离、鉴定移行成分，研究血清中移行成分与传统药效的相关性，以阐明中药的药效物质基础和作用机制。这种基于体内分析的研究方法着眼于中药众多成分中的入血成分，认为这类成分才是有可能真正发挥作用的有效成分，可以说是中药方剂的“有效物质组”，只有针对这类成分开展相关研究，才能更有效地开展中药方剂的药效物质基础、药理和质量控制研究。

近年来“血清药理学”也得到了迅速发展。血清药理学是指在研究中药药理时，先按照一定剂量给药，再把含药血清作为新的“制剂”进行药理实验。这一研究方法把体内分析和体外分析有机结合在一起，十分适合中药方剂的研究。由于中药方剂成分复杂，直接用于体外药理实验时所含有的各种杂质成分及其本身的酸碱度都会影响体外细胞的生存环境，经常会造成一些假阴性或假阳性结果，因此其实验结论科学性较差。应用血清药理学研究方法后，比较接近药物在体内环境中产生药理效应的真实过程，去除了各种杂质成分的干扰，用于中药方剂研究的优势十分明显，当然也应防止血中固有成分的干扰。

现代中药方剂研究中，体内分析和体外分析宜结合进行。体外研究便捷快速，可以实现高通量活性筛选，而体内分析更接近于药物作用的真实生物学过程，能够更准确地反映中药的药效成分群和药理活性。只有把两者结合起来，才能充分发挥体内分析和体外分析的优势，更准确更有效地阐释中药方剂的科学内涵。

第三节　构建中药方剂现代研究体系

根据中药方剂的固有特点，遵循系统论和还原论相结合、宏观研究与微观研究相结合、体内分析和体外分析相结合的原则，以系统生物学和网络生物学为核心技术，我们提出了现代中药方剂研究体系（图 1-1），该研究体系包括化学物质基础研究、现代药理研究、系统生物学研究及网络生物学研究 4 部分研究内容。

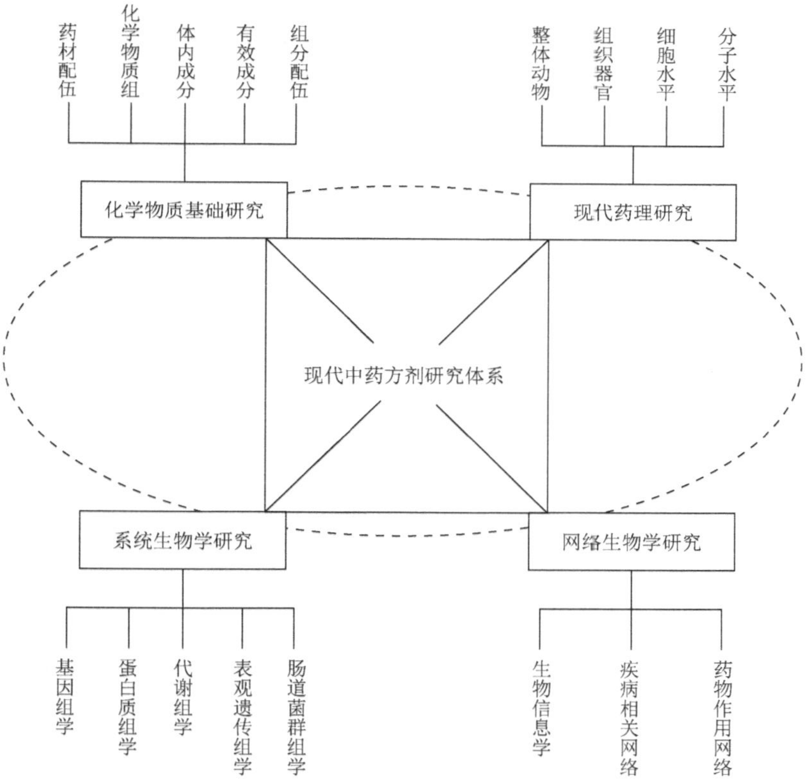

图 1-1　现代中药方剂研究体系

一、化学物质基础研究

阐明中药方剂的化学物质基础，是中药方剂研究的前提和基础，在整个现代中药研究体系中占据重要地位。目前中药方剂的化学研究主要有两条途径：一是借鉴先导化合物的思路，即从中药方剂或者其组方药材中分离和发现单一有效成分，方法一般是综合运用各种现代色谱分离技术结合活性跟踪分离，研究方剂或者各单味药材中的众多有效成分，并利用现代波谱技术进行结构鉴定；另一种就是在传统中医药理论指导下进行方剂优化配伍和活性成分群筛选研究。第一条途径是一种典型的西药研发思路，经过大量的对单一有效成分的分离与活性测试，在此基础上研究方剂整体的药效物质基础，这是一种自下而上的研究模式，这种研究思路抛离了传统中医药理论，割裂了中药众多成分之间的相关性，不能体现出中药方剂的特色；第二条途径则从方剂整体出发，在中医药理论指导下采取从整体到部分、自上而下、逐层递进的策略，通过化学物质组的化学信息与药物干预后生物体众多信息的相关性分析，从方剂整体的化学物质组中确定其中可以入血的血清化学物质组，然后通过酵母系统解读中药活性成分及其对细胞生理的综合效应（化学基因组学研究），辨识其中关键的有效成分，这种研究方法基于系统论的观点，符合中药的整体性特点，已经越来越多地为人们所接受。

我们提出的现代中药方剂研究体系下的化学物质基础研究，则是在中医药理论指导下运用现代分离分析技术和系统生物学技术，同时结合了自上而下与自下而上两种思路的研究新模式，其基本研究思路可以用图 1-2 表示。一方面，在中医药理论指导下进行化学分离与活性筛选，层层推进，从中药方剂到药材配伍研究，再确定方剂的整体化学物质组，然后结合药效评价和中药血清药物化学研究确定方剂的有效化学物质组，进而确定中药方剂的主要有效成分；另一方面，我们自下而上，在全面研究方剂中众多有效组分的结构和药理活性基础上研究有效组分（有效组分群）的配伍规律，发展增效减毒的现代组分中药。“方剂—配伍药材—整体化学物质组—血清化学物质组—有效成分—有效成分群—组分配伍—现代组分中药”研究模式结合了自上而下与自下而上两种研究思路，将为揭示中药方剂配伍规律、优化处方组成、改进制剂工艺、提高质控标准提供科学依据。

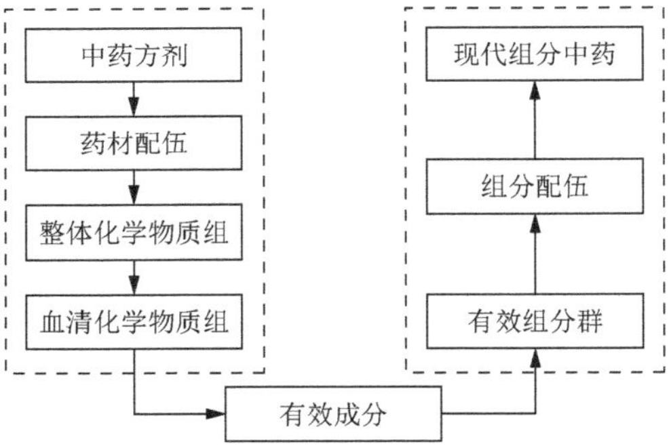

图 1-2　集合了自上而下与自下而上两种思路的中药方剂化学物质基础研究模式

二、现代药理研究

在中医药理论的指导下，中药方剂的作用机制应该从宏观和微观两方面同时展开药理研究。研究对象从方剂整体到关键药效成分，再到有效组分配伍，同时贯彻自上而下与自下而上两种研究策略。

（1）自上而下：方剂整体药理研究与活性成分筛选

在中医药理论指导下，我们遵照病证结合和方证对应的原则，选择适当的药理模型和药理指标，依次研究中药方剂的整体药理特性，再到各配伍药材的整体药理特性，进而研究有效化学物质组的药理活性，最后筛选出关键有效成分，这是中药方剂活性成分筛选的基本思路，从整体到部分，充分体现了系统论自上而下的研究思路，也是目前应用最为广泛的中药方剂研发模式。在这一系列研究中，宏观水平的药理研究是其主要研究内容，即主要采用整体动物、器官组织、细胞亚细胞与分子生物学的药理评价指标，综合表征中药方剂的整体药理活性，并实现方剂活性成分的筛选。

（2）自下而上：关键活性成分药理研究与组分配伍

发现方剂中的关键药效成分后，我们应该自下而上对多成分的协同作用及组分配伍机制展开深入研究，使用的技术手段主要是微观层面的药理学研究方法，包括系统生物学、生物信息学、结构生物学和分子网络技术。阐明有效成分群的药理机制后，通过有效组分配伍形成组分中药，发展成为疗效确切、机制清楚的现代组分中药。

三、系统生物学研究

系统生物学的概念和研究体系最早由美国的 Leory Hood 教授提出[4,5]。系统生物学就是在细胞、组织、器官和生物体整体水平上研究结构和功能各异的生物分子及在特定条件下，如遗传、环境因素变化时，分析这些组分间相互关系的学科，并通过生物信息学来定量阐明和预测生物功能、表型和行为。系统生物学的目标就是要得到一个理想的模型，使其理论预测能够准确反映出生物系统的真实性，且可以用来预测系统受到干扰后未来的行为。系统生物学包括基因组学、转录组学、蛋白质组学和代谢组学等一系列“组学”技术。

系统生物学是以整体性和系统性研究为特征的一门科学，与中医药的整体性作用规律相一致，因此系统生物学一经提出，就在中医药研究领域得到了广泛关注，目前在中药药理、配伍规律、中药药物代谢动力学及中药新药研究等诸多方面显示了强大的生命力和良好的应用前景。

（1）基因组学

基因组学（genomics）技术具有高通量、多因素、快速灵敏的特点，能够针对中药的多成分、多途径、多靶点作用特点进行系统深入的研究[15]。基因组学主要应用于基因表达谱分析，新基因发现，基因突变、基因多态性分析及基因组整体转录表达情况检测等，还可用于中药作用机制分析、药物筛选、品质鉴别等。

按照中医药理论，中药治疗疾病并不强调以药物去直接对抗致病因子，而在于增强机体的抗病能力，调整机体的功能状态。一般认为，药物都是直接或间接地通过修饰、改变人类基因的表达及表达产物的功能而产生疗效，而中药的治疗作用很有可能在调控、修饰疾病的相关基因表达及表达产物上发挥着重要作用。因此，应用基因组学技术，可以通过识别药物相应的靶标系列，分析整个基因组药物的作用，监视药物治疗反应中基因表达的改变，并观察药效，从而在基因表达的分子层面上整体探索方剂的作用机制，为进一步阐明中药方剂的科学内涵奠定基础。

基因组学可以用于中药方剂活性成分的高通量快速筛选。选择一定的病理模型，通过基因组学技术分析方剂中众多成分使用前后整个机体不同组织、器官基因的表达差异，就可以从众多中药成分中迅速筛选到起作用的有效成分。对中药药理学的研究，基于酿酒酵母的化学基因组学平台尤其具有优势。通过酵母系统解读中药活性成分及其对细胞生理的综合效应，将现有的中药药理分析、方剂成分信息与酵母细胞已建立的高通量数据及其模型有机整合，结合中药药效物质基础和系统生物学等研究方法与成果，构建疾病和药物作用模型，可望从系统生物学的角度，在分子网络调控的层面认识中药方剂的作用机制。

总之，应用基因组学方法研究中药方剂，以基因表达为指标，以基因调控改变和功能修饰为主要研究方向，进行中药方剂多组分、多环节、多靶点整体作用研究，可望在中药方剂的作用机制等相关研究中取得突破性进展。

（2）蛋白质组学

蛋白质组（proteome）是指一个细胞或一个组织基因组所表达的全部蛋白质，蛋白质组学（proteomics）是指以蛋白质组为研究对象，从整体的角度分析细胞内动态变化的蛋白质的组成与活动规律[16]。中药方剂作用于人体，必然会引起分子、细胞、器官、整体多个层面结构与功能状态的改变，调节这些层面结构与功能的本质是基因，而直接的作用者主要是蛋白质。蛋白质组学正是研究这种多层面蛋白质表达差异与其结构和功能关联性的技术手段。应用蛋白质组学方法，通过对蛋白质表达谱和表达产物的差异性分析，可以揭示中药方剂作用过程中的分子调控规律，进而可能阐释中药方剂的作用靶点、作用环节和作用过程。

另外，应用蛋白质组学还能够揭示中药方剂的配伍规律，即通过对单一化学成分、多种化学成分的组合、单味药材及中药方剂在药物治疗中的详细机制进行比较研究，可以了解中药不同于西药的多靶点、多途径作用机制，并对基因转录与表达在不同器官、组织上质与量的差异与方剂的君臣佐使、归经理论及用药剂量的相关性进行研究，从而深入阐释方剂的科学内涵。

（3）代谢组学

代谢产物组（metabolomics）是指生物内的所有代谢组分是基因—蛋白质—代谢调控的终端产物，能够反映疾病和药物对机体所产生的生理效应。代谢组学是通过考察生物体系受刺激或扰动后用代谢产物的变化来研究生物体系的一门科学[17]。

代谢组学可以用于中药方剂疗效的整体评价，病理状态下机体内代谢产物必然发生整体性变化，成功的药物干预可使代谢网络中的缺陷部分回归正常化。利用代谢组学方法监测分析尿液、血液、唾液及细胞和组织的提取液等一系列样品的谱图在用药前后的整体变化，再结合模式识别方法，不仅可以客观地评价中药方剂对疾病的治疗效果，而且可以为中药方剂的作用机制研究提供新的思路。通过代谢组学分析，可以得到药物干预机体后引起的内源性代谢产物改变的全景图，通过对相关的代谢通路分析，可以发现药物干预前后相关代谢途径和代谢网络的动态变化，在一定程度上阐释中药方剂的作用机制；此外，代谢组学还可用于中药方剂的安全性评价和毒理研究等。

（4）表观遗传组学

作为独立于基因组序列本身，以整个染色质组成及其动态调控为研究对象的表观遗传学成为了 21 世纪重要的生命学科之一。表观遗传学所研究的基因表达改变不依赖于基因序列的改变，而是依赖于 DNA 甲基化、乙酰化和组蛋白的化学修饰。近几年来，表观遗传学逐渐走向成熟，形成了以 DNA 甲基化、组蛋白修饰、能量依赖的染色质重塑、核小体的动态重组及非编码 RNA 研究为核心的生命科学主流学科。全面解读表观遗传学不同层次信息，并把它们有机整合起来，在组学的层次深入探讨表观遗传学的根本机制，同时把表观遗传学研究放到特定的分化发育模型和疾病模型中来进行目的性和规律性研究，是表观遗传组学（epigenomics）的主要研究内容。

各种表观遗传学事件在不同层次的相互作用和整合，建立和维持了不同的基因表达模式，严格地控制着从受精卵到完整生命体的分化发育全过程。成熟体各种细胞表型的维持及其与外界环境相互作用所产生的应答和反应，从而在机体的整个生理条件下发挥着至关重要的调控作用。表观遗传平衡的打破，成为了阐述各种疾病诱发机制的重要指标，从而在疾病的预防和治疗中发挥着至关重要的作用，特别是在干细胞的分化发育研究，早期发育环境与高血压、冠心病、II 型糖尿病、骨质疏松及代谢性疾病的易感性研究，肿瘤发生发展，自身免疫性疾病等研究中成为一大热点[18]。

自 2003 年开始，研究人体各组织中全体基因的 DNA 甲基化模式的人类表观基因组计划（Human Epigenome Project，HEP）[19]和表观遗传组学计划（Alliance of Human Epigenome in Development and Disease，AHEAD）[20]相继实施，两项计划以胚胎干细胞、乳腺细胞、$CD34^+$造血干细胞、肝细胞和肝实质细胞为主要细胞模型，在整个染色质层次绘制 DNA 甲基化和 10 种功能明确且稳定性高的组蛋白修饰精细图谱。同时表观遗传组学计划亚洲组织成员通过召开亚洲表观遗传组学联盟（Asian Epigenome Alliance）年会，为亚洲地区表观遗传学研究的发展提供必要的交流与合作平台，另外各国的 AHEAD 成员也努力谋求本国政府对表观遗传研究的经费支持。我国国家自然科学基金委员会近年来也极力推动表观遗传学的研究，2008 年国家自然科学基金委员会启动了为期 8 年总预算为 1.5 亿元的题为“细胞编程和重编程的表观遗传机制”的重大项目，同时也以 973、863 及一大批重点项目和面上项目的形式，在表观遗传学机制研究和应用研究等方面给予了大力支持。

（5）肠道菌群组学

肠道菌群是指众多不同类型微生物共同栖息于肠管所构成的具有一定丰度且多变的微生物菌群。人体胃肠道拥有极为复杂和庞大的微生物菌落，仅结肠内就有 10^{13}～10^{14} 个微生物个体，是人体自身细胞数量的 10 倍[21]，如此庞大的细菌群落被当作是人体的超级“器官”[22]。从基因层面上看，人体自身有约 2.3 万个基因，而胃肠道内的微生物基因总数至少是人体的 150 倍[23]。因此，正如 Joshua Lederberg 提出的“人体是由真核细胞与体内共生的微生物群落共同组成的超级生物体（superorganism）”[24]。肠道菌群是肠道微生态系统的重要组成部分，人类在长期进化过程中与肠道菌群形成了互利共生的关系。一旦受到宿主自身及外界环境变化的影响，宿主与菌群之间的平衡状态就会被打破，导致肠道微生态系统失衡，机体的各方面功能出现紊乱，进而可能导致疾病。引起肠道菌群失调的因素多种多样，包括宿主基因型、饮食、年龄、使用抗生素、疾病状态及外来病菌等。近年来，越来越多的研究发现肠道菌群失调与很多疾病的发生和发展有着密切的关系，且发病部位不仅仅只限于肠道内部，甚至会波及全身。肠道菌群组学即是研究肠道菌群总体构成与生物功能并阐释其与宿主健康和疾病之间的密切关系。

为进一步了解人体生理状况与自身微生物之间的相互作用和关系，美国国立卫生研究院（NIH）于 2007 年 12 月 19 日正式启动一项新的基因工程——人体微生物群系项目（Human Microbiome Project，HMP），研究人体微生物群系变化与人体健康状况之间的关系，其最终目的是完善对人类微生物群系的理解和认识，使人类能够通过监测和改变自身体内微生物群系而改善健康状况[25]；2010 年，欧盟资助的“人类肠道宏基因组计划”进行了迄今最大的肠道细菌基因研究，目的是研究人类肠道中的所有微生物群落，进而了解人肠道中细菌的物种分布，最终为后续研究肠道微生物与人的肥胖、肠炎等疾病的关系提供重要的理论依据[26]。

肠道菌群组学与中药方剂研究的关系密切。绝大多数中药方剂的给药途径以口服为主，中药中的有效成分进入胃肠道后与肠道菌群相互作用，甚至很多有效成分必须经过肠道菌群代谢后才能被吸收而发挥药理作用。参与肠肝循环的药物经肝代谢后其代谢产物随胆汁分泌到肠道后，再次与肠道菌群接触，也可能再次被肠道菌群代谢转化。可见，肠道菌群对中药的代谢转化具有非常重要的影响，同时中药能够保护胃肠道黏膜的屏障功能，促进益生菌的繁殖，抑制有害菌的生长，对维持肠道微生态系统平衡起着关键作用；甚至在某种程度上可以把肠道菌群看作是中药的一个作用靶点，中药直接作用于肠道菌群而达到治疗效果。肠道菌群组学正日益成为中药方剂研究的又一个强有力的技术手段。

四、网络生物学及中药网络药理学

现实世界中存在的大量复杂系统可以通过网络来描述，组成系统中的个体用网络中的顶点来表示，而个体间的相互作用用顶点之间的连线表示。2004 年 Barabasi 等提出“网络生物学”的概念，认为通过建立网络模型，可以将复杂生物系统的相互作用抽象表达成网络，通过分析复杂网络的成分关系和特性来获得对生物系统更多的认识[27]。网络生物学的研究对象是不同生物学水平的各种分子网络。在细胞中，基因及基因的产物间存在着不同水平上的相互作用，这些相互作用可以用分子网络表示。例如，在基因组水平上，转录因子可激活或抑制相应基因的转录，基因之间这种相互调控彼此表达的关系可用基因调控网络来表示[28,29]；在蛋白质组水平上，蛋白质之间存在大量的物理相互作用，或形成蛋白质复合物，或共同参与某一生物学过程，这种相互关系可用蛋白质相互作用网络（protein-protein interaction network，PPI）来描述[30]；在代谢组水平上，细胞代谢的生物化学反应中代谢产物及催化酶之间的关系可用代谢网络来表示[31]。

近十几年来，网络生物学研究方面取得了一些重要进展，如了解到许多分子网络都是无标度[32]、小世界网络[33]，具有等级模块化的组织特征[34]，而且这些特征与生物学功能和进化密切相关。

细胞中不同水平的生物学过程都和疾病的发生发展密切相关。一方面，同一疾病的多个基因往往相互作用形成复杂的疾病网络[35]；另一方面，不同疾病的基因相互作用导致共病性[36]。药物通过与药靶蛋白结合而发挥治疗作用。由于复杂疾病的蛋白质间存在相互作用的网络，同时调节多个蛋白质可望对疾病产生更好的效果。因此，近年来为复杂疾病及其药物发现的网络系统建模已成为一个热点课题[37-39]。如何正确理解复杂疾病的分子机制及网络调控机制、正确识别疾病网络调控系统的关键节点、有效干预疾病网络的结构与调控异常等，是未来相当长时间内全球医学及科学界关注的关键科学问题。

中药在治疗复杂慢性疾病方面具有独到的药效，但其成分复杂、机制不清，在现代科技背景下充分阐明中药的作用机制仍是一个难题。中药方剂通常是多种天然成分的合理配伍，而天然成分中又包含多种化学成分，而且来自天然成分的小分子在结构上具有高度的多样性[40,41]。不同的化学成分作用的靶点蛋白各不相同，调节不同的靶点可以达到抑制疾病的效果，同时会产生毒性作用，还可能具有针对其他疾病的治疗作用[42]。与此同时，中药的作用疗效还和各药物成分的剂量有着直接关系。通过分析中药的化学成分发现，它和西药存在大量的重叠关系。从分子角度观察，具有多成分多靶点的中药方剂和多成分西药一样都是通过相同的途径实现多维治疗作用。由此可以推断，中药方剂的效应是中药中有效分子组合对机体生物分子网络广泛调节的综合结果。因此，将网络生物学的思想和方法应用于中药药理学研究，在分子网络调控的背景中研究中药的作用机制，正成为中药药理学研究的一种新趋势，由此出现“中药网络药理学”这一新的研究方向。

中药网络药理学的核心问题之一是评价中药多个靶点的协同作用对疾病相关分子网络的综合影响。针对中药成分复杂、靶点不清的特点及复杂疾病的网络调控特性，我们提出了基于生物分子网络的中药药理学研究路线[37]，将基于分子网络的中药作用机制研究问题分解成 4 个步骤：①识别中药的有效活性成分；②识别各活性成分的作用靶标；③识别中药所治疗疾病的相关基因并构建疾病网络；④确定中药作用靶点所调控的信号通路和网络，评价中药对疾病网络的影响。具体流程见图 1-3。

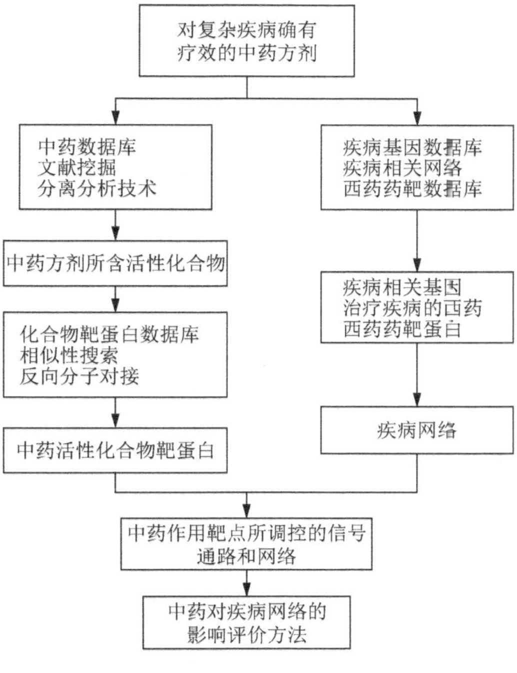

图 1-3　基于生物分子网络的中药药理学研究路线

通过网络生物学方法阐述中药方剂的作用机制，可望进一步促进中药现代化的发展。过去，国外科研机构和制药团体一直对中药持有怀疑的态度，一方面他们认为中药不具备现代医学所具有的逻辑体系，没有严谨的实验证据和实验结果，它只是一门经验科学。尽管学术界一直都在为中药走出国门、走向世界而不懈努力，但效果甚微。另一方面中药的发展一直缺乏合理的科学质量监控标准和方法，从而导致滥用中药的事例常有发生。近年来随着网络生物学的发展，人们逐渐认识到中药是以其多种有效化学成分来调节人体的网络系统，从而达到治疗疾病的目的，甚至还可以达到西药所不能达到的效果。通过采用网络生物学的方法，可望使中药的理论研究和临床应用更加科学严谨，逐渐得到世界的认可。

通过网络生物学方法阐述中药方剂的作用机制，可望合理确定中药方剂的配伍。除了极少数的中药配方只有一种单味中药，大多数中药方剂是由多味中药组成。但是药物之间会出现不同的生化反应，从而产生协同和拮抗效果。例如，有些中药组合能够增强药效，但有些却降低药效，有些能够互相抑制毒性作用，但有些组合却能产生毒性作用。通过网络药理学方法、定量和定性方法探索药物之间的相互作用及它们各自的对症，再按一定原则加以组合，并确定药物之间的配比，从而形成方剂。这样既能达到综合治疗的目的，又能实现毒性作用最小。

通过网络生物学方法阐述中药方剂的作用机制，可望为更多复杂疾病的治疗提供机遇。很多疾病，像癌症等复杂慢性疾病，并非是由某单个致病基因表达失调产生的，通常是由多个基因共同作用失调导致生物学过程紊乱而产生的。单一靶点药物的缺陷在于忽视了疾病作为一个系统所具有的复杂性和稳健性（robustness），通俗来说是指疾病网络同其他网络一样，都存在多个可作为替代的信号通路[43,44]。即抑制单个蛋白质的表达并不能达到治疗疾病的作用，相反可能会激活疾病网络中的其他蛋白质，以维持系统功能的稳定，从而使药物失效或者产生毒性作用。复杂疾病的这些特性，使得近年来药物研发进入了瓶颈时期。近年来，“多靶点药物”的药物发现理念逐渐成为一种新的趋势[45−49]。中药具有多成分多靶点的特征，前期研究已经发现很多中药方剂能够治疗癌症和免疫类病等复杂疾病。在充分理清中药方剂作用机制的前提下，针对复杂疾病的致病因素寻找相应的药物，组合形成治疗复杂疾病的中药方剂，必将对寻找复杂疾病的替代治疗方法起重大推动作用。

进入 21 世纪以来，人类疾病谱发生了很大变化，中药通过多成分、多环节、多靶点的整合调节作用解决慢性复杂多因素疾病的治疗问题具有西方单体药物无法比拟的优势；另外，以鸡尾酒疗法为代表的多联药物抗 HIV 取得的重要成果进一步激发了人们对复合药物的兴趣，国际主流医药界开始关注中药方剂。在这一国际环境下，研究开发中药方剂尤其显得意义重大。然而，中药方剂的药效物质基础和药理作用机制十分复杂，特别是缺乏一种有效的理论方法体系作为指导，导致中药方剂研究发展缓慢，这一现状成为了中医药研究与中药现代化进程中的“瓶颈”问题。

近年来随着系统生物学的介入，用系统论和自上而下的模式研究中药已经为广大学者所接受，但是我们在中药方剂研究中不能片面强调整体而不清楚局部，或者仅仅只看局部而忽视整体，因而单纯的系统论或还原论，纯粹的自上而下或自下而上研究模式都是片面的，只有在研究工作中把两者结合起来才能全面地揭示中药方剂的科学内涵。我们提出的中药方剂研究体系建立在多种现代生物技术之上，尤其是系统生物学和网络生物学技术，针对中药方剂多成分、多靶点整体协同作用的特点，从整体上全面表征了中药发挥药效的作用特点，即用现代科学语言表述了中药的特性。因此，系统生物学和网络生物学把中国传统中医药理论体系和现代科学技术联系了起来，是本体系的关键支撑技术。

我们提出的研究体系包括化学物质基础研究、现代药理研究、系统生物学研究和网络生物学等研究内容，将为中药方剂的研究提供方法论。本体系的提出将有助于系统、深刻地揭示中药的药效物质基础和作用规律，从而有望为打破长期以来困扰中医药进一步发展应用的“黑箱”问题提供契机。

参考文献

[1] 罗国安，王义明．中药复方的化学研究体系．世界科学技术——中医药现代化，1999，1(1): 16-19.

[2] 王喜军．中药及中药复方的血清药物化学研究．世界科学技术——中医药现代化，2002, 4(2): 1-4.

[3] 张伯礼，王永炎．方剂关键科学问题的基础研究——以组分配伍研制现代中药，中国天然药物，2005, 3(5): 258-261.

[4] Hood L. Systems biology: new opportunities arising from genomics, proteomics and beyond. Exp Hematol, 1998, 26: 681.

[5] Ideker T, Galitski T, Hood L. A new approach to decoding life: systems biology. Annu Rev Genomics Hum Genet, 2001, 2: 343-372.

[6] 李梢.基于生物网络调控的方剂研究模式与实践.中西医结合学报, 2007, 5: 489-493.

[7] Wang M, Lamers RJ, Korthout HA, et al. Metabolomics in the context of systems biology: bridging traditional Chinese medicine and molecular pharmacology. Phytother Res, 2005, 19 (3): 173-182.

[8] Verpoorte R, Crommelin D, Danhof M, et al. Commentary: “a systems view on the future of medicine: inspiration from Chinese medicine?” J Ethnopharmacol, 2009, 121(3): 479-481.

[9] Wang L, Zhou GB, Liu P, et al. Dissection of mechanisms of Chinese medicinal formula Realgar-Indigo naturalis as an effective treatment for promyelocytic leukemia. PNAS, 2008, 105: 4826-4831.

[10] 罗国安，梁琼麟，刘清飞，等．整合化学物质组学的整体系统生物学——中药复方配伍和作用机理研究的整体方法论．世界科学技术——中医药现代化，2007, 9(1): 10-16.

[11] Barabaosi AL, Oltvai ZN. Network biology: understanding the cell's functional organization. Nat Rev Genet, 2004, 5: 101-113.

[12] 李梢，王永炎．医学研究中系统论与还原论的关联关系．北京中医药大学学报，2005, 28(1): 1-5.

[13] 孟小斐，栾好波，王培军．试论中医药理论指导下的中药药理研究．中国中医药信息杂志，2006, 13(12): 7, 51.

[14] Herrgard MJ, Swainston N, Dobson P, et al. A consensus yeast metabolic network reconstruction obtained from a community approach to systems biology. Nat Biotechnol, 2008, 26: 1155-1160.

[15] Auffray C, Chen Z, Hood L. Systems medicine: the future of medical genomics and healthcare. Genome Med, 2009,1(1): 2.

[16] Dove A. Proteomics: translating genomics into products. Nat Biotechnol, 1999, 17(3): 233-236.

[17] Nicholson JK, Wilson ID. Understanding “global” systems biology: metabonomics and the continuum of metabolism. Nat Rev Drug Discov, 2003, 2(8): 668-676.

[18] Martin H, Marco AM. Epigenetics and human disease. Int J Biochem Cell Biol, 2009, 41(1): 136-146.

[19] Bradbury J. Human epigenome project——up and running.PLoS Biol, 2003, 1 (3): e82.

[20] Jones PA, Archer TK, Baylin SB, et al. Moving AHEAD with an international human epigenome project. Nature, 2008, 454: 711-715.
[21] Guarner F, Malagelada JR. Gut flora in health and disease. Lancet, 2003, 361(9356): 512-519.
[22] O'Hara AM, Shanahan F. The gut flora as a forgotten organ. EMBO Rep, 2006, 7(7): 688-693.
[23] Cho I, Blaser MJ. The human microbiome: at the interface of health and disease. Nature Reviews Genetics, 2012, 13(4): 260-270.
[24] Lederberg J. Infectious history. Science, 2000, 288(5464): 287-293.
[25] Peterson J, Garges S, Giovanni M, et al. The NIH human microbiome project. Genome Res, 2009, 19(12): 2317-2323.
[26] Qin J, Li R, Raes J, et al. A human gut microbial gene catalogue established by metagenomic sequencing. Nature, 2010, 464 (7285): 59-65.
[27] Barabasi AL, Oltvai ZN. Network biology: understanding the cell's functional organization. Nat Rev Genet, 2004, 5(2): 101-113.
[28] Werhli AV, Grzegorczyk M, Husmeier D. Comparative evaluation of reverse engineering gene regulatory networks with relevance networks, graphical gaussian models and bayesian networks. Bioinformatics, 2006, 22(20): 2523-2531.
[29] Wang RS, Zhang XS, Chen L. Inferring transcriptional interactions and regulator activities from experimental data. Mol Cells, 2007, 24(3): 307-315.
[30] Rual JF, Venkatesan K, Hao T, et al. Towards a proteome-scale map of the human protein–protein interaction network. Nature, 2005, 437(7062): 1173-1178.
[31] 赵静，俞鸿，骆建华，等．应用复杂网络理论研究代谢网络的进展．科学通报，2006, 51(11): 1241-1248.
[32] Barabasi AL, Albert R. Emergence of scaling in random networks. Science, 1999, 286: 509-512.
[33] Watts DJ, Strogatz SH. Collective dynamics of 'small-world' networks. Nature, 1998, 393: 440-442.
[34] Ravasz E, Somera AL, Mongru DA, et al. Hierarchical organization of modularity in metabolic networks. Science, 2002, 297: 1551-1555.
[35] Goh KI, Cusick ME, Valle D, et al. The human disease network. Proc Natl Acad Sci USA, 2007, 104(21): 8685-8690.
[36] Lee DS, Park J, Kay KA, et al. The implications of human metabolic network topology for disease comorbidity. Proc Natl Acad Sci USA, 2008, 105(29): 9880-9885.
[37] Zhao J, Jiang P, Zhang W. Molecular networks for the study of TCM pharmacology. Brief Bioinform, 2010, 11(4): 417-430.
[38] Ideker T, Sharan R. Protein networks in disease. Genome Res, 2008, 18(4): 644-652.
[39] Liu ZP, Wang Y, Zhang XS, et al. Network-based analysis of complex diseases. IET Syst Biol, 2012, 6(1): 22-33.
[40] 赵静，张卫东．基于系统生物学的多靶点及多组分药物研究的进展．中国药学杂志，2010, 45(15): 1121-1126.
[41] 姜鹏，窦圣姗，柳润辉，等．中药复方药效物质基础研究思路与方法．世界科学技术——中医药现代化，2008, 10(1): 11-16.
[42] 杨红芹，李学军. 化学蛋白质组学与药物靶点的发现. 药学学报, 2011, 46(8): 877-882.
[43] Kitano H, Oda K, Kimura T, et al. Metabolic syndrome and robustness tradeoffs. Diabetes, 2004, 53(suppl 3): S6-S15.
[44] Kitano H. Biological robustness. Nat Rev Genet, 2004, 5(11): 826-837.

[45] Hopkins AL. Network pharmacology: the next paradigm in drug discovery. Nat Chem Biol, 2008, 4(11): 682-690.

[46] Csermely P, Agoston V, Pongor S. The efficiency of multi-target drugs: the network approach might help drug design. Trends Pharmacol Sci, 2005, 26(4): 178-182.

[47] Keith CT, Borisy AA, Stockwell BR. Multicomponent therapeutics for networked systems. Nature Reviews Drug Discov, 2005, 4(1): 71-78.

[48] Korcsmáros T, Szalay MS, Böde C, et al. How to design multi-target drugs: target search options in cellular networks. Expert Opin Drug Dis, 2007, 2(6): 799-808.

[49] Barabási AL, Gulbahce N, Loscalzo J. Network medicine: a network-based approach to human disease. Nat Rev Genet, 2011, 12(1): 56-68.

第二章　中药方剂药效物质基础研究的理论、思路与方法

中药方剂的药效物质基础是指中药方剂针对某一病证发挥药效作用的全部药效物质的总和。这些药效物质来源复杂，包括方剂中原单味药材固有成分、制备过程形成的产物（如炮制加工、煎煮过程）等。方剂的药效物质基础不是全方成分机械地组合，而是多种药效物质协同作用的结果。

近年来，随着细胞生物学、分子生物学、计算机科学、现代色谱技术等学科及基因重组、转基因动物、基因探针等基因工程技术的不断深入，中药指纹图谱、高通量筛选技术和组合化学技术在中药方剂物质基础研究中的广泛应用，以及多种先进科学技术的应用，对搞清中药方剂的药效物质基础和作用机制、促进中药现代化和中药走向国际有极其重要的意义。

第一节　中药方剂药效物质基础研究的发展概况

从 20 世纪 90 年代开始，我国的中药方剂药效物质基础研究就出现了百花齐放、百家争鸣的局面，其中的许多理论为我们今后的研究提供了积极的指导作用，甚至有些理论和思路至今还在应用。所以，了解方剂药效物质基础研究的发展对我们今后的工作有着重要的意义。

早在 1991 年黄熙[1]就提出“证治动力学”假说，认为病证的状态可以显著改变方剂的药代动力学参数。在 1997 年他又将学说进一步提升为“方剂效应成分动力学”，强调药物配伍对体内效应成分彼此动力学参数有很大影响。该学说的提出有利于阐明方剂配伍的科学内涵，发现方剂与机体之间的相互作用规律。

薛燕和雷跻九[2]于 1996 年提出了方剂霰弹理论，认为中药方剂由多种有效成分组成，在人体内通过多种有效成分的相互作用或产生新的活性物质而发挥药效。该理论丰富了我们对方剂的认识，强调了方剂的整体性，为后来的方剂研究提供了重要的理论依据。1998 年周立东[3]在“全球华人中药现代化学术研究讨会”上提出了把“定量组效关系”应用于中医药复杂体系的研究，开启了多组分化学物质和多变量药效指标的构效关系研究模式。该方法与中医理论辨证的思维模式一致，在方剂药物作用机制解释、有效部位研究、单体药物筛选等方面有着积极的意义。

2000 年曹治权[4]提出了关于中药方剂有效化学成分研究的配位化学学说，认为方剂中的有效物质是有机物与微量金属元素的结合物，某些配位化合物相比纯有机成分更能反映中药的物质基础。该理论为我们研究中药方剂开辟了另外一条新途径，而多篇文献的实验结果也验证了该理论的合理性[5-9]。

2001 年王本祥和周秋丽[10]提出了对中药方剂研究的不同见解，认为分析方剂的物质基础应当分清主要成分和次要成分，并提出了“主要有效成分和次要有效成分综合效

应论”，解决问题应当先抓主要矛盾即主要成分，其次考虑次要矛盾即次要成分。该方法虽然从简入手却能抓住主干，对方剂药效物质基础的研究起到了重要的方法学引导作用。

2003 年刘建勋等[11,12]认为中药方剂的物质基础研究应是以中医临床疗效为基础，建立动物、器官和细胞模型深入研究并最终阐明中药的药效物质基础。

2007 年罗国安等[13]提出中药方剂药效物质基础研究应采用“一个结合，两个基本讲清，三个化学层次，四个药理水平”的理论研究体系，并结合现代科学方法和先进的分析仪器阐明中药作用的物质基础。

如今，在多学科交叉越来越多的情况下，以数学模型对药效成分进行指认的学说也逐渐流行起来。例如，刘建勋等[14]提出“中药方剂指征药效物质基础”的新概念，并通过多成分的药代动力学（PK）和多指标的药效动力学（PD）进行同步研究，确定出中药方剂的指征成分，科学阐释中药方剂的药效物质基础。

第二节　中药方剂药效物质基础研究的新方法

伴随着研究方剂药效物质基础的各种学说的出现，研究方法也随着学说的指导而迅速发展。从最早的单味药材系统分离方法到拆方研究再到整方研究，植物化学为我们提供了强有力的手段。经过多年的研究，这些方法为方剂物质基础的解释作出了突出的贡献[15-18]。由于分析技术的迅速发展及各学科的交叉加速融合，中药方剂的研究方法和技术越来越多，发展越来越快。下面就各种新技术和方法的应用做具体的介绍。

一、中药组合化学技术

杨奎等[19]于 1998 年提出的中药方剂组合化学研究方法，是以中药方剂为天然组合化学库（natural combinational chemical libraries，NCCL），在中医药理论的指导下建立能反映该方剂主治病证的病理生理药理学评价指标，通过对部位或单体成分的多靶点组合筛选，找出其药效最强的配伍，即确定为方剂的有效部分。杨奎等[19]进行了中药方剂组合化学研究的方法学探索，采用二元索引库筛选法进行川芎、天麻提取物的方剂组合化学研究。经分析比较，找出了药效最强的两组活性物质，即川芎醇提物+天麻醇提物是组合方剂中抗血小板释放 5-HT 作用和阻滞血管内皮细胞钙通道作用的物质基础。

罗国安等[20]应用组合化学的研究思路开展中药方剂药效物质基础作用机制相关性研究，并于 2006 年将该方法发展为化学物质组学。在对清开灵注射液进行的研究中，作者应用化学物质组学对各类化合物建立了相应的指纹图谱，设计了从整体到细胞的多种模型，共计 51 个药理学指标，最后确定清开灵治疗脑缺血损伤的 4 类有效组分是胆酸类、黄芩苷、环烯醚萜类及珍珠母提取物，此 4 类物质组成了清开灵注射液的药效物质组，揭示了清开灵注射液的药效物质基础。

开展中药方剂的组合化学研究，可以简化方剂的分子多样性，开发“有用的分子”组合的精简方剂，是一种既体现整体观，又强调辨证分析的方法。该研究方法为中药方剂的二次开发提供了重要的指导思路。

二、血清药理学和血清药物化学

20 世纪 80 年代，日本学者田代真一提出了“血清药理学”与“血清化学”的理论概念。国内则由王喜军于 1997 年正式提出了“中药血清药物化学”的概念与实施细则，通过结合体外血清药理活性测定方法进行血清中有效成分的分离鉴定。该方法是将方剂入血成分进行体外活性筛选，最终确定方剂的有效成分及其代谢产物。Homma 等[21]应用血清药理学和血清药物化学方法对柴朴汤进行研究，HPLC/DAD（high-performance liquid chromatography-diode array detection，高效液相色谱—二极管阵列检测器）检测结果发现给药后的样品中多出了 3 个新峰，经验证分别是厚朴酚、8,9-二羟基厚朴酚和甘草素，因此推断此三种成分为柴朴汤的药效成分。

国内的血清药物化学起步较晚，但发展较快。例如，王喜军等[22]通过对六味地黄丸进行血清药物化学研究，对大鼠含药血清中的 5 个成分进行药效关联性验证，结果证实其稳定地转移了六味地黄丸原方的药效作用强度。对越橘的体内血清吸收物质研究证明，该药的主要入血成分为熊果苷与金丝桃苷。以其药效指标为导向，指导大孔吸附树脂纯化工艺的建立，所得的有效部位制剂富集并提高了抗病毒、祛痰、镇咳的药理作用[23]。Wang 等[24]采用 HPLC-DAD/MS（high-performance liquid chromatagraphy-diode array detection-tandem mass spectrometry，高效液相色谱-二极管阵列检测器-质谱联用）的方法研究了当归补血汤的入血成分，从口服给药后的大鼠血清中找到 46 个入血成分，鉴定了其中 10 个原型成分，分辨出 21 个可能代谢组分。Jiang 等[25]利用高效液相色谱/电喷雾电离-质谱分析技术研究了麝香保心丸在大鼠体内的代谢产物情况，结果分析出 17 个原型成分和 4 个代谢产物成分，并进行了结构确证。Hu 等[26]采用相同方法对黄连解毒汤的入血成分进行了研究，共鉴定了 22 个原型成分和 8 个代谢产物，初步阐释了黄连解毒汤的药效物质基础。

血清药理学和血清药物化学的提出，建立了新的方剂药效评价系统，有助于对方剂药效物质基础的研究，为方剂的二次开发提供了新的方法。但现阶段的血清药理学仍存在一定的缺点[27]，如人与动物的肠道菌群不同，吸收特征和药物代谢酶也有差异，所以血清提供者最好是人。患者既有与证相符者，又有与证不相符者，即使找到了既与证相符，又显现出临床效果的患者，但要采取足够的血液也还是会有困难。因此，“血清药理学”的方法存在着一定的局限性。

三、谱效关系分析

谱效关系建立在对指纹图谱的研究之上，应用色谱及其联用技术，最大限度地获取有用的化学信息。将标示药效成分群特征峰的中药指纹图谱与药效结果对应起来，将中药指纹图谱中化学成分的变化与中药药效结果联系起来，建立中药谱效关系，反映方剂内在质量。宁犁丽等[28]对吴茱萸汤的药效物质基础进行研究，通过分析谱效关系发现，在吴茱萸汤中能产生 4 号、9 号、10 号和 12 号峰的化学成分（9 号峰确定为吴茱萸次碱）与给定的两个药理指标（镇痛和止呕）呈正相关，说明这些物质是吴茱萸汤的主要药效物质。卢红梅等[29]对鱼腥草注射液进行谱效分析，发现色谱图中 17～21min 的色谱峰才是药效的主要相关峰，其中包含的主要化合物有甲基正壬酮、癸酰乙醛、月桂醛、辛醛、β-蒎烯、β-芳樟醇、l-壬醇、4-松油醇、β-松油醇、乙酸龙脑酯、癸酸和乙酸香叶酯，其中 3 种有效成分的药效与文献报道相符。最近，靳士晓等[30]在鳖甲抗肝纤维化药效物质基础的研究中采用了谱效关系研究方法，并提出了基于鳖甲抗肝纤维化目标成分敲出/敲入（knock-out and knock-in）的谱效关系及量效关系研究模式。毛晓丽等[31]就两面针红外指纹图谱与其抗癌活性进行了研究，结果表明生物碱类成分在两面针的抗癌作用中起到了重要作用。黄勇等[32]对灯盏细辛的抗脑神经细胞损伤作用进行了谱效关系研究，谱效相关性研究发现，灯盏细辛在指纹图谱中的 B、C 组分段具有明显活性，其中 4 号、7～12 号色谱峰与活性呈现正相关，为快速寻找灯盏细辛的药效物质基础奠定了基础。廖婉等[33]对醋莪术的指纹图谱和其治疗气滞血瘀证大鼠的作用效果进行了谱效分析，结果表明 16 个共有峰中，6 号、7 号及 9～13 号色谱峰与气滞血瘀证大鼠血液流变学的药效作用相关性非常大，认为这 7 个色谱峰为体现醋莪术破血功效的生物信息峰簇。

当然，在谱效关系中指纹图谱技术和药效评价系统两者需紧密结合，药效评价的模型筛选是重中之重，否则谱效关系就不能正确反映方剂的药效物质基础。

四、多靶点的高通量筛选

中药方剂所产生的疗效是其有效成分多靶点生物效应的综合作用。多靶点的高通量筛选技术应用于中药方剂研究，就是针对中药方剂多成分调节作用的多靶点特性，通过对配体-受体的药物理论研究，可以进行药效物质作用靶点分析和有效成分的快速筛选、确定[34]。

近年来随着生物芯片技术的发展，以基因、受体、酶等作为药物作用多靶点的高通量筛选技术在中药有效成分筛选、分离、发现等的研究中发挥着越来越大的作用[35]。Sun 等[36]用细胞外膜片钳技术构建体外培养的皮质神经元模型，筛选了 22 种中药对 *N*-甲基-D-天冬氨酸受体有拮抗作用。实验结果显示黄芩、粉防己、鼠尾草等水提取物能阻断 *N*-甲基-D-天冬氨酸的通路。el-Mekkawy 等[37]以寻找 HIV-1 受体拮抗剂为目标，从灵芝子实体所包含的化合物中发现 ganoderiol F 和 ganodermanontriol 有抗 HIV-1 受体的活性，其有效抑制浓度为 7.8mg/L。李芬等[38]建立了以正向转录延伸因子（p-TEFb）为靶点的抗 HIV 药物快速高通量筛选模型，并运用此模型筛选抗艾滋病中药，该筛选模型可成功用于抗艾滋病化合物和中药的高效筛选，并得到 2 种阳性中药狗脊和黄连。

目前，国际上发展的超高通量筛选（ultrahigh throughput screening，UHTS）在逐步取代高通量筛选（high throughput screening，HTS），每日可筛样品数万个，筛选成本大大降低，这项技术的应用将加快中药现代化研究的进程。但是高通量筛选的局限性也是十分明显的，一方面是该技术不能充分反映药物的全面药理作用，另一方面是没有全面反映机体的生理机能。

五、分子生物色谱技术

由于现代分子生物学的发展及分子生物学和药物化学紧密结合，色谱界产生了新的技术——分子生物色谱技术。该技术是基于生物大分子的特异性识别来分离和测定活性化合物[39]，在中药特别是方剂药效成分的分离鉴定中具有广泛用途。该技术包括固定血清蛋白生物色谱、固定生物膜色谱及微量渗析-HPLC 技术。Wang 等[40]用人血清白蛋白（fHSA）生物色谱技术研究了茵陈蒿甲醇提取物在色谱柱上的结合状态，发现了 5 个保留峰并鉴定了其中的 2 个化合物滨蒿内酯和茵陈新，说明这 2 个化合物具有生理活性。Mao 等[41]首先采用固定脂质体柱色谱（ILC）的方法筛选了当归中的有效成分，从 ILC 的色谱图中找到了 10 个色谱峰，其中 2 个化合物鉴定为阿魏酸、藁本内酯，二者曾被报道是当归中最重要的药效成分。Huang 等[42]将微量渗析 HPLC 技术应用于川芎药效物质的筛选，将川芎和川芎血浆结合物进行微量渗析色谱分析，从 HPLC 的色谱峰中鉴定了阿魏酸和 3-丁基酞内酯，其中 3-丁基酞内酯显示了较强的结合力，说明其活性较强。分子生物色谱不仅可以研究方剂效应物质基础，还将有助于阐释药物的分布、排泄、代谢、活性、毒性作用及体内生物转化，在中药方剂药效物质基础研究中具有巨大的应用潜力。

六、代谢研究法

中药服用后，只有部分成分被吸收进入体内，而进入体内的成分既可能以原型发挥作用，又可能以代谢产物的形式发挥作用。越来越多的研究显示，许多中药中的化学成分经过生物转化变成代谢产物后才具有生物活性。因此，只有将原型成分的代谢动力学研究与代谢产物的研究结合起来，才能更好地阐明中药方剂作用的物质基础及其配伍原理和作用机制[43]。代谢研究有两种方法，但在具体实验中通常是两种方法结合应用。

方法一是通过给药后对动物血液、尿液、胆汁、胃液、肠液、粪便等进行分析、分离，从而发现方剂在体内真正发挥药效的物质，进而研究物质基础和方剂作用机制[39]。

Kano[44]在口服中药方剂甘草附子汤后大鼠的血中分析出肉桂酸和 6E,12E-十四碳二烯-8,10-二炔-1,3-二醇，并由此推断这 2 个化合物可能是活性化合物。谭锐等[45]对麻黄汤在人工胃液、肠液中和大鼠灌胃给药后不同时间段胃液、肠液、血液中活性成分的变化进行了比较，进一步证实了麻黄碱和甘草酸作为活性成分能被机体迅速吸收。

方法二是通过分析方剂在人工胃液、肠液及肠道菌丛中的可吸收成分及其转化特征，结合药效动力学的结果分离中药方剂有效成分。代谢研究法可以有效地排除大量无效成分的干扰，从而更加快速地发现真正起作用的有效成分[45]。

杨秀伟等[46,47]对化合物的体外代谢研究取得了很多成果，如七叶树总皂苷具有抗肿瘤活性，而对七叶树皂苷-Ia 的肠内细菌代谢产物进行研究，发现其代谢产物去乙酰七叶树皂苷 I 也具有抗肿瘤活性。华蟾毒精和羟基华蟾毒精经过人肠内细菌代谢后，分别产生代谢产物去乙酰基华蟾毒精和去乙酰基羟基华蟾毒精，原型化合物具有较强抑制人癌细胞生长的活性，而两个代谢产物却无活性。

方剂的代谢研究为打破长久以来困扰中医药“知其然，不知其所以然”的尴尬局面提供了契机，也将为建设符合中医药学科规律的 ADME/Tox 新药筛选平台奠定坚实的基础。

七、系统生物学方法

系统生物学是研究一个生物系统中所有组成成分（基因、mRNA、蛋白质、代谢产物等）的构成，以及在特定条件下这些组分间的相互关系的学科[48]。系统生物学利用各种基因组学、蛋白质组和代谢组学技术来研究生物种属间分子影响的差异，从而外推环境化学在种属间作用的过程，建立数学模式评估 mRNA、蛋白质、代谢水平的变化或差异，阐明整体生物学效应。

中医药理论的特色是整体性，而方剂作为中医治病的主要应用方式，其疗效是体内多靶点协同作用的综合结果。系统生物学的出现在很大程度上符合中医药的整体理论，为解开方剂黑箱之谜提供了有力的武器。

傅俊曾[49]通过对芪参益气滴丸药效物质基础进行系统生物学研究，利用化学物质组学，明确了其入血成分及变化规律；在此基础上，通过建立心肌梗死大鼠模型对整方药效进行系统研究，随后结合计算机模拟筛选和生物芯片技术，对其与网络药理学相关的主要作用通路及靶点进行系统预测。最终表明其主要药效物质皂苷类、黄酮类、酚酸类成分通过作用于心梗相关靶点及通路，发挥改善心肌梗死症状的作用。此外，杨永清等[50]基于系统生物学方法对针刺法抗哮喘效应的物质基础进行研究，揭示了针刺法疗效的体内物质基础。

在系统生物学体系中，代谢组学是近几年的研究热点。王喜军等[51]将代谢组学应用于茵陈蒿汤的研究，明晰表征了大鼠肝损伤的 5 个内源性特征生物标志物，茵陈蒿汤对标志物造模后的回调作用明显说明茵陈蒿汤对肝炎的预防作用显著，从药物代谢组学角度为经典方剂防治肝损伤给出了全新解释。Yu 等[52]用代谢组学的方法寻找楼斗菜中的抗菌活性物质，最终得出木兰碱为其抗金黄色葡萄糖球菌的主要活性成分，并认为楼斗菜的体内作用靶点和林可霉素、氯霉素、链霉素及四环素的靶点相同。Jiang 等[53,54]采用血液代谢组学和尿液代谢组学分析手段对麝香保心丸治疗心肌梗死大鼠模型的作用进行研究，证明了麝香保心丸具有很好的转归作用，能通过调控能量代谢、抑制炎症反应等多途径抑制心肌梗死的危害。

由于系统生物学刚刚起步，目前在方剂的研究中还没有将其应用到实践，但是随着系统生物学体系的发展壮大及各种分析技术的完善，对方剂药效物质基础及作用机制的阐明会加速实现。

开展中药方剂药效物质基础研究是继承和发展的需要，是中医药走向现代化、产业化和国际化的需要，是时代发展的必然。随着中医学、生物学、化学及生命科学相关领域的发展，多学科的交叉融汇，中药方剂的现代研究正在不断地吸取新的思路和技术。我们认为在未来的方剂研究中，一方面应坚决地依靠中医药理论的支持，另一方面应借鉴化学和生命科学领域的现代研究方法，联合多学科特别是血清药物化学、生物色谱技术和系统生物学等学科，对方剂进行科技攻关。这些方法和技术的综合运用，有可能在中药方剂效应物质基础研究方面取得重大突破，从而对阐明与发展中医药理论，阐释方剂制剂化学成分变化规律产生深远影响，并为创制现代新型中药，提高中药质控水平，实现中药现代化奠定坚实的基础。

参 考 文 献

[1] 黄熙. 迈向 21 世纪的中西医结合——“证治药动学”假说的科学依据及其前景. 北京：中国医药科技出版社, 1991: 207-216.

[2] 薛燕, 雷跻九. 中药复方霰弹理论:论中药复方现代研究方法. 北京: 中国环境科学出版社, 1996: 102-103.
[3] 周立东. 建议在天然药物研究中建立"定量组鼓关系" (QCAR) 概念. 全球华人中药现代化学术研究讨会, 1999, (2): 33-34.
[4] 曹治权. 中药药效的物质基础和作用机理研究新思路(一)——中药中化学物种形态和生物活性关系的研究. 上海中医药大学学报, 2000, 14(1): 36-40.
[5] 王健, 贾仁勇, 黎晓敏. 中药的现代功效与无机元素的研究. 微量元素与健康研究, 1996, 13(4): 29-31.
[6] 李延峰, 梁绍荣, 耿晖. 黄芩苷金属配合物研究进展. 时珍国医国药, 1999, 10(2): 152-153.
[7] 周家茂. 植物药微量元素与有机成分的协同效应. 中医药信息, 1993, 10(5): 23-24.
[8] 王秀萍, 曹治权, 陆雪雅. 六神丸中重金属存在状态及其与有机成分相互作用的研究. 微量元素与健康研究, 2003, 20(4): 27-28.
[9] 欧阳健明. 枸橼酸盐抑制泌尿系结石形成的化学基础. 无机化学学报, 2004, 20(12): 1377-1382.
[10] 王本祥, 周秋丽. 关于中药活性成分的认识及其研究方法. 中国中药杂志, 2001, 26(1): 10-13.
[11] 刘建勋, 任钧国. 中药复方作用物质基础研究探讨.中药研究与信息, 2004, 6(12): 8-11.
[12] 付建华, 付宇, 刘建勋. "组分中药学" 假说的构想. 中国中医药信息杂志, 2006, 13(1): 52-54.
[13] 罗国安, 梁琼麟, 刘清飞, 等. 整合化学物质组学的整体系统生物学——中药复方配伍和作用机理研究的整体方法论. 世界科学技术—中医药现代化, 2007, 9(1): 10-16.
[14] 刘建勋, 林力, 张颖, 等. 中药复方指征药代动力学的深入思考. 世界科学技术——中医药现代化, 2012, 14(13): 1562-1566.
[15] 寇俊平, 刘颖, 朱丹妮, 等. 小承气汤等三方泻下作用差异物质基础研究. 时珍国医国药, 1999, 10(6): 401-403.
[16] 肖洪彬, 夏晓晖. 消风散主要药效学及拆方研究. 中国实验方剂学杂志, 1999, 5(4): 21-23.
[17] 朱丹妮, 李志明, 严永清, 等. 生脉散复方化学动态变化与药效关系的研究——生脉散复方化学的研究(II). 中国中药杂志, 1998, 23(5): 291-293.
[18] 朱丹妮, 严永清, 李志明. 生脉散复方化学动态变化与药效关系的研究——生脉散复方化学的研究(III). 中国中药杂志, 1998, 23(8): 483-485.
[19] 杨奎, 郭力, 周明眉, 等. 中药复方组合化学研究方法初探. 中药药理与临床, 1998, 14(3): 42-44.
[20] 罗国安, 梁琼麟, 张荣利, 等. 化学物质组学与中药方剂研究——兼析清开灵复方物质基础研究. 世界科学技术——中医药现代化, 2006, 8(1): 6-15.
[21] Homma M, Oka K, Taniguchi C, et al. Systematic analysis of post-administrative Saiboku-To urine by liquid chromatography to determine pharmacokinetics of traditional Chinese medicine. Biomed Chromatogr, 1997, 11: 125-131.
[22] 王喜军, 张宁, 孙晖, 等. 六味地黄丸的血清药物化学研究. 中国天然药物, 2004, 2(4): 219-222.
[23] 王喜军. 中药及中药复方的血清药物化学研究. 世界科学技术——中医药现代化, 2002, 4(2): 1-4.
[24] Wang P, Liang Y, Zhou N, et al. Screening and analysis of the multiple absorbed bioactive components and metabolites of Danggui Buxue decoction by the metabolic fingerprinting technique and liquid chromatography by/diode-array detection mass spectrometry. Rapid Commun Mass Spectrom, 2007, 21: 99-106.
[25] Jiang P, Liu R, Dou S, et al. Analysis of the constituents in rat plasma after oral administration of Shexiang Baoxin Pill by HPLC-ESI-MS/MS. Biomed Chromatogr, 2009, 23(12): 1333-1343.
[26] Hu Y, Jiang P, Wang S, et al. Plasma pharmacochemistry based approach to screening potential bioactive components in Huang-Lian-Jie-Du-Tang using high performance liquid chromatography coupled with mass spectrometric detection. J Ethnopharmacol, 2012, 141(2): 728-735.

[27] 贺玉琢. 日本汉方药“血清药理学”、“血清药化学”的研究概况 国外医学·中医中药分册, 1998, 20(5): 3-7.
[28] 宁黎丽, 毕开顺, 王瑞, 等. 吴茱萸汤药效物质基础的方法学研究. 药学学报, 2000, 35(2): 131-134.
[29] 卢红梅, 梁逸曾, 钱频. 鱼腥草注射液质量控制中的谱效学初步探讨. 药学学报, 2005, 40(12): 1147-1150.
[30] 靳士晓, 李仙义, 付珊珊, 等. 鳖甲抗肝纤维化药效物质基础及质量控制研究思路. 环球中医药, 2012, 5(6): 433-435.
[31] 毛晓丽, 覃禹, 蔡鹃, 等. 两面针红外指纹图谱与抗癌活性的谱效研究. 红外与毫米波学报, 2013, 32(1): 91-96.
[32] 黄勇, 齐晓岚, 官志忠, 等. 灯盏细辛组分对脑神经细胞损伤保护作用的谱效关系研究. 中国中药杂志, 2010, 35(8): 1038-1041.
[33] 廖婉, 章津铭, 傅舒, 等. 醋莪术对气滞血瘀证血液流变学影响的表征及谱效相关性研究. 中成药, 2013, 35(2): 330-334.
[34] 郭立民, 王长云, 顾谦群, 等. 中药复方效应物质基础的研究方法及其发展趋势. 中成药, 2007, 29(1): 118-121.
[35] 杜冠华. 高通量药物筛选在新药研究中的应用. 基础医学与临床, 2001, 21(4): 289-293.
[36] Sun X, Chan LN, Gong X, et al. *N*-methyl-D-aspartate receptor antagonist activity in traditional Chinese stroke medicines. Neurosignals, 2003, 12: 31-38.
[37] el-Mekkawy S, Meselhy MR, Nakamura N, et al. Anti-HIV-1 and anti-HIV-1-protease substances from *Ganoderma lucidum*. Phytochemistry, 1998, 49: 1651-1657.
[38] 李芬, 李玉会, 吴秀丽, 等. 以 p-TEFb 为靶点抗 HIV 药物高通量筛选模型建立及在中药初筛中的应用. 中草药, 2014, 45(5): 679-685.
[39] 何祥久, 邱峰, 姚新生. 中药复方研究现状和思路. 化学进展, 2001, 13(6): 481-484.
[40] Wang H, Zou H, Ni J, et al. Fractionation and analysis of *Artemisia capillaris* Thunb. by afinity chromatography with human albumin as stationary phase. J Chromatogr A, 2000, 870(1-2): 501-510.
[41] Mao X, Kong L, Luo Q, et al. Screening and analysis of permeable compounds in Radix *Angelica Sinensis* with immobilized liposome chromatography. J Chromatogr B, 2002, 779: 331-339.
[42] Huang X, Kong L, Li X, et al. Strategy for analysis and screening of bioactive compounds in traditional Chinese medicines. J Chromatogr B, 2004, 812: 71-84.
[43] 冯年平, 狄斌, 刘文英. 药物代谢研究与中药现代化. 世界科学技术——中医药现代化, 2003, 5(2): 5-7.
[44] Kano Y. 植物药剂的药理学特性Ⅻ/口饲中药方剂甘草附子汤后大鼠门静脉血中的药物成分. 国外医学·中医中药分册, 1990, 12(4): 236-238.
[45] 谭锐, 郭力, 董晓萍. 麻黄汤体内代谢的比较研究. 中药药理与临床, 2002, 18(2): 1-4.
[46] 杨秀伟, 赵静, 崔景荣. 七叶树皂苷-Ia 的人肠内细菌生物转化产物及其抗肿瘤活性研究. 北京大学学报医学版, 2004, 36(1): 31-35.
[47] 杨秀伟, 邢增涛, 崔景荣, 等. 华蟾毒精和羟基华蟾毒精的人肠内细菌代谢研究. 北京大学学报医学版, 2001, 33(3): 199-204.
[48] 刘昌孝. 系统生物学与中药现代研究(一). 天津中医药大学学报, 2006, 25(3): 115-118.
[49] 傅俊曾. 芪参益气滴丸药效物质基础与系统生物学研究. 天津: 南开大学硕士学位论文, 2012.
[50] 冉君, 尹磊淼, 王宇, 等. 针刺抗哮喘差异表达蛋白的生物信息学分析. 上海针灸杂志, 2014, 3(9): 875-878.

[51] 王喜军, 孙文军, 孙晖, 等. CCL-4 诱导大鼠肝损伤模型的代谢组学及茵陈蒿汤的干预作用研究. 世界科学技术——中医药现代化, 2006, 8(6): 101-106.

[52] Yu Y, Yi ZB, Liang YZ. Validate antibacterial mode and find main bioactive components of traditional Chinese medicine *Aquilegia oxysepala*. Bioorg Med Chem Lett, 2007, 17: 1855-1859.

[53] Jiang P, Dai W, Yan S, et al. Potential biomarkers in the urine of myocardial infarction rats: a metabolomic method and its application. Mol Bio Syst, 2011, 7: 824-831.

[54] Jiang P, Dai W, Yan S, et al. Biomarkers in the early period of acute myocardial infarction in rat serum and protective effects of Shexiang Baoxin Pill using a metabolomic method. J Ethnopharmacol, 2011, 138: 530-536.

第三章　系统生物学在中药方剂研究中的应用

20 世纪生物学研究经历了由宏观到微观的发展过程，由形态、表型的描述逐步分解、细化到生物体各种分子及其功能的研究。1953 年沃森和克里克提出的 DNA 双螺旋模型是生物学进入分子生物学时代的标志；而 20 世纪 70 年代出现的基因工程技术更是极大地加速了分子生物学的发展，使得我们可以在分子水平上深入探究生命现象，即通过研究生物大分子（核酸、蛋白质）的结构和功能来阐释各种生命现象的本质，如发育的机制、神经活动的机制、衰老的过程、癌的发生等；1990 年启动的人类基因组计划是生命科学史上第一个大科学工程，人类随即开始了对生命科学全面、系统地研究和探索。人类基因组计划和随后发展的各种所谓的“组学”技术把传统的生物学研究带入到了系统科学的时代[1,2]。

系统生物学是研究一个生物系统中所有组成成分（基因、mRNA、蛋白质等）的构成及在特定条件下这些组分间相互关系的学科，是生命科学研究领域的一门新兴学科。它采用系统分析方法，将研究对象看作一个整体，通过基因组学、蛋白质组学和代谢组学等高通量组学平台全方位地获取海量数据信息，并利用生物信息学及各种数学方法对数据分析处理，寻找规律，揭示自然界生物体所蕴涵的奥秘。这种应运而生的系统生物学与中药研究的思路和方法不谋而合，为复杂的中药方剂研究带来了新的契机。

第一节　系统生物学中的组学技术介绍

“组”源于希腊语，意为“所有”。这个后缀最初用于基因组，指一个物种的全部遗传组成。发展到现在“组”的使用已经扩展到其他相关领域，如蛋白质组、代谢组，后来又扩展到糖组、脂组、金属离子组、肽组等，以这些“组”作为研究对象的整体性研究方法则形成了一系列的“组学”技术。

21 世纪以来组学技术得到了迅速的发展和应用。根据研究对象和方法不同，组学主要包括基因组学、蛋白质组学、代谢组学、免疫组学、糖组学、金属离子组学和其他各种组学，当然在每一种组学内，根据具体研究对象不同又可以细分为更多组学，如基因组学中的转录组学、元基因组学、表型组学等；代谢组学包括临床代谢组学、药物代谢组学、代谢流组学等；蛋白质组学包括肽组学、免疫组学、相互作用组学等。这些组学技术共同构建起现代生命科学的理论框架，使人类能够从整体的角度、不同的层面（基因、转录、翻译、修饰等）认识“从 DNA 到蛋白质”、“从基因到表型”的发生过程。“组学”概念的引入，为药物研究开启了一扇新的大门。

传统的药学研究依赖于分子生物学方法，相比之下组学用于药学研究则更具优势。与传统的分子生物学研究不同，组学不是孤立地研究生物过程中的单个组分，而是着重将所研究的生物过程作为一个相互关联的有机整体来定量研究。组学是整体观念的产物，基于全局性分析，可以更深刻更完整地揭示生长、发育和代谢调控等生命活动的规律和重大疾病的发生机制，为人类进行疾病诊断、防治和新药开发提供重要的理论基础。因为生物信息的多样化，单一水平上的组学往往还不足以理解复杂的生命现象，这种情况下就需要在更高层次上进行多组学多层面的合理整合，科学分析基因组、蛋白质组、代谢产物组及其他各种来源的数据，并应用于药理学研究，如此才能更有效地推动药理学研究的发展与进步。

组学与药理学研究关系密切，正逐步成为发现新的药物治疗靶标、鉴定先导化合物、验证药效、研究代谢规律及毒性作用的有效方法，近年来更是日益广泛地用于中医药研究[3]。多种组学技术提供多层次多角度的海量组学数据，借助于生物信息学和网络生物学方法可以从中发现相关生物标志物并构建生物模型，使得我们最终能够在一定程度上解释相关生命现象，这就是系统生物学的基本研究思路（图 3-1）。

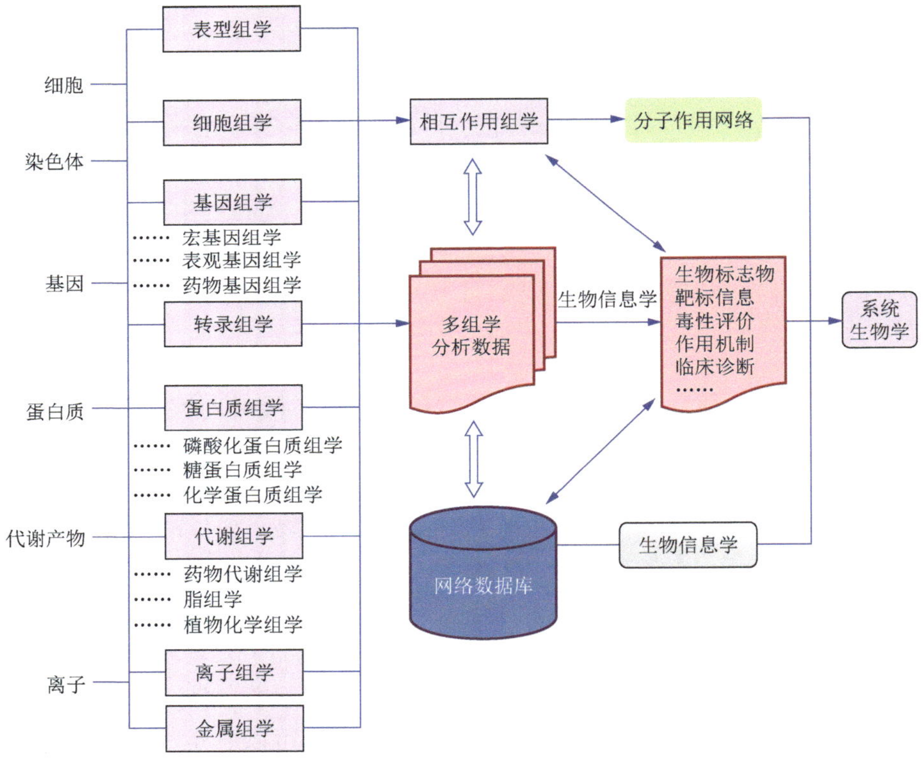

图 3-1　多种组学技术与系统生物学研究（彩图请扫书后二维码）

一、基因组学

基因组（genome），一般的定义是单倍体细胞中的全套染色体为一个基因组，或是单倍体细胞中的全部基因作为一个基因组。基因组学（genomics）是研究基因组的结构、功能及表达产物的学科。基因组的产物不仅是蛋白质，还有许多具复杂功能的 RNA，包括三个不同的亚领域，即结构基因组学、功能基因组学和比较基因组学。结构基因组学主要进行 DNA 测序，是人类对自身基因组认识的第一步；随着测序的完成，功能基因组学研究成为研究的主流，它从基因组信息与外界环境相互作用的高度阐明基因组的功能，功能基因组学的研究内容包括人类基因组 DNA 序列变异性的研究、基因组表达调控的研究、模式生物体的研究和生物信息学的研究等；比较基因组学是其中最重要的研究内容之一，即是将人类基因组与模式生物基因组进行比较，这一方面有助于根据同源性方法分析人类基因的功能，另一方面有助于发现人类和其他生物的本质差异，探索遗传语言的奥秘。

生物信息学分析、遗传分析、基因表达测量和基因功能鉴定是基因组学的主要研究方法。基因组学能为一些疾病提供新的诊断、治疗方法。例如，对诊断为乳腺癌的女性做一个名为“Oncotype DX”的基因组测试[4]，用来评估患者乳腺癌复发的个体危险率及化疗效果，这有助于医生获得更多的治疗信息并进行个性化医疗。

（1）微生物环境基因组学

随着分子生物学技术的快速发展及其在微生物生态学和环境微生物学研究中的广泛应用，一门以环境中非培养微生物为研究对象的新兴学科——微生物环境基因组学（metagenomics，又称宏基因组学、元基因组学）应运而生并得到了快速发展[5,6]。微生物群落的结构及群落内种间的相互作用是影响其生态功能的决定性因素。微生物环境基因组学通过直接从环境样品中提取全部微生物的 DNA 构建元基因组文库，利用基因组学研究环境样品所包含的全部微生物的遗传组成及其群落功能。微生物环境基因组学在出现后的短短几年内已渗透到各个研究领域并显示了其重要价值，包括医药、替代能源、环境修复、生物技术、农业、生物防御及伦理学等众多领域。

人体内共生的微生物达 1000 多种，它们的基因总和被称为“人类元基因组”。肠道元基因组对人体的免疫和代谢起着重要作用，它的失衡与很多代谢性疾病，如糖尿病、肥胖、癌症的发生有密切关系。Ley 证明肥胖大鼠盲肠内 Bacteroidetes 和 Firmicutes 菌丛的比例变化明显，疑为肥胖的重要特征[7]。Turnbaugh 等[8]比较研究肥胖者与瘦人肠道菌群的差异，发现肥胖者的拟杆菌丛明显增加。近年来有人针对 169 例肥胖者和 123 例非肥胖者肠道菌群进行比较研究，发现了 8 种肠道菌群的表达与肥胖密切相关[9]。

（2）化学基因组学

化学基因组学（chemogenomics）利用小分子化合物作为探针研究基因组功能并用以发现新的药物作用靶标、途径和分子网络，是近年发展起来的由组合化学、细胞分子生物学和遗传学相结合并融合了高通量筛选技术的一门新兴交叉学科，是一个从全新的角度研究生命科学的重要介入口[10]。它通过小分子化合物探针与靶蛋白之间的特异性相互作用，在基因的转录、加工和翻译等水平上对细胞的某一特定生命过程进行调控，从而研究靶蛋白及相关目的基因的结构与功能，同时发现和确认新的药物作用靶点及药物先导化合物。化学基因组学因其可控制性、可检测性和可定量性而具有以全新的方式大规模地快速寻找和发现新基因和功能蛋白质，并研究其功能和调控网络的优势，因此它不仅是研究功能基因组学的一条捷径，而且是药物发现的有效手段。

（3）药物基因组学

药物基因组学（pharmacogenomics）综合了药理学和遗传学研究的特点，是一门研究个体基因遗传因素如何影响机体对药物反应的交叉学科，主要研究基因结构多态性与不同药物反应之间的关系，从基因组水平上解释由于个体之间差异所表现出药物的不同治疗效果，探讨用药个性化并以特殊人群为对象开展新药研发。药物基因组学有别于一般意义上的基因组学，它不是以发现人体基因组基因为主要目的，而是相对简单地运用已知的基因理论改善患者的病情，发展个性化用药。正因为药物基因组学是研究基因序列变异及其对药物不同反应的科学，所以药物基因组学强调个体化，是研究高效、特效药物的重要途径，通过它可以为患者或者特定人群寻找合适的药物。例如，Visscher 等[11]用药物基因组学预测蒽醌类药物对儿童潜在的心脏毒性，发现 *SLC28A*3 及其他基因（包括 *ABCB*1、*ABCB*4、*ABCC*1）的异常表达可用来作为高危患者的识别依据，以保证临床用药安全。

（4）表型组学

过去10年基因组学的飞速发展使得人类对表型的认识能力进入到了分子水平。1996年，衰老研究中心主任 Steven A. Garan 在滑铁卢大学的一次演讲上首先提出了表型组学（phenomics）的概念。表型组是在细胞、组织、器官、生物体或种属水平上表现出的所有表型的总和，而个体间表型差异可能是由于受环境的影响，或者受遗传变异的影响如单核苷酸多态性（SNP），也有可能同时受这两方面因素的影响。表型组学（phenomics）是将生物体的表现型特征视为一个整体（表型组）进行研究的领域，生物体的表型特征大都是由基因组与环境相互作用产生的[12]。

随着分子生物学技术的发展，基因组测序已经变得简单，表型组学成为大家更感兴趣的研究命题，即对某一个人的生理和行为特征进行全面的、彻底的描述，如与面部缺陷（facial abnormality）或者肢体畸形（limb deformity）等疾病相关的生理和行为特征，以及有助于诊断抑郁症等疾病的生理和行为特征等，而且大家希望可以用计算机能识别的语言对这些表型组学信息进行描述和记录，同时要求能够尽可能地将表型组学信息与基因组学信息一一对应起来。早期人们利用小鼠、大鼠、酵母、斑马鱼和拟南芥等物种进行过表型组学的研究工作，其中最系统化的就是先对基因进行逐个敲除，然后对敲除动物进行细致的生理、代谢和行为学方面的研究工作，但是我们不能用这种方法进行人体试验，不过有一些临床科研工作者希望可以用临床患者的数据来填补这方面的空缺。近十几年来，原先主要应用于动物及生物医学研究的表型组及表型组学研究平台已经渗入到植物表型及相关组学的研究中，成为联系生物体基因型和表现型的桥梁。2006 年，Niculescu 及其同事[13]提出了一个新的用于表型组学分析的数量实验研究方法，即表型芯片（phenochipping），该方法使表型研究更容易整合到基因组学研究中。2009 年 4 月第一届国际植物表型组学大会在澳大利亚堪培拉成功举办，为了加强该领域的交流和制定相应的国际标准，建立了国际植物表型组学网络（http://www.plantphenomics.com/）。

二、转录组学

转录组学（transcriptomics）是一门在整体水平上研究细胞中基因转录情况及转录调控规律的学科。简而言之，转录组学是从 RNA 水平研究基因表达的情况，转录组即一个活细胞所能转录出来的所有 RNA 的总和，是研究细胞表型和功能的一个重要手段。目前用于转录组数据获得和分析的方法主要有基于杂交技术的芯片技术，包括 cDNA 芯片和寡聚核苷酸芯片，基于序列分析的基因表达系列分析 SAGE（serial analysis of gene expression，SAGE）和大规模平行信号测序系统 MPSS（massively parallel signature sequencing，MPSS）。

以 DNA 为模板合成 RNA 的转录过程是基因表达的第一步，也是基因表达调控的关键环节。所谓基因表达，是指基因携带的遗传信息转变为可辨别表型的整个过程。与基因组不同的是，转录组的定义中包含了时间和空间的限定。同一细胞在不同的生长时期及生长环境下，其基因表达情况是不完全相同的。通过测序技术揭示造成差异的情况，已是目前最常用的手段。人类基因组包含有 30 亿个碱基对，其中大约只有 5 万个基因转录成 mRNA 分子，转录后的 mRNA 能被翻译生成蛋白质的只占整个转录组的 40%左右。通常，同一种组织表达几乎相同的一套基因，但可区别于其他组织，如脑组织或心肌组织等分别只表达全部基因中不同的 30%而显示出组织的特异性。

转录组谱可以提供某种条件下某基因表达的信息，并据此推断相应未知基因的功能，揭示特定调节基因的作用机制。通过这种基于基因表达谱的分子标签，不仅可以辨别细胞的表型归属，还可以用于疾病的诊断。例如，阿尔茨海默病（Alzheimer's diseases，AD）中[14,15]，出现神经原纤维缠结的大脑神经细胞的基因表达谱就有别于正常神经元，当病理形态学尚未出现纤维缠结时，这种表达谱的差异即可以作为分子标志直接对该病进行诊断。同样，对那些临床表现不明显或者缺乏诊断金标准的疾病也具有诊断意义，如自闭症。目前对自闭症的诊断要靠长达十多小时的临床评估才能作出判断，基础研究证实自闭症不是由单一基因引起，而很可能是由一组不稳定的基因造成的一种多基因病变，通过比对正常人群和患者的转录组差异，筛选出与疾病相关的具有诊断意义的特异性表达差异，一旦这种特异的差异表达谱被建立，就可以用于自闭症的诊断，以便能更早地甚至可以在出现自闭症临床表现之前就对疾病进行诊断，并及早开始干预治疗。转录组的研究应用于临床的另一个例子是可以将表面上看似相同的病症分为多个亚型，尤其是对原发性恶性肿瘤，通过转录组差异表达谱的建立，可以详细描绘出患者的生存期及对药物的反应等。

三、蛋白质组学

蛋白质组学（proteomics）是阐明生物体各种生物基因组在细胞中表达全部蛋白质的表达模式及功能模式的学科，研究内容包括鉴定蛋白质的表达、存在方式（修饰形式）、结构、功能和相互作用等[16]。

利用蛋白质的等电点和分子质量，通过双向凝胶电泳的方法将各种蛋白质区分开来是一种很有效的手段[17]，它在蛋白质组分离技术中起到了关键作用。如何提高双向凝胶电泳的分离容量、灵敏度和分辨率及对蛋白质差异表达的准确检测是目前双向凝胶电泳技术发展的关键问题。双向凝胶电泳技术发展的主要趋势有第一维电泳采用窄 pH 梯度胶分离及开发与双向凝胶电泳相结合的高灵敏度蛋白质染色技术，如新型的荧光染色技术。质谱技术是目前蛋白质组研究中发展最快，也最具活力和潜力的技术，它通过测定蛋白质的质量来判别蛋白质的种类。当前蛋白质组研究的核心技术就是双向凝胶电泳—质谱技术，即通过双向凝胶电泳将蛋白质分离，然后利用质谱对蛋白质逐一进行鉴定。对蛋白质鉴定而言，高通量、高灵敏度和高精度是三个关键指标。一般的质谱技术难以将三者合一，而最近发展的质谱技术可以同时达到以上三个要求，从而实现对蛋白质准确和大规模的鉴定。

另外，二维色谱（2D-LC）、二维毛细管电泳（2D-CE）、液相色谱-毛细管电泳（LC-CE）等新型分离技术在蛋白质组学研究中大量应用[18-22]，大有补充甚至取代传统双向凝胶电泳之势。这种研究策略是以质谱技术为核心，开发质谱鸟枪法（shot-gun）、毛细管电泳-质谱联用（CE-MS）等新策略直接鉴定全蛋白质组混合酶解产物。随着对大规模蛋白质相互作用研究的重视，发展高通量和高精度的蛋白质相互作用检测技术也被科学家所关注。此外，蛋白质芯片的发展也十分迅速，并已经在临床诊断中得到应用。

（1）磷酸化蛋白质组学

磷酸化是蛋白质翻译后修饰最为重要的形式。据统计，哺乳动物细胞内的蛋白质有 1/3 以上可以被磷酸化。磷酸化蛋白质组学（phosphoproteomics）着重研究磷酸化蛋白质在细胞生命活动中的重要作用，是蛋白质组学研究的热点和重要分支。

传统分析蛋白质磷酸化的方法是用放射性同位素 ^{32}P 标记到磷酸化的蛋白质上，带有放射信号的蛋白质可以通过蛋白质的分离技术，如二维凝胶或 HPLC 分离及 Edman 测序等方法来鉴定磷酸化氨基酸的类型及位点。这种方法除了具有放射性实验的缺点以外，实验比较耗时并且不能进行高通量的磷酸化蛋白组学分析。近年来，一些富集方法不断改进及涌现，如抗体法、固相金属离子亲和色谱（immobilized metal ion affinity chromatography，IMAC）、金属氧化物/氢氧化物亲和色谱（metal oxide/hydroxide affinity chromatography，MOAC）、离子交换和等电聚焦、β消除、Michael 加成反应等。目前各种富集方法与质谱技术的结合已成为研究蛋白质磷酸化的主要工具，逐渐取代了传统的磷酸化蛋白质分析方法[23,24]。

（2）糖蛋白质组学

蛋白质糖基化（glycosylation）是最常见和重要的翻译后修饰形式之一。目前已知哺乳动物蛋白质中至少有 1/2 发生了糖基化，这些糖蛋白广泛分布于组织、细胞、体液中，特别是在细胞膜表面和体液中含量丰富。糖基化对蛋白质的折叠、运输和定位等都起着重要作用，并参与受体激活、信号转导、细胞黏附等诸多重要的生物过程。在特定的状态下，糖蛋白量的变化或其糖链结构的改变，能够体现特定的生理、病理过程。哺乳类动物的透明带（zone pellucid）是包绕生长在卵母细胞表面的一层半透明糖蛋白结构，它为精卵识别、结合、穿透过程及阻止多精受精和保护着床前胚胎等起关键性作用。

另外，免疫系统中几乎所有的关键分子都是糖蛋白，免疫球蛋白糖链的异常往往是自身免疫疾病的“元凶”，这类疾病有类风湿性关节炎、IgA 型肾病、甲状腺炎、系统性红斑狼疮和艾滋病等。研究还发现，肿瘤细胞、癌细胞表面的糖链也往往呈现出不同于正常细胞的状态，如 beta-1,6-*N*-乙酰葡糖胺化、唾液酸化、核心岩藻糖化等。对这些变化的研究，将有助于我们对肿瘤发生、发展和转移的理解。

糖蛋白的研究一般来说有以下 4 个逐步深入的目标：①发生糖基化的蛋白质的鉴定；②糖基化位点的鉴定；③糖肽结构的解析；④糖基化对蛋白质功能的影响。以实现糖蛋白大规模解析为目的的研究被称为糖蛋白质组学（glycoproteomics）[25,26]，它已经成为后蛋白质组学时代的一个重要领域。

（3）化学蛋白质组学

化学蛋白质组学（chemoproteomics）是利用体内和体外化学探针探索蛋白质功能的化学生物学的分支学科[27]，其目标是通过蛋白质与其配体之间的直接反应来确定蛋白质的功能和作用机制。主要研究内容包括蛋白质组与化学小分子之间的相互作用，蛋白质靶点的筛选，以及利用化学小分子探索功能蛋白质组。化学蛋白质组学研究的主要任务往往在于发展和应用有生物活性的靶向探针，用于复杂的蛋白质组中特异性酶家族的功能研究。一方面，这些化学探针可与目标酶特异性结合，便于鉴定或纯化；另一方面，其可共价修饰目标酶家族或亚家族，寻找机能或功能差异的酶。随着化学蛋白质组学的进一步发展，化学探针在蛋白质组学领域的应用正在逐步凸显，在靶点鉴别、验证和新药开发的进程中显示出巨大的潜力。

（4）免疫蛋白质组学

免疫蛋白质组学（immunoproteomics）一词由 Krah 和 Jungblut 于 2001 年提出[28]。高等生物拥有复杂的能识别自己与非己的免疫反应。通常，非己蛋白质（称为抗原）来源于细菌、寄生虫、病毒等，在疾病（如肿瘤）某阶段产生的异常宿主蛋白质也属于非己蛋白质。非己蛋白质可以介导宿主的免疫反应，产生抗体。循环抗体可以反映出如肿瘤、自身免疫性疾病等相关抗原的分子特征。免疫蛋白质组学的主要任务就是试图去解释在上述疾病中产生的抗原的特征。特定的蛋白质经过双向电泳分离之后与特定抗体（如血清）进行免疫印迹，再通过质谱对待测蛋白质斑点进行检测，该方法又称血清蛋白质组分析。

（5）肽组学

肽组学（peptidomics）是指研究一个器官、组织、细胞或体液中所有多肽的新兴学科，也是蛋白质组学的重要组成部分[29]。近年来随着质谱技术生物信息学的发展，人们发现内源性肽段在生物过程中通常扮演着调节剂和指示剂的特殊作用，如生物活性肽荷尔蒙、生长素等都对成长、健康、疾病等有重要影响。内源性肽段包含了可能记录人类生理和病理状态的生物标志物，这些标志物因而可能比常规标志物具有更高的临床灵敏性和特异性。内源性肽段由“生物学垃圾”变成了“疾病特异诊断信息的未开发资源”[30]。

肽组学是在特定时间点和区域系统、整体定性、定量地分析生物样品中的内生肽段和小分子蛋白质。就一般意义而言，肽组中的肽可分为两大类：一类为在生物学过程中发挥生理机能作用的生物活性肽，如激素、生长素之类；另一类为反映个体蛋白质酶解方式和生物学状态的蛋白质降解片段。多肽组学和蛋白质组学都是对基因组学的补充，肽组学填补了代谢组学与蛋白质组学之间的“间隙”。常规的蛋白质组研究策略并不适合肽组的研究，因为常规研究策略不能有效鉴定低分子质量区域的多肽。影响肽组分析的一个主要因素就是大脑及大多数其他组织中的多肽水平低于蛋白质降解产生的多肽水平；此外，动物体内的蛋白酶会在动物死后短时间内降解蛋白质。内源性肽段的分离富集是肽组学研究的一个重点技术。超滤技术是目前用得最广泛的从生物样品中分离肽段、去除蛋白质的方法。另有研究结果表明，常规微波炉能有效地阻止动物死后蛋白质的降解，也被广泛用于内源性肽段的分离富集。

四、代谢组学

代谢组是指某一生物或细胞在一特定生理时期内所有的低分子质量代谢产物。代谢组学（metabolomics）是以组群指标分析为基础，以高通量检测和数据处理为手段，以信息建模与系统整合为目标的系统生物学的一个分支，是继基因组学、转录组学、蛋白质组学后系统生物学的另一重要研究领域。最早由 Nicholson 研究小组于 1999 年提出了代谢组学（metabonomics）的概念[31]，并在疾病诊断、药物筛选等方面做了大量卓有成效的工作[32-34]。Fiehn[35]提出了 metabolomics 的概念，第一次把代谢产物和生物基因的功能联系起来，之后很多植物化学家开展了植物代谢组学的研究，使得代谢组学得到了极大的充实，同时形成了当前代谢组学的两大主流领域：metabolomics 和 metabonomics。

代谢组学是一门研究生物体系受到外部刺激所产生的所有代谢产物变化的科学，所关注的往往是代谢循环中相对分子质量小于 1000 的小分子代谢产物的变化，反映的是外界刺激或遗传修饰过的细胞或组织的代谢应答变化，特别是反映内源代谢、遗传变异、环境变化乃至各种物质进入代谢系统的特征和影响的学科。主要技术手段是磁共振（NMR）、质谱（MS）、色谱（HPLC、GC），结合模式识别方法，以判断出生物体的病理生理状态，并有可能找出与之相关的生物标志物（biomarker），为相关预警信号提供一个预知平台。

（1）临床代谢组学

临床代谢组学（clinical metabolomics）着重为各种疾病（包括肝癌、肝炎、肝硬化等）的诊治提供新的思路与防治手段。例如，肝作为人体内最大和最重要的脏器，承担了大部分合成、分解和转化等代谢过程，某些酶系和功能是肝所特有的，因此必须从代谢的角度对肝和肝病进行系统研究。肝与其他脏器之间通过代谢交互作用发生着各种联系，这种联系的基础就是一些常见的小分子化合物或许还有一些尚未被系统认识的未知代谢产物。作为发生这种联系的重要途径——血液，恰恰就是代谢组学研究的基本对象之一。代谢组学不仅能够将不同肝病患者与正常人进行有效区分，而且能够在肝病早期通过代谢变化对疾病作出预警和发现新的病变标志物。

代谢组学数据只有与其他相关数据结合应用才能在疾病生理和病理研究中更具有价值，但这同时对化合物分析和数据分析提出了更高要求。代谢组学在医学上的应用得到了国内外广泛的关注，2007 年在中国科学院大连化学物理研究所召开了主题为“医学代谢组学”的第 284 次香山科学会议学术讨论会，大大促进了临床代谢组学的研究与发展。

（2）药物代谢组学

Clayton 等[36]于 2006 年提出了药物代谢组学（pharmacometabonomics）的概念：以代谢组学为平台，通过对给药前生物样本代谢轮廓的分析预测给药后的药物反应表型，即以动物给药前体液代谢产物所包含的信息预测个体对药物的代谢和毒性反应的差异。药物代谢组学是代谢组学的进一步发展，是代谢组学技术与医药学研究有机结合的产物。

van Wietmarschen 等[37]认为，评价药物对机体的影响时，单纯的基因组学、转录组学和蛋白质组学研究对生物体系的表征都是不完整的，代谢组学是系统生物学中不可缺失的一环，是最接近生物表型和最能有效反映细胞个体或群体功能的表征技术。只有将从复杂机体分析得来的代谢组学数据还原回复杂机体的代谢途径和网络内才能更有意义。

药物代谢组学是在系统生物学的背景下，以代谢组学技术，特别是样品分析和多维数据处理技术为平台，对个体的药物反应表型进行预测，以实现未来个性化治疗为目标的新的组学思想。药物代谢组学通过对给药前生物样本代谢轮廓的分析，预测可以采用的药物治疗方案及药物反应，在治疗过程中随疾病的不同表型进行针对性的药物治疗，并按疾病不同进程调整药物剂量甚至药物的种类。与传统研究手段相比，药物代谢组学采用“自上而下”式的研究方法，通过对代谢的终端产物进行多元化综合分析，从整体上展示生物体内在的变化状态，能够获得生物体整体性的、动态性的信息。

（3）脂组学

越来越多的证据表明，脂质除了作为细胞膜的骨架物质和能量贮存形式外，还参与细胞的许多重要功能。在医学方面，已证明人类许多重大疾病都与脂质代谢紊乱有关，如阿尔茨海默病、糖尿病及一些传染病等。研究表明，哺乳动物细胞含有 1000～2000 种脂质。2003 年，Han 和 Gross[38]正式提出了脂组学（lipidomics）的概念，即对生物样本中脂质进行全面的系统分析，并以此为依据推测其他与脂质作用的生物分子的变化，进而揭示脂质在各种生命现象中的重要作用机制。20 世纪 90 年代兴起的代谢组学，是以分析生命体中的所有小分子代谢产物为研究内容的，而对脂质及其代谢产物进行整体分析的脂组学，则可以看作是代谢组学的一个分支，并能够在一定程度上促进代谢组学的发展。目前，脂组学已经受到越来越多科研机构的关注，其中以美国的研究机构最为著名：美国国立综合医学研究所（National Institute of General Medical Sciences，NIGMS）、由王学敏教授领导组建的堪萨斯州立大学脂组学研究中心（Kansas Lipidomics Research

Center，KLRC）和华盛顿大学的ORY研究小组。欧洲和亚洲也同样出现了脂组学的研究机构：格拉茨大学、奥地利科学院及格拉茨技术大学等共同成立的格拉茨脂组学研究中心（Lipidomics Research Center Graz，LRCG）。新加坡国立大学Wenk教授也成立了Lipid Profile研究组。

脂组学研究技术多以多维质谱为基础，其主要的技术路线包括：多路提取、源内分离和选择性离子化，继而对各种脂分子采用多维质谱识别和分步定量及数据处理等步骤。多路提取是通过酸、碱或中性溶剂等对生物样品中的脂类进行提取，经典的脂类提取法由Bligh和Dyer建立[39]，其他类似的脂类提取方法如Floch法（1957年）等，更适用于对动物组织内总脂的提取。源内分离的基本原理是利用电喷雾离子源在高电势（通常为4kV）的作用下，使样本中的生物大分子解离成带有不同电荷的离子，进一步历经类似于电泳的分离过程得到选择性解析。由于不同脂类分子具有不同的电离特性，通过源内分离可将脂类提取物中的脂质分子根据其内在携带电荷情况的不同得到初步分离，进而通过后续的分析步骤获得脂类生物样品中一系列脂质分子组成的质谱图；脂类分子的多维质谱辨识、质谱分析主要通过测量离子质荷比对待检物质进行定性分析，在此基础上通过同位素标记进一步开展定量分析，为脂类分子提供更有价值的信息；最后对这些定性定量结果进行生物信息学处理。

（4）代谢通量组学

代谢流（metabolic flux）是指处于一定环境条件下的微生物培养物中，参与代谢的物质在代谢网络的有关代谢途径中按一定规律流动，形成微生物代谢的物质流。代谢物质的流动过程是一种类似“流体流动”的过程，它具备流动的一切属性，如方向性、连续性、有序性、可调性等，并且可以接受疏导、阻塞、分流、汇流等“治理”，也可能发生“干枯”和“溢出（泛滥）”等现象，可以采用代谢工程提供的方法来推算代谢网络中代谢流的流量分布。代谢通量组学（fluxomics，又称代谢流组学）研究细胞内分子随时间动态变化的规律[40]，它实际上是更广泛更系统地描述细胞内代谢流通量平衡分析的新词。研究方法一般是利用含有同位素标记成分的培养液标记一系列代谢产物，然后通过LC/MS或者2D-NMR研究细胞内分子代谢产物代谢流随时间动态变化的规律。

五、其他组学

（1）免疫组学

免疫组学(immunomics)研究与免疫相关的全套分子、它们的作用靶分子及其功能，免疫组学包括了免疫基因组学(immunogenomics)、免疫蛋白质组学(immunoproteomics)和免疫信息学（immunoinformatics）三方面的研究，特别强调在基因组学和蛋白质组学研究的基础上，充分利用生物信息学、生物芯片、系统生物学、结构生物学、高通量筛选等技术，大规模开展免疫系统和免疫应答分子机制研究，发现新的易感基因和免疫相关分子，为全面系统了解免疫系统和免疫应答提供基础[41-43]。免疫组学在研究方法上充分利用生物信息学、基因芯片、蛋白质组学高通量筛选等技术。

免疫系统的多样性和高度复杂性给相关研究工作造成了极大困难，常规技术的研究结果往往是只见树木不见森林，无法窥得全貌。免疫组学的问世，为这一领域的研究提供了新的有力武器，有可能成为揭开免疫之谜的新钥匙。

（2）糖组学

糖组是一个细胞、组织和机体在一定条件下，所有糖类物质形成的一个组合。糖类的种类太多，在操作上不可能一次提取就能囊括各种类型的糖类，在具体进行糖组学（glycomics）研究时，更多的是研究“亚糖组”，如糖蛋白质组、糖脂组、糖胺聚糖组，乃至代谢产物中的糖苷组。为此，糖组学大致可以分为三个层次：①上游，糖组的产生和形成，涉及的内容是糖类合成相关酶及其基因的研究；②中游，即常规的糖组研究，包括糖组的分离、鉴定和功能研究，特别是复合糖类中糖链的研究，原则上不宜简单地将糖类与其他分子剥离，应该更多地将其作为一个整体加以研究；③下游，糖组的降解和糖类生物质的利用。就目前糖组的研究现状而言，研究的对象主要是糖蛋白上的糖链。尽管糖脂上的糖链也很重要，但是相比之下其研究比糖蛋白少多了。

目前研究糖组学的常用方法，几乎所有研究蛋白质组和糖生物学的各种方法都可以而且已经用于糖组学的研究。例如，质谱和生物信息学在糖组学的研究中显得越来越重要。但是，糖组学中的一种特殊技术则是蛋白质组学中所没有的，这就是凝集素的应用。对糖类而言，其与凝集素的相互作用，和蛋白质与抗体的相互作用非常类似。与抗体相比，凝集素更有其优势：一是它们在自然界中广泛分布；二是有些凝集素易于得到，特别是植物凝集素，可以用于糖组的分离和鉴定；三是一些动物凝集素的生物学功能越来越清楚，有利于有关糖类物质和蛋白质功能的研究。凝集素芯片是糖组学研究中最重要的技术手段之一。

（3）金属组学

植物体内的天然有机物如有机酸、氨基酸、多糖、蛋白质等，它们与金属离子有很强的吸附能力，主要的有机配基是含氧功能团，如羧基、酚羟基、醇羟基、烯醇羟基和羰基、含硫、含氮及含磷功能团，通过螯合作用、区域化分隔、生物转化、细胞修复等过程，参与植物体内的金属元素富集和解毒作用及其他生理功能活性。金属组学（metallomics）中的金属元素，不仅包括与生物大分子结合的生物金属，如金属蛋白、金属酶、金属核酸片段、金属小分子配体（有机酸、氨基酸、植酸等）、金属多糖等，还包括生物体内对其生理功能起重要作用的碱金属、碱土金属等自由离子[44,45]。除了植物外，其他生物体内的代谢产物，如有机酸、氨基酸、多糖、蛋白质、DNA 等也会与金属形成金属有机物，是一系列生物金属，也越来越广泛地成为金属组学的研究对象。

金属组学是将金属蛋白、金属酶及其他含金属的生物大分子和小分子配体整合的新概念。揭示金属组的生理功能和生物效应是金属组学的研究目标，具有生物活性的金属组的结构鉴定，是现代分析技术的核心问题。金属组学的主要研究领域及其分析技术有：生物体中器官、组织、细胞水平的元素分布研究，主要采用超痕量分析、全元素分析、单原子检测、单分子检测技术；生物体中元素化学形态分析，主要采用联用技术，如

LC/ICP-MS、GC/ICP-MS、MALDI-MS、ESI-MS①；金属组学结构分析，主要采用 X 射线衍射分析（XDA）、X 射线吸收光谱（EX-AFS）技术；金属组学反应机制的解释（生物无机化学），主要采用 NMR、XPS②、激光-拉曼光谱、DNA 序列分析仪、氨基酸序列分析仪、荧光光谱分析技术；金属蛋白和金属酶的表征，采用 LC/ESI-MS、LC/MALDI-MS、LC/ICP-MS 联用技术；生物分子和金属的代谢产物分析（代谢组学、代谢产物），采用 LC、GC、LC/MS、GC/MS；与微量元素相关的健康和疾病的医学诊断多元素分析，采用 ICP-AES③、ICP-MS、石墨炉 AAS④、自动分析仪、分光光度测定技术；无机药物化学疗法的配方设计，主要采用 LC/MS、LC/ICP-MS、稳定同位素示踪；地球生物化学演化，主要采用同位素比率测定、DNA 序列分析仪；其他如药学、环境科学、食品学、农业、毒理学、生物地球化学等领域与金属元素相关的功能生物学问题，还需采用原位分析、免疫检测、生物化验技术、食品分析、临床分析技术。

（4）细胞组学

细胞组可以被定义为人体的细胞系统及亚细胞系统和功能组分。细胞组学（cytomics 或 cellomics）是对细胞组差异性进行研究的学科，更确切地说，细胞组学是基于基因型差异并综合全面的生物信息学知识而概括出的单细胞分子表型的学科，即是以基因组数据库为基础，结合基因组学和蛋白质组学的技术，在单细胞水平上获取细胞分子表型的信息，进而研究细胞系统的结构及内部分子功能的学科[46]。

细胞组学的本质是采用灵敏、非侵害性、基于荧光技术的方法，对单个细胞进行集成化分析，以揭示组织和生命体的复杂行为。由于大量荧光标志物和多种仪器专用荧光探针的应用，细胞组学分析已实现了多参数、多色及多元化，能够定性和定量测定，也可以采用终点法和进行动态连续测量。更重要的是，细胞组学技术能够根据细胞荧光定量数据与细胞组学成像技术对细胞形态进行综合分析。在当前的细胞组学技术中，已建立了流式细胞术、激光捕获显微切割（laser capture microdissection，LCM）、共聚焦激光扫描显微镜（confocal laser scanning microscopy，CLSM）、激光扫描细胞分析术（laser scanning cytometry，LSC）及高内涵筛选（high-content screening，HCS）和生物成像等相关技术，其中 HCS 由于可以同时提供高内涵和高通量分析，被用于药物发现和毒理学检测。

（5）离子组学

美国普渡大学 Lahner 及其同事[47]在 2003 年第一次正式提出包括金属、类金属和非

① 液相/电感耦合等离子体质谱 liquid chromatography-inductively coupled plasma-mass spectrometry（LC/ICP-MS）；气相/电感耦合等离子体质谱 gas chromatography-inductivery coupled plasma-mass spectrometry（GS/ICP-MS）；基质辅助激光解吸附质谱 matrix assisted laser desorption ionization-mass spectrometry（MALDI-MS）；电喷雾电离质谱 electrospray ionization-mass spectrometry（ESI-MS）。

② 磁共振波谱法 Nuclear Magnetic Resonance Spectroscopy（NMR）；X 射线光电子能谱分析 X-ray photoelatron spectoscopy（XPS）。

③ 电感耦合等离子体原子发射光谱法 Inductivel coupled plasma-atomic emission spectrometry。

④ 石墨炉原子吸收光谱 graphite furnace atomic absoption spectrometry。

金属在内的离子组学（ionomics）。离子组学乃是一门建立在功能离子组（ionome）基础上的，研究机体和细胞如何调控其全部离子的科学。此外，通过对功能离子组学的研究，还可以绘制出功能离子组图。利用这种图谱，可以鉴定出具有离子调控功能的基因，并确定其分布位置。Salt[48]认为，细胞中的全部离子都可对机体生命发挥关键性影响。例如，离子可给生物膜提供能量；离子可在酶活性中发挥重要作用；离子可调控细胞中信号的传递和细胞内物质的运输。已知植物可摄取以离子形式溶解于水中的大部分矿质营养，如磷、钾和锌。这些离子上的电荷可使其与植物细胞内的其他化合物发生作用。矿质营养对植物细胞内的诸多过程，包括水运输、光合作用和能量产生，都有重大影响。

研究离子组学有助于捕捉植物相关基因或调控基因网络表达；有助于有关养分吸收的植物突变体的筛选；有助于认识植物吸收过程和体内养分之间的交互作用；并且已经有数据表明，离子组学还有助于认识超积累植物的筛选及对其机制的研究。离子组学已经被有些科学家称为植物化学元素指纹。

离子组学和蛋白质组学、代谢组学与转录组学构成认识植物基因组如何真正影响生物表型的概念模型，离子组学的观点与我们常规的通常只以一个或少量元素为目的的研究大相径庭。植物离子组学是近 10 年来植物营养与环境生物学研究领域的新方向，也是后基因组学时代研究土壤-植物相互作用的新思路。植物离子组学主要利用现代高通量元素分析手段（如 ICP-MS），结合生物信息学和功能基因组学等手段来研究植物吸收、积累养分和重金属污染物的机制及遗传学与分子生物学机制。植物离子组学在功能基因组学、现代植物营养学、环境修复、农产品安全与营养品质等研究领域中具有重要应用价值。

（6）抗体组学与抗原组学

抗体组学（antibodomics）[49]是在基因组学和蛋白质组学基础上，利用相关学科的最新研究成果，结合鼠、兔、人杂交瘤技术及基因工程抗体技术的一门新兴学科，涉及抗体靶标高通量筛选、大规模抗体库建立、大规模高通量筛选，优化应用于研究、诊断及治疗。抗体组药物是通过抗体组学相关技术筛选研发得到的抗体药物。与传统的抗体药物相比，抗体组药物以高通量、整体化、信息化和系统化为特点，这样一方面可以大大提高抗体药物的研发速度，缩短药物的研发周期；另一方面由于抗体组药物的筛选利用了基因芯片、蛋白质芯片和组织芯片等高通量技术，减少了研发成本和风险，既可获得广谱的抗体药物，又可获得个性化的抗体药物。

抗原组学（antigenome）[50]是建立在基因组学和蛋白质组学基础上的新型领域，它正在成长为继基因组学和蛋白质组学后的科学热点。利用基因组学可以预测疫苗的候选抗原，利用蛋白质组学可以筛选疫苗的候选抗原，利用抗原组学可以鉴定疫苗的候选抗原。

第二节 在中药方剂研究中系统生物学的应用

中医药有着数千年的历史，蕴涵着丰富的哲学理论，然而到了近代，由于西方医学的冲击，传统中医药发展一度踌躇不前，甚至被全盘否定。近年来，随着人类疾病谱的改变，人口老龄化、保健养生及“回归自然”世界潮流的影响，中国的传统医学在世界范围内备受关注。然而，仅凭四气五味、阴阳五行等玄妙的理论，中医药无法让世人认识与接受。系统生物学是当前研究生命复杂体系公认的科学思维方式和研究手段。它的研究思路与中医学的哲学体系相符，在许多方面有近似的属性。系统生物学的崛起，将给中医药发展带来新的机遇，尤其是在中药作用机制、中医证候、方剂配伍机制、中药药代动力学及新药研发等研究领域有良好的应用前景。

一、中药作用机制研究

长期以来，中药方剂化学成分的纷繁复杂、组方配伍形式的多样性及功能主治的不确定性给复方研究带来了巨大挑战，难以用现代科学技术诠释中药方剂作用的本质，中药方剂的药理作用机制研究进展缓慢，阻碍了中医药在国际上的应用和推广，这一现状成为中药现代化研究中最主要的关键科学问题之一。传统的中药药理研究很大程度上借鉴了西药药理学的评价规范和标准，目前中药药理学的评价指标已经逐步扩充到整体动物、器官组织、细胞亚细胞及分子生物学层次单个或少数几个指标乃至多个指标，经过近 20 年的发展，中药作用机制研究目前的发展趋势是逐步走向系统水平的药理研究。系统生物学可能实现以基因组、蛋白质组、代谢产物组等整合的多层次网络方式表征各种病理、生理状态，揭示生物应答系统的动力学规律，因此系统生物学的相关指标也有可能扩展为药理评价规范的新指标。

中药方剂作用机制的研究首先是选择合适的动物模型，通常需要多个模型，如适应证的动物模型和病的动物模型（病证结合、方证对应）及多个指标，模型的代表性、药效指标的针对性和给药剂量及疗程选择是非常关键的；其次是充分利用生理、生化、病理、免疫、分子生物学等现代科学理论方法和手段，并将系统生物学的核心技术如基因组学、蛋白质组学、代谢组学技术融入其中，从整体、器官、组织、细胞和分子水平上系统研究中药方剂的整体药理作用；最后综合阐述中药方剂治病的作用机制，揭示其显著而确切疗效的实质。由于中药的固有复杂性，现代中药方剂作用机制的研究只有以中医药理论为指导，基于系统生物学思想综合运用生物学、化学、现代医学、中医药学、生物信息学等多学科理论和技术，才有可能用现代科学语言阐释中药方剂发挥作用的科学内涵。在具体研究过程中，我们至少要做到如下 6 个“相结合”：即经典技术和现代新技术相结合，中药临床药理学与基础药理学相结合，中药方剂药物化学与中药药物化学相结合，中药化学与药理学密切结合，中西医学理论的互补与结合，中药研究与开发相结合。

近年来，系统生物学在中药研究中的应用发展为中药方剂系统研究提供了有效的新思路新模式，并取得了令人振奋的成果。陈竺院士、陈赛娟院士领导的团队[51]采用蛋白质组学研究手段，用急性早幼粒细胞性白血病的小鼠模型和细胞模型，在一定程度上较完美地诠释了中药方剂复方黄黛片治疗急性早幼粒细胞性白血病多靶点协同作用的机制；南开大学白钢教授[52]研究团队用整体化学物质组学和系统生物学方法研究枇杷川贝滴丸（CBPP）抗炎与止咳的药理机制，首先采用超高液相色谱-四极杆-飞行时间质谱联用（ultra-performance liquid chromatography coupled with quadrapole time-of-flight mass spectrometry）研究确定枇杷川贝滴丸的药效物质组，再用生物信息学技术基于反向药效团匹配与 Kyoto Encyclopedia of Genes and Genomes（KEGG）数据库预测有效成分的作用靶点与相关代谢通路，并用 RNA 表达谱分析加以验证，结果发现了枇杷川贝滴丸中的 6 种药效成分和 19 条关键代谢通路，众多有效成分的药理作用主要体现在免疫调节、抗炎、抑制胶原物质形成及调节肌肉收缩，网络生物学分析结果显示，众多活性成分激活 MAPK 与 TGF-β通路，并通过黏着斑黏附与肌动蛋白细胞骨架共同实现抗炎去痰作用（图 3-2）。

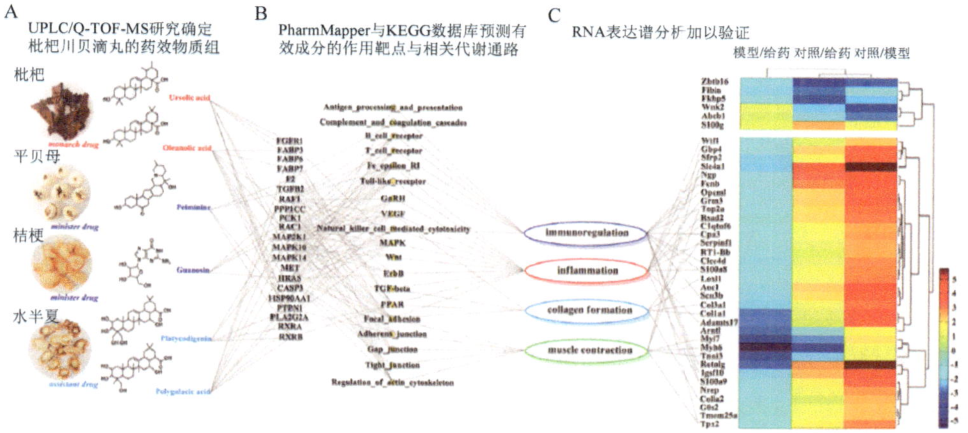

图 3-2 枇杷川贝滴丸（CBPP）抗炎与止咳药理机制的研究方案[52]（彩图请扫书后二维码）

Huang 等[53]基于系统生物学和生物信息学方法研究升麻鳖甲汤治疗系统性红斑狼疮（SLE）的分子机制，通过搜索中医药综合数据库（traditional Chinese medicine integrated database，TCMID）(http://www.megabionet.org/tcmid/)，并借助基因本体论（gene ontology）与通路分析发现了药物作用的 96 个关键靶蛋白，主要集中作用在众多信号通路（如 Toll 样受体信号通路）与免疫系统；另外，贾伟教授等[54-56]围绕肾、肝等组织，采用代谢组学方法，进行了中医病证的评价、中药方剂干预的评价（药效和毒性）和中药药效物质基础等诸多方面的研究，显示了代谢组学在中医药研究方面的重要作用；基因组学以基因芯片为核心技术，能针对中药的多成分、多靶点作用特点进行全面深入的研究[57]，罗国安教授等[58]采用基因芯片技术获得了双龙方的主要药效成分及其治疗心肌梗死过程中所调控的功能基因网络。

总的看来，目前基于多种“组学”技术从整体上研究中药方剂药效物质基础和药理作用特点获得了很大成功。然而，这种基于多种“组学”的高通量、高分辨率、高灵敏度技术多局限于表征药物干预前后生物系统的整体轮廓，而对药物发挥作用的生物体系涉及的一些具体代谢、信号转导通路缺乏详细描述，更不能从“基因—蛋白质—代谢”整体分子网络调控水平上探讨中药方剂的作用机制。罗国安教授认为中药方剂作用于人体即是一个“干预系统（中药方剂）—应答系统（生物机体）”相互作用整合的生物学过程[59]。而现有的系统生物学方法往往需要与生物信息学及网络生物学相结合，才能更有效地阐明中药多组分、多途径、多靶点协同作用的机制。各类生物信息数据库的涌现及其不断完善为生物网络的构建提供了丰富的资源。一些国家的研究机构已建立了基因、蛋白质、代谢产物网络数据库，并且得到各国科学家的认可，见表 3-1。例如，OMIM 数据库中收录了迄今已知的人类遗传疾病及其相关基因；DrugBank 数据库收录了详细的药物及其药靶蛋白信息；HPRD 数据库收集了人类蛋白质相互作用的信息；KEGG 数据库收录了较完整的生化代谢反应数据，这些数据库是基于系统生物学和网络生物学思想研究中药方剂作用机制的宝贵资源。

表 3-1 一些著名的人类基因、蛋白质、代谢数据库

项目	来源	网站	描述
基因	Ensembl	http: / /www.ensemble.org/	综合各种基因注释的平台数据库
	HGNC	http://www.genenames.org.org/	人类基因命名委员会数据库
	Entrez Gene	http://www.ncbi.nlm.nih.gov/ sites/entrez?db=gene	主要提供人类及其他动物等基因信息，包括 DDBJ /EMBL/GenBank /OMIM 等数据库
	HGMD	http://archive.uwcm.ac.uk/uwcm/ mg /hgmd /search.htL	包含各种疾病和基因的突变数据
蛋白质	Uniprot	http://www.uniprot.org/	目前为止收录蛋白质序列目录最广泛、功能注释最全面的一个数据库
	SWISS-PROT	http://us.expasy.org/sprot/	收录人工注释的序列及其相关文献信息和经过计算机辅助分析的序列
	PIR	http://pir.georgetown.edu/	国际上最大的公共蛋白质序列数据库
	HPRD	http://www.hprd.org	人类蛋白质相互作用数据库
代谢产物	Metlin	http://metlin.scripps.edu/	美国斯克利普斯研究所创立，侧重用于非靶向代谢组学分析，收集大量的代谢产物的 MS/MS 图谱，化学结构等信息
	HMDB（human metabolome database）	http://www.hmdb.ca/	加拿大代谢组学创新中心 TMIC 于 2007 年创立的代谢组学综合数据库，主要收录人体内源性代谢产物
	GMD（the golm metabolome database）	http:// gmd.mpimp-golm.mpg.de/	德国马普研究所的科学家建立的植物代谢组学数据库
	BiGG Models	http:// bigg.ucsd.edu/	加利福尼亚大学圣迭戈分校创立的各类模式生物的代谢谱图数据库
代谢通路分析	KEGG	http://www.genome.ad.jp/kegg/	收集了与不同细胞途径有关的化合物和上述化合物的酶促反应
	Biocyc	http://biocyc.org/	生化反应途径及基因组数据库
	HumanCyc	http:// www.humancyc.org/	描述人类代谢通路和基因组信息的数据库，有大量人体细胞内代谢通路总体图
	Reactome	http://www.reactome.org	人体内各项反应及生物学路径文章的数据库
药物	DrugBank	http://redpoll.pharmacy.ualberta .ca/drugbank/index.htL	目前世界上最大的药物数据库，包括药物靶目标详细的化学、药理学、医学及分子生物学信息

具体研究过程中，首先根据表 3-1 构建疾病生物网络（基因网络、蛋白网络及代谢网络等），获取基因调节、潜在药物靶点、代谢通路等信息；再构建给药组/对照组、模型组表型网络，比较各组网络模型差异，揭示哪些生物网络通路在给药后处于向正常状态恢复的趋势，并由此映射到代谢网络、蛋白质网络和基因网络，通过系统生物学方法

结合药代动力学-药效动力学研究筛选复方中药活性组分，在组分与靶点分子对接基础上构建活性组分与靶蛋白相互作用网络，分析比较作用机制明确药物和已知靶点的作用网络与复方中药活性组分-靶点网络的异同，获取复方中药作用机制的进一步信息。最后，综合比较上述生物网络的变化信息，揭示复方中药药效物质作用的生物网络途径及协同作用机制。

李梢等基于治疗相似性、化学结构相似性及蛋白质-蛋白质相互作用网络开发了 drugCIPHER 用于药物靶点的识别[60]；徐筱杰等[61]运用分子对接和网络药理学方法，研究治疗慢性肾病中药所含化学成分和靶标之间的相互作用，快速筛选出治疗慢性肾病中药中的有效成分群及其关键靶标，为中药的研发和作用机制的研究提供重要参考。

二、中医证候研究

1986 年全国中医证候规范研究第二次会议在综合当时有关研究成果的基础上提出：证候是疾病发生和演变过程中某阶段本质的反映，它以某些相关脉症，不同程度地揭示病因、病机、病位、病势等，为治疗提供依据[62]。具体地说，证候是疾病发生和演变过程中某阶段及患者个体当时所处特定内外环境本质的反映，它以相应的症、舌、脉、形、色、神表现出来，能够不同程度地揭示病因、病位、病性、邪正盛衰、病势等病机内容，为辨证论治提供依据。2004 年立项的科技部基础性工作项目“中医药基本名词规范化研究”课题组给出的证的概念为：证是对疾病中一定阶段的病位、病性、病势及集体抗病能力的强弱等本质的概括。虽然表述各异，但所述内容基本一致，即证候反应疾病的本质[63]。中医“证候”是中医诊断中人体内、外病症的综合体现，与西医诊断中的病症大相径庭。千百年来中医诊断都是口传身授，没有科学客观的标准和依据，而中药研究往往遵循西医的还原论思维方式，只关注某些表层现象，无法顾及到整体，导致一个方剂只能用某个或某几个简单的指标模型来表征，即只能研究西医的“病”，而不能研究中医的“证”，难以体现中医药作用的整体性特点。

系统生物学是研究一个生物系统中所有组成成分（基因、mRNA、蛋白质等）的构成，以及在特定条件下这些组分间相互关系的学科。它认为生物体是一个不可分割的整体，这意味着从分子水平（如基因、蛋白质）进行剖析，将所有构成因素的相互关系进行各层面的分析，以其建立一个以细胞为单位的生物体模型。它要研究所有的基因、蛋白质、代谢产物，即组分间的所有相互关系。根据系统论的观点，构成系统的关键不是其组成的物质，而是组成部分的相互作用或部分之间的关系，这些相互作用或者关系，从本质上说就是信息，换一个角度来说，生命是远离平衡态的开放系统，为了维持其有序性，生命系统必须不断地与外部环境交换能量，以抵消其熵增过程。显然，系统生物学是以整体、系统性研究为特征的一种大科学，即与中医的“整体论”是相一致的，将系统生物学的方法应用于中医“证候”模型的研究、评价和筛选，无疑是传统医学与现代科学的最佳切入点。但我们要看到，这是非常庞大的系统工作，其基础就是在对人体基因、蛋白质等分子水平结构及其相互关系明确的前提下，通过一系列的干涉（包括外源性和内源性）变化后信息的整合与中医药理论进行契合，方能将中医的“证候”相呼应，才能有其评判的标准。

2002 年 11 月，国家自然科学基金委员会启动了中医药研究重大计划——“中医药几个关键科学问题的现代研究”，其中重点资助的项目之一为“证候基因组学和证候蛋白质组学的研究”，预示证候基因组学和证候蛋白质组学的研究将进入一个新的阶段。对于中医“证”的本质的研究，沈自尹[64]用自然衰老大鼠模型研究生理性肾虚证，并用中药进行干预，摘取大鼠下丘脑、垂体、肾上腺、脾淋巴细胞，通过研究衰老大鼠下丘脑-垂体-肾上腺-胸腺（HPAT）轴的基因表达谱及药物干预的基因表达差异谱，发现在肾虚证状态时，HPAT 轴上出现了众多分子网络调控规律。田道法等[65]应用 Atalas™ 反义 DNA 阵列法检测了气虚证模型大鼠鼻咽上皮细胞基因组 A 区基因的表达谱。王光平等应用 mRNA 差异显示技术研究了肝阳上亢证、肝阳化风证与正常受试者的基因表达情况。王忠等[67]认为基因的功能是一个多因素共同作用的结果，应注意基因组学和中医证候研究中简单性与复杂性的整合问题。基因决定论对生命现象的解释过于简单化将不利于对复杂生命现象的认识，亦无助于对中医证候是一个多因素参与和调控的具有时空性、系统性及层次性的临床症状群的理解。

不同证候其症状和体征变化都具有相应的分子生物基础，其实就是基因及其在 mRNA、蛋白质水平等方面差异的外在表现。在临床研究中可以运用功能蛋白质组学方法，通过探讨证候相关蛋白质差异表达及翻译后修饰情况，揭示与某一证候形成相关的所有蛋白质及其特征，在整体蛋白质表达的水平阐明证候的生物学特征。例如，赵慧辉等[68]用差异蛋白质组学研究冠心病气虚血瘀证，应用高解析离子淌度质谱与纳升级超高效液相色谱联用新技术（LC-MSE）探索了冠心病不稳定性心绞痛气虚血瘀证在蛋白质组学层面的病理特征，发现肌动蛋白（Actin）仅在冠心病不稳定性心绞痛气虚血瘀证患者血浆中表达，纤维连接蛋白（FN）、载脂蛋白 H（ApoH）、膜联蛋白（ANXA6）在患者血浆中高表达；此外，与健康人比较，血清淀粉样蛋白（SAA）、铜蓝蛋白（CP）、肌球蛋白 H11（MYH11）及补体 C6 在冠心病不稳定性心绞痛气虚血瘀证患者中高表达；而载脂蛋白 A4（ApoA4）、凝溶胶蛋白（GSM）、血红蛋白 B（HBB）及转铁蛋白（TF）等 6 种蛋白质在患者中低表达。根据上述研究结果，最后得出的研究结论为冠心病不稳定性心绞痛气虚血瘀证可能属于一种炎症反应；冠心病不稳定性心绞痛气虚血瘀证患者可能同时存在心肌损伤、凝血因子异常、脂代谢紊乱与氧运输障碍。

代谢组学在中医证候中的应用越来越引起大家的重视，方法是通过采集证候样本或模型动物的血浆、尿液样品进行代谢产物谱分析，得到各自的代谢产物谱，找出特异的标志性代谢产物，用生物信息学方法分析生物标志物的功能，以确定“证相关代谢谱群”。陈家旭等[69]以慢性束缚方法制作应激大鼠模型，运用动物行为学评定和以方测证等方法确定该模型为肝郁脾虚证候模型。经 NMR 数据采集与分析发现：正常组与模型组之间存在代谢产物谱的显著差异，中医证候之间可能存在着非常明显的代谢产物的不同，这种不同是基于不同证候存在着不同物质代谢或其代谢网路的改变。王米渠等[70]用基因芯片方法研究中医寒证，发现寒证的基因表达谱存在明显不同，在 59 条差异表达基因中，绝大多数与代谢（能量代谢、蛋白质代谢等）有关，说明寒证患者的代谢网络有别于常人，从而使寒证诊断的客观化、现代化成为可能。Chen 等[55]采用代谢组学方法研究发现，肾阳虚模型动物的代谢网络明显偏离正常组动物，而用温阳中药干预后模型动物的代谢谱回归至正常范围，呈现出“网络修复”的结果。其他典型中医证候的系统生物学研究见表 3-2。

表 3-2　典型中医证候的系统生物学研究

通讯作者	中医证候	方证对应	病证结合	样品来源	研究方法	证候相关标志物	研究结论	参考文献
Zhou Wen-Xia	肾阴虚		糖尿病	临床	代谢组学 蛋白质组学	肌酐、甘氨酸、氧化三甲胺、酪氨酸、苯丙氨酸、丙氨酸、牛磺酸、柠檬酸	肾阴虚氨基酸代谢、能量代谢、肠道菌群明显异常	71
Chen Jian-Xin	气虚证 气郁证			文献	生物信息学 网络生物学与分析	气虚：CD4, CHAT, EPO, GCG, INS, PTH, PRL, REN, SHBG 和 MAOA 气郁：EGF, EGFR, INS, FRL, SHBG, SNAP25, BDNF, COMT, DRD4, CD4 和 IL6	气虚与气郁各自构建 NEI（neuro-endocrine-immune）网络，发现气虚与气郁分别侧重于影响免疫系统和神经系统功能	72
Jia Wei	肾阳虚	肉苁蓉		大鼠	代谢组学		温肾阳药物肉苁蓉干预后的代谢产物表达谱显示了治疗效果	55
Su Shi-Bing	湿热瘀结证 肝郁脾虚症		乙肝后肝硬化	临床	芯片表达谱	PNP, AQP7,PSMD2	同病异证研究：湿热瘀结证和肝郁脾虚证乙肝后肝硬化患者样本的转录谱、基因同，共表达特性和功能分析不同，PNP, AQP7, PSMD2 明显差异	73
Duan Jin-Ao	寒凝血瘀证	少腹逐瘀汤	冠心病	大鼠	代谢组学 网络生物学	urine：5α-四氢皮醇, 5-脱氢-4-脱氧葡萄糖, 2-苯乙醇苷 马尿酸，normeperidinic acid glucuronide Plasmar: PC (0:0/18:0), 17-phenyl trinor PGF2α methyl ester, LysoPC (22:6), LysoPC (17:0)	少腹逐瘀汤改善血流变状态和血液黏度，调节 TT 和 APTT 的凝血功能；寒凝血瘀证与糖代谢与磷脂代谢异常相关，可能与血液凝血功能相关	74
Yu Gui	血瘀证		心绞痛	临床	芯片表达谱	miR-146b-5p, miR-199a-5p, CALR 和 TP53		75
Wang Xi-Jun	肝郁脾虚证			临床	代谢组学	prolylhydroxyproline, 肾上腺素, succinyladenosine, 蛋氨酸亚砜, L-高胱氨酸, 2-octenoylcarnitine, a-*N*-phenylacetyl-L-glutamine, 犬尿喹啉酸	用 prolylhydroxyproline, L-homocystine, 2-octenoylcarnitine and a-*N*-phenylacetyl-L-glutamine 构造预测模型，诊断率 93%	76
Wang Xi-Jun	心气虚证	温心方		临床	代谢组学	glyceric acid 1,3-biphosphate, 1,3-bisphosphoglycerate, 3-氧代-十六碳酸, 3-羟基十八碳酸, 9(S)-HODE, 9-HODE 和 13-HODE 等 12 个代谢标志物	温心方干预心气虚证，可以改善糖酵解和糖异生通路，影响不饱和脂肪酸的生物合成与饱和脂肪酸的生物降解，以及嘌呤代谢	77

续表

通讯作者	中医证候	方证对应	病证结合	样品来源	研究方法	证候相关标志物	研究结论	参考文献
谢世平	肺脾气虚证		HIV/AIDS	临床	代谢组学	甘氨酰-L-亮氨酸、L-缬氨酸、α-氨基丁酸、甲基丁二酸、丙酰甘氨酸、L-正亮氨酸、2-羟基-3-甲基苯甲酸、3-羟基丁酸、乙酰丙酸、肌苷、肌氨酸、半乳糖、脱氧核苷酸、5-羟基-L-色氨酸、喹啉酸、鸟苷、次黄嘌呤、甲基烟酰胺	艾滋病中医证候代谢组学研究，对艾滋病的中医证候诊断的量化和客观化有一定的意义	78
梁恒	肾阳虚		自然衰老	临床	蛋白质组学 2-DE	33个特征性蛋白，与肾上腺、甲状腺、性腺分泌、免疫应答、磷脂代谢等相关，如视黄醇结合蛋白、HSP70结合蛋白、转甲状腺蛋白、GA结合蛋白等	这些蛋白质可以作为老年体虚肾阳虚证早期临床诊断及建立更为快速方便的检测方法的分子标志物	79
宋剑南	痰瘀证		动脉粥样硬化	临床	蛋白质组学 2-DE	α-1β-糖蛋白前体，血红蛋白结合蛋白前体，免疫球蛋白，α-1抗胰蛋白酶片段，结合珠蛋白，纤维蛋白原γ链，α-2糖化锌蛋白前体，簇连蛋白前体，载脂蛋白A1前体，肾上腺髓质素结合蛋白前体等	临床上痰瘀证候的传变规律主要是由痰致瘀并进而形成痰瘀互结	80
金光亮	肝郁证	逍遥散		大鼠	生物信息学	GSK3b与St3gal5	GSK3b与St3gal5是肝郁证相关因子，逍遥散可能调节GSK3b与St3gal5发挥作用	81

通过系统生物学研究，建立不同证候的特征基因表达谱和功能基因调控网络，通过对不同证候类型的差异蛋白质组学和关键的功能蛋白质的鉴定及定量研究，再结合中医药理论，则有可能从多个层次阐明中医辨证论治的科学内涵，同时也有可能发现与证候相对应的特异性基因和功能蛋白质标志物，进而为临床辨证和“证候”模型的建立提供科学依据。

三、中药配伍的研究

中药方剂的配伍理论是中医药整体观和辨证论治思想的重要体现，不仅是中医合理用药的关键，还是中药组方的理论基础。中药方剂通过多味药物配合应用取得了单味药无法取得的效果，而这种效果不是简单的药味相加，其中的内在联系主要涉及药物与药物之间的关系和剂量比例关系两个方面。揭示方剂配伍规律，就是要寻找中间的内在联系。君臣佐使是中药方剂配伍理论的核心，对中药方剂的现代研究有着重要的指导作用，随着时代的发展和科学技术的进步，中药方剂的配伍理论也需要阐释、传承、丰富和发展。

目前，中药配伍的规律主要从药理、化学成分和药代动力学角度进行全方、药对及拆方研究。全国通过拆方研究配伍关系的方剂有 60 余个，其中早期的对正柴胡饮、桂枝汤等名方的研究[82]，堪称这类研究的典范。近年来，已经完成了对桂枝汤、补中益气汤、补阳还五汤、六味地黄汤及防己黄芪汤等大量经典方剂的拆方研究，在寻找方剂增效减毒作用的最佳组合、确定方中主要药物或活性物质、寻找方中药物的最佳剂量配比关系、精简方剂等方面取得一定的进展[83]。

系统生物学可以从分子水平的物质基础和作用机制层次揭示中药方剂药材配伍和复方组分配伍规律，并开展方证相应的中药方剂配伍研究。从现代分子水平而言，中药即为一个复合体系，进入体内要涉及无数基因和蛋白质的相互作用，才能从整体上调节人体的平衡和内环境的稳定。中药的配伍既需要研究单味药及复方中各化学成分的理化性质及生物活性，又需要研究化学成分相互间的反应规律及其与人体作用的靶系统协同作用方式。西方医学模式对中药方剂的研究往往是采用“解剖麻雀”的方法——拆方实验，以期最终找出作用明确的活性成分，但其不能反映方剂中药物的君臣佐使配伍规律。因此，中药要想继续保持强大的生命力，应该以中医药理论为指导，借助系统生物学的研究方法，上升到对中药系统性的研究，以建立一个全新的与现代学科同质的理论体系。利用系统生物学，首先阐明人体的组成结构（基因、蛋白质等）及其相互关系，构建人体系统模型，再将中药及其配伍关系作为干涉因素考察其对系统模型的影响，再通过计算和分析得出配伍的现代寓意，方能从根本上阐明中药配伍的科学理论。

丹参和三七是常用的药对之一，丹参功擅活血化瘀，又能凉血消痈止痛、养血安神，有化瘀而不伤气血之特点；三七有止血、化瘀、消肿、止痛之功，具有止血而不留瘀之特点。两药合用，相辅相成，使活血化瘀、通络止痛之力倍增，常用于冠心病等治疗[84]。陈杲等[85]应用系统生物学方法计算模拟分析丹参与三七配伍协同的分子机制。基于 TCMGeneDIT 数据库系统，获取丹参、三七各自所能影响的基因或蛋白质数据，从多个分子相互作用数据库及文献中查询与这些基因或蛋白质相互作用的蛋白质信息，构建丹参、三七及其配伍后的蛋白质相互作用网络，以 Cytoscape 软件进行可视化，然后应用 Merge 程序比较 3 个网络的异同，采用 IPCA 软件分析网络中的高连接区，用 BiNGO 计算机工具进行基因本位论的聚类分析。结果发现 21 个蛋白质与三七相关，41 个与丹参相关，其中 9 个相同，去除冗余后的 53 个蛋白质应与两药配伍后药理机制相关；丹参、三七相关网络相同蛋白质构成的子网络明显多于直接用重叠基因相互作用信息建立的网络，模拟配伍后网络与三七、丹参相关网络比较，出现了一个由 480 个新蛋白质相互作用构成的子网络；在丹参、三七相关网络相同蛋白质构成的子网络中，存在 4 个高连接区，基因本位论注释均主要与凋亡、增殖的细胞进程有关，模拟配伍后出现的新子网络的功能主要与小 G 蛋白信号转导通路有关。该研究方法可以更全面地模拟药物作用机制，且能模拟分析系统的涌现性，提出丹参和三七配伍可能主要在凋亡、增殖等及小 G 蛋白信号转导通路上发挥协同作用而有效治疗冠心病的学术观点。

陈竺院士领导的团队[51]对中药方剂黄黛片治疗急性早幼粒性白血病的分子机制做了系统分析，用系统生物学方法从分子水平阐明了一个完全依据中医药理论研发出的复方黄黛片治疗白血病的多成分多靶点作用机制，并将中药方剂“君臣佐使”的配伍原则用现代医学的方法阐释得淋漓尽致。复方黄黛片由雄黄、青黛、丹参、太子参配伍组成，前期研究发现雄黄、青黛、丹参的有效成分分别为四硫化四砷、靛玉红与丹参酮ⅡA，在分子水平上，三药联合可显著增强硫化砷对急性早幼粒细胞性白血病的致病性PL-RARα癌蛋白的降解破坏，因此具有“去邪”的作用，硫化砷是“君药”。在药物作用下，促进细胞分化的基因表达水平明显增高，抑制细胞分化的基因表达水平显著降低，丹参酮在其中起重要作用；促进细胞周期的蛋白质明显得到压制，而抑制细胞周期的蛋白质显著增多，其中靛玉红发挥重要作用，研究证实丹参酮是“臣药”、靛玉红是“佐药”。研究还发现，丹参酮与靛玉红通过增加负责运输硫化砷的水甘油通道蛋白 9 的含量，促使进入白血病细胞的硫化砷明显增多，因此二者都起到“使药”的作用，从而使得复方黄黛片通过联合应用产生协同效应。图 3-3 为复方黄黛片的配伍研究示意图。

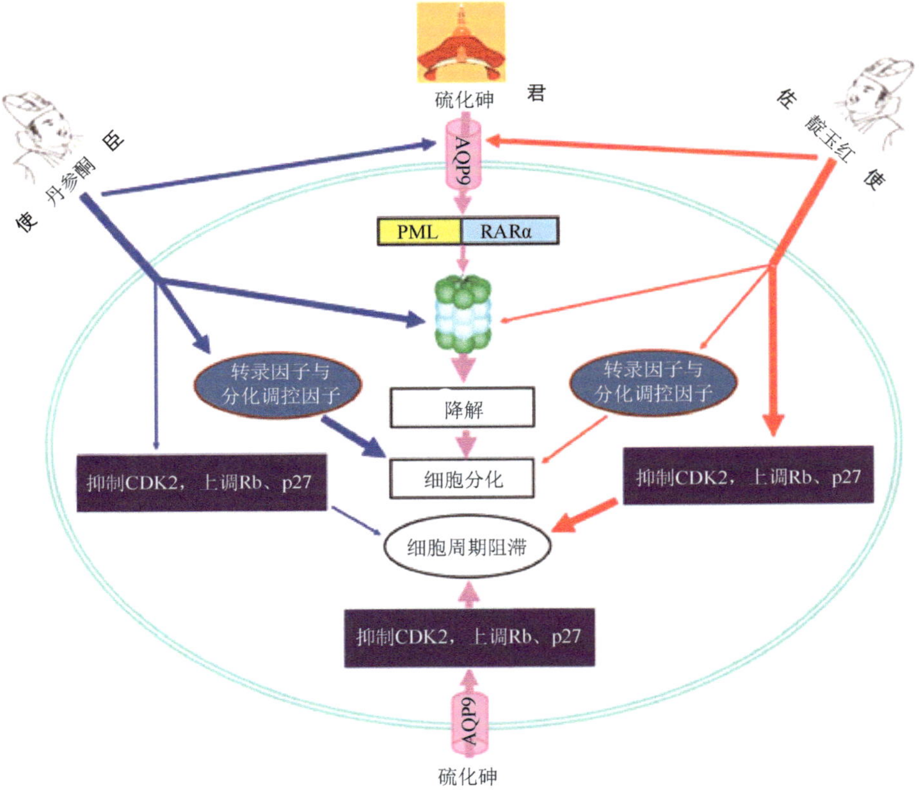

图 3-3　复方黄黛片的配伍研究示意图（彩图请扫书后二维码）

原图片源自上海交通大学新闻网 http://news.sjtu.edu.cn/info/1002/89738.html

四、中药方剂药代动力学研究

中药的药物代谢动力学（简称中药药代动力学）是借助于动力学原理，研究中药活性成分、组分、中药单方和复方体内吸收、分布、代谢和排泄（ADME）的动态变化规律及其体内时量-时效关系，并用数学函数加以定量描述的一门边缘学科[86]。它是由中药药理学与药物代谢动力学相互结合、相互渗透而形成的，它借助于药代动力学的基本理论和方法研究中草药。中药方剂是中医治病的主要临床应用形式，是在中医整体辨证理论指导下组成的复杂体系，研究中药方剂的药物代谢动力学规律，可以阐明和完善中药方剂组方原理及其作用机制，为提高中药方剂制剂质量和优化给药方案提供科学依据，同时可解释方剂配伍的科学性和合理性，阐明方剂药效物质基础，赋予传统医药以现代科学内涵[87]。

中药方剂中的每一味药物本身就是一个复方，它的作用实际上是多成分、多靶点协同作用，对于中药方剂本身更是如此。要认识真正的有效成分的作用，对于药代动力学研究来说，应设法和必须阐明活性成分的生成、吸收、分布、代谢全过程，包括制备过程、消化道运行过程、菌群对化学物质的影响、体内转运代谢的一系列过程。我国中药药代动力学的研究始于陈琼华教授 1963 年对中药大黄的研究[88]，自 1990 年开始，中药药代动力学研究出现生机勃勃的大好局面，新理论和新方法不断涌现[89,90]。中药的药代动力学研究虽经诸多探索努力，已经创建了一些行之有效的方法，并得到些有意义的结果，但仍远未能达到目的，所创建的方法也远不足以解决中药药代动力学所面临的困难，更不足以突出中药药代动力学的中医内涵；目前对中药药代动力学的测定多数是以一种成分的药代动力学特征代替全方的药代动力学特征，而事实上，各种成分的药代动力学特征是不同的，它们之间可能存在着相关性和差异性；体内药物浓度法对于有效成分明确的药物能得到较好的结果，若用来研究有效成分不明的中药方剂整体的药代动力学特征，其结果的代表性尚受到质疑；药物效应法所得结果对中药有一定的临床指导价值，但适应范围窄，使其应用和发展受到了极大的限制。

近 10 年来，国外利用体外实验和计算机模拟开展的早期 ADME/T 研究，包括著名的利用分子结构来预测药物溶解度和透膜能力的“五原则”[91]、利用溶解度和透膜能力对药物生物利用度进行分类的生物药剂分类系统（BCS）[92,93]、考虑了人体生理因素的 PBPK 模型及各种相对活性因子（RAF）的方法[94]等，都属于“拆卸分类”的水平。尽管这些方法主要从缩短药物研发周期、减少进入候选开发的活性成分数量、提高研发效率和成功率等成本因素方面考虑，但是充分利用交叉技术的渗透，积累和获取数据，似乎是很好的过渡方式。对双重复杂体系（人体和中药）来说，这不失为一个很好的借鉴。但现有的方法只局限于对局部环境的模拟，无法与中药整体作用“拟和”。系统生物学的提出使中药药代动力学的研究有了贴近中医药理论的思路，药代动力学研究由“黑匣”模式转向各过程清晰明了的新型模式，更有利于对中药吸收、分布、代谢、排泄各阶段的研究，系统中药药代动力学为中药作用机制的阐明提供了新的技术平台[95,96]。

中药方剂是中医临床用药的宝贵财富，多成分、多靶点是其特色和优势所在。然而中药方剂成分复杂，药效物质基础、作用机制不清，量—效关系缺乏科学的数据支持，已成为其进行深入研究的瓶颈，严重阻碍了中医药的现代化和国际化进程。这需要整合中医药理论、现代分析及数据挖掘技术构建符合中医药特色的中药方剂研究新模式。张爱华等[97]基于中药血清药物化学、中药药代动力学的研究现状、系统生物学理论及实践，提出了应用“血清药物化学—药代（效）动力学—系统生物学”（SPS）三维整合体系方法来研究中药方剂，有望阐释发展成为一种揭示药效物质基础和作用机制及其配伍科学内涵的新方法。

五、中药新药研发

在 1981～2002 年美国 FDA 批准的小分子新药中，批准的 1031 种药物中 5%是天然产物，23%源于天然产物；另外据统计，60%的抗癌药和 75%的抗感染药源于天然产物。可见，单化合物单靶标的研究模式已经接近了它的极限，新药发现难度越来越大，越来越多的研究者将目光投向了中药及天然药物的研究开发。

目前，中药开发的模式主要有两种，一是还原分析法模式，二是整体法模式。运用这两种模式开发出来的青蒿素、银杏叶提取物、茶多酚、PHY906 等均已获得国际认可。但是，还原分析法如大海捞针，筛选出来的成功例子少之又少，具有明显的不可复制性，不可能成为中药创新研究尤其是方剂研究的通用模式。对于药味较多的大方剂，采用现有的研究模式很难成功。原因主要有：①现有研究模式不能很好地阐明中药方剂的作用机制；②处方化学成分复杂，各成分的作用机制不明确，成分与成分之间的关系不清楚；③中药处方体内代谢机制不清。因此，寻找新的技术方法推动中药及方剂的物质基础、作用机制等现代化研究势在必行。

近年来，多组分、多靶点、低亲和力药物研究模式得到了越来越多的关注。中医的整体观和辨证论治的理论，以及中药方剂多成分、多靶标的综合调节作用，符合现代多靶标药物设计的研究趋势。系统生物学早已深入到药物开发的各个领域当中，如根据“药物—基因—疾病”之间的相互关系网络，建立数学模拟模型，由此产生了 BioMAP System、BioMAP Database、Connectivity Map、Ingenuity Pathway Analysis、PhysioLab Platform 等基于系统生物学的药物研发平台，成为药物开发和研究的新策略。随着系统生物学的快速发展，其相关技术手段及理论思想在中医药研究中得以推广应用，并越来越多地应用到中药研发中。中医学蕴藏着系统论观点，强调整体认识和调节人体生命活动。西方医学长期以来把人体分割成许多独立部分，采取各个“击破”法，而忽视系统的整体性，所以在许多复杂疾病治疗方面，难有根本性突破。系统生物医学把人体作为一个完整系统进行研究，通过大规模提取生物信息，研究基因组信息与环境信息的相互作用，系统生物医学与古老的中医体系“不谋而合”。系统生物学建立在基因组学、蛋白质组学、代谢组学、转录组学等一批组学和大规模生物信息计算的基础上，必将发现不同组学之间的大量联动规律；随着研究的深入，各个组织器官的系列组学研究将提供更加具体的上述联动规律，直至最后能够提供个体化差异的组学联动规律。这些组学联动规律逐步与临床证候对应起来，将直接提供新的药物优化方案。

借助系统生物学平台，可以加速药物发现和开发进程。例如，基因芯片技术有助于识别药物相应的靶序列，分析整个基因组的药物作用，监视药物治疗反应中的基因表达改变，为探索中药作用机制提供有效的依据。例如，陈明伟等[98]利用基因芯片技术检测中药单体人参皂苷 Rg3 对肿瘤血管生长调控因子（VEGF）蛋白质表达的抑制作用，这些研究从基因芯片表达的角度探索中药分子层面的作用机制，为进一步阐明复方和复杂网络奠定了基础。

从 2007 年 10 月 1 日起施行的《药品注册管理办法》中明确规定，中药、天然药物注册分为 9 类，其中 1 类、3 类、4 类、5 类、6 类皆与中药方剂效应物质基础或有效部位有关，因此中药新药研究重点在于对中药方剂活性部位的研究。尽管如此，在进行中药新药开发研究时，仍需融合中医学的整体论和西医学的还原论于一个有机系统来作为其研究的理论基础，将药材基原、采集、加工、炮制、储存、处方、提取、纯化、制剂和体内过程等全部纳入中药新药的科研设计，采用融入系统生物学的技术方法，如基因组学、蛋白质组学、代谢组学技术等，对中药方剂整体或进行拆方，提取、分离有效成分，沿着复方—有效物质组—有效成分—有效成分配伍，以及整体生物—细胞—亚细胞—分子—基因各个层次的研究路线展开，找到中药方剂的活性组分或组分群（即活性部位），重新组方或直接成药。

在进行中药方剂活性部位的研究时，首先，应根据可靠的资料，如中药方剂在临床上使用过的记录，包括古代医家的医案、现代临床观察、个案报道等，以及现代进行过实验研究的有关资料，包括药理学、药效动力学、毒理学、药代动力学等研究的内容，优先选择经方或验方并就其对应的证或病作为研究对象进行研究，考察药材基原、产地的沿革与变迁。也可以根据已有大量资料，建立中药方剂的经方、时方、验方、秘方及其所对应的证或病的数据库，根据其异病同治或同病异治的特点及规律，以及组方中药材的药性，依据某一病或证，选择某一或某几味药作为研究对象来进行活性成分的研究。在此基础上，针对所选择的证（或）病，根据临床病理、药理指标，制作多指标、可靠、灵敏的药理动物模型。其次，以中医药理论为指导，临床疗效为核心，结合现代药理学设计，进行中药方剂的拆方研究。将化学和药理研究进行密切配合，注意药材固有的化学成分、加工炮制和煎煮过程的产物、肠内菌代谢产物、吸收入血进入肝产生“首过效应”的代谢产物中的活性成分，建立中药化学—药效动力学—药代动力学的三维研究体系，综合体内外实验，发现化学指纹—药效指纹—药代指纹的关系，鉴别指纹图谱的变化规律，进而建立新的三维模型，为阐明中药方剂作用的物质基础提供新的研究方法，实现高通量、高内涵筛选中药方剂活性部位或物质基础[97]。最后，对剂型、工艺进行研究，制定质量标准，并进行规范的药效动力学和毒理学研究。发展中药组分新药设计，提供高效、速效和长效，以及剂量小、毒性小、不良反应小，而且储存、服用和携带方便的中药制剂。

孙冬梅等[99]提出一种基于系统生物学的计算机药物辅助设计中药研发新模式，即基于分子对接、子结构搜索、药效团搜索、分子动力学模拟等计算机辅助药物设计预测中药处方作用机制的新模式。包括：①收集处方药材所含的化学成分；②建立靶标虚拟筛选模型；③将处方药材与所建立的模型进行匹配，根据匹配度确定化合物潜在的作用靶标；④采用生物学手段进行验证，最终确定作用靶标；⑤阐明处方作用机制。计算机辅助设计手段的引入，减少了中药处方作用机制研究的盲目性，也可为进一步实验验证药物活性成分和作用靶标提供依据。该模式将基因芯片技术与计算机辅助药物设计相结合，具体过程依次如下：中药处方活性测定（动物水平、细胞水平或者细菌水平）；提取加药后动物、细胞或细菌的总 RNA；采用基因芯片技术检测用药与不用药实验组基因表达的差异；根据差异基因找出相应的蛋白质或信号通路；收集中药处方所含的化合物成分的结构；根据找出的蛋白质，采用计算机辅助药物设计方法，将收集到的化合物与蛋白质做分子对接、动力学模拟，预测与蛋白质相互作用的化合物；生物学实验验证化合物与靶标相互作用的情况，阐明中药处方有效成分及作用靶标。这一研发模式为现代中药新药研发提供了一个较为合理可能的方案。

第三节 基于酵母功能基因组的中药方剂研究

近年来，以系统和信息化的视角研究复杂的中药体系已被越来越多的中医药学者所认同，生物信息学、基因及蛋白质组学、现代数学、计算机及微电子技术等多学科的广泛渗透、融合发展，为中药方剂的深入研究提供了有力的技术支持。系统生物学方法为中药方剂的现代化研究提供了海量信息，其中包括基因组、转录组、代谢组、蛋白质组、蛋白质结构及与之相结合的药物结构信息等。只有利用生物信息学手段，将多层次的海量信息经过复杂的统计、提炼、分析、发掘和建模过程，才能有效地揭示中药的药效物质基础及作用机制，才能真正认识到中药的科学内涵。另外，生物信息学可以将中药方剂的系统生物学研究信息，以及中医诊断、辨证和治疗的各种数据集中起来，借鉴当代生物信息技术，充分利用国内外现有的文献信息资源，建立各专业及相关的数据库，可逐步达到中医药文献和信息的数字化。通过对数据进行整理、完善和提高，以及与国际相关数据库（如生物学、有机化学、医学等）的连接，可高效地获得大量有用的信息，从多层次信息中发掘中药的科学内涵，将对中药方剂的现代化研究起到重要的促进作用。

酿酒酵母（*Saccharomyces cerevisiae*）作为首个全基因组测序的真核生物，在研究真核系统基本构架和系统生物学发展方面作出了突出的贡献。酿酒酵母细胞与高等哺乳动物细胞，特别是人类细胞，在染色体复制、基因表达调控和细胞周期方面表现出相当高的生理相似性[100,101]。基于酵母体系的系统生物学研究推动了高通量实验技术和生物模型计算在生命科学领域的应用，特别是在功能基因组学（functional genomics）领域，首个完整的中央代谢通路图谱[102]，首个全基因组基因标记库[103]，首个全基因组—基因[104]和蛋白质—蛋白质[105]相互作用图谱，首个利用人工智能技术构建的细胞代谢逻辑模型[106]和可以进行流量平衡分析[107]的全代谢组通用计量模型[108]，都利用酵母为载体实现。超过 40%的酵母蛋白质组在已知人类蛋白质组中存在保留序列并在其表达调控方面表现出相当高的类似性。大量人类蛋白质相互作用的机制由酵母杂合体系建立，特别是其中相当比例的蛋白质涉及人类疾病领域，使酿酒酵母在人类疾病研究方面展现了独特的优势，基于酵母功能基因组的系统生物学在中药方剂研究中的应用日益广泛。

在分子水平上，中药方剂的作用具有多组分、多靶点的特点，中药方剂发挥作用的效应是其中的众多有效分子组合对机体生物分子系统进行广泛调节的协同结果，系统生物学研究恰恰致力于构建基因组及基因组产物在不同水平上相互作用的系统模式。例如，在基因组水平上，转录因子可激活或抑制相应基因的转录，基因之间相互调控彼此表达的关系可用基因调控网络（gene regulatory network）表示；在蛋白质组水平上，蛋白质之间的相互作用，如磷酸化修饰和组成复合体，或共同参与某一生理过程，这种相互关系可用蛋白质相互作用网络（protein-protein interaction network）描述；在代谢组水平上，细胞代谢的生物化学反应的代谢产物及催化酶之间的关系可用代谢网络（metabolic network）来表示。而这些在不同水平上的生物学过程，都和疾病的发生发展密切相关。与传统的“特异性靶点”理论相反，系统生物学研究揭示了大多数疾病，尤其是癌症、心血管疾病、神经退行性疾病等复杂慢性疾病并非是由单个的“致病靶点”引起，而是多种基因共同影响，导致生理系统失衡的结果。最近以酿酒酵母为载体的研究表明，若干之前认为“特异性”作用于某一靶点的药物，其实在体内存在更为广泛的生理作用。与此同时，在许多情况下，抑制单一靶蛋白并不会引起表现型的改变，甚至可能激活疾病系统中的其他相关机制，以保护系统功能的稳定，从而导致药物失去功效或产生毒性作用[109]。因此，发现并建立药物生理作用的系统模型，对开发有效治疗复杂疾病的药物是至关重要的，也是现代生物医学研究所面临的重大挑战。

对于中药药理学的研究，酿酒酵母平台尤其具有优势。通过酵母系统解读中药活性成分及其对细胞生理的综合效应，将现有的中药药理分析、方剂成分信息与用酵母细胞已建立的高通量数据及其模型有机整合，结合中药药效物质基础、系统生物学方面的研究方法和成果，构建疾病和药物作用模型，可望从系统生物学角度，在分子网络调控层面认识中药方剂的作用机制。在最近的酵母功能基因组学技术发展中，基因组表达分析（genome expression profiling）、化学基因组检筛（chemical-genetic synthetic profiling）及药物诱导的单倍不足效应（drug-induced haploinsufficiency），使在全基因组水平上对药物-蛋白质和药物-代谢通路的机制进行研究成为可能。单倍不足是一种人工诱导发生的现象，将某个基因在二倍体上的一个拷贝敲除后，此杂合子由于相应基因表达量的变化而较母本在细胞生理上发生变化，对药物等外界刺激作用表现更显著的敏感性。Pierce等[110]通过在构建酵母基因敲除菌株时加入特定的20bp长度的“条形码”，实现了在6000余株基因杂合敲除菌混合培养条件下对药物敏感基因的筛选，并结合已知的药物药理，通过DNA芯片（DNA microarray）技术验证了该方法的准确性。在现有的药物发展过程中，利用酿酒酵母平台药物诱导的单倍不足表征谱，Baetz等验证了dhMotC对鞘类代谢产物合成的抑制作用，展现了该平台的可靠性和优越性[111]。Parsons等使用该技术系统性揭示了抗乳腺癌药物他莫昔芬（tamoxifen）通过干预钙离子平衡调控细胞的作用机制并验证了相应靶点[112]。最近，Lee等利用该技术筛检了50 000种似药小分子，并以此构建了了包含3250个小分子药物的酵母化学全基因组图谱，为后续解读成药分子与细胞生理之间的构效关系提供了坚实的基础[113]。

从全基因组水平研究中药方剂，可以直接在方剂、单味药、化合物等多层面进行分析，而其有效成分的复杂功能及协同效应可以通过其对细胞全基因组的作用获得，故其中药方剂多成分、多靶点的特点可以被详细而定量的解析，从而建立系统完备的作用模型。由于酿酒酵母被广泛地用作模型生物，其绝大部分细胞生理活动，如细胞繁殖、蛋白质合成、代谢通路调控等，已被进行过详尽细致的研究，所得到的高通量数据有可靠的分子生物学依据，通过对大量数据的分析可以对中药细微的变化而导致的药效差异进行定量描述，结合对药物成分的分析，可以有效确定中药各有效成分群的生理功能。最后，结合已发表的实验数据和临床数据，如小分子药物的酵母化学全基因组图谱，通过与有类似功能或结构的西药进行比照，可以深入探究与疾病相关的生物过程在药物干预前后的生理动态变化，系统全面地学习中药药理的作用模式，从而实现对现有中药方剂及其关键药效组分的药理机制进行评估和为新药发现提供指导。

参 考 文 献

[1] Cavalli-Sforza LL. The human genome diversity project: past, present and future. Nat Rev Genet, 2005, 6(4): 333-340.

[2] Kandpal RP, Saviola B, Felton J. The era of omics unlimited. Biotechniques, 2009, 46(5): 351-352, 354-355.

[3] Witt CM, Liu JP, Robinson N. Combining omics and comparative effectiveness research: evidence-based clinical researchdecision-making for traditional Chinese medicine. Science, 2015, 347(6219 Suppl): S50-S51.

[4] Biroschak JR, Schwartz GF, Palazzo JP, et al. Impact of oncotype DX on treatment decisions in ER-positive, node-negative breast cancer with histologic correlation. Breast J, 2013, 19(3): 269-275.

[5] Qin J, Li R, Raes J, et al. A human gut microbial gene catalogue established by metagenomic sequencing. Nature, 2010, 464(7285): 59-65.

[6] Poinar HN, Schwarz C, Qi J, et al. Metagenomics to paleogenomics: large-scale sequencing of mammoth DNA. Science, 2006, 311(5759): 392-394.

[7] Ley RE, Backhed F, Turnbaugh P, et al. Obesity alters gut microbial ecology. Proc Natl Acad Sci USA, 2005, 102(31): 11 070-11 075.

[8] Turnbaugh PJ, Ley RE, Mahowald MA, et al. An obesity-associated gut microbiome with increased capacity for energy harvest. Nature, 2006, 444(7122): 1027-1031.

[9] Le Chatelier E, Nielsen T, Qin J, et al. Richness of human gut microbiome correlates with metabolic markers. Nature, 2013, 500(7464): 541-546.

[10] Bredel M, Jacoby E. Chemogenomics: an emerging strategy for rapid target and drug discovery. Nat Rev Genet, 2004, 5(4): 262-275.

[11] Visscher H, Ross CJ, Rassekh SR, et al. Pharmacogenomic prediction of anthracycline-induced cardiotoxicity in children. J Clin Oncol, 2012, 30(13): 1422-1428.

[12] Houle D, Govindaraju DR, Omholt S. Phenomics: the next challenge. Nat Rev Genet, 2010, 11(12): 855-866.

[13] Niculescu AB, Lulow LL, Ogden CA, et al. PhenoChipping of psychotic disorders: a novel approach for deconstructing and quantitating psychiatric phenotypes. Am J Med Genet B Neuropsychiatr Genet, 2006, 141B(6): 653-662.

[14] Sutherland GT, Janitz M, Kril JJ. Understanding the pathogenesis of Alzheimer's disease: will RNA-Seq realize the promise of transcriptomics? J Neurochem, 2011, 116(6): 937-946.

[15] Fehlbaum-Beurdeley P, Sol O, Désiré L, et al. Validation of AclarusDx™, a blood-based transcriptomic signature for the diagnosis of Alzheimer's disease. J Alzheimers Dis, 2012, 32(1): 169-181.

[16] Wilkins MR, Pasquali C, Appel RD, et al. From proteins to proteomes: large scale protein identification by two-dimensional electrophoresis and amino acid analysis. Biotechnology, 1996, 14(1): 61-65.

[17] Anderson NL, Anderson NG. Proteome and proteomics: new technologies, new concepts, and new words. Electrophoresis, 1998, 19(11): 1853-1861.

[18] Irar S, Brini F, Masmoudi K, et al. Combination of 2DE and LC for plant proteomics analysis. Methods Mol Biol, 2014, 1072: 131-140.

[19] Stalmach A, Albalat A, Mullen W, et al. Recent advances in capillary electrophoresis coupled to mass spectrometry for clinical proteomic applications. Electrophoresis, 2013, 34(11): 1452-1464.

[20] Asara JM, Christofk HR, Freimark LM, et al. A label-free quantification method by MS/MS TIC compared to SILAC and spectral counting in a proteomics screen. Proteomics, 2008, 8 (5): 994-999.
[21] Gygi SP, Rist B, Gerber SA, et al. Quantitative analysis of complex protein mixtures using isotope-coded affinity tags. Nat Biotechnol, 1999, 17 (10): 994-999.
[22] Zieske LR. A perspective on the use of iTRAQ reagent technology for protein complex and profiling studies. J Exp Bot, 2006, 57 (7): 1501-1508.
[23] Rinschen MM, Yu MJ, Wang G, et al. Quantitative phosphoproteomics analysis reveals vasopressin V2-receptor-dependent signaling pathways in renal collecting duct cells. PNAS, 2010, 107(8): 3882-3887.
[24] Zhao B, Knepper MA, Chou CL, et al. Large-scale phosphotyrosine proteomic profiling of rat renal collecting duct epithelium reveals predominance of proteins involved in cell polarity determination. Am J Physiol Cell Physiol, 2012, 302(1): C27-45.
[25] Tissot B, North SJ, Ceroni A, et al. Glycoproteomics: past, present and future. FEBS Lett, 2009, 583(11): 1728-1735.
[26] Hagglund P, Bunkenborg J, Elortza F, et al. A new strategy for identification of *N*-glycosylated proteins and unambiguous assignment of their glycosylation sites using HILIC enrichment and partial deglycosylation. J Proteome Res, 2004, 3(3): 556-566.
[27] Adam GC, Sorensen EJ, Cravatt BF. Chemical strategies for functional proteomics. Mol Cell Proteomics, 2002, 1(10): 781-790.
[28] Krah A, Jungblut PR. Immunoproteomics. Methods Mol Med, 2004, 94: 19-32.
[29] Scrivener E, Barry R, Platt A. Peptidomics: a new approach to affinity protein microarrays. Proteomics, 2003, 3(2): 122-128.
[30] Petricoin EF, Belluco C, Araujo RP, et al. The blood peptidome: a higher dimension of information content for cancer biomarker discovery. Nat Rev Cancer, 2006, 6(12) 961-967.
[31] Nicholson JK, Lindon JC, Holmes E. Analysis of biological NMR spectroscopic data. Xenobiotica, 1999, 29(11): 1181-1189.
[32] Nicholson JK, Connelly J, Lindon JC, et al. Metabonomics: a platform for studying drug toxicity and gene function. Nat Rev Drug Discov, 2002, 1(2): 153-161.
[33] Brindle JT, Antti H, Holmes E, et al. Rapid and noninvasive diagnosis of the presence and severity of coronary heart disease using 1H-NMR-based metabonomics. Nat Med, 2002, 8(12): 1439-1444.
[34] Holmes E, Antti H. Chemometric contributions to the evolution of metabonomics: mathematical solutions to characterising and interpreting complex biological NMR spectra. Analyst, 2002, 127(12): 1549-1557.
[35] Fiehn O. Metabolic networks of *Cucurbita* maxima phloem. Phytochemistry, 2003, 62(6): 875-886.
[36] Clayton TA, Lindon JC, Cloarec O, et al. Pharmacometabonomic phenotyping and personalized drug treatment. Nature, 2006, 440 (7087): 1073-1077.
[37] van Wietmarschen HA, van der Greef J, Schroën Y, et al. Evaluation of symptom, clinical chemistry and metabolomics profiles during rehmannia six formula (R6) treatment: anintegrated and personalized data analysis approach. J Ethnopharmacol, 2013, 150 (3): 851-859.
[38] Han XL, Gross RW. Global analyses of cellular lipidomes directly from crude extracts of biological samples by ESI mass spectrometry: a bridge to lipidomics. J Lipid Res, 2003, 44 (6):1071-1079.
[39] Bligh EG, Dyer WJ. A rapid method of total lipid extraction and purification. Can J Biochem Physiol, 1959, 37 (8): 911-917.

[40] Sanford K, Soucaille P, Whited G. Genomics to fluxomics and physiomics-pathway engineering. Curr Opin Microbiol, 2002, 5 (3): 318-322.

[41] Pizza M, Scarlato V, Masignani V, et al. Identification of vaccine candidates against serogroup B meningococcus by whole-genome sequencing. Science, 2000, 287 (5459): 1816-1820.

[42] He Y. Omics-based systems vaccinology for vaccine target identification. Drug Develop Res, 2012, 73(8): 559-568.

[43] Bulman A, Neagu M, Constantin C. Immunomics in skin cancer-improvement in diagnosis, prognosis and therapy monitoring. Current Proteomics, 2013, 10(3): 202-217.

[44] Haraguchi H, Matsuura H. Chemical speciation for metallomics. *In*: Enomoto S, Seko Y. Proceedings of International Symposium on Bio-Trace Elements 2002 (BITRE 2002). Wako: The Institute of Physical and Chemical Research (RIKEN), 2003, 3-8.

[45] Szpunar J. Advances in analytical methodology for bioinorganic speciation analysis: metallomics, metalloproteomics and heteroatom-tagged proteomics and metabolomics. Analyst, 2005, 130 (4): 442-465.

[46] Valet G. Cytomics as a new potent ial for drug discovery. Drug Discov Today, 2006, 11: 785-791.

[47] Lahner B, Gong J, Mahmoudian M, et al. Genomic scale profiling of nutrient and trace elements in *Arabidopsis thaliana*. Nat Biotechnol, 2003, 21: 1215-1221.

[48] Salt DE. Update on plant ionomics. Plant Physiol, 2004, 136: 2451-2456.

[49] Li J, Sai T, Berger M, et al. Human antibodies for immunotherapy development generated via a human B cell hybridoma technology. PNAS, 2006, 103 (10): 3557-3562.

[50] Meinke A, Henics T, Hanner M, et al. Antigenome technology: a novel approach for the selection of bacterial vaccine candidate antigens. Vaccine, 2005, 23(17-18): 2035-2041.

[51] Wang L, Zhou GB, Liu P, et al. Dissection of mecha-nisms of Chinese medicinal formula Realgar-Indigo naturalis as an effective treatment for promyelocytic leukemia. PNAS, 2008, 105: 4826-4831.

[52] Tao J, Hou YY, Ma XY, et al. An integrated global chemonics and system biology approach to analyze the mechanisms of the traditional Chinese medicinal preparation *Eriobotrya japonica* - *Fritillaria ussuriensis* dropping pills for pulmonary diseases. BMC Complement Altern Med, 2016, 16 (1): 4.

[53] Huang L, Lv Q, Liu FF. A systems biology-based investigation into the pharmacological mechanisms of Sheng-ma-bie-jia-tang acting on systemic lupus erythematosus by multi-level data integration. Sci Rep, 2015, 5: 16 401.

[54] Chen MJ, Zhao LP, Jia W. Metabonomic study on the biochemical profiles of a hydrocortisone-induced animal model. J Proteome Res, 2005, 4 (6): 2391-2396.

[55] Wang XY, Su MM, Qiu YP, et al. Metabolic regulatory network alterations in response to acute cold stress and ginsenoside intervention. J Proteome Res, 2007, 6 (9): 3449-3455.

[56] Chen MJ, Su MM, Zhao LP, et al. Metabonomic study of aristolochic acid-induced nephrotoxicity in rats. J Proteome Res, 2006, 5 (4): 995-1002.

[57] Auffray C, Chen Z, Hood L. Systems medicine: the future of medical genomics and healthcare. Genome Med, 2009, 1(1): 2.

[58] 王金晶，钱夕元，罗国安．双龙方有效成分诱导干细胞分化过程中差异表达基因的筛选和聚类分析．世界科学技术——中医药现代化, 2007, 9 (3): 39-42.

[59] 罗国安，梁琼麟，王义明，等．中医药系统生物学发展及展望．中国天然药物, 2009, 7(4): 242-248.

[60] Zhao SW, Li S. Network-based relating pharmacological and genomic spaces for drug target identification. PloS One, 2010, 5(7): e11764.

[61] Zhu W, Qiu XH, Xu XJ, et al. Computational network pharmacological research of Chinese medicinal plants for chronic kidney disease. Sci China (Chemistry), 2010, 53(11): 2337-2342.
[62] 邓中炎. 关于证候概念的探讨. 广西中医药, 1992, 15(5): 35-37.
[63] 中医药学名词审定委员会. 中医药学名词 2004. 北京: 科学出版社, 2005: 81.
[64] 沈自尹. 系统生物学和中医证的研究. 中国中西医结合杂志, 2005, 25(3): 255-258.
[65] 田道法, 唐道青, 周小军. 气虚证模型大鼠反义 DNA 阵列 A 区基因表达谱特征的初步研究. 湖南中医药学院学报, 2001, 21(2): 1-3.
[66] 王光平, 金益强, 鄢东红. 应用信使核糖核酸差异显示研究中医肝阳上亢、肝阳化风证的基因表达. 湖南中医药学院学报, 2001, 21(1): 6-8.
[67] 王忠, 王阶, 王永炎. 后基因组学时代中医证候组学研究的思考. 中国中西医结合杂志, 2001, 21(8): 621-623.
[68] 赵慧辉, 侯娜, 王伟, 等. 冠心病气虚血瘀证的蛋白质组学特征研究. 中国中西医结合杂志, 2009, 29(6): 489-492.
[69] 陈家旭, 李伟, 赵歆, 等. 慢性束缚应激大鼠海马脑啡肽 mRNA 和前强啡肽 mRNA 表达及中药复方的影响. 中国应用生理学杂志, 2005, 21(2):121-125.
[70] 王米渠, 冯韧, 严石林, 等. 基因表达谱芯片与中医寒证的 7 类相关基因. 中医杂志, 2003, 44(4): 288-289.
[71] Jiang N, Liu HF, Li SD, et al. An integrated metabonomic and proteomic study on kidney-yin deficiency syndrome patients with diabetes mellitus in China. Acta Pharmacol Sin, 2015, 36: 689-698.
[72] Zhai X, Feng XC, Liu JW, et al. Neuro-endocrine-immune biolcgical network construction of Qi deficiency pattern and Qi stagnation pattern in traditional Chinese medicine. J Biol Syst, 2015, 23(2): 305-321.
[73] Lu YY, Chen QL, Guan Y, et al. Study of ZHENG differentiation in Hepatitis B-caused cirrhosis: a transcriptional profiling analysis. BMC Complem Altern Med, 2014, 14: 371.
[74] Su SL, Duan JA, Cui WX, et al. Network-based biomarkers for cold coagulation blood stasis syndrome and the therapeutic effects of Shaofu Zhuyu Decoction in rats. Evid-Based Complalt, 2013, 901943.
[75] Wang J, Yu G. A systems biology approach to characterize biomarkers for blood stasis syndrome of unstable angina patients by integrating microRNA and messenger RNA expression profiling. Evid-Based Complalt, 2013, 510208.
[76] Zhang AH, Sun H, Han Y, et al. Exploratory urinary metabolic biomarkers and pathways using UPLC-Q-TOF-HDMS coupled with pattern recognition approach. Analyst, 2012, 137: 4200-4208.
[77] Wang XJ, Wang QQ, Zhang AH, et al. Metabolomics study of intervention effects of Wen-Xin-Formula using ultra high-performance liquid chromatography/mass spectrometry coupled with pattern recognition approach. J Pharmaceut Biomed, 2013, 74(23): 22-30.
[78] 许前磊, 温冠晓, 王娟, 等. 基于氢核磁共振技术 HIV/AIDS 肺脾气虚证患者尿液代谢组学研究. 世界科学技术——中医药现代化, 2015, 17(2): 356-361.
[79] 刘希成, 梁恒, 田真, 等. 肾阳虚证候的人血清比较蛋白质组学分析. 中国生物化学与分子生物学报, 2007, 23(7): 592-599.
[80] 刘军莲, 宋剑南, 雷燕, 等. 血脂异常及动脉粥样硬化不同痰瘀证候血浆蛋白差异表达谱的研究. 中国中西医结合杂志, 2010, 30(5): 482-487.
[81] 李立甲, 金光亮. 肝郁证模型大鼠海马内差异表达片段生物信息学分析. 吉林中医药, 2012, 32(5): 507-509.
[82] 张伯礼, 高秀梅, 商洪才, 等. 复方丹参方的药效物质基础及作月机理研究. 世界科学技术——中医药现代化, 2003, 5(5): 14-17.

[83] 商洪才, 张伯礼, 王永炎, 等. 一种适应于中药小复方配比优选设计方法的建立.中国实验方剂学杂志, 2003, 9(3): 1-3.
[84] 刘庆林. 丹参药对的临床应用. 山西中医, 2004, 20(1): 51-52.
[85] 陈杲, 刘彪, 姜淼, 等. 丹参与三七配伍协同分子机制的系统分析. 世界科学技术——中医药现代化, 2010, 12(4): 566-570.
[86] 刘昌孝.中药药代动力学研究的难点和热点. 药学学报, 2005, 40(5): 395-401.
[87] Liu Y, Yang L. Early metabolism evaluation making traditional Chinese effective and safe therapeutics. J Zhejiang Univ SCI B, 2006, 7(2): 99-106.
[88] 陈琼华, 高士美, 杜学芳, 等. 中药大黄的综合研究Ⅳ: 大黄蒽醌衍生物在体内的吸收、排泄和分布. 药学学报, 1963, 10(9): 525-530.
[89] 黄熙, 臧益民, 夏天, 等. 试论"证治药代动力学"新假说. 中药药理与临床, 1994, (6): 43-44.
[90] 薛燕. 中药复方霰弹理论. //第五届全国中药和天然药物学术交流会论文汇编. 中国药学, 1997, 38-40.
[91] Han VDW, Camenisch G, Folkem G, et al. Estimation of Caco-2 cell permeability using calculated molecular descriptors. Quant Struct-Act Rel, 1996, 15(6): 480-490.
[92] Amidon GL, Lennemas H, Shab VP, et al. Atlleoretical basis for a biopharmaceutics drag classification: the correlation of *in vitro* drag product dissolution and *in vivo* bioavailability. Pharm Res, 1995, 12(03): 413-420.
[93] Wu CY, Benet LZ. Predicting drug disposition via application of BCS:transport/absorption/elimination interplay and development of a biopharmaceutics drag disposition classification system. Pharm Res. 2005, 22(1): 11-23.
[94] Chien JY, Mohutsky MA, Wrighton SA. Physiological approaches to the prediction of drug-drug interactions in study populations. Curr Drug Metab, 2003, 4(5): 347-356.
[95] Draws J, Reyser S. Innovation deficit in the pharmaceutical industry. Ther Innov Regul Sci, 1996, 30(1): 97-106.
[96] 杨凌, 刘洪涛, 马红, 等. 系统生物学在中药 ADME 性质研究中的应用. 世界科学技术——中医药现代化, 2007, 9(1): 98-104.
[97] 张爱华, 孙晖, 闫广利, 等. "血清药物化学—药代(效)动力学—系统生物学"三维整合体系研究中药复方的构建及其在茵陈蒿汤分析中的应用. 中国中药杂志, 2013, 38(21): 3786-3789.
[98] 陈明伟, 倪磊, 赵小革, 等. 人参皂苷Rg3对肿瘤血管生长调控因子蛋白表达抑制作用的研究. 中国中药杂志, 2005, 30(5): 357-360.
[99] 孙冬梅, 陈玉兴, 曾晓会, 等. 基于系统生物学的计算机药物辅助设计中药研发新模式. 中国实验方剂学杂志, 2014, 20(17): 223-227
[100] Castrillo JI, Oliver SG. Yeast as a touchstone in post-genomic research: strategies for integrative analysis in functional genomics. J Biochem Mol Biol, 2004, 37(1): 93-106.
[101] Ghaemmaghami S, Huh WK, Bower K, et al. Global analysis of protein expression in yeast. Nature, 2003, 425(6959): 737-741.
[102] Costanzo M, Baryshnikova A, Bellay J, et al. The genetic landscape of a cell. Science, 2010. 327(5964): 425-431.
[103] Yu H, Braun P, Yildirim MA, et al. High-quality binary protein interaction map of the yeast interactome network. Science, 2008, 322(5898): 104-110.
[104] King RD, Jem R, Oliver SG, et al. The automation of science. Science, 2009, 324(5923): 85-89.
[105] Orth JD, Thiele I, Palsson BO. What is flux balance analysis? Nat Biotechnol, 2010, 28(3): 245-248.

[106] Herrgard MJ, Swainston N, Dobson P, et al. A consensus yeast metabolic network reconstruction obtained from a community approach to systems biology. Nat Biotechnol, 2008, 26(10): 1155-1160.
[107] Marwick C. Yeast genome sequencing raises human hopes. JAMA, 1996, 275(21): 1624.
[108] Oliver SG, Winson MK, Kell DB, et al. Systematic functional analysis of the yeast genome. Trends Biotechnol, 1998, 16(9): 373-378.
[109] Kell DB, Dobson PD, Bilsland E, et al. The promiscuous binding of pharmaceutical drugs and their transporter-mediated uptake into cells: what we (need to) know and how we can do so. Drug Discov Today, 2013, 18(5-6): 218-239.
[110] Pierce SE, Davis RW, Nislow C, et al. Genome-wide analysis of barcoded *Saccharomyces cerevisiae* gene-deletion mutants in pooled cultures. Nat Protoc, 2007, 2(11): 2958-2974.
[111] Baetz K, McHardy L, Gable K, et al. Yeast genome-wide drug-induced haploinsufficiency screen to determine drug mode of action. Proc Natl Acad Sci USA, 2004, 101(13): 4525-4530.
[112] Parsons AB, Lopez A, Givoni IE, et al. Exploring the mode-of-action of bioactive compounds by chemical-genetic profiling in yeast. Cell, 2006, 126(3): 611-625.
[113] Lee AY, St Onge RP, Proctor MJ, et al. Mapping the cellular response to small molecules using chemogenomic fitness signatures. Science, 2014, 344(6180): 208-211.

第四章 网络药理学在中药方剂研究中的应用

传统中药（traditional Chinese medicine，TCM）历史悠久，在治疗复杂疾病方面具有确切的药效和较小的毒性作用。然而与西药相比，中药存在成分复杂、靶点和机制不清的问题。因此，在现代生物科学背景下阐明中药的作用机制仍然是一个巨大的挑战。近年来，随着多靶点药物发现理念的兴起及网络生物学研究的深入，网络药理学[1]、网络医学[2]等新的科学概念相继涌现出来，逐渐成为一个热门的研究模式，这对当代药物研究及新药发现产生了深远的影响。同时，将网络生物学的思想和方法应用于中药药理学研究，在分子网络调控的背景下研究中药的作用机制，也成为一种新的趋势，并产生了一系列新的数据、方法和成果。

本章根据我们提出的基于生物分子网络的中药药理学研究路线[3]（图 1-3）的 4 个步骤，介绍如何应用网络药理学方法研究中药方剂的作用机制。

第一节 中药活性成分信息的获取

尽管中药方剂通常含有成百上千种成分，但真正起到治疗作用的是其中少数的活性成分。识别中药方剂中的活性成分，是了解整个方剂作用机制的基础。

中药研究及生物信息学领域的科学家在中药信息化方面进行了大量工作，构建了大量中药数据库。TCM 数据库[4]、3D-MSDT[5]、TCMID[6]和 TCM Database@Taiwan 数据库[7]等，均收录了中药及其主要化学成分的内容。其中 TCM 数据库根据《植物活性成分辞典》、《植物药有效成分手册》和《中药有效成分药理与应用》及相关文献编制，共收录相关的中药化学成分 27 593 种，包含每种成分的化学结构式、立体结构图、来源、药理作用、功效、临床应用、毒性、不良反应等信息[4]。3D-MSDT 提供 6500 种中草药有效成分的二维和三维结构及其他各类相关信息，查询得到的分子可以直接在北京大学药物设计系统（PKUDDS）中进行三维结构的显示和分析[5]。TCMID 收录了 46 914 种中药方剂、8159 种中草药及 25 210 种中草药化学成分的相关信息[6]。TCM Database@Taiwan 收录了 453 种中草药及它们所包含的 2 万多种化学成分的信息[7]。通过查询这些数据库，可以获得相关中药活性成分的信息。

第二节 药物作用靶标的识别

药物分子通过与特定的蛋白质或核酸靶标相结合调节其生物活性，从而发挥其治疗作用。因此，识别中药活性成分所影响的分子是认识中药方剂的作用机制必不可少的步骤。当前识别药物靶标的生物信息学方法主要有计算预测法和数据库查询法。

一、计算预测

计算预测方法采用计算机辅助药物设计技术，通过对药物分子和蛋白质分子三维空间结构的模拟计算，预测药物的潜在靶标。当前流行的计算预测方法主要有反向分子对接、化学相似性搜索等。

反向分子对接（inverse docking）以小分子化合物为探针，在已知结构的候选靶点数据库内，搜寻可能与之结合的生物大分子，通过空间和能量匹配，识别可能形成的分子复合物，进而预测药物潜在的作用靶点[8]。2013 年 11 月 26 日 *Nature* 杂志报道，纽约大学朗格尼医学中心的药理学家 Timothy Cardozo 近期在美国国立卫生研究院举办的"高风险—高回报"研讨会上，展现了他们所开展的人类有史以来最大规模的药物对接计算机模拟工作[9]。Cardozo 研究团队从 PubChem 数据库和 ChEMBL 数据库中选择了大约 60 万种化合物分子，评价了这些分子与 570 种人类蛋白质的 7000 多个结构"口袋"的结合能力的强弱。这项工作最终创建了一个名为 Drugable 的网站（网址：www.drugable.com）并对公众开放。此数据库将极大地帮助人们对化合物靶标进行识别。我们在研究黄芪的主要活性成分黄芪甲苷治疗心肌缺血的机制时，采用反向分子对接软件 INVDOCK 预测到黄芪甲苷的 39 个潜在作用靶点[10]。接着选择了预测的 3 个靶蛋白 CN（钙调磷酸酶）、ACE（血管紧张素转化酶）和 JNK（c-Jun 氨基端激酶）进行蛋白质水平的实验验证，证实了黄芪甲苷确实对它们都具有抑制作用，但抑制的强度比对应的西药低。我们进一步开展了细胞水平的实验，比较黄芪甲苷和环孢素 A 对阿霉素诱导的心肌细胞损伤的修复作用。实验证实，黄芪甲苷与环孢素 A 均通过抑制乳酸脱氢酶（LDH）活性而对阿霉素诱导的心肌细胞损伤产生修复作用，而黄芪甲苷的抑制作用低于环孢素 A，但显著高于蛋白质水平的抑制作用。说明在细胞水平，黄芪甲苷可能通过作用于多个靶蛋白产生协同作用而使其作用显著增强。

化学相似性搜索（chemical similarity searching）[11]的基本假设是结构相似的分子倾向于与相似的靶标相结合。对于靶标未知的化合物，通过搜索与其结构相似且靶标已知的化合物，可以预测该化合物的靶标。2012 年，美国诺华生物医学研究所的科学家采用化学相似性搜索算法（similarity ensemble approach，SEA），针对已知的 73 个药物不良反应靶标蛋白，系统地研究了 656 种已获批准使用的药物的不良反应靶标，他们预测到几百种以前未知的药物—蛋白质相互作用，其中大约一半得到验证[12]。Zhang 等[13]在研究乌头汤对类风湿关节炎的作用机制时，首先通过查询 TCM Database@Taiwan 数据库获得乌头汤中 165 种化合物的化学结构，然后使用治疗靶标数据库（therapeutic targets database，TTD）[14]所提供的药物相似性搜索工具，搜索到乌头汤中的化合物与 153 种药物有相似结构，从而预测了它的 56 个潜在作用靶点。李梢课题组[15]提出的靶标预测算法 drugCIPHER 将药物的化学相似性和治疗相似性相结合，在网络背景下预测药物靶标。利用其中的化学相似性预测模块，预测了清络饮中 235 种活性成分分别对应的靶标。

二、数据库查询

基于前期大量实验和计算方法产生的药物化学成分的靶标信息，近几年开发了大量靶标数据库，如 DrugBank[16]、TTD、STITCH（search tool for interactions of chemical）[17]及 PDTD[18]等；其中针对中药成分的靶标数据库有 HIT（herbal ingredients' targets database）[19]、TCM-PTD（the potential target database of traditional Chinese medicine）（网址：http://tcm.zju.edu.cn/ptd/）、TCM Database@Taiwan 等。这些数据库各有其侧重点，如 DrugBank 数据库收录了 FDA 批准的西药、实验阶段及研究阶段的西药的靶标信息；STITCH 数据库收录了 30 万个小分子和 1133 个物种中 260 万种蛋白质之间的相互作用信息，这些信息来自实验、数据库及文献挖掘；HIT 数据库包含了 1300 种中药的 586 种成分与 1301 种已知靶蛋白间的相互作用信息，这些信息是通过人工阅读文献收集的。通过查询这些数据库，可以获取中药有效成分的靶点信息，同时在研究中药时可以选取合适的西药作为对照。

本课题组在研究黄连解毒汤的抗类风湿机制时，针对前期实验识别的该方剂的 14 种活性化合物，通过搜索 HIT 数据库获得 91 个靶标信息；同时从 DrugBank 数据库提取了 FDA 批准的 4 类抗类风湿关节炎西药 32 种，以及它们对应的 51 个靶标的信息，作为黄连解毒汤的对照组。我们发现，黄连解毒汤有 5 个靶蛋白与 3 类西药的靶蛋白一致，这在一定程度上解释了该方剂的抗类风湿作用[20]。

第三节　疾病相关基因的识别及网络构建

Barabási 课题组[21]通过构建和分析药靶与疾病基因间的关系网络发现，某些类别的疾病，如内分泌、血液、心血管和精神类疾病的药靶偏好于疾病基因，而癌症、肌肉、骨骼、胃肠道和皮肤类疾病的药靶只有少部分是疾病基因。对于后一种情况，一般选择靶向与疾病基因相互作用的蛋白质，或直接靶向该相互作用[22]。因此，识别疾病相关基因和构建疾病相关网络是网络药理学研究的重要内容之一。

一、疾病相关基因信息获取

特定疾病相关基因的信息可通过数据库查询及文献挖掘的方法获取。目前已有许多数据库记录了疾病相关基因的信息，如在线人类孟德尔遗传数据库 OMIM（online mendelian inheritance in man）[23]、遗传关联数据库 GAD（genetic association database）[24]、GeneCard[25]等。OMIM 数据库收录了迄今已知的人类孟德尔遗传性疾病、遗传决定的性状及其致病基因，并提供已知有关致病基因的连锁关系、染色体定位、组成结构和功能等信息。与孟德尔遗传性疾病不同，常见的复杂疾病，如心血管疾病、癌症、自身免疫性疾病、代谢性疾病等是多因素的疾病，其特异的遗传基因并不清楚，几个基因的改变对特定个体的易感性也只有微小的贡献。GAD 数据库则重点收录常见非遗传性复杂疾病及与疾病关联的基因的信息，其信息主要来自文献报道。DisGeNET 数据库[26]则收录了包括孟德尔遗传性疾病和复杂疾病的疾病—基因关联信息，该数据库是通过整合多个专家注释的数据库和挖掘文献所构建的。通过查询这些数据库，可以获取疾病相关基因的信息。

二、疾病网络构建

与同一疾病相关的基因所编码的蛋白质往往发生相互作用而形成疾病网络。然而，由于人类目前对复杂疾病的认识还远远不够，即目前已知的疾病基因信息还只是很少的一部分，这些基因在人类全基因组背景网络中不一定连成一个连通的网络。由于在网络中，结点首先会影响它的直接邻居，最直观的方法是将已知疾病基因连同它们在背景网络中的直接邻居，以及这些基因间的相互作用全部提取出来，构建成疾病网络。例如，Hwang 等[27]研究哮喘病时，通过搜索 OMIM 数据库及分析 GEO（gene expression omnibus）数据库中哮喘病的基因芯片数据，获得 606 个哮喘病相关基因。将这些基因从由 HPRD 数据库[28]构建的人类全基因组蛋白质相互作用网络中提取出来，获得的网络由 297 个互不相连的子网络构成，其中有 269 个孤立结点。他们将这 606 个结点及它们在 HPRD 网络中的直接邻居提取出来，所构建的网络含 2438 个结点，其中 2256 个结点是互相连通的。相比而言，后一个网络更能反映哮喘病基因间的相互作用关系。但是已知疾病基因的直接邻居，与疾病的相关程度并不一定是相同的。例如，基因 A 和 B 分别是 1 个和 5 个已知疾病基因的直接邻居，显然基因 B 与该疾病的相关程度更高；在全基因组背景网络中，若基因 B 和 C 都与 5 个已知疾病基因相连，但基因 B 的其他邻居个数显著比基因 C 的多，这 2 个基因与该疾病的关联程度也不同。因此，构建疾病网络需要对背景网络中的结点与已知疾病基因的关系做更深入的分析。

近年来，人们设计了一些算法，在已知疾病基因的基础上可预测更多的疾病相关基因。其中，基于蛋白质网络的算法的基本思想是，将已知疾病基因作为种子，在人类全基因组背景网络中，将结点按照它们在网络中与种子结点的邻近程度打分排序，排序靠前的基因则预测为疾病相关基因。这类算法可以用于疾病网络构建，即从背景网络中将已知疾病基因、预测的疾病基因，以及这些基因间的相互作用全部提取出来，构建成疾病网络。

不同的疾病基因预测算法从不同的角度量化网络中结点与种子结点的邻近程度。早期的算法如最近邻居法[29]、最短路径法[30]等采用局部网络邻近信息，后来的算法则应用全局网络邻近信息，如随机漫步法[31]、PageRank 法[32]、k 步马尔科夫法（k-step Markov method）[32]、网络传播法[33]、Katz-中心性法[34]等。Navlakha 等[35]比较了不同算法，结果显示全局算法的结果显著优于局部算法。李梢课题组[36]提出的疾病基因预测算法 CIPHER 将疾病间的相关性与网络结点的邻近性相结合，利用此算法，他们以 OMIM 中类风湿关节炎基因为种子，预测了更多类风湿关节炎相关基因，从而构建了该疾病的网络。为了理解免疫系统疾病脊柱性关节炎的病理机制，作者所在课题组收集了 GEO 数据库中脊柱性关节炎的相关基因芯片数据并用统计方法找出显著表达的基因，同时收集了蛋白质组学实验获得的该疾病状态下的显著表达蛋白质，以及 OMIM 数据库中的脊柱性关节炎相关基因[37]。以这 3 个途径获得的 168 个疾病相关基因作为种子，利用作者所在课题组提出的 Katz-中心性算法[34]，预测出更多的与该疾病相关的基因。所有这些基因编码的蛋白质及它们间的相互作用，构成了与脊柱性关节炎相关的蛋白质相互作用网络。该网络包含了大量自身免疫系统蛋白质及在骨髓中表达的蛋白质，反映了该疾病是由免疫系统紊乱导致的并损害骨骼关节系统的特性。

第四节　中药调控的信号通路和网络的确定及对疾病网络的影响

确定药物所调控的信号通路或子网络是药理学研究的核心问题。利用网络生物学的方法和技术，识别中药活性成分所调控的信号通路和影响的网络，并分析靶蛋白间的相互作用关系、靶蛋白在网络中所处的地位和起到的作用，可以帮助我们评价中药对疾病网络的影响，认识中药的作用机制。

一、药靶蛋白富集的信号通路识别

信号通路是执行重要的生物学任务和进行复杂的分子信息处理的、由分子间相互作用形成的生物分子子系统或子网络。现有的信号通路数据库，如 KEGG[38]、Biocarta 等收录了已知的信号通路、构成这些信号通路的基因及基因间相互作用的信息。例如，KEGG 数据库收录了代谢信息处理、遗传信息处理、环境信息处理、细胞过程、有机体系统、人类疾病 6 大方面约 500 个信号通路。简单地将药靶蛋白直接映射到这些信号通路的基因集中，可以找到包含这些靶蛋白的通路。通常将药靶蛋白显著富集的通路认为是受药物调控的通路。

统计方法可以确定药靶蛋白富集的通路。超几何累计概率分布即是一种简单实用的方法。具体地讲，假设我们所研究的通路数据库中共有 N 个不同的基因，而某中药的药靶蛋白共有 K 个被映射到不同的通路上，那么对于某个包含 n 个基因的通路，要衡量其上所映射到的 k 个药靶蛋白是否具有统计意义上的显著富集性，可用超几何累计概率分布所定义的 P 值来衡量。公式如下：

$$P = 1 - \sum_{i=1}^{k-1} \frac{\binom{K}{i}\binom{N-K}{n-i}}{\binom{N}{n}} \tag{4-1}$$

对给定的显著性水平 a，若 P 值小于 a，说明这 k 个药靶蛋白存在于这个含有 n 个基因的通路上是随机现象的概率小于 a。因此，可以将 P 值小于 a 的通路确定为药靶蛋白富集的通路。我们在研究黄连解毒汤对类风湿性关节炎的作用机制时[20]，使用超几何累计概率分布方法找到了黄连解毒汤的靶标富集的 32 个信号通路，包括免疫相关信号通路、破骨细胞分化通路、细胞因子受体相互作用通路等。根据这些通路的功能，结合李梢课题组[39]对中医寒证、热证所对应的分子网络的研究结果，可推断黄连解毒汤主要通过调节免疫和骨平衡，达到对热证型类风湿关节炎的治疗效果。Li 等[40]使用缬草蜘蛛香的主要活性化合物异戊酰基二氢缬草素作用于卵巢癌 A2780 和 OVCAR-3 细胞系，发现该化合物对卵巢癌细胞的增长和繁殖起着剂量依赖的抑制作用，并通过基因芯片实验，识别到 392 个和 183 个基因分别在该化合物作用后的 A2780 和 OVCAR-3 卵巢癌细胞系中差异表达，这些基因可看成卵巢癌细胞中受异戊酰基二氢缬草素影响的基因。用超几何累计概率分布方法找出了该化合物调控的主要信号通路，其中有 3 个信号通路是在 2 种卵巢癌细胞系中被显著调控的，包括 p53 信号通路。进一步的实验结果显示，缬草蜘蛛香通过激活 p53 信号转导通路，诱导卵巢癌细胞凋亡和抑制卵巢癌细胞生长及其细胞周期进程。

基因集富集分析法（gene set enrichment analysis，GSEA）则定义了更有针对性的统计指标，包括富集分（ES）、标准化富集分（NES）、假阳性发现率（FDR）、标称 *P* 值（nominal *P*-value），用于识别某基因集所富集的通路[41]。GSEA 软件包可免费下载使用，其中集成了常用通路数据库中的数据。

二、药物所影响的子网络的构建及治疗效应的评价

药物靶标蛋白间相互作用的网络被认为是药物所影响的子网络。与构建疾病网络的情况类似，靶标蛋白在全基因组背景网络中不一定连在一起，因此需要建立一些合理的算法，确定网络中的结点和边。下面简要介绍几种常用算法。

（1）启发式算法

这是一类简单直观的方法，有由上至下和由下至上两种构建网络的方法。

由上至下的算法首先将靶标蛋白及其在背景网络中的直接邻居和相互作用全部提取出来，构建子网络。然后再经过两步简化：①删除连接蛋白质之间的边；②若 2 个靶标蛋白之间有多个连接蛋白质，则删除连接度小的连接蛋白质，最终获得一个简化的靶标蛋白间相互作用网络。

Huang 等构建青蒿素所影响的蛋白质间相互作用网络时，就采用了此方法[42]。

由下至上算法是从靶标蛋白出发，首先计算每对靶标蛋白在背景网络中的最短距离，再逐步连接靶标蛋白，直至获得一个连通的子网络：①先连接距离为 1 的靶标蛋白对，得到一个子网络；②若当前子网络不连通，则从最大的连通片出发，用长为 2 的路径连接此连通片与另一个连通片的一对靶标节点。重复此过程，直至没有长为 2 的靶标节点间路径，再依次用长为 3、4 的路径连接不同连通片间的一对靶标节点。

Antonov 等使用此算法编写了软件 PPI spider，可自由下载使用[43]。

（2）Steiner 最小生成树算法

Steiner 最小生成树问题，即求网络包含特定种子节点集的最小生成树。许多实际问题都可以抽象为求解 Steiner 最小树问题，如城市之间的最短路径选取、电网布局规划、网络节点的最优连接等。当取种子节点集为药靶蛋白集时，Steiner 最小树可以看成药靶蛋白之间的最小相互作用网络。求解 Steiner 最小树是一个 NP（non-determinstic polynomia，多项式复杂程度的非确定性问题）完全问题，一般采用一些次优启发式生成算法求近似解。

本课题组在构建中药黄芪甲苷的药靶间相互作用网络时，就采用了图论中 Steiner 最小树算法，确定最少的靶标蛋白间的连接蛋白质[10]。

（3）网络邻近度打分算法

如前所述，基于网络的疾病基因预测方法的原理是量化网络中的节点与作为种子节

点的疾病基因的邻近程度，从而可用于构建疾病网络。同理，当把药物的靶标蛋白取为种子节点时，这类方法同样可用于构建药物所影响的子网络。这类方法的优点在于，它可以用预测算法所给的分值来近似量化靶标蛋白对网络中其他蛋白质的影响程度，从而得到药物对网络中各个蛋白质影响程度的近似值[20]。将影响分高于某个给定阈值的蛋白质及其相互作用提取出来，构建药物所影响的子网络。

中药方剂中不同成分间通过多靶标协同作用，形成集团作战的态势，进而发挥疗效。如何确定这种协同作用、量化评价药物作用于多靶标所达成的终极治疗效应，仍然是中药药理学研究中的难题。李梢课题组[44]提出的基于网络靶标的多成分协同作用识别法NIMS，将不同成分的靶标在疾病网络上的位置关系与靶标对应的疾病谱的关系结合起来，确定存在协同作用的成分组合。本课题组在研究黄连解毒汤的抗类风湿作用机制时，应用随机漫步算法，分别计算了类风湿关节炎的疾病基因和黄连解毒汤的靶标蛋白对全基因组网络中各蛋白质的影响分，获得疾病影响向量和药物影响向量。用这 2 个向量的内积，分别量化评价黄连解毒汤的每个靶标，以及全体靶标对风湿关节炎疾病网络的总体影响水平，并与 FDA 批准的 4 种抗风湿西药及随机对照进行了对比研究[20]。这些方法代表了网络中药药理学研究从定性向定量的努力尝试。

通过多种化学成分的组合用药，中药可以实现远低于正常单一化学成分有效剂量下的同等药效。低剂量、多靶点、耐药性和毒性作用小这些用药特色，使得中药在治疗多基因调控的某些复杂疾病和需要长期用药的慢性疾病时具有独特优势。当前，基于分子网络的“多靶点药物”发现的理念正逐渐成为一种新的趋势[1]，并成为生物学、药物学和化学界的学术热点，且药物发现领域有一种向传统药物、民族药物获取资源和灵感的潮流[45]。近年来中药网络药理学研究证明，在细胞网络的背景下研究中药的主要成分及其靶点的作用，能帮助我们从本质上了解中药的整体、辨证、协同用药观点。我们相信，在分子网络调控的水平上阐明中药的作用机制，将给多靶点药物发现提供有益的启示和借鉴，并有可能从临床有效的中药反向开发现代多组分新药，对中药现代化也将起到积极的推动作用。

参 考 文 献

[1] Hopkins AL. Network pharmacology: the next paradigm in drug discovery. Nat Chem Biol, 2008, 4 (11): 682-690.

[2] Barabasi AL, Gulbahce N, Loscalzo J. Network medicine: a networkbased approach to human disease. Nat Rev Genet, 2011, 12 (1): 56-68.

[3] Zhao J, Jiang P, Zhang W. Molecular networks for the study of TCM pharmacology. Brief Bioinform, 2010, 11 (4): 417-430.

[4] 任廷革, 刘晓峰, 高剑波, 等. 中医药基础数据库系统介绍. 中国中医药信息杂志, 2001, 8 (11): 90-91.

[5] Qiao X, Hou T, Zhang W, et al. A 3D structure database of components from Chinese traditional medicinal herbs. J Chem Inf Comput Sci, 2002, 42 (3): 481-489.

[6] Xue R, Fang Z, Zhang M, et al. TCMID: traditional Chinese medicine integrative database for herb molecular mechanism analysis. Nucleic Acids Res, 2013, 41: D1089-D1095.

[7] Chen CY. TCM Database@ Taiwan: the world's largest traditional Chinese medicine database for drug screening in silico. PLoS One, 2011, 6 (1): e15939.

[8] Lybrand TP. Ligand-protein docking and rational drug design. Curr Opin Struct Biol, 1995, 5 (2): 224-228.

[9] Reardon S. Project ranks billions of drug interactions. Nature, 2013, 503: 449-450.

[10] Zhao J, Yang P, Li F, et al. Therapeutic effects of astragaloside IV on myocardial injuries: multi-target identification and network analysis. PLoS One, 2012, 7 (9): e44938.

[11] Willett P, Barnard JM, Downs GM. Chemical similarity searching. J Chem Inf Comput Sci, 1998, 38 (6): 983-996.

[12] Lounkine E, Keiser M, Whitebread S, et al. Large-scale prediction and testing of drug activity on side-effect targets. Nature, 2012, 486: 361-367.

[13] Zhang Y, Wang D, Tan S, et al. A systems biology-based investigation into the pharmacological mechanisms of Wu Tou Tang acting on rheumatoid arthritis by integrating network analysis. Evid-Based Compl Altern Med, 2013, 548498.

[14] Chen X, Ji ZL, Chen YZ. TTD: therapeutic target database. Nucleic Acids Res, 2002, 30: 412-415.

[15] Zhao S, Li S. Network-based relating pharmacological and genomic spaces for drug target identification. PLoS One, 2010, 5 (7): e11764.

[16] Wishart DS, Knox C, Guo AC, et al. DrugBank: a comprehensive resource for in silico drug discovery and exploration. Nucleic Acids Res, 2006, 34: D668-672.

[17] Kuhn M, von Mering C, Campillos M, et al. STITCH: interaction networks of chemicals and proteins. Nucleic Acids Res, 2008, 36 (Suppl 1): D684-D688.

[18] Gao Z, Li H, Zhang H, et al. PDTD: a web-accessible protein database for drug target identification. BMC Bioinformatics, 2008, 9: 104.

[19] Ye H, Ye L, Kang H, et al. HIT: linking herbal active ingredients to targets. Nucleic Acids Res, 2011, 39: D1055-D1059.

[20] Fang H, Wang Y, Yang T, et al. Bioinformatics analysis for the antirheumatic effects of Huang-Lian-Jie-Du-Tang from a network perspective. Evid-Based Compl Altern Med, 2013, 245357.

[21] Yildirim MA, Goh KI, Cusick ME, et al. Drug-target network. Nat Biotechnol, 2007, 25 (10): 1119-1126.

[22] Vassilev LT, Vu BT, Graves B, et al. *In vivo* activation of the p53 pathway by small-molecule antagonists of MDM2. Science, 2004, 303: 844-848.

[23] Hamosh A, Scott AF, Amberger JS, et al. Online mendelian inheritance in man (OMIM), a knowledgebase of human genes and genetic disorders. Nucleic Acids Res, 2005, 33: D514-D517.

[24] Becker KG, Barnes KC, Bright TJ, et al. The genetic association database. Nat Genet, 2004, 36: 431-432.

[25] Safran M, Dalah I, Alexander J, et al. GeneCards version 3: the human gene integrator. Database (Oxford), 2010, baq020.

[26] Bauer-Mehren A, Bundschus M, Rautschka M, et al. Gene-disease network analysis reveals functional modules in mendelian, complex and environmental diseases. PLoS One, 2011, 6 (6): e20284.

[27] Hwang S, Son SW, Kim SC, et al. A protein interaction network associated with asthma J Theor Biol, 2008, 252 (4): 722-731.

[28] Keshava Prasad TS, Goel R, Kandasamy K, et al. Human protein reference database—2009 update. Nucleic Acids Res, 2009, 37 (Suppl 1): D767-D772.

[29] Oti M, Snel B, Huynen MA, et al. Predicting disease genes using protein-protein interactions. J Med Genet, 2006, 43 (8): 691-698.

[30] Krauthammer M, Kaufmann CA, Gilliam TC, et al. Molecular triangulation: bridging linkage and molecular-network information for identifying candidate genes in Alzheimer's disease. PNAS, 2004, 101(42): 15 148-15 153.

[31] Köhler S, Bauer S, Horn D, et al. Walking the interactome for prioritization of candidate disease genes. Am J Hum Genet, 2008, 82 (4): 949-958.

[32] Chen J, Aronow B, Jegga A. Disease candidate gene identification and prioritization using protein interaction networks. BMC Bioinformatics, 2009, 10 (1): 73.

[33] Vanunu O, Magger O, Ruppin E, et al. Associating genes and protein complexes with disease via network propagation. PLoS Comput Biol, 2010, 6 (1): e1000641.

[34] Zhao J, Yang TH, Huang Y, et al. Ranking candidate disease genes from gene expression and protein interaction: a Katz-centrality based approach. PLoS One, 2011, 6 (9): e24306.

[35] Navlakha S, Kingsford C. The power of protein interaction networks for associating genes with diseases. Bioinformatics, 2010, 26 (8): 1057-1063.

[36] Wu X, Jiang R, Zhang MQ, et al. Network-based global inference of human disease genes. Mol Syst Biol, 2008, 4: 189.

[37] Zhao J, Chen J, Yang TH, et al. Insights into the pathogenesis of axial spondyloarthropathy from network and pathway analysis. BMC Syst Biol, 2012, 6 (Suppl 1): S4.

[38] Kanehisa M, Goto S. KEGG: Kyoto encyclopedia of genes and genomes. Nucleic Acids Res, 2000, 28 (1): 27-30.

[39] Li S, Zhang ZQ, Wu LJ, et al. Understanding ZHENG in traditional Chinese medicine in the context of neuro-endocrine-immune network. IET Syst Biol, 2007, 1(1): 51-60.

[40] Li X, Chen T, Lin S, et al. *Valeriana jatamansi* constituent IVHD valtrate as a novel therapeutic agent to human ovarian cancer: *in vitro* and *in vivo* activities and mechanisms. Curr Cancer Drug Targets, 2013, 13 (4): 472-483.

[41] Subramanian A, Tamayo P, Mootha VK, et al. Gene set enrichment analysis: a knowledge-based approach for interpreting genome-wide expression profiles. PNAS, 2005, 102 (43): 15 545-15 550.

[42] Huang C, Ba Q, Yue Q, et al. Artemisinin rewires the protein interaction network in cancer cells: network analysis, pathway identification, and target prediction. Mol Biosyst, 2013, 9 (12): 3091-3100.

[43] Antonov AV, Dietmann S, Rodchenkov I, et al. PPI spider: a tool for the interpretation of proteomics data in the context of protein-protein interaction networks. Proteomics, 2009, 9(10): 2740-2749.

[44] Li S, Zhang B, Zhang N. Network target for screening synergistic drug combinations with application to traditional Chinese medicine. BMC Syst Biol, 2011, 5 (Suppl 1): S10.

[45] Verpoorte R, Crommelin D, Danhof M, et al. Commentary: “a systems view on the future of medicine: inspiration from Chinese medicine?” J Ethnopharmacol, 2009, 121 (3): 479-481.

第五章 肠道菌群在中药方剂研究中的应用

人的皮肤、消化道、呼吸道、泌尿生殖道等特定部位寄居着种类和数量繁多的微生物，包括细菌、真菌、寄生虫及病毒，其中绝大多数生活在消化道内[1]。与人体共生的微生物绝大部分是由细菌菌群组成的，在人体胃肠道中共生着超过 1000 种、总质量约 1.5kg 的细菌[2,3]。定植在肠道内的细菌的细胞总数约 10^{14} 个，是人体自身细胞数量的 10 倍[4,5]，也就是说，作为一个完整的人体，真核细胞仅占细胞总数的 10%，90%是属于微生物的。有学者指出，如此庞大的细菌群落可被当作是人体后天获得的超级“器官”[6]。从基因层面上看，人体自身的基因组携带了约 2.3 万个基因[7]，而胃肠道内的微生物基因总数至少是人体自身基因数目的 150 倍[8,9]。因此，正如 Joshua Lederberg 提出的“人体是由真核细胞与体内共生的微生物群落共同组成的超级生物体（superorganism）”[10]。而这些微生物的基因信息的总和被称为“肠道元基因组”（gut metagenome），也是“人体第二基因组”，与人体自身的基因组一起共同影响人体的病理生理和药物代谢[11,12]。

中医与中药一起构成了中华民族文化的瑰宝，传统中药在我国预防和治疗疾病方面已经有几千年历史。传统中药的剂型主要有汤剂、丸剂、散剂和粉剂，其绝大多数的给药途径以口服形式为主。药物中的有效成分进入胃肠道后不可避免地与肠道菌群相互作用，中药中很多有效成分必须经过肠道菌群的代谢后才能被吸收而发挥药理作用[13]。参与肠肝循环的药物经肝解毒后其代谢产物随胆汁分泌到肠道后，再次与肠道菌群接触，也可能再次被肠道菌群代谢转化[14]。因此，肠道菌群对中药的代谢转化具有非常重要的影响，其作用与肝相似。例如，增强有效成分的吸收，提高生物利用度，进而提高药效，甚至对中药有毒成分具有减毒或增毒的作用。同时中药能够保护胃肠道黏膜的屏障功能，促进益生菌的繁殖，抑制有害菌的生长，对维持肠道微生态系统平衡起着关键作用，进而影响宿主的生理健康状况。

第一节 肠道菌群的分类

近几十年来，越来越多的学者采用不用的技术手段对不同国家、不同遗传背景及具不同生活习惯的人群的肠道菌群组成进行了分析。研究发现，尽管人体肠道菌群的组成复杂，肠道内细菌种类超过上千种，但其中有 30～40 种类的优势细菌占到了全部细菌数目的 99%[4]。目前为止，在生物分类门（phylum）水平上，人体肠道内已鉴定出的细菌共有 9 个门，包括厚壁菌门（Firmicutes）、拟杆菌门（Bacteroidetes）、变形菌门（Proteobacteria）、放线菌门（Actinobacteria）、梭杆菌门（Fusobacteria）、疣微球菌门（Verrucomicrobia）、蓝细菌门（Cyanobacteria）7 个主要门[3]，以及螺旋体门（Spirochaeates）和 VadinBE97 门[15]。肠道内 70%～75%的细菌属于厚壁菌门和拟杆菌门这两个最优势的门[3,16]；而变形菌门、放线菌门、梭杆菌门和疣微球菌门的数量及种类较为弱势[3]。

根据肠道菌群与宿主不同的关系，肠道菌群大致可以分为以下 3 类：①与宿主共生的生理性细菌，也称共生菌、有益菌，以专性厌氧菌为主，是肠道的优势菌群，占到总数的 99%，如双歧杆菌、乳杆菌和消化球菌等，具有参与宿主代谢和免疫调节的功能；②与宿主共栖的条件致病菌，也称中性菌，以兼性厌氧菌为主，是肠道的非优势菌群，如肠球菌和肠杆菌等，在肠道微生态平衡时是无害的，但在机体抵抗力低下、过度使用广谱抗生素等条件下，这些细菌就会大量繁殖，成为新的优势菌群，导致疾病发生；③病原菌，也称有害菌，大多为过路菌，数量少，在机体处于微生态平衡时很难在体内定值，但是一旦超过一定数量时则引起宿主发病，如变形杆菌、假单胞菌和金黄色葡萄球菌等[16,17]。

第二节　肠道菌群失调与疾病的关系

肠道菌群是肠道微生态系统的重要组成部分，人类在长期进化过程中与肠道菌群形成了互利共生的关系。一旦受到宿主自身及外界环境变化的影响，宿主与菌群之间的平衡状态就会被打破，导致肠道微生态系统失衡，机体的各方面功能出现紊乱，进而可能导致疾病。引起肠道菌群失调的因素多种多样，包括宿主基因型[18]、饮食[19]、年龄[20]、使用抗生素[21]、疾病状态及外来病菌等。近年来，越来越多的研究发现肠道菌群失调与很多疾病的发生和发展有着密切的关系，且发病部位不仅仅只限于肠道内部，甚至会波及全身（表 5-1，图 5-1）。目前在这方面取得了可喜的研究进展，但仍需进一步研究。

表 5-1　肠道菌群变化与相关疾病

人体系统	疾病	疾病相关菌群 a
消化系统疾病	牙周炎	牙龈卟啉单胞菌（*Porphyromonas gingivalis*）为主要致病菌[22]
	腹泻	埃希氏菌属/志贺氏菌属（*Escherichia/Shigella*）为主要致病菌[23]
	肠易激综合征	普氏菌属（*Prevotella*）、拟杆菌属（*Bacteroides*）丰度降低[24]
	炎症性肠病	罗斯氏菌属（*Roseburia*）、瘤胃菌科（Ruminococcaceae）丰度降低；肠杆菌科（Enterobacteriaceae）丰度增加[25]
	结直肠癌	脆弱拟杆菌（*Bacteroides fragilis*）为相关致病菌；链球菌属（*Streptococcus*）、消化链球菌属（*Peptostreptococcus*）丰度增加[26]
	肝硬化	韦荣氏球菌属（*Veillonella atypica*）、链球菌属（*Streptococus salivarius*）丰度增加[27]
	肝癌	肝螺杆菌（*Helicobacter hepaticus*）为相关致病菌[28]
代谢性疾病	肥胖	阴沟肠杆菌 B29（*Enterobacter cloacae* B29）为相关致病菌[29]
	Ⅱ型糖尿病	与 *Akkermansia muciniphila* 有关[30]
	非酒精性脂肪肝	与 *Lachnospiraceae bacterium* 609、*Barnesiella intestinihominis* 有关[31]
免疫系统疾病	风湿性关节炎	普氏菌（*Prevotella copri*）为相关致病菌[32]
呼吸系统疾病	哮喘	烟曲霉原变种（*Aspergillus fumigatus*）为主要致病菌[33]
循环系统疾病	动脉粥样硬化	*Collinsella* 丰度增加；真细菌属（*Eubacterium*）、罗斯氏菌属（*Roseburia*）丰度降低[34]
神经系统疾病	抑郁症	与梭菌（*spore-forming bacteria*）有关[35]
	自闭症	与脆弱拟杆菌（*Bacteroides fragilis*）有关[36]

注：a 丰度变化均是相对正常对照组而言

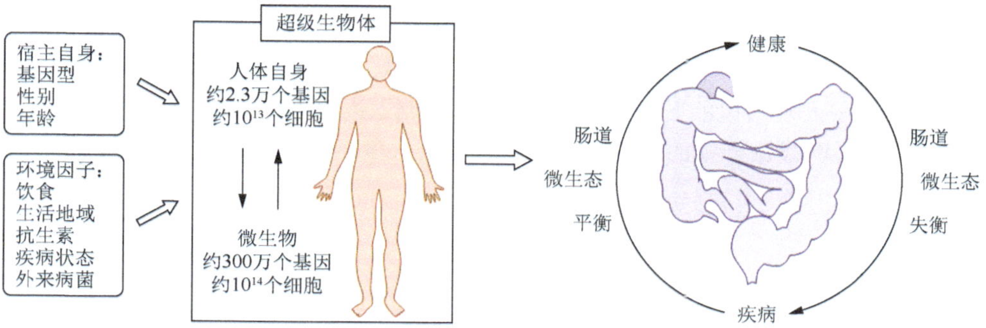

图 5-1 宿主、环境及肠道菌群相互作用影响人体健康及疾病（彩图请扫书后二维码）

第三节 肠道菌群对中药有效成分代谢的影响

中药的化学成分丰富，除含有黄酮类、萜类、蒽醌类、生物碱类、甾体类等具有直接治疗作用的有效成分外，还含有蛋白质、糖类、脂类、微量元素、维生素等多种营养成分，这使得中药尤其是复方中药具有多种营养和药理作用。中药一般以口服的形式进入体内，因而必然受到消化道内微生物群落及其产生的代谢酶的影响，进而发生一系列代谢或转化反应。反应的本质是由微生物产生的一种或几种特殊的胞内或胞外酶作为生物催化剂进行的酶促反应，其特点是具有专一性和选择性[37,38]。

肠道细菌在生长繁殖过程中能产生多种糖苷酶[39]、硝基还原酶[40]、偶氮还原酶[41]及各种碳水化合物酶[42]等酶类，这些酶类参与中药多种成分的降解，其代谢途径主要是以水解[43]为主，氧化[44]和还原[45]为辅。目前已经发现多种中药的有效成分被肠道菌群代谢转化后产生具有较强药理活性的代谢产物，尤其是由糖部分和非糖部分（苷元或配基）组成的苷类化合物。大量药代动力学研究证明，苷类化合物在肠道内难以吸收，生物利用度低，在肠内滞留时间较长而易受到肠道菌群的作用，在体内以原型直接发挥药效的可能性较小，需经肠道菌群酶解代谢后生成苷元而发挥其药理作用[46,47]。中药的有效成分被肠道菌群产生的特定代谢酶代谢转化后生成新的活性代谢产物，进而对机体产生不同的生物学效应。此外，从代谢的角度也证实了方剂配伍的合理性。

一、肠道菌群代谢中药有效成分，增强吸收，提高药效

大黄和番泻叶中都含有蒽酮苷类化合物番泻苷，而番泻苷本身无泻下作用，口服后在小肠中几乎不被吸收，真正发挥泻下作用的活性成分是番泻苷元，是由肠道内双歧杆菌分泌的β-D-葡萄糖苷酶水解番泻苷生成番泻苷元后经小肠吸收才发挥泻下作用的，而且代谢产物大黄酸蒽酮的致泻作用最强[48]（图 5-2）。同样含有蒽酮骨架的葡萄糖苷化合物芦荟大黄素苷其本身也没有泻下作用，研究发现人粪便中的细菌 *Eubacuteriuln* sp. BAR 可水解芦荟大黄素苷的 C—C 糖苷键，将其代谢为苷元芦荟大黄酸蒽酮，后者具有显著的泻下作用[49]。黄芩苷是黄芩的主要活性成分，大量研究证明其具有抗菌消炎、抗感染等药理作用。Trinh 等[50]研究发现黄芩苷经人肠道菌群代谢后产物主要为去糖基化的黄芩素和甲基化苷元木蝴蝶素 A，而且黄芩素和木蝴蝶素 A 通过抗组胺作用改善小鼠瘙痒反应的效果强于黄芩苷（图 5-3）。人参中的皂苷类成分是其主要的活性成分，主要

有抗炎、抗肿瘤、降血糖及降血脂等多种药理作用。研究表明人参皂苷类在体内难以吸收，在肝内基本不代谢，主要在肠道中降解。王毅等[51]通过离体和整体实验研究发现，人参皂苷 Rg1 在人及大鼠的肠内细菌作用下均可被代谢，但沿不同的代谢途径进行代谢，在血液中也主要以代谢产物的形式存在，这可能是人参皂苷在体内发挥药效的真正生物活性成分（图 5-4）。

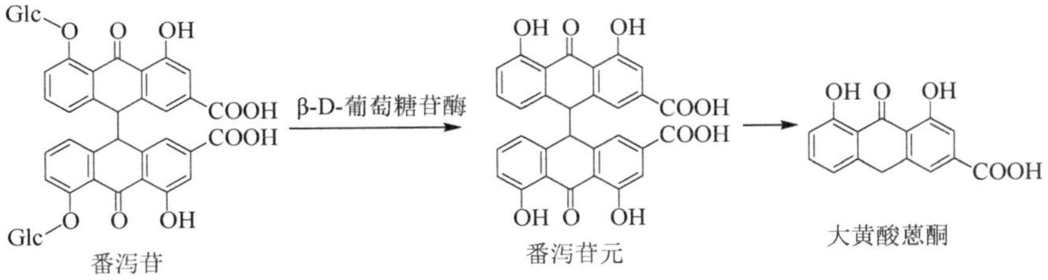

图 5-2　肠道菌群对番泻苷的代谢途径

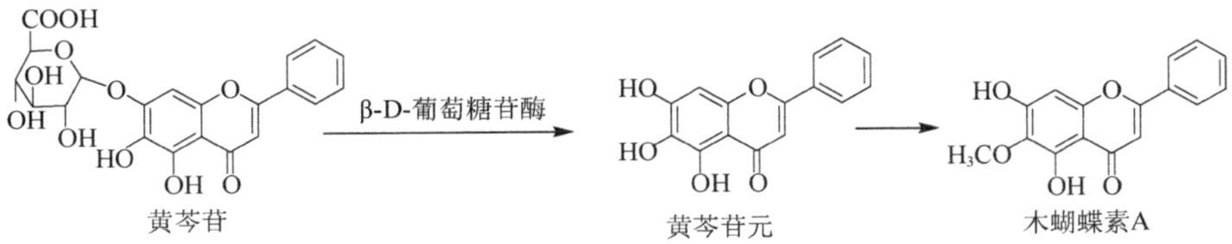

图 5-3　肠道菌群对黄芩苷的代谢途径

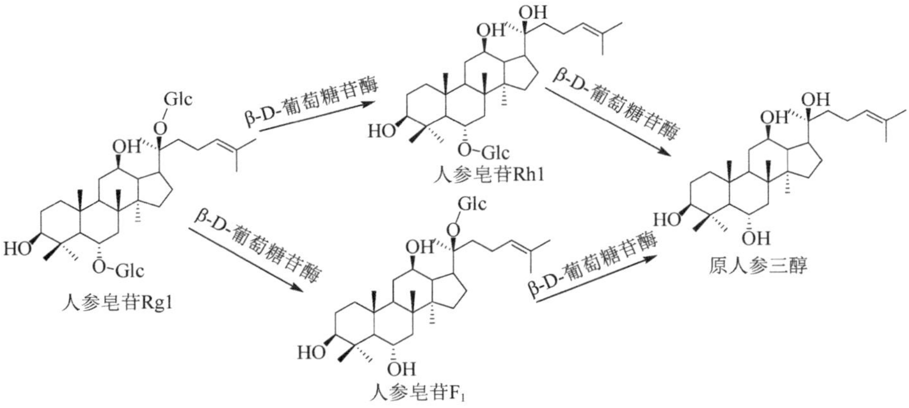

图 5-4　肠道菌群对人参皂苷 Rg1 的代谢途径

二、肠道菌群对中药成分的减毒或增毒作用

肠道菌群除了能够生物转化中药的有效成分，将其代谢为新的生物活性代谢产物外，还能对中药有毒成分产生减毒或增毒的作用。

乌头碱是川乌、草乌、附子等药用植物的主要有毒成分，具有消炎、止痛及抗肿瘤的药理作用，然而对中枢神经及心血管系统有明显的毒性作用[52]。赵宇峰等[53]首次利用软电离串联质谱技术研究了乌头碱在人肠内细菌中的生物转化规律。研究表明，乌头碱在肠内细菌的代谢作用下脱酰基、脱甲基、脱羟基及发生酯化反应产生新的单酯型、双酯型和脂类生物碱等多种毒性较弱的代谢产物（图 5-5），而且脂类生物碱具有乌头碱同样的药理活性但其毒性明显低于乌头碱[54]。

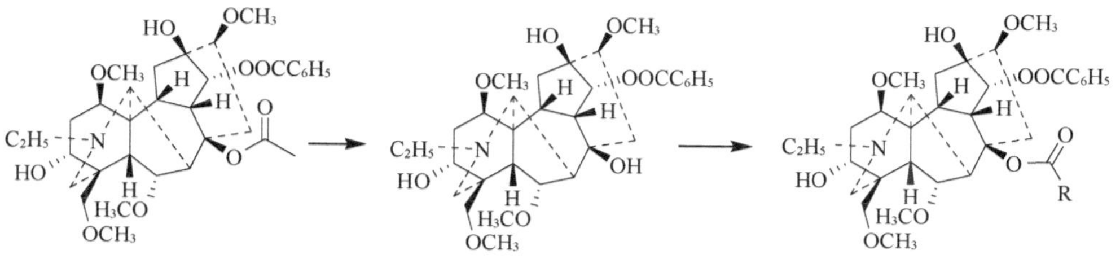

乌头碱　　苯甲酰乌头碱　　脂类生物碱

R=C_2H_5, C_3H_7, C_5H_{11}, C_6H_{13}, C_7H_{11}, C_7H_{15} $C_{10}H_{11}$, $C_{11}H_{15}$, $C_{12}H_{25}$, $C_{13}H_{27}$, $C_{16}H_{21}$, $C_{17}H_{35}$

图 5-5　肠道菌群对乌头碱的代谢途径

肠道菌群代谢中药某些成分甚至能够增加其毒性，一个典型的例子就是苦杏仁苷。苦杏仁苷是传统中药苦杏仁的有效成分，现已广泛用于治疗哮喘、支气管炎、肺气肿、便秘等疾病，也作为辅助性抗癌药物应用[55,56]。然而，近年来不少有关苦杏仁苷中毒的病例被报道[57]。动物实验表明，与正常口服灌胃组比较，静脉注射组及经抗生素处理的灌胃组动物无显著毒性反应，而且血浆中氰化物的浓度也均低于正常口服灌胃组[58]。此外，苦杏仁苷注射给药后在大鼠体内主要以原型分布和排泄，而灌胃给药后以代谢产物野樱苷的形式分布，后者进一步脱糖基转化为苯乙腈，苯乙腈分解生成苯甲醛及有毒物质氢氰酸（HCN），引起毒性反应[59,60]（图 5-6）。以上均说明肠道菌群是导致苦杏仁苷产生毒性的关键因素。

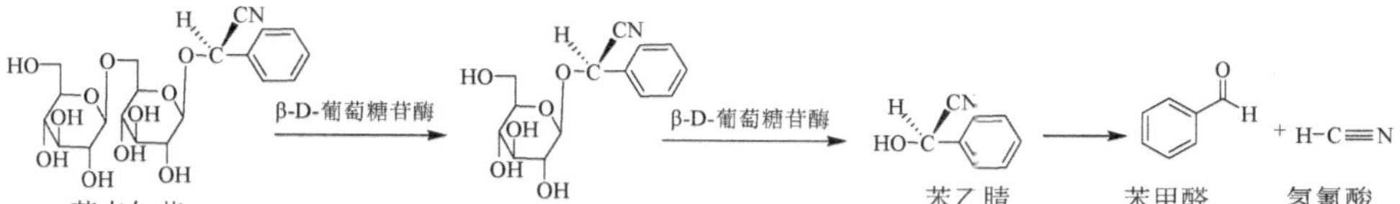

苦杏仁苷　　野樱苷　　苯乙腈　　苯甲醛　　氢氰酸

图 5-6　肠道菌群对苦杏仁苷的代谢途径

三、证实方剂配伍的合理性

方剂配伍用药是中医药的传统特色，体现了中医学的整体观念和辨证论治的思想。大量研究表明，中药经合理配伍后，无论从成分，还是药效上来看，与单味药相比大有不同，且并非是各个单味药的简单叠加[61]。从代谢的角度分析，中药方剂在肠道菌群的作用下，其各味药发生了不同的生物转化过程。

中药延胡索的有效成分四氢帕马丁具有显著的镇痛功效。在临床上常与其他药物配伍治疗各种疼痛，如配伍白芷组成的元胡止痛方是治疗胃痛、头痛、痛经等的要药[62]。梁新丽等[63]探讨了大鼠肠道菌群对延胡索总碱中四氢帕马丁的代谢情况及白芷香豆素和白芷挥发油两种提取物与延胡索总碱配伍对四氢帕马丁在大鼠体内代谢的影响，结果表明，在离体条件下，四氢帕马丁易被大鼠肠道菌群降解，随着孵化时间的延长，孵育液中四氢帕马丁含量降低。配伍白芷挥发油及总香豆素后的代谢特征与延胡索总碱相似，但单独配伍白芷香豆素明显延缓了四氢帕马丁的代谢，这从肠道菌群代谢的角度证实了元胡白芷配伍的合理性。

由黄连、吴茱萸、土炒白芍组成的戊己丸是治疗肠易激综合征、消化道溃疡等肠道疾病的常用方剂。门薇等[64]研究了戊己丸配伍方中的小檗碱、巴马汀在人源肠道菌群中的代谢，结果表明，在黄连提取物中，小檗碱的代谢速度与剂量呈正相关，巴马汀的代谢速度与剂量呈负相关。方剂配伍加速了低剂量小檗碱的代谢速度，与吴茱萸和土炒白芍剂量呈正相关；减慢了高剂量小檗碱的代谢，代谢速度与吴茱萸剂量呈负相关。方剂配伍加速了高剂量巴马汀的代谢，减慢了低剂量巴马汀的代谢，并且代谢速度与吴茱萸和土炒白芍的剂量呈负相关。即从肠道菌群代谢的角度阐述了戊己丸方剂配伍的作用。

第四节　中药调节肠道菌群

正常情况下，动物的消化道内有益菌和条件致病菌同时并存，组成特定的微生物群落。当机体处于病原菌感染或其他疾病发生的条件下，生物体的微生态平衡由生理性组合变为病理性组合。与此同时，肠道菌群失调反过来影响机体对营养物质的吸收、削弱肠道的屏障功能、降低机体免疫力，从而进一步加重疾病，如此形成一种恶性循环[65]。人们日益认识到治疗疾病过程中维持机体肠道微生态平衡的重要性并开始将目光转向中药。中药经口服进入消化道后，首先与胃肠道的常在菌群接触，并影响菌群状态，从而影响宿主的健康状况。开展传统中药通过调节肠道生态系统来治疗肠道紊乱相关疾病方面的研究已有多年[66]。大量研究表明，中药对肠道微生态系统的平衡有很好的保护作用，能直接或间接地调节肠道菌群失调。

一、调节肠道内菌群组成

中药直接调节肠道菌群组成的相关研究已有很多报道，既有以单味中药或单一提取成分对肠道菌群进行调整的，又有以中药方剂形式发挥作用的。

（1）单味中药或单一提取成分对肠道菌群组成的影响

Chang 等[67]研究向高脂肪饮食饲养小鼠的食物中添加灵芝提取物的效应，发现灵芝提取物不仅可以降低由高脂肪饮食诱导的硬壁菌门/拟杆菌门比例升高及产内毒素的蛋白菌水平，而且能保持肠屏障的完整性并减少内毒素血症发生；同时观察到，将处理过的小鼠粪便移植给其他肥胖的小鼠，会重现由灵芝提取物所造成的有益代谢效应。Guo 等[68]研究发现红参和薏苡仁的提取物在体外均能促进乳杆菌、双歧杆菌等益生菌的生长，抑制大肠杆菌、葡萄球菌及沙门菌等病原菌的生长；同时应用三硝基苯磺酸诱导的溃疡性结肠炎模型评价药效，结果表明红参和薏苡仁的提取物均能改善肠道菌群失调和结肠炎症状，且红参提取物的效果更好。中药普遍含有糖类成分，这类成分可以促进肠道有益菌的生长而抑制有害菌的繁殖。Veereman[69]在研究中发现，菊糖和低聚果糖按一定比例一起加入婴儿营养配方中可显著调整机体肠道微生物组成，降低肠通透性，改善大便稠度；幼儿食用含低聚果糖的断奶食品其肠道内双歧杆菌和乳酸杆菌的数量增加，而梭状芽孢杆菌的数量降低。王令仪等[70]在麦冬多糖 MDG-1 对自发性肥胖型Ⅱ型糖尿病

KKay 小鼠肠道菌群影响的研究中证实，高剂量麦冬多糖 MDG-1 能够显著降低糖尿病小鼠肠道内大肠杆菌和链球菌数量，同时促进双歧杆菌和乳酸菌增殖。

（2）中药方剂对肠道菌群组成的影响

陈琛等在用党参、茯苓、白术、白芍和陈皮五味中药制成的复方合剂对小鼠肠道菌群进行调节的研究中发现，与灌服前比较，肠道内益生菌乳酸杆菌、双歧杆菌数量明显增加，而肠球菌数量明显减少[71]。冯兴忠等[72]应用盐酸林可霉素造成小鼠肠道菌群紊乱，发现小鼠肠道内益生菌乳酸杆菌、双歧杆菌的菌值有所下降，经灌服加味补中益气汤进行治疗后，上述细菌菌值均有所恢复，说明加味补中益气汤具有调节小鼠肠道益生菌的作用，可使小鼠肠道益生菌数量有所增加。罗海华等[73]利用抗生素引起菌群失调的小鼠模型和不同剂量的黄连解毒汤灌胃小鼠模型来评价黄连解毒汤对小鼠肠道菌群的影响情况，结果表明，黄连解毒汤低剂量组无菌群失调现象，但在高剂量长期应用时有类似滥用抗生素的破坏作用，使肠道内益生菌乳酸杆菌、双歧杆菌等数量减少。脾虚腹泻造成肠道菌群的结构发生改变，而中药方剂四君子汤可以治疗大鼠脾虚腹泻，不仅可以增加肠道菌群益生菌的比例，而且能够增加肠道菌群的多样性[74]。

二、保护肠道黏膜屏障功能，防止肠菌移位

中药除了能影响肠道菌的组成和数量外，还能间接通过保护肠黏膜屏障影响菌群的定位。肠黏膜屏障功能是肠道的一个重要特征，也是人体防御外源性物质最重要的环节。肠黏膜屏障主要由 4 部分组成，包括完整的肠上皮细胞、细胞间紧密连接与菌膜构成的机械屏障，肠相关淋巴组织及其免疫活性产物构成的免疫屏障，胃肠道分泌的胃酸、黏液、消化酶等化学物质构成的化学屏障和肠道正常菌群构成的生物屏障[75]。正常肠黏膜屏障能够有效地防止肠内细菌及内毒素穿过肠道黏膜，避免了肠源性感染，甚至是全身炎症反应综合征及多器官系统功能衰竭的发生。目前已经发现多种单味中药、中药方剂及中药制剂对肠黏膜屏障具有明显的保护作用。

（1）单味中药

张英谦等[76]研究了大黄对脓毒症幼猪肠道屏障的保护作用，发现大黄治疗组肠上皮细胞凋亡明显降低，紧密连接蛋白质 ZO-1、Occludin mRNA 的表达较模型组明显增强，电镜显示紧密连接相对完整，且肿瘤坏死因子-α（TNF-α）mRNA 表达减弱，白介素-10（IL-10）mRNA 表达增强，丙二醛含量降低，超氧化物歧化酶活性增加，这说明大黄通过抗炎、抗氧化损伤作用减轻肠道上皮细胞凋亡，增加紧密连接蛋白质表达，从而发挥保护脓毒症幼猪肠黏膜屏障的作用。广藿香富含挥发油成分，谢肄聪和唐方[77]利用肢体缺血-再灌注小鼠模型研究发现广藿香挥发油对缺血-再灌注大鼠的肠屏障功能具保护作用，其保护机制可能与显著提高肠黏液分泌量、显著减少肥大细胞数目并降低血浆中二胺氧化酶活性、减轻肠黏膜上皮结构的损伤有关。

（2）中药方剂

卢璐和谢建群[78]探讨了复方中药清肠栓对三硝基苯磺酸诱导的溃疡性结肠炎大鼠

的结肠黏膜通透性的影响，采用异硫氰酸荧光素-右旋糖4000作为标志物，通过在体与离体实验相结合的方法测定大鼠结肠黏膜通透性，证明清肠栓能有效抑制结肠炎大鼠结肠黏膜通透性的升高，改善肠黏膜屏障功能，促进溃疡愈合。中药枳术汤加味一方面能促进肠道的蠕动，维持正常的肠道运动功能，有利于肠道内细菌及内毒素的排泄，减少毒素的吸收；另一方面能抑制肠道细菌移位，降低肠黏膜的通透性，对肠黏膜屏障有较好的保护作用[79]。

（3）中药制剂

中药制剂参附注射液能抑制肠组织中核转录因子-κB（NF-κB）的表达，减少肿瘤坏死因子-α（TNF-α）、细胞间黏附分子-1（ICAM-1）及诱生型一氧化氮合酶（iNOS）的生成，从而对急性坏死性胰腺炎大鼠的肠黏膜屏障起保护作用[80]。赵光等[81]采用胆胰管逆行注射 3.5%牛磺胆酸钠建立重症急性胰腺炎动物模型，研究发现清胰颗粒能够减轻重症急性胰腺炎大鼠胰腺损伤，降低肠黏膜通透性，对重症急性胰腺炎大鼠的肠黏膜屏障具有保护作用。

肠道共生微生物与宿主共同进化，且与宿主之间不断地进行物质交换和信息交流，二者形成了一个相互依赖且相互制约的肠道微生态系统。随着微生态学和现代中医药学的发展，人们逐渐认识到肠道菌群与宿主健康和疾病有着密切的关系。一旦肠道微生态系统的动态平衡被打破，肠道菌群就会失调，引起肠内外各种疾病。中药作为我国的传统医药，具有不良反应小，不易在机体内残留，长期使用不产生抗药性和耐药性等优点，已逐渐为世界所接受。中医药理论强调从整体水平上认识人体，并在整体观的指导下对疾病进行辨证论治，从而实现对疾病的预防和治疗；而肠道菌群是人体这一“超级生物体”中最大的微生态系统，与中医药之间必然存在着某种联系。因此，有学者提出肠道菌群可能是中药治疗疾病的潜在靶点。

近年来，各种“组学”技术，如转录组学、蛋白质组学、代谢组学及宏基因组学的迅速发展为中药有效成分与肠道菌群的相互作用研究提供了极大的便利。自然界中 99%的细菌是无法通过体外培养的，而宏基因组测序手段不仅可以获得菌群的组成及功能基因信息，还可以鉴定与疾病相关的特定细菌菌群[82]。与代谢组学技术结合有助于发现肠道菌群与中药代谢的密切关系，寻找潜在的代谢标志物，鉴定中药代谢过程中的关键功能菌，从而理解中药多成分、多靶点、多层次的作用机制。然而宏基因组分析并不能区分表达基因与非表达基因，因此转录组学及蛋白质组学的应用显得尤为必要。最终，多组学的关联分析将有助于进一步阐明中药发挥药效的作用物质基础及肠道菌群介导的中药作用分子机制（图 5-7）。

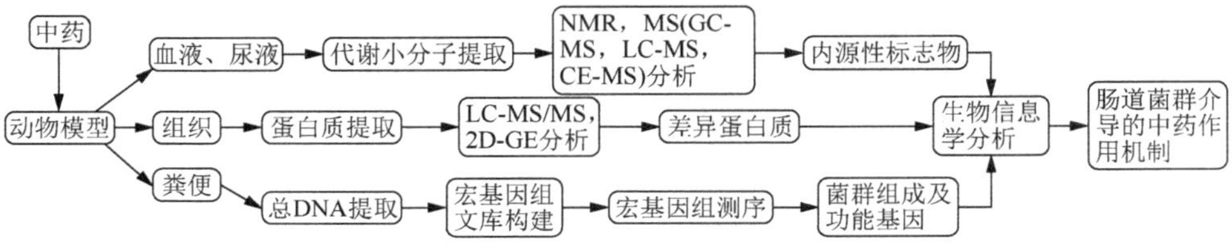

图 5-7　基于多组学技术研究中药作用机制的策略

总之，肠道菌群作为人体不可缺少的微生物，影响甚至决定中药有效成分的药效和毒性；同时，中药通过调节肠道微生态系统平衡发挥药效作用。深入研究中药与肠道菌群的相互作用将有利于了解口服中药在生物体内的代谢和吸收过程、毒性作用及残留，弄清药物的作用物质基础及作用机制，丰富中医药理论，开发以肠道菌群为靶点的个性化中药制剂并指导临床合理用药，为中药现代化研究及中药新药的开发提供新的研究思路和方法。

参考文献

[1] Kamada N, Seo SU, Chen GY, et al. Role of the gut microbiota in immunity and inflammatory disease. Nat Rev Immunol, 2013, 13: 321-335.

[2] Nicholson JK, Holmes E, Wilson ID. Gut microorganisms, mammalian metabolism and personalized health care. Nat Rev Microbiol, 2005, 3: 431-438.

[3] Eckburg PB, Bik EM, Bernstein CN, et al. Diversity of the human intestinal microbial flora. Science, 2005, 308: 1635-1638.

[4] Guarner F, Malagelada JR. Gut flora in health and disease. Lancet, 2003, 361: 512-519.

[5] Rabiu BA, Gibson GR. Carbohydrates: a limit on bacterial diversity within the colon. Biol Rev, 2002, 77: 443-453.

[6] O'Hara AM, Shanahan F. The gut flora as a forgotten organ. EMBO Rep, 2006, 7: 688-693.

[7] Yang X, Xie L, Li Y, et al. More than 9,000,000 unique genes in human gut bacterial community: estimating gene numbers inside a human body. PLoS One, 2009, 4: e6074.

[8] Qin J, Li R, Raes J, et al. A human gut microbial gene catalogue established by metagenomic sequencing. Nature, 2010, 464: 59-65.

[9] Gill SR, Pop M, DeBoy RT, et al. Metagenomic analysis of the human distal gut microbiome. Science, 2006, 312: 1355-1359.

[10] Lederberg J. Infectious history. Science, 2000, 288: 287-293.

[11] Zhao L. Genomics: the tale of our other genome. Nature, 2010, 465: 879-880.

[12] Jia W, Li H, Zhao L, et al. Gut microbiota: a potential new territory for drug targeting. Nat Rev Drug Discov, 2008, 7: 123-129.

[13] Park EK, Shin J, Bae EA, et al. Intestinal bacteria activate estrogenic effect of main constituents puerarin and daidzin of *Pueraria thunbergiana*. Biol Pharm Bull, 2006, 29: 2432-2435.

[14] Sousa T, Paterson R, Moore V, et al. The gastrointestinal microbiota as a site for the biotransformation of drugs. Int J Pharm, 2008, 363: 1-25.

[15] Bäckhed F, Ley RE, Sonnenburg JL, et al. Host-bacterial mutualism in the human intestine. Science, 2005, 307: 1915-1920.

[16] Diamant M, BlaakEE, de Vos WM. Do nutrient-gut-microbiota interactions play a role in human obesity, insulin resistance and type 2 diabetes? Obes Rev, 2011, 12: 272-281.

[17] Bäckhed F, Manchester JK, Semenkovich CF, et al. Mechanisms underlying the resistance to diet-induced obesity in germ-free mice. PNAS, 2007, 104: 979-984.

[18] Zoetendal EG, Akkermans ADL, Vliet WMA, et al. The host genotype affects the bacterial community in the human gastrointestinal tract. Microb Ecol Health Dis, 2001, 13: 129-134.

[19] De Filippo C, Cavalieri D, Di Paola M, et al. Impact of diet in shaping gut microbiota revealed by a comparative study in children from Europe and rural Africa. PNAS, 2010, 107: 14691-14696.

[20] Mueller S, Saunier K, Hanisch C, et al. Differences in fecal microbiota in different European study populations in relation to age, gender, and country: a cross-sectional study. Appl Environ Microbiol, 2006, 72: 1027-1033.

[21] Jernberg C, Löfmark S, Edlund C, et al. Long-term ecological impacts of antibiotic administration on the human intestinal microbiota. ISME J, 2007, 1: 56-66.

[22] Hajishengallis G, Darveau RP, Curtis MA. The keystone-pathogen hypothesis. Nat Rev Microbiol, 2012, 10: 717-725.

[23] Pop M, Walker AW, Paulson J, et al. Diarrhea in young children from low-income countries leads to large-scale alterations in intestinal microbiota composition. Genome Biol, 2014, 15: R76.

[24] DuPont AW, DuPont HL. The intestinal microbiota and chronic disorders of the gut. Nat Rev Gastroenterol Hepatol, 2011, 8: 523-531.

[25] Morgan XC, Tickle TL, Sokol H, et al. Dysfunction of the intestinal microbiome in inflammatory bowel disease and treatment. Genome Biol, 2012, 13: R79.

[26] Wang T, Cai G, Qiu Y, et al. Structural segregation of gut microbiota between colorectal cancer patients and healthy volunteers. ISME J, 2012, 6: 320-329.

[27] Qin N, Yang F, Li A, et al. Alterations of the human gut microbiome in liver cirrhosis. Nature, 2014, 513:59-64.

[28] Fox JG, Feng Y, Theve EJ, et al. Gut microbes define liver cancer risk in mice exposed to chemical and viral transgenic hepatocarcinogenes. Gut, 2010, 59: 88-97.

[29] Fei N, Zhao L. An opportunistic pathogen isolated from the gut of an obese human causes obesity in germfree mice. ISME J, 2013, 7: 880-884.

[30] Everard A, Belzer C, Geurts L, et al. Cross-talk between *Akkermansia muciniphila* and intestinal epithelium controls diet-induced obesity. PNAS, 2013, 110: 9066-9071.

[31] Le Roy T, Llopis M, Lepage P, et al. Intestinal microbiota determines development of non-alcoholic fatty liver disease in mice. Gut, 2013, 62: 1787-1794.

[32] Scher JU, Abramson SB. The microbiome and rheumatoid arthritis. Nat Rev Rheumatol, 2011, 7: 569-578.

[33] Edwards MR, Bartlett NW, Hussell T, et al. The microbiology of asthma. Nat Rev Microbiol, 2012, 10: 459-471.

[34] Karlsson FH, Fåk F, Nookaew I, et al. Symptomatic atherosclerosis is associated with an altered gut metagenome. Nat Commun, 2012, 3: 1245.

[35] Yano JM, Yu K, Donaldson GP, et al. Indigenous bacteria from the gut microbiota regulate host serotonin biosynthesis. Cell, 2015, 161: 264-276.

[36] Hsiao EY, McBride SW, Hsien S, et al. Microbiota modulate behavioral and physiological abnormalities associated with neurodevelopmental disorders. Cell, 2013, 155: 1451-1463.

[37] Jin JS, Zhao YF, Nakamura N, et al. Enantioselective dehydroxylation of enterodiol and enterolactone precursors by human intestinal bacteria. Biol Pharm Bull, 2007, 30: 2113-2119.

[38] Jin JS, Hattori M. Human intestinal bacterium, strain END-2 is responsible for demethylation as well as lactonization during plant lignan metabolism. Biol Pharm Bull, 2010, 33: 1443-1447.

[39] Miwa M, Horimoto T, Kiyohara M, et al. Cooperation of β-galactosidase and β-*N*-acetylhexosaminidase from bifidobacteria in assimilation of human milk oligosaccharides with type 2 structure. Glycobiology, 2010, 20: 1402-1409.

[40] de Oliveira IM, Henriques JAP, Bonatto D. In silico identification of a new group of specific bacterial and fungal nitroreductases-like proteins. Biochem Biophys Res Commun, 2007, 355: 919-925.

[41] Chen H, Wang RF, Cerniglia CE. Molecular cloning, overexpression, purification, and characterization of an aerobic FMN-dependent azoreductase from *Enterococcus faecalis*. Protein Expression Purif, 2004, 34: 302-310.

[42] Turnbaugh PJ, Quince C, Faith JJ, et al. Organismal, genetic, and transcriptional variation in the deeply sequenced gut microbiomes of identical twins. PNAS, 2010, 107: 7503-7508.

[43] Kim YS, Kim JJ, Ch KH, et al. Biotransformation of ginsenoside Rb1, crocin, amygdalin, geniposide, puerarin, ginsenoside Re, hesperidin, poncirin, glycyrrhizin, and baicalin by human fecal microflora and its relation to cytotoxicity against tumor cells. J Microbiol Biotechnol, 2008, 18: 1109-1114.

[44] Wang LQ, Meselhy MR, Li Y, et al. The heterocyclic ring fission and dehydroxylation of catechins and related compounds by *Eubacterium* sp. strain SDG-2, a human intestinal bacterium. Chem Pharm Bull, 2001, 49: 1640-1643.

[45] Jin JS, Nishihata T, Kakiuchi N, et al. Biotransformation of C-glucosylisoflavone puerarin to estrogenic (3S)-equol in co-culture of two human intestinal bacteria. Biol Pharm Bull, 2008, 31: 1621-1625.

[46] Kanaze F, Bounartzi M, Georgarakis M, et al. Pharmacokinetics of the citrus flavanone aglycones hesperetin and naringenin after single oral administration in human subjects. Eur J Clin Nutr, 2007, 61: 472-477.

[47] Liu ZQ, Jiang ZH, Liu L, et al. Mechanisms responsible for poor oral bioavailability of paeoniflorin: role of intestinal disposition and interactions with sinomenine. Pharm Res, 2006, 23: 2768-2780.

[48] Matsumoto M, Ishige A, Yazawa Y, et al. Promotion of intestinal peristalsis by *Bifidobacterium* spp. capable of hydrolysing sennosides in mice. PLoS One, 2012, 7: e31700.

[49] Akao T, Che Q, Kobshi K, et al. A purgative action of barbaloin is induced by *Eubacterium* sp. strain BAR, a human intestinal anaerobe, capable of transforming barbaloin to aloe-emodin anthrone. Biol Pharm Bull, 1996, 19: 136-138.

[50] Trinh HT, Joh EH, Kwak HY, et al. Anti-pruritic effect of baicalin and its metabolites, baicalein and oroxylin A, in mice. Acta Pharmacol Sin, 2010, 31: 718-724.

[51] 王毅，刘铁汉，王巍，等. 肠内菌群对人参皂苷 Rg1 的代谢转化作用的研究. 中国中药杂志, 2001, 26: 188-190.

[52] 吴克红，唐力英，王祝举，等. 附子的化学和生物活性研究进展. 中国实验方剂学杂志, 2014, 20: 212-220.

[53] 赵宇峰，宋凤瑞，国新华，等. 利用软电离质谱技术研究乌头碱在肠内细菌中的生物转化. 高等学校化学学报, 2008, 29: 55-59.

[54] Kawata Y, Ma CM, Meselhy MR, et al. Conversion of aconitine lappaconitine by human intestinal bacteria and their antinociceptive effects in mice. J Trad Med, 1999, 16: 15-23.

[55] Chang HK, Yang HY, Lee TH, et al. Armeniacae semen extract suppresses lipopolysaccharide-induced expressions of cyclooxygenase-2 and inducible nitric oxide synthase in mouse BV2 microglial cells. Biol Pharm Bull, 2005, 28: 449-454.

[56] 吕建珍，邓家刚. 苦杏仁苷的药理作用研究进展. 现代药物与临床, 2012, 27: 530-535.

[57] Akyildiz BN, Kurtoğlu S, Kondolot M, et al. Cyanide poisoning caused by ingestion of apricot seeds. Ann Trop Paediatr, 2010, 30: 39-43.

[58] Carter JH, McLafferty MA, Goldman P. Role of the gastrointestinal microflora in amygdalin (laetrile)-induced cyanide toxicity. Biochem Pharmacol, 1980, 29: 301-304.

[59] 房敏峰，付志玲，王启林，等. 霜制对苦杏仁中苦杏仁苷在大鼠体内代谢及组织分布的影响. 中国实验方剂学杂志, 2011, 17: 132-137.

[60] 付志玲, 郑晓晖, 房敏峰. 霜制对苦杏仁中苦杏仁苷在大鼠尿液中的代谢与排泄影响. 中成药, 2011, 33: 1202-1205.
[61] 门薇, 陈颖, 李玉洁, 等. 肠道菌群对中药有效成分的生物转化研究进展. 中国实验方剂学杂志, 2015, 21: 229-234.
[62] 朱央央, 余伯阳. 元胡止痛方配伍的化学和药效学比较研究. 中国药科大学学报, 2003, 34: 461-464.
[63] 梁新丽, 祝婧云, 廖正根, 等. 肠道菌群法研究延胡索、白芷配伍对延胡索乙素代谢的影响. 中国实验方剂学杂志, 2010, 16: 92-94.
[64] 门薇, 陈颖, 杨庆, 等. 不同配伍戊己丸的黄连生物碱在人源肠道菌群中的代谢研究. 中国中药杂志, 2013, 38: 417-421.
[65] 敖梅英, 汪孟娟, 姜淑英, 等. 传统中草药对肠道益生微生物的作用研究进展. 中国微生态学杂志, 2011, 23: 475-478.
[66] 李果, 肖小河, 金城, 等. 中药复方与肠道微生态调节. 中国中西医结合杂志, 2007, 27: 466-469.
[67] Chang CJ, Lin CS, Lu CC, et al. Ganoderma lucidum reduces obesity in mice by modulating the composition of the gut microbiota. Nat Commun, 2015, 6: 7489.
[68] Guo M, Ding S, Zhao C, et al. Red Ginseng and Semen Coicis can improve the structure of gut microbiota and relieve the symptoms of ulcerative colitis. J Ethnopharmacol, 2015, 162: 7-13.
[69] Veereman G. Pediatric applications of inulin and oligofructose. J Nutr, 2007, 137: 2585S-2589S.
[70] Wang L, Wang S, Wang Y, et al. Effect of MDG-1 on oral glucose tolerance and intestinal microecological balance in diabetic mice. World Chin J Digestol, 2011, 19: 2058-2062.
[71] 陈琛, 江振友, 宋克玉, 等. 中草药对小鼠肠道菌群影响的实验研究. 中国微生态学杂志, 2011, 23: 15-17.
[72] 冯兴忠, 张娅南, 姜欣, 等. 加味补中益气汤促进肠道益生菌生长的实验研究. 中国微生态学杂志, 2008, 20: 159-160.
[73] 罗海华, 董姝, 张晟, 等. 黄连解毒汤对小鼠肠道菌群的影响. 热带医学杂志, 2009, 9: 369-371.
[74] 孟良艳, 陈秀琴, 石达友, 等. 四君子汤对脾虚大鼠肠道菌群多样性的影响. 畜牧兽医学报, 2013, 44: 2029-2035.
[75] 胡义扬, 彭景华, 冯琴. 中医药治疗酒精性和非酒精性脂肪肝的重要靶位——肠道. 中国中西医结合杂志, 2011, 31: 1269-1272.
[76] 张英谦, 刘建华, 李佃贵, 等. 大黄对脓毒症幼猪肠屏障保护作用及机制研究. 中华中医药杂志, 2008, 22: 843-847.
[77] 谢肄聪, 唐方. 广藿香挥发油对肠屏障功能的保护作用. 中草药, 2009, 40(6): 942-944.
[78] 卢璐, 谢建群. 中药清肠栓对溃疡性结肠炎大鼠结肠通透性的影响. 中国中西医结合杂志, 2010, 30(10): 1087-1090.
[79] 张家衡, 陈奇, 罗东, 等. 中药枳术汤加味对大鼠肠黏膜屏障通透性的影响. 中国中西医结合消化杂志, 2009, 17(4): 227-229.
[80] 胡占良, 吕志武, 张新宇, 等. 参附注射液对急性坏死性胰腺炎大鼠肠黏膜屏障保护作用的研究. 中华胰腺病杂志, 2008, 8: 24-27.
[81] 赵光, 张淑坤, 崔乃强, 等. 清胰颗粒对重症急性胰腺炎大鼠肠黏膜屏障的保护作用. 中国中西医结合外科杂志, 2010, 16: 323-326.
[82] Hess M, Sczyrba A, Egan R, et al. Metagenomic discovery of biomass-degrading genes and genomes from cow rumen. Science, 2011, 331: 463-467.

第六章 联通图谱的建立及其在中药方剂研究中的应用

1995 年世界上首块 DNA 芯片由美国斯坦福大学 Browr 等[1]制作出来，随着科学的发展，DNA 芯片的概念得到了新的延伸，以 DNA 芯片为代表的生物芯片概念应运而生。其中基因表达谱芯片是起步最早、应用最广的一种生物芯片，早在 1991 年，Affymetrix 公司就生产出了世界上第一块核苷酸基因芯片，这为基因表达的检测提供了可靠的技术手段[2]。基因表达谱芯片是以 cDNA 或寡核苷酸片段作为探针，与带有荧光分析标记的 mRNA 进行杂交，基因表达的情况可以通过荧光的强度进行判断。由于基因表达谱芯片技术能够检测到化合物处理后样品全基因组表达变化的情况，目前该技术已成功运用到许多研究领域并取得显著的成果，如化学生物学的研究[3-5]、临床医学的研究[6-8]、中药及中药方剂的研究[9-12]等领域。

在利用基因表达谱阐明药物的作用机制及途径方面已有深入的研究。Hughes 等[13]采用小分子刺激酵母细胞及 300 个不同突变型酵母细胞建立了相应的基因表达谱库，并通过转录组表型的变化预测小分子的功能。基于先前的研究工作，2006 年由美国麻省理工学院 Lamb 等[14]建立了一个基因表达谱数据库“联通图谱”（connectivity map，CMAP）。CMAP 是利用小分子药物处理人类细胞后基因表达的差异而建立的一个基于小分子药物、基因表现与疾病相互关联的生物应用数据库。CMAP 的出现，将转录组及基因表达谱作为一种通用的“语言”，把生物、化学、临床疾病紧密连接在一起，不受实验环境等因素的影响，构建了疾病—基因—药物三者的关联性。这一突破性工作给科学研究人员带来了极大的方便，研究人员所研究的某个化学药物或某种疾病，都可以将它们所表现的特征在 CMAP 数据库中进行比对，并且帮助研究人员快速利用表达谱数据比对出与疾病关联性高的药物、归纳药物分子可能的作用机制，这为以后的药物研发提供了一个新的可靠途径。

中药及中药方剂具有上千年的临床用药实践和数十年的现代化研究基础，是新药发现和创制的重要源泉，但其化学成分的复杂性、作用途径的多样性及与复杂生物机体间的相互作用成为中药方剂研究的难题。随着中药及中药方剂在国际上越来越受关注，其研究也越来越深入，中药及中药方剂的研究方法也出现多样化，如系统生物学、网络生物学和网络药理学等[15]。由于中药及中药方剂具有多成分、多途径和多靶点复杂作用的特点，其在分子水平、细胞水平及基因水平上很难进行深入系统的研究。自从基因芯片技术出现，研究人员可以在基因表达的水平上对中药及中药方剂进行研究，后来 Lamb 等在基因芯片技术的基础上建立了 CMAP 数据库。CMAP 数据库的建立及其在中药及中药方剂领域的实际应用，给科学研究者带来了新的视角，为中药方剂作用机制的研究和中药小分子作用机制的研究及中药新药的发现提供了新的系统性研究方法。

第一节　联通图谱的建立

2006 年由美国麻省理工学院（MIT）Lamb 等[14]建立了 CMAP 数据库，并将其成果发表于 *Science* 杂志上。最初建立的数据库，选用了 164 个具有生物活性差异且已被 FDA 认可的化药小分子。细胞株的选择由于受到实际条件的限制，最后根据可以长时间稳定地生长、全世界实验室都比较常用、可以在微孔板中培养等原则，选择了乳腺癌上皮细胞（MCF7）、前列腺癌上皮细胞（PC3）、白血病细胞（HL60）和黑素瘤细胞（SKMEL5）4 株细胞系。小分子化合物处理细胞的浓度和作用时间也是实验的关键部分。基于细胞的小分子化合物高通量筛选，国际上通常选择一个相对高的浓度 10μmol/L，因而本研究同样采用了化合物浓度为 10μmol/L，同时根据细胞对化合物不同浓度的敏感性进行浓度优化，其中一些已经有文献报道的化合物，就选择其在细胞中有效的剂量或血液中可以检测到的最大有效浓度。小分子化合物处理细胞作用时间的选择也会对基因表达谱数据产生影响，因此实验选择了 6h 和 12h 作为小分子化合物处理细胞的两个时间点。此外为了减少批次间生物学与实验操作上的影响，每次小分子化合物处理细胞与对照组实验都在相同的微孔板中进行，并且重复多次。在后期的实验中研究人员对 CMAP 数据库进行了完善，小分子化合物由原来的 164 个增加到现在的 1309 个，细胞株也增加到 5 株（增加了 ssMCF7 细胞系），共生成了超过 7000 份的基因表达谱数据[16]。所有数据都收录在网站（http://www.broadinstitute.org/cmap）中，并且可以通过这个网站免费下载和查询。

根据 Kolmogorov-Smirnov 统计学，研究人员采用了简单高效的非参数基于秩次的模式匹配算法。查询时将目标的基因表达谱数据分成正向调控基因群与负向调控基因群进行分析，以运算基因图谱的相似程度为主，最后运算系统进行打分。分数越接近+1，代表两者的药物分子为正相关，即“positive”或是“induce connection”；反之，分数越接近−1，代表与负向调控基因群基因图谱的药物分子呈负相关性，即“negative”或“reverse connection”。具体的 CMAP 数据库分析原理如图 6-1 所示。

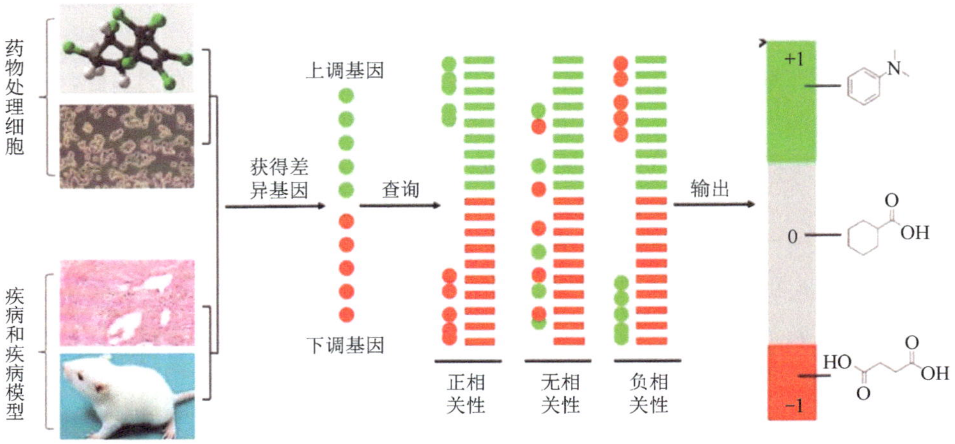

图 6-1　CMAP 数据库分析原理图（彩图请扫书后二维码）

第二节　联通图谱在中药研究中的应用

中药方剂四物汤在亚洲有 1000 多年的历史，可治疗月经不适、更年期综合征、绝经综合征及其他与雌激素相关的疾病。Huang 等[17]采用生物信息学及 CMAP 数据库探讨了四物汤与数据库中药物小分子的关联情况并阐明了其可能的作用机制。研究人员分别采用四物汤、雌二醇和四物汤中活性成分阿魏酸处理 MCF-7 细胞获得相关的基因表达谱数据。通过分析差异基因表达数据，发现四物汤处理细胞后的差异表达基因与 Nrf2 因子相关的细胞保护通路有关并得到了实验的验证。同时，将四物汤处理细胞的差异基因表达数据进行 CMAP 数据库的比对分析，结果显示正相关性高的药物分子大部分属于雌激素类药物，如α雌二醇、羟苯丁酯和染料木黄酮等；而负相关性较高的药物分子中，氟维司群是一种乳腺癌新药，具有抑制雌激素的作用。分析结果揭示了被称为“妇科圣方”的四物汤是作为一种雌激素类药物治疗妇科疾病的。

周威等[18]通过应用 CMAP 分析方法鉴定了中药方剂复方丹参滴丸中的有效成分。研究人员从美国国家生物技术信息中心（NCBI）的基因表达数据库（GEO）中获得了 32 例高血压患者的颈动脉内膜切除手术样本的基因表达谱数据，通过芯片显著性分析（SAM）方法，筛选出差异基因进行 CMAP 分析。分析结果中，获得 7 个负相关性富集分数较大的药物分子，表示这些药物能逆转调控疾病组织的基因表达谱。然后将丹参滴丸中 336 个成分的结构与这 7 个药物分子的结构进行 2D 分子指纹的相似度比较，以 Tanimoto 系数大于 0.85 视为相似度较高。结果显示中药方剂丹参滴丸中有 10 个成分相似度较高，并推断这些成分可能是中药方剂丹参滴丸治疗颈动脉粥样硬化的主要药效成分，这为中药方剂的药效物质基础研究提供了新的途径。另一项有意义的工作是由 Yu 等[19]采用 CMAP 数据库及结合中医证的理论研究中药方剂扶正化瘀胶囊。中医用药是对证用药，一个证可以和许多种疾病相关，对于具有相同证的不同疾病，可以采用同一个方剂进行治疗。实验中，研究人员在扶正化瘀胶囊治疗气虚血瘀症的患者样本中获得相应的差异基因表达谱数据，并采用 CMAP 数据库分析寻找与其具有相似功能的小分子化合物药物。分析结果显示，除了得到与扶正化瘀胶囊一样具有抗炎和抗纤维症疗效的药物外，还分析出方剂作用于气虚血瘀证其他的疗效，即抗高血糖、抗高血脂的作用，并且推断出可能的与钙离子通道相关的作用机制。

最近 Ozcan 等[20]的一项引人注目的研究成果发表于 *Cell* 上面，该研究应用 CMAP 数据库比对分析发现，一种从中药雷公藤属植物中提取的化合物南蛇藤素具有显著的治疗肥胖症的功效。研究人员分别从 4-苯基丁酸盐（4-PBA）处理精瘦小鼠和瘦素缺乏小鼠的肝组织中及剪接型 X 盒结合蛋白 1（XBP1S）过表达的瘦素缺乏小鼠的肝组织中获取相应的差异基因表达数据，分为上调和下调各 50 个基因，进行 CMAP 比对分析；接着又分别从肥胖型小鼠下丘脑组织中及用 4-PBA 或牛磺脱氧胆酸（TUDCA）处理的肥胖型小鼠下丘脑组织中获取相应的差异基因表达数据，选择其中上调和下调各 50 个基因，进行 CMAP 比对分析；最后将从肝组织与下丘脑组织中获得的差异基因 CMAP 数据库分析结果进行综合的评分分析。根据上述三组分析结果，都得出了南蛇藤素的相关性最高，即是一种潜在的治疗肥胖症的活性药物，并且在后期小鼠体内实验中证实了，南蛇藤素通过增加瘦素的敏感性来抑制食物的摄入、阻断能量消耗的减少并减少饮食引起的肥胖型小鼠的体重。

小檗碱又称黄连素，是一种常见的中药小分子，具有抗菌、抗炎、抗肿瘤等活性。很多文献报道，小檗碱在抗肿瘤方面具有很好的药理活性并阐明了其不同的作用机制。Lee 等[21]将 CMAP 数据库应用到研究当中，并呈现了一种新的小檗碱抗肿瘤机制的思路。研究人员从 GEO 数据库中获得小檗碱处理肝癌细胞的基因表达谱数据，并在 CMAP 数据库中进行相似性比对分析。将分析结果中相似性较高的化合物药物小分子输入到化合物相互作用搜索工具（STITCH）中挖掘化合物与靶标蛋白的相互作用关系，从而推断出小檗碱的抗肿瘤作用机制，即小檗碱可以抑制组蛋白去乙酰化酶（HDAC），抑制蛋白质的合成以及抑制 AKT/mTOR 信号通路。并通过实验验证，小檗碱具有抑制全蛋白的合成以及诱导内质网应激和细胞自噬的作用。同时，小檗碱也诱导 HDAC6 的底物α微管蛋白的乙酰化。

第三节　联通图谱在其他研究领域中的应用

自从 CMAP 数据库建立以来，其除了在中药及中药方剂研究领域应用外，在药物研发领域也得到了广泛的应用。下面将介绍 CMAP 在老药新用、新药开发、药物作用机制推测领域的相关应用。

一、老药新用

许多药物都具有不止一种功效，开发已知药效药物新的治疗作用已成为药物研发的一种途径。这种相对于传统药物研发的过程，将已知药效的药物应用到新的疾病治疗中，更加能够减少药物研发的成本和缩短研发周期。本节将以几个例子来说明，CMAP 作为一种有效的工具，可帮助开发已知药效药物的新治疗作用。

最近的一项研究，Zhang 等[22]通过 CMAP 数据库发现了几种已知药效的药物在糖尿病治疗中的新作用。研究人员通过分析来自全基因组研究协会（GWAS）的 16 项关于糖尿病的研究，得到与糖尿病相关的 115 个基因；通过分析来自蛋白质组学的 17 项关于糖尿病的研究，得到有关糖尿病的 56 个蛋白质；通过分析来自代谢产物学的 18 项关于糖尿病的研究，得到有关糖尿病的 227 个代谢产物，应用人类代谢组数据库（HMDB）对 227 个代谢产物进行分析，筛选出与这些代谢产物相关的 840 个酶类或转运蛋白类。通过对这三组数据的综合分析，筛选出与糖尿病相关的 992 个蛋白质，再经过治疗靶标数据库（TTD）的分析，发现 992 个蛋白质中有 108 个是药物作用靶标。再进一步分析得到 30 个未知的治疗糖尿病的靶标，其中作用于这些靶标的化合物有 167 个。接着又采用人类孟德尔遗传联机系统（OMIM）和 PubMed 数据库对治疗糖尿病的靶标的机制进行分析，得出作用于 12 个靶标蛋白的 58 个化合物。将 58 个化合物处理细胞的基因表达数据输入到 CMAP 数据库中与已知治疗糖尿病药物的数据进行比对，发现相关性较高的 9 种药物具有潜在的治疗糖尿病的作用，其中有 4 种药物（二氟尼柳、萘丁美酮、尼氟酸、伐地考昔）作用于 COX2 靶点及 2 种药物（酚苄明、咪唑克生）作用于 ADRA2A 靶点。Kishimoto 等[23]在研究中利用已知的头发生长诱导药物环孢素 A 进行小鼠体内给药。经实验验证，给药 2 天后黑色素生物合成增加及免疫反应降低；给药 4 天后刺激细胞增殖；给药 7 天后毛发特异性角蛋白表达量上调。最后提取不同阶段的表达谱数据进行 CMAP 数据库比对分析，发现抗精神病药物氟奋乃静可以作为促进头发生长的潜在治疗药物。另一个应用 CMAP 数据库进行老药新用开发的研究由 Chang 等[24]完成，研究人员采用大鼠炎症模型，获取的基因表达数据进行 CMAP 比对分析，发现抗高血压药物酚苄明具有潜在的抗炎镇痛的效果。同时实验表明在大鼠炎症模型中，酚苄明与抗炎镇痛药萘普生有着相当的疗效。

此外，CMAP 数据库在治疗肿瘤疾病的药物中开发老药新用的应用也很多。Sirota 等[25]从 GEO 数据库中获取相应的基因表达数据，并应用于 CMAP 数据库进行比对分析，发现抗消化性溃疡药物西咪替丁具有潜在的治疗肺腺癌的作用，同时在体外及体内小鼠肿瘤移植模型验证了其具有治疗胰腺癌的作用。胶质母细胞瘤是一种常见的恶性肿瘤，且胶质母细胞瘤干细胞与肿瘤的形成、维持肿瘤生长及治疗抵抗有很大的关系。在 Cheng 等[26]的研究中，通过从 GEO 数据库中分析得到胶质母细胞瘤的基因表达数据，在 CMAP 数据库比对分析，并进行系统的体外实验筛选，发现抗精神病药物硫利达嗪具有很好的抗胶质母细胞瘤和抗胶质母细胞瘤干细胞的作用。通过对其作用机制研究发现，硫利达嗪在体内抑制胶质母细胞瘤的形成，通过诱导肿瘤细胞自噬，上调 AMPK 的活力。其他的如在胰腺癌、肺腺癌、结直肠腺癌、肝细胞癌及胃癌等肿瘤疾病中应用 CMAP 数据库，将已知疗效的药物开发成潜在治疗肿瘤疾病药物的研究工作也有很多[27-30]。所有的这些研究工作，都有力地证实了 CMAP 数据库是开发老药新用的有效工具，进一步地推动了药物研发的进程。

二、新药开发

传统的新药开发，通常都是基于药物的靶标进行活性药物的筛选，即通过一种疾病的发病机制，识别能治疗该疾病的药物靶标，再根据该靶标进行系统的目标化合物筛选。CMAP 数据库的出现改变了这一传统的开发新药的模式，在不需要弄清疾病发病机制的情况下，通过某种疾病组织样本或已知药物处理后显性的基因表达数据，在 CMAP 数据库中进行比对分析，从而发现新的治疗药物。

上皮细胞间质转化（EMT）是将上皮细胞转化成具有活动能力的间质细胞并获得侵袭和迁移能力，其与肿瘤细胞的侵袭和迁移密切相关。Keshamouni 等[31]采用 CMAP 数据库方法发现了 EMT 的抑制剂，为开发新的肿瘤治疗药物奠定了基础。实验采用可以诱导 EMT 的转化生长因子（TGF-β）处理肺癌细胞（A549），并提取其基因表达数据进行 CMAP 数据库比对分析，且经过实验验证得出西罗莫司可以通过调节 TGF-β信号来抑制 EMT 而阻断肿瘤细胞的迁移和侵袭。还有很多研究是通过进行 CMAP 数据库分析发现一些新的活性药物，其中包括热激蛋白（HSP90）抑制剂、HDAC 抑制剂、磷脂酰肌醇激酶（PI3K）抑制剂和 hERG 钾离子通道抑制剂等[32-34]。这些有意义的研究工作都说明了 CMAP 数据库在新药开发方面的重要性。

三、药物作用机制推测

很多新化合物的药效已经很明确，但是其作用机制并不清楚，研究人员可以通过用该化合物的基因表达数据在 CMAP 数据库中进行比对分析，寻找与其相似性高的已知作用机制的化合物，可以推测这个新化合物与已知作用机制化合物具有相同的作用靶点、途径或机制，并进一步采用实验进行验证。应用 CMAP 数据库推断药物作用机制的例子如表 6-1 所示。

表 6-1　应用 CMAP 数据库推断药物可能的作用机制

化合物	CMAP 分析结果	推断作用机制	实验验证
硫利达嗪[35]	PI3K 抑制剂类化合物	通过抑制 PI3K/AKT 信号通路从而对卵巢癌细胞（SKOV-3）产生细胞毒性	体外
环氧蒽醌衍生物（EAD）[36]	作用于 DNA 靶点的化合物	通过 DNA 烷基化诱导 DNA 双链断裂，抑制了拓扑异构酶的活力	体外
丙戊酸钠[37]	HDACi 和 PI3K 抑制剂类化合物	通过抑制 HDAC 或 PI3K 的信号通路这一可能的途径治疗白血病	无
南蛇藤素、葛杜宁[38]	HSP90 抑制剂类	可以协同其他 HSP90 抑制剂来抑制 HSP90 信号通路及细胞活性	体外
b-AP15[39]	蛋白酶体抑制类化合物	通过阻断细胞内蛋白酶体功能治疗癌症	体外

目前已有文献报道抗精神病药物硫利达嗪在肿瘤细胞中具有抑制细胞增殖的作用，但其真正的作用机制并不明确。Kang 等[35]采用 CMAP 数据库方法，证明了硫利达嗪通过抑制 PI3K/AKT 信号通路从而对卵巢癌细胞（SKOV-3）产生细胞毒性。实验中将硫利达嗪处理后的细胞基因表达数据在 CMAP 数据库进行比对分析，发现与其相似度高的化合物中 LY204002 化合物是一种体内的 PI3K 抑制剂，渥曼青霉素也是一种有效的 PI3K 抑制剂，最后将分析结果进行实验验证。另一项有意义的研究成果是，由 Khan 等[36]确定了环氧蒽醌衍生物（EAD）治疗神经细胞瘤的作用机制。实验中通过对一组抗神经细胞瘤的化合物进行筛选分析及在 CMAP 数据库比对分析发现 EAD 的基因表达数据与已知作用于 DNA 靶点的化合物具有较高的关联性，同时实验数据证实了 EAD 通过 DNA 烷基化诱导 DNA 双链断裂，抑制了拓扑异构酶的活力。丙戊酸钠（VPA）是一种常见的抗癫痫药物，目前已有很多文献报道 VPA 对白血病的治疗具有很好的效果，但其真正治疗白血病的分子作用机制还未明确[40,41]。Zhang 等[42]在研究中将 VPA 处理人白血病细胞（K562）后的基因表达数据进行 GO 的富集分析，发现很多差异表达基因都集中在凋亡途径上。最后将基因表达数据进行 CMAP 数据库比对分析，并结合先前关于 VPA 的文献报道，确定了 VPA 治疗白血病主要是通过抑制 HDAC 或抑制 PI3K 信号通路这一可能的途径发挥作用的。

根据 CMAP 数据库中关联性高的化合物具有可能的作用机制这一原则，Iorio 等[43,44]构建了药物—药物的网络（DDN），这个网络里关联性高的化合物都彼此相连。接着在网络中将具有类似作用机制的化合物组成一个网络模块，每个模块中的化合物都可能具有相同的作用靶点、途径或机制。CMAP 数据库方法在探索与推测一些已知化合物或新化合物的作用机制方面应用得很多，并且使研究人员在药物治疗疾病的生物学过程中能有新的见解与发现。

本章主要介绍了 CMAP 数据库的建立及应用实例，充分体现了其在目前药物研发各个领域的实际应用价值。文中重点介绍了 CMAP 数据库在中药及中药方剂领域的应用，可鉴定中药方剂中有效成分，揭示中药方剂及中药小分子的作用机制及功效，发现中药新药等。同时，详细介绍了 CMAP 数据库在老药新用、新药开发和药物作用机制推测等方面的广泛应用。CMAP 数据库方法在药物研发领域具有快速、低成本、系统和高通量等特点，在进行比对分析时，对基因表达谱数据样本来源没有任何限制，基因表达谱数据可以来自不同类型的样本，如患者组织样本、动物病理模型和药物处理后的细胞及组织等。研究人员可以通过具体实验获得目标样本的基因表达谱数据，也可以从一些公共的数据库中获得相应的目标基因表达谱数据，其中常见的公共数据库有 CMAP 数据库、GEO 数据库及斯坦福芯片数据库（SMD）等。GEO 数据库是一个比较常用的数据库，它是一个公共的功能基因组学数据库，且包含了超过 690 000 个大部分来自人类的 RNA 数据样本。研究人员可以通过 GEO 数据库的网站（http://www.ncbi.nlm.nih.gov/geo/）来获得相应的基因表达谱数据，筛选后应用到 CMAP 数据库中进行相似性比对分析。

虽然 CMAP 数据库目前应用很广泛，但是在实际应用当中还有很多不足和需要改进的地方。在样本不同批次间效应的影响方面，Liu 等[45]对目前 6 种具有减少批次间效应影响的方法进行系统的评价，发现经验贝叶斯方法能够更好地减少批次间效应的影响，且经过优化后的不同批次芯片数据增加了 CMAP 数据库分析结果的可靠性。Zhang 等[46]通过构建基因表达谱数据参考库和新的关联性评分方案，建立了一套比原始 CMAP 数据库更具专一性和灵敏性的系统分析方法。此外，CMAP 数据库的分析主要依赖于图形匹配软件，而这种方法容易存在一些问题，如实验数据的噪声和边际效应可能会对结果判定产生影响。Li 等[47]采用了基因本体模块（GOM）的分析方法，把差异基因分成若干个模块，通过模块比较的方式寻找在表达谱上表型相似的小分子对细胞的扰动方式，结合 CMAP 数据库中上千个反映小分子调控信息的基因表达谱数据研究小分子化合物的生物学调控功能。该方法不仅解决了实验数据噪声和边际效应的问题，还能分析小分子化合物作用细胞背后的生物学深层次问题。以上各种方法及其他相关的改进方法极大地提高了 CMAP 数据库的分析结果可靠性，推动了其在药物研发领域的广泛应用。

结合 CMAP 数据库的分析方法在中药及中药方剂领域的应用研究还不是很深入，在今后的工作中，还可以应用到阐明中药及中药方剂的增效减毒、配伍机制、药性理论等作用机制方面。虽然 CMAP 数据库的分析结果只是一种计算的预测且没有实验的验证，但是相比传统的基于靶标的药物研发，其能减少研发成本和缩短周期，更具有系统性和整体性。相信未来在药物研发的发展中，特别是中药及中药方剂研究领域，CMAP 数据库将作为一种药物研发利器而占有重要的一席之地。

参 考 文 献

[1] Schena M, Shalon D, Davis RW, et al. Quantitative monitoring of gene expression patterns with a complementary DNA microarray. Science, 1995, 270(5235): 467-470

[2] Fodor SP, Read JL, Pirrung MC, et al. Light-directed, spatially addressable parallel chemical synthesis. Science, 1991, 251(4995): 767-773.

[3] Rahman KW, Li Y, Wang Z, et al. Gene expression profiling revealed survivin as a target of 3,3’-diindolylmethane-induced cell growth inhibition and apoptosis in breast cancer cells. Cancer Res,

2006, 66(9): 4952-4960.

[4] Lee SB, Cha KH, Selenge D, et al. The chemopreventive effect of taxifolin is exerted through ARE-dependent gene regulation. Biol Pharm Bull, 2007, 30(6): 1074-1079.

[5] Wei D, Li M, Ding W. Effect of vanadate on gene expression of the insulin signaling pathway in skeletal muscle of streptozotocin-induced diabetic rats. J Biol Inorg Chem, 2007, 12(8): 1265-1273.

[6] Wang H, Zhou ZM, Xu M, et al. A spermatogenesis-related gene expression profile in human spermatozoa and its potential clinical applications. J Mol Med, 2004, 82(5): 317-324.

[7] Zanotti L, Bottini A, Rossi C, et al. Diagnostic tests based on gene expression profile in breast cancer: from background to clinical use. Tumor Biol, 2014, 35(9): 8461-8470.

[8] Lindberg J, Wijbrandts CA, van Baarsen LG, et al. The gene expression profile in the synovium as a predictor of the clinical response to infliximab treatment in rheumatoid arthritis. PloS One, 2010, 5(6): e11310.

[9] Carles M, Cheung MK, Moganti S, et al. A DNA microarray for the authentication of toxic traditional Chinese medicinal plants. Planta Med, 2005,71(6): 580-584.

[10] Yuan XL, Wang J, Tang XY, et al. Berberine ameliorates nonalcoholic fatty liver disease by a global modulation of hepatic mRNA and lncRNA expression profiles. J Transl Med, 2015,13(1): 24.

[11] Song N, Yang HP, Pang W, et al. Mulberry extracts alleviate aβ 25-35-induced injury and change the gene expression profile in PC12 cells. Evid-Based Complem Altern Med, 2014, 150617.

[12] Rho S, Kang M, Choi B, et al. Effects of Yukmijihwang-tang derivatives(YMJd), a memory enhancing herbal extract, on the gene-expression profile in the rat hippocampus. Biol Pharm Bull, 2005, 28(1): 87-93.

[13] Hughes TR, Evans SK, Weilbaecher RG, et al. The Est3 protein is a subunit of yeast telomerase. Curr Biol, 2000, 10(13): 809-812.

[14] Lamb J, Crawford ED, Peck D, et al. The connectivity map: using gene-expression signatures to connect small molecules, genes, and disease. Science, 2006, 313(5795): 1929-1935.

[15] Wang Y, Gao X, Zhang B, et al. Building methodology for discovering and developing Chinese medicine based on network biology. China J Chin Materia Medica, 2011, 36(2): 228-231.

[16] Qu XA, Rajpal DK. Applications of connectivity map in drug discovery and development. Drug Discov Today, 2012, 17(23-24): 1289-1298.

[17] Wen ZN, Wang ZJ, Wang S, et al. Discovery of molecular mechanisms of traditional Chinese medicinal formula Si-Wu-Tang using gene expression microarray and connectivity map. PLoS One, 2011, 6(3): e18278.

[18] Zhou W, Song XG, Chen C, et al. Study on action mechanism and material base of compound Danshen dripping pills in treatment of carotid atherosclerosis based on techniques of gene expression profile and molecular fingerprint. China J Chin Materia Medica, 2015, 40(16): 3308-3312.

[19] Yu S, Guo Z, Guan Y, et al. Combining ZHENG theory and high-throughput expression data to predict new effects of Chinese herbal formulae. Evid-Based Complem Altern Med, 2012, 986427.

[20] Liu JL, Lee J, Salazar Hernandez MA, et al. Treatment of obesity with celastrol. Cell, 2015, 161(5): 999-1011.

[21] Lee KH, Lo HL, Tang WC, et al. A gene expression signature-based approach reveals the mechanisms of action of the Chinese herbal medicine berberine.Sci Rep, 2014,4: 6394.

[22] Zhang M, Luo H, Xi ZR, et al. Drug repositioning for diabetes based on ‘Omics’ data mining. PLoS One, 2015, 10(5): e0126082.

[23] Ishimatsu-Tsuji Y, Soma T, Kishimoto J. Identification of novel hair-growth inducers by means of connectivity mapping. FASEB J, 2010, 24(5): 1489-1496.

[24] Chang MP, Smith S, Thorpe A, et al. Evaluation of phenoxybenzamine in the CFA model of pain following gene expression studies and connectivity mapping. Mol Pain, 2010, 6(1): 56.

[25] Sirota M, Dudley JT, Kim J, et al. Discovery and preclinical validation of drug indications using compendia of public gene expression data. Sci Transl Med, 2011, 3(96): 96ra77.

[26] Cheng HW, Liang YH, Kuo YL, et al. Identification of thioridazine, an antipsychotic drug, as an antiglioblastoma and anticancer stem cell agent using public gene expression data. Cell Death Dis, 2015, 6: e1753.

[27] Chien W, Sun QY, Lee KL, et al. Activation of protein phosphatase 2A tumor suppressor as potential treatment of pancreatic cancer. Mol Oncol, 2015, 9(4): 889-905.

[28] Chung FH, Chiang YR, Tseng AL, et al. Functional module connectivity map (FMCM): a framework for searching repurposed drug compounds for systems treatment of cancer and an application to colorectal adenocarcinoma. PLoS One, 2014, 9(1): e86299.

[29] Chen MH, Yang WL, Lin KT, et al. Gene expression-based chemical genomics identifies potential therapeutic drugs in hepatocellular carcinoma. PLoS One, 2011, 6(11): e27186.

[30] Claerhout S, Lim JY, Choi W, et al. Gene expression signature analysis identifies vorinostat as a candidate therapy for gastric cancer. PLoS One, 2011, 6(9): e24662.

[31] Reka AK, Kuick R, Kurapati H, et al. Identifying inhibitors of epithelial-mesenchymal transition by connectivity-map based systems approach. J Thorac Oncol, 2011, 6(11): 1784-1792.

[32] Wang GP, Ye Y, Yang XQ, et al. Expression-based in silico screening of candidate therapeutic compounds for lung adenocarcinoma. PLoS One, 2011, 6(1): e14573.

[33] Boyle JO, Gümüs ZH, Kacker A, et al. Effects of cigarette smoke on the human oral mucosal transcriptome. Cancer Prev Res, 2010, 3(3): 266-278.

[34] Babcock JJ, Du F, Xu KP, et al. Integrated analysis of drug-induced gene expression profiles predicts novel hERG inhibitors. PLoS One, 2013, 8(7): e69513.

[35] Rho SB, Kim BR, Kang S. A gene signature-based approach identifies thioridazine as an inhibitor of phosphatidylinositol-3′-kinase (PI3K)/AKT pathway in ovarian cancer cells. Gynecol Oncol, 2011, 120(1): 121-127.

[36] Gheeya J, Johansson P, Chen QR, et al. Expression profiling identifies epoxy anthraquinone derivative as a DNA topoisomerase inhibitor. Cancer Lett, 2010, 293(1): 124-131.

[37] Zhang XZ, Yin AH, Lin DJ, et al. Analyzing gene expression profile in K562 cells exposed to sodium valproate using microarray combined with the connectivity map database. J Biomed Biotechnol, 2012, 654291.

[38] Hieronymus H, Lamb J, Ross KN, et al. Gene expression signature-based chemical genomic prediction identifies a novel class of HSP90 pathway modulators.Cancer Cell, 2006, 10(4): 321-330.

[39] D'Arcy P, Brnjic S, Hägg Olofsson M, et al. Inhibition of proteasome deubiquitinating activity as a new cancer therapy. Nat Med, 2011, 17(12): 1636-1640.

[40] Kircher B, Schumacher P, Petzer A, et al. Anti-leukemic activity of valproic acid and imatinib mesylate on human Ph+ ALL and CL cells *in vitro*. Eur J Haematol, 2009, 83(1): 48-56.

[41] Buchi F, Pastorelli R, Ferrari G, et al. Acetylome and phosphoproteome modifications in imatinib resistant chronic myeloid leukaemia cells treated with valproic acid. Leuk Res, 2011, 35(7): 921-931.

[42] Lagneaux L, Gillet N, Stamatopoulos B, et al. Valproic acid induces apoptosis in chronic lymphocytic leukemia cells through activation of the death receptor pathway and potentiates TRAIL response. Exp

Hematol, 2007, 35(10): 1527-1537.

[43] Iorio F, Bosotti R, Scacheri E, et al. Discovery of drug mode of action and drug repositioning from transcriptional responses. PNAS, 2010, 107(33): 14 621-14 626.

[44] Iorio F, Tagliaferri R, di Bernardo D. Identifying network of drug mode of action by gene expression profiling. J Comput Biol, 2009, 16(2): 241-251.

[45] Chen C, Grennan K, Badner J, et al. Removing batch effects in analysis of expression microarray data: an evaluation of six batch adjustment methods. PLoS One, 2011, 6(2): e17238.

[46] Zhang SD, Gant TW. A simple and robust method for connecting small-molecule drugs using gene-expression signatures. BMC Bioinformatics, 2008, 9: 258.

[47] Li Y, Hao P, Zheng SY, et al. Gene expression module-based chemical function similarity search. Nucleic Acids Res, 2008, 36(20): e137.

下　篇　麝香保心丸研究实例

第七章　麝香保心丸化学物质基础分析

中药方剂是由众多化学成分组成的典型复杂体系。以往中药方剂成分鉴定主要采用色谱分离技术，从复杂系统中分离提取出单一的化学成分，再通过核磁共振谱（NMR）和质谱（MS）等分析技术进行鉴定。这种方法通常需要经过复杂的分离、提取过程，因此比较费时、费力，且分离得到的化合物数量有限，难以完整、系统地体现中药方剂化学成分的多样性。近年来，各种色谱联用技术，如 GC-MS[1-3]、LC-MS/MS（MS^n）[4-6]等被越来越多地应用于中药方剂化学成分的分析，具有能够快速实现复杂体系化学成分的在线检测和鉴定等优点。

麝香保心丸是一个历史悠久的经典中药方剂，源于世界上第一部成方药典、900 多年前的宋代著名方书《太平惠民和剂局方》所记载的苏合香丸，后由上海华山医院、上海中山医院、上海市心血管病研究所、上海中药制药一厂等一批科研、医疗、生产单位历时 8 年共同研制而成，具有芳香温通、益气强心之功效。麝香保心丸是“芳香温通”类的代表性方剂，不仅具有能缓解心绞痛、起效快的特点，而且是第一个被揭示具有促进治疗性血管新生作用的中药方剂，临床用于气滞血瘀所致的胸痹，症见心前区疼痛、固定不移；心肌缺血所致的心绞痛、心肌梗死见上述证候者。

由于麝香保心丸方中所含化学组成非常复杂，既有挥发性小分子物质群，又有极性较大的非挥发性成分，如胆酸类、人参皂苷及蟾蜍甾二烯类成分等。因此，对麝香保心丸全方整体化学物质进行快速、准确鉴定是一项非常艰巨的工作。本章综合运用 GC-MS 和 LC-MS 等方法，对麝香保心丸中的主要化学成分进行快速、准确的定性分析。

第一节　麝香保心丸中非挥发性成分分析

麝香保心丸中的人参提取物具有益气扶正、培元固本之功效；蟾酥具有解毒、止痛、开窍醒神之功效；牛黄具息风止痉、清热解毒、化痰开窍之功效，三者都是麝香保心丸不可缺少的重要组成药材。人参提取物、蟾酥和牛黄三味药材中所含的代表性成分人参皂苷、蟾蜍甾二烯、胆红素及胆酸类等都是极性大、难挥发的化学成分，其中蟾蜍甾二烯类与胆红素类成分由于结构中具有不饱共轭官能团，均具有紫外吸收作用，而胆酸类及人参皂苷类成分结构中无不饱和共轭体系，无紫外吸收，只有末端吸收。根据它们的结构特点，在分析过程中可结合 DAD 检测器及 MS 检测器的优点，采用 HPLC-DAD-MS/MS 方法对麝香保心丸中主要的非挥发性成分进行快速分析鉴定，化合物鉴定结果见表 7-1。

表 7-1 HPLC-DAD-MS/MS 鉴定的麝香保心丸中的化合物

结构类型	取代基	化合物名称
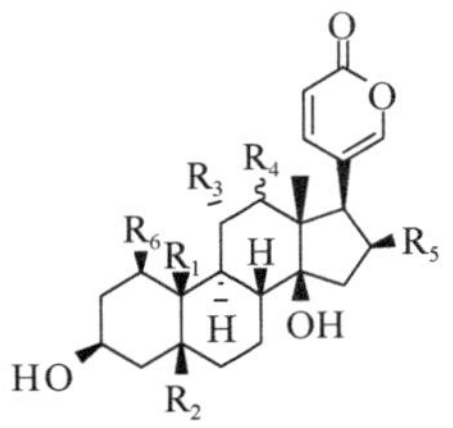	R_1= CH_3，R_2= H，R_3= H，R_4= H，R_5= H，R_6= H	蟾毒灵
	R_1= CH_3，R_2= H，R_3= OH，R_4= H，R_5= H，R_6= H	日蟾毒它灵
	R_1= CH_3，R_2= H，R_3= H，R_4= H，R_5= H，R_6= OH	1β-羟基蟾毒灵
	R_1= CH_3，R_2= H，R_3= OH，R_4=O，R_5= H，R_6= H	阿端那蟾毒基
	R_1= CH_3，R_2= H，R_3= O，R_4= α-OH，R_5= H，R_6= H	伪异沙蟾毒精
	R_1= CH_3，R_2= H，R_3= O，R_4= β-OH，R_5= H，R_6= H	沙蟾毒精
	R_1= CHO，R_2= OH，R_3 =H，R_4 =H，R_5= H，R_6= H	嚏根草苷元
	R_1= CH_3，R_2= H，R_3= H，R_4= H，R_5= OAc，R_6= H	蟾毒它灵
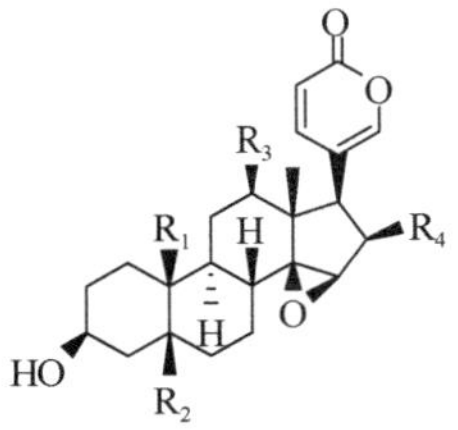	R_1= CHO，R_2= H，R_3= H，R_4= OAc	19-氧-华蟾酥毒基
	R_1= CH_3，R_2= OH，R_3= H，R_4= OH	去乙酰华蟾毒它灵
	R_1= CHO，R_2= OH，R_3= H，R_4= H	蟾蜍它里宁
	R_1= CHO，R_2= OH，R_3= H，R_4= OAc	19-氧-华蟾毒它灵
	R_1= CH_3，R_2= H，R_3= H，R_4= OH	去乙酰华蟾毒精
	R_1= CHO，R_2= H，R_3= H，R_4= H	脂蟾毒精
	R_1= CH_3，R_2= OH，R_3= H，R_4= H	南美蟾毒精
	R_1= CH_3，R_2= OH，R_3= H，R_4= OAc	华蟾毒它灵
	R_1= CH_3，R_2= H，R_3= H，R_4= OAc	华蟾酥毒基
	R_1= CH_3，R_2= H，R_3= H，R_4= H	酯蟾毒配基
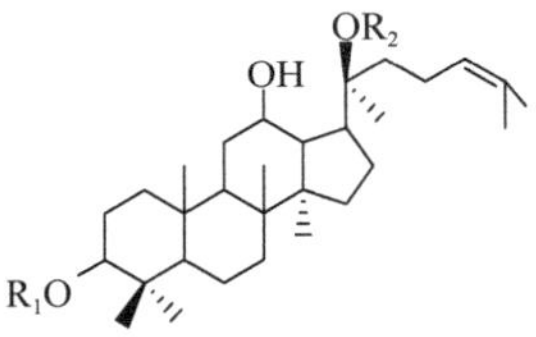	R_1= glc（2-1）glc，R_2= glc（6-1）glc（3-1）xyl	人参皂苷 Ra3
	R_1= glc（2-1）glc，R_2= glc（6-1）arap（4-1）xyl	人参皂苷 Ra1
	R_1= glc（2-1）glc，R_2= glc（6-1）araf（4-1）xyl	人参皂苷 Ra2
	R_1= glc（2-1）glc（2-1）xyl，R_2= glc（6-1）xyl	人参皂苷 Fc
	R_1= glc（2-1）glc，R_2= glc（6-1）glc	人参皂苷 Rb1
	R_1= glc（2-1）glc，R_2= glc（6-1）araf	人参皂苷 Rc
	R_1= glc（2-1）glc，R_2= glc（6-1）arap	人参皂苷 Rb2
	R_1= glc（2-1）glc，R_2= glc（6-1）xyl	人参皂苷 Rb3
	R_1= glc（2-1）glc，R_2= glc	人参皂苷 Rd
	R_1= glc（2-1）glc，R_2= H	人参皂苷 Rg3
	R_1= glc（2-1）glc（2-1）xyl，R_2= glc（6-1）glc	三七皂苷 Fa
	R_1= glc（2-1）glc-Ac，R_2= glc（6-1）glc	人参皂苷 R1
	R_1= glc（2-1）glc-Ac，R_2= glc（6-1）arap	人参皂苷 Rs1
	R_1= glc（2-1）glc-Ac，R_2= glc（6-1）araf	人参皂苷 Rs2
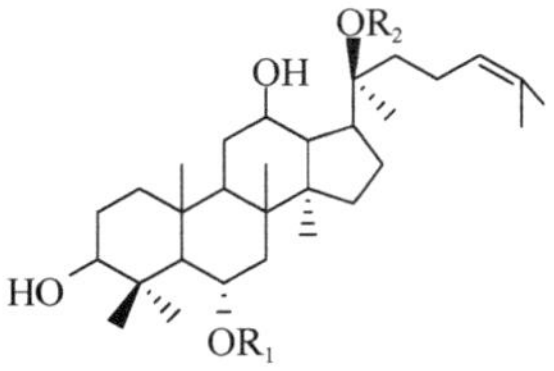	R_1= glc（2-1）xyl，R_2= glc	三七皂苷 R1
	R_1= glc，R_2= glc	人参皂苷 Rg1
	R_1= glc（2-1）rha，R_2= glc	人参皂苷 Re
	R_1= glc（2-1）glc，R_2= H	人参皂苷 Rf
	R_1= glc（2-1）xyl，R_2= H	三七皂苷 R2
	R_1= glc（2-1）rha，R_2= H	人参皂苷 Rg2
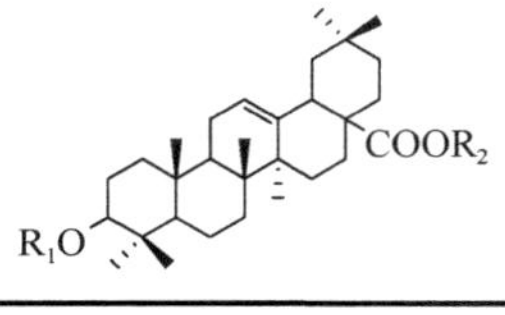	R_1= glucuronic acid-glc（2-1），R_2=glc	人参皂苷 Ro

续表

结构类型	取代基	化合物名称
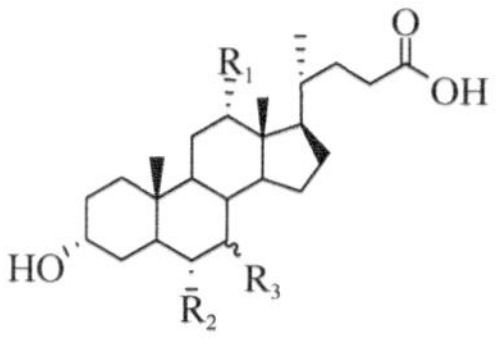	R_1= OH，R_2= H，R_3= α- OH	胆酸
	R_1= OH，R_2= H，R_3= H	去氧胆酸
	R_1= H，R_2= H，R_3= β-OH	熊去氧胆酸
	R_1= H，R_2= H，R_3= α-OH	鹅去氧胆酸
	R_1= H，R_2= OH，R_3= H	猪去氧胆酸
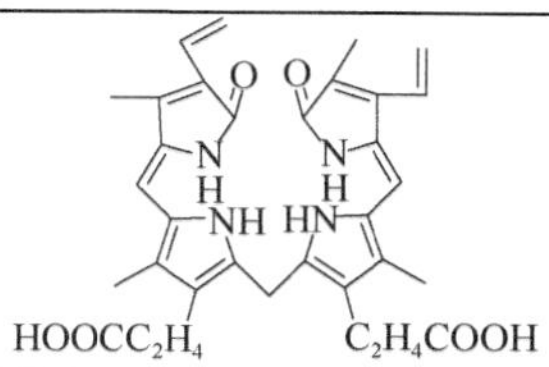		胆红素

一、实验方法

（一）样品配制

1. 对照品溶液的制备

对照品：肉桂酸、肉桂醛、胆红素、苯甲酸苄酯、熊去氧胆酸、鹅去氧胆酸、猪去氧胆酸、胆酸和 9 种三萜皂苷，包括人参皂苷 Rb1、人参皂苷 Rb3、人参皂苷 Rc、人参皂苷 Rd、人参皂苷 Re、人参皂苷 Rf、人参皂苷 Rg1、人参皂苷 Rg3，以及三七皂苷 R1 均购自中国药品生物制品检定所；伪异沙蟾毒精、日蟾蜍它灵、阿端那蟾毒基、蟾毒灵、脂蟾毒精、酯蟾毒配基、华蟾酥毒基均由本实验室自制（纯度＞99.0%）。分别精密称取各对照品适量，加甲醇溶解并稀释到一定浓度，储存于 4℃冰箱中，备用。

2. 供试品的制备

麝香保心丸样品溶液：称定粉碎为细粉的麝香保心丸样品 500mg，加入 6.5mL 混合溶剂（甲醇：二氯甲烷：水=4：2：0.5，*V*/*V*/*V*）溶解，超声提取 20min，随后离心并用 0.45μm 微孔滤膜过滤，续滤液作为供试品溶液，4℃冰箱保存，备用。

人参提取物样品溶液：取人参提取物粉末 5g，加 10%的巳醇溶液 20mL 提取 30min，过滤后，以 95%甲醇 20mL 再提取 30min，每个提取过程重复 2 次，合并所有提取液。提取液在 50℃下用旋转蒸发仪蒸干，残渣用 25mL 甲醇溶解，0.45μm 滤膜过滤后，制成供试液，4℃冰箱保存，备用。

蟾酥样品溶液：与人参提取物样品溶液制备方法相同。

牛黄样品溶液：取牛黄药材粉末 5g，用 20mL 混合溶剂（二氯甲烷：甲醇=4：2，*V*/*V*）超声提取 30min，提取 2 次，提取液在 50℃下用旋转蒸发仪蒸干，残渣用 25mL 混合溶剂（二氯甲烷：甲醇=4：2，*V*/*V*）溶解，0.45μm 滤膜过滤后，制成牛黄样品溶液，4℃冰箱保存，备用。

（二）色谱、质谱条件与系统适应性

1. 色谱条件

Waters C_{18} 色谱柱（5μm，250mm × 4.6mm），C_{18} 保护柱（5μm，7.5mm × 4.6mm）；流动相 A（0.5%甲酸）：B（乙腈），梯度洗脱，洗脱程序见表 7-2；流速 0.8mL/min；柱温 25℃；DAD 检测波长设定为 203nm、280nm 和 446nm（紫外色谱图见图 7-1）；进样体积 10μL；分析时间 95min。

表 7-2 梯度洗脱程序

时间/min	流动相 A/%	流动相 B/%
0～7	80	20
25	70	30
35	70	30
60	65	35
65	65	35
75	30	70
80	0	100
95	0	100

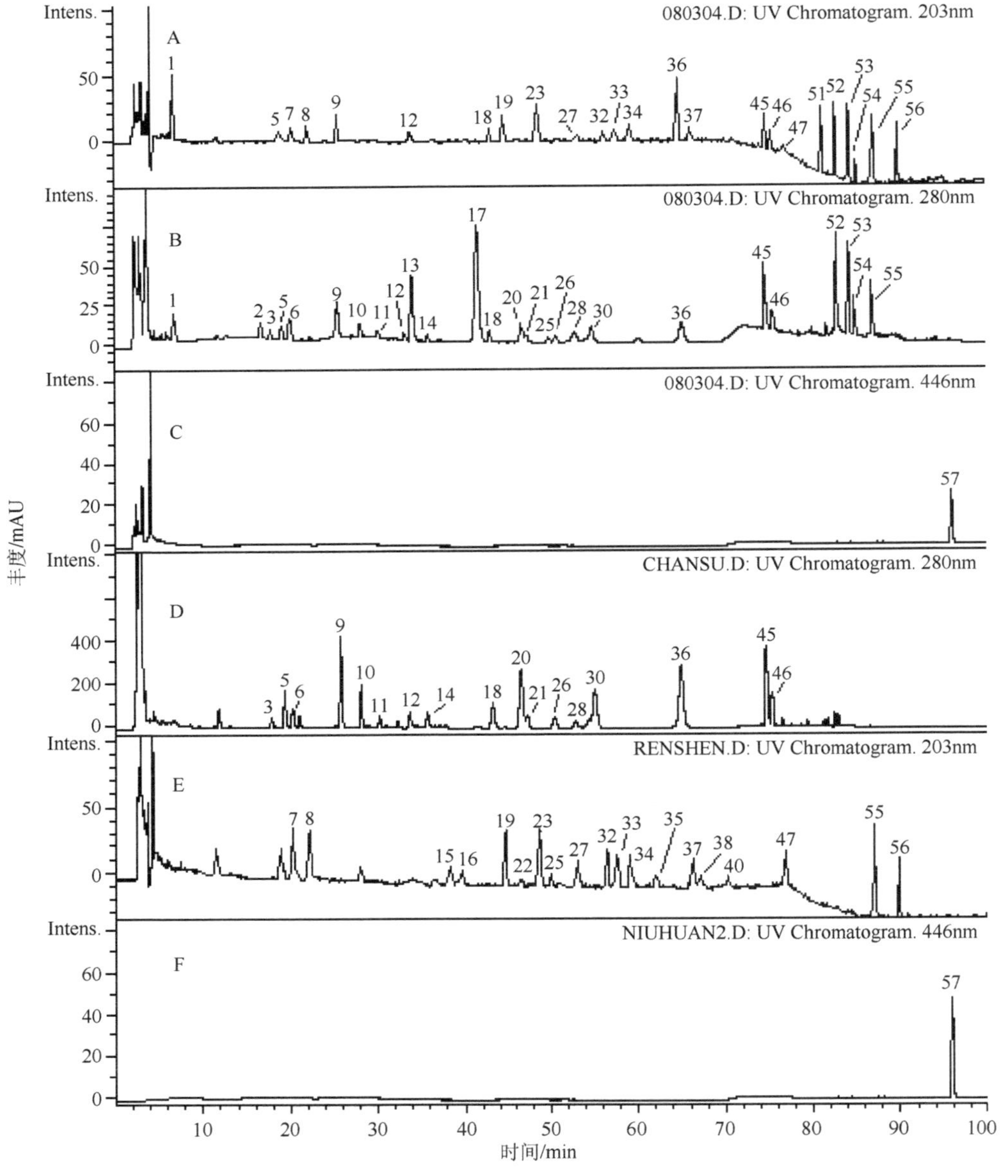

图 7-1 麝香保心丸及单味药材的紫外色谱图

A～C 为麝香保心丸提取液在 203nm、280nm 及 446nm 处的紫外色谱图；
D～F 分别为蟾酥、人参及牛黄的紫外色谱图

2. ESI-MS 质谱条件

电喷雾离子化源（ESI），源电压 3.5kV，干燥气流速 10L/min，干燥气温度 350℃，喷雾气压力 30psi，化合物稳定性 100%，MS^2 打碎电压 1.0V，扫描范围 100～1500amu，分别采集正离子和负离子模式下的 MS^2 图谱（质谱图见图 7-2）。数据分析采用 Chemstation 工作站软件。

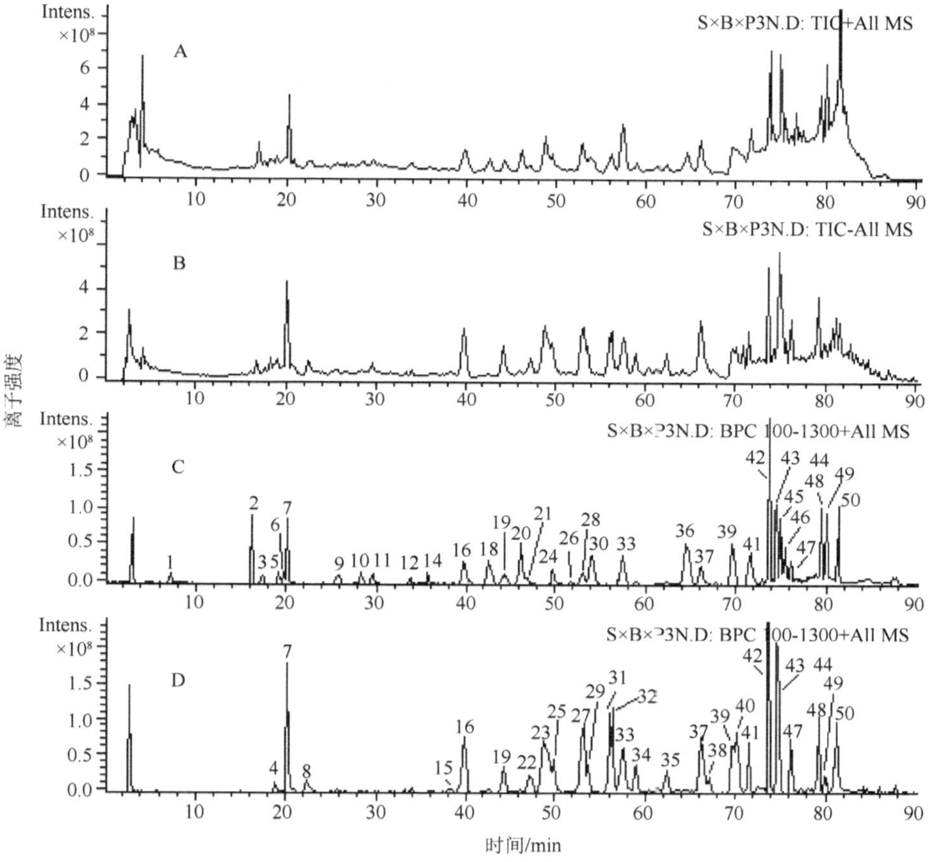

图 7-2　麝香保心丸正离子模式下的总离子流（TIC）图（A），负离子模式下的 TIC 图（B），正离子模式下的基峰（BPC）图（C），负离子模式下的 BPC 图（D）

3. 色谱条件优化

流动相系统采用了乙腈-0.5%甲酸水溶液系统，这种流动相系统在质谱系统中同样适用，且给出了很好的分离度和峰型。甲酸的加入可很好地改善蟾蜍甾二烯类成分的峰型，否则蟾蜍甾二烯类成分的色谱峰会变得比较宽且分离度较差。

4. 质谱条件优化

为了在 MS 图谱中获得较高的响应值，11 个标准品包括：熊去氧胆酸、鹅去氧胆酸、胆酸、人参皂苷 Rb1、人参皂苷 Rd、人参皂苷 Re、三七皂苷 R1、日蟾毒它灵、酯蟾毒配基、蟾毒灵和华蟾酥毒基，采用直接进样的方式在正负离子模式下分别观察色谱峰的响应值。经过分析，胆酸类和人参皂苷类成分在负离子模式下有较高的响应值，而蟾蜍甾二烯类成分在正离子模式下有较高的响应值。所以为同时获得多类成分的高响应值，本实验采用正、负离子同时采集的模式进行分析。

（三）DAD 检测及 MS 数据分析

1. 麝香保心丸的 DAD 检测

通过对 DAD 图谱（190～500nm）的仔细分析比较发现，当检测波长在 203nm、280nm 和 446nm 时可以很好地展现麝香保心丸提取液中主要成分的色谱峰。麝香保心丸及各单味药材的紫外图谱如图 7-1 所示，麝香保心丸中的主要成分在已建立的分析条件下得到了很好的分离。通过和各单味药材提取液的紫外图谱（图 7-1A～图 7-1F）进行比较发现，麝香保心丸中非挥发性成分的色谱峰均能找到各自的原药材来源。本次分析共有 39 个色谱峰在此条件下检出，所有色谱峰的保留时间、最大吸收波长及各自对应的原药材见表 7-3。

通过分析麝香保心丸中主要成分的特征紫外图谱，如人参皂苷类成分在 203nm 处有末端吸收，蟾蜍甾二烯类成分在 300nm、胆红素类成分在 446nm 附近有最大吸收，可以对麝香保心丸中化合物的结构类型进行快速的判断。

2. 标准品的 ESI-MS 裂解分析

为了对麝香保心丸中主要成分进行快速鉴别，首先对 11 个标准品，包括熊去氧胆酸、鹅去氧胆酸、胆酸、人参皂苷 Rb1、人参皂苷 Rd、人参皂苷 Re、三七皂苷 R1、日蟾毒它灵、酯蟾毒配基、蟾毒灵和华蟾酥毒基进行质谱裂解规律总结。

在正离子模式下，所有的蟾蜍甾二烯类化合物在一级质谱中都产生了丰度较高的准分子离子峰$[M+H]^+$。由于蟾蜍甾二烯类分子结构中存在多羟基结构和α-吡喃环结构，因此在二级质谱中通常会产生碎片离子$[M+H-H_2O]^+$、$[M+H-2H_2O]^+$、$[M+H-2H_2O-CO]^+$、$[M+H-3H_2O]^+$、$[M+H-3H_2O-CO]^+$，这些碎片离子也是蟾蜍甾二烯类成分的特征碎片离子。有时在二级碎片离子中会看到 96Da 的中性离子丢失，这是由α-吡喃环丢失产生的。另外，由乙酰基断裂丢失而产生的离子碎片$[M+H-42]^+$或者$[M+H-60]^+$也会提供十分重要的信息。这样，通过对特征离子的寻找，可以很快地鉴别出蟾蜍甾二烯类成分。

在负离子模式下，4 个三萜皂苷和 3 个胆酸类成分在一级质谱中都产生了丰度较高的准分子离子$[M-H]^-$和$[M-H+HCOO]^-$。在二级质谱中，人参皂苷主要表现为逐个脱掉糖链上的糖，最终形成苷元。*m/z* 475 和 *m/z* 459 离子是鉴别人参二醇和人参三醇的重要离子。*m/z* 475 是人参三醇苷元所产生的离子碎片，*m/z* 459 是人参二醇所产生的离子碎片。几乎所有的人参皂苷相对分子质量都大于 600，所以在谱图中可以很快鉴别出皂苷类成分。由于皂苷类成分的结构十分相似，差别只是糖的连接位置不同，在这种情况下就需要标准品的比对。胆酸类成分的二级质谱则多会产生$[M-H-2H_2O]^-$和$[M-H-H_2O-HCOO]^-$等碎片离子，这是由于其结构中含有羧基及多个羟基取代基。

表 7-3　HPLC-ESI-MS/MS 的鉴定结果

峰号	保留时间/min	化合物	λ_{max}/nm	MS^+（m/z）	MS^-（m/z）	药材来源	碎片离子（m/z）
1	7.1	未知	265	359；585			342；278
2	16.7	未知	250，300	679；701			661；435
3	17.4	伪异沙蟾毒精*	250，300	417$[M+H]^+$；855$[2M+Na]^+$		1	399$[M+H-H_2O]^+$；363$[M+H-3H_2O]^+$；335$[M+H-3H_2O-CO]^+$；307$[M+H-3H_2O-2CO]^+$
4	19.0	三七皂苷 R1*	—		932$[M-H]^-$；977$[M-H+HCOO]^-$	2	799$[M-H-xyl]^-$；769$[M-H-glc]^-$；637$[M-H-glc-xyl]^-$；475$[agl]^-$
5	19.2	日蟾毒它灵*	250，300	403$[M+H]^+$；827$[2M+Na]^+$		1	385$[M+H-H_2O]^+$；367$[M+H-2H_2O]^+$；349$[M+H-3H_2O]^+$；253$[M+H-3H_2O-\alpha\text{-pyr}]^+$
6	19.9	沙蟾毒精	250，300	417$[M+H]^+$		1	399$[M+H-H_2O]^+$；371$[M+H-H_2O-CO]^+$；363$[M+H-3H_2O]^+$；353$[M+H-2H_2O-CO]^+$；335$[M+H-3H_2O-CO]^+$
7	20.3	人参皂苷 Re*	—		946$[M-H]^-$；991$[M-H+HCOO]^-$	2	799$[M-H-rha]^-$；783$[M-H-glc]^-$；637$[M-H-glc-rha]^-$；475$[agl]^-$
8	22.2	人参皂苷 Rg1*	—		800$[M-H]^-$；845$[M-H+HCOO]^-$	2	637$[M-H-glc]^-$；475$[agl]^-$
9	25.8	阿端那蟾毒基	260，305	417$[M+H]^+$；855$[2M+Na]^+$		1	399$[M+H-H_2O]^+$；371$[M+H-H_2O-CO]^+$；353$[M+H-2H_2O-CO]^+$；335$[M+H-3H_2O-CO]^+$
10	28.3	嚏根草苷元	250，300	417$[M+H]^+$；855$[2M+Na]^+$		1	363$[M+H-3H_2O]^+$；353$[M+H-2H_2O-CO]^+$；335$[M+H-3H_2O-CO]^+$
11	29.7	去乙酰华蟾毒它灵	250，300	417$[M+H]^+$		1	399$[M+H-H_2O]^+$；381$[M+H-2H_2O]^+$；363$[M+H-3H_2O]^+$；335$[M+H-3H_2O-CO]^+$
12	33.5	蟾蜍它里宁	250，290	415$[M+H]^+$		1	397$[M+H-H_2O]^+$；379$[M+H-2H_2O]^+$；351$[M+H-2H_2O-CO]^+$；361$[M+H-3H_2O]^+$；333$[M+H-3H_2O-CO]^+$
13	33.8	肉桂酸*	216，285				
14	35.8	19-氧-华蟾毒它灵	250，300	473$[M+H]^+$		1	395$[M+H-H_2O-HOAc]^+$；377$[M+H-2H_2O-HOAc]^+$；349$[M+H-2H_2O-HOAc-CO]^+$

续表

峰号	保留时间/min	化合物	λ_{max}/nm	MS^+（m/z）	MS^-（m/z）	药材来源	碎片离子（m/z）
15	38.2	人参皂苷 Ra3/三七皂苷 Fa	—		1240$[M-H]^-$	2	1107$[M-H-xyl]^-$；1077$[M-H-glc]^-$；945$[M-H-xyl-glc]^-$；783$[M-H-xyl-2glc]^-$；621$[M-H-xyl-3glc]^-$
16	39.7	人参皂苷 Rf*	—		800$[M-H]^-$；845$[M-H+HCOO]^-$	2	637$[M-H-Glc]^-$；475$[agl]^-$
17	41.1	肉桂醛*	225，285				
18	42.7	1β羟基-蟾毒它灵	295	403$[M+H]^+$；827$[2M+Na]^+$		1	385$[M+H-H_2O]^+$；367$[M+H-2H_2O]^+$；349$[M+H-3H_2O]^+$；339$[M+H-2H_2O-CO]^+$；253$[M+H-3H_2O-\alpha\text{-pyr}]^+$
19	44.2	三七皂苷 R2	—		770$[M-H]^-$；815$[M-H+HCOO]^-$	2	637$[M-H-xyl]^-$；475$[agl]^-$
20	46.3	蟾毒它灵	255，310	445$[M+H]^+$；911$[2M+Na]^+$		1	409$[M+H-2H_2O]^+$；367$[M+H-H_2O-HOAc]^+$；349$[M+H-2H_2O-HOAc]^+$
21	46.8	去乙酰华蟾毒精	255，305	401$[M+H]^+$		1	383$[M+H-H_2O]^+$；365$[M+H-2H_2O]^+$；347$[M+H-3H_2O]^+$；337$[M+H-2H_2O-CO]^+$；319 $[M+H-3H_2O-CO]^+$
22	47.3	人参皂苷 Ra1/Ra2/Fc	—		1210$[M-H]^-$	2	1077$[M-H-xyl]^-$；1047$[M-H-glc]^-$；945$[M-H-2xyl/（xyl-ara）]^-$；783$[M-H-2xyl-glc/（xyl-ara-glc）]^-$
23	48.9	人参皂苷 Rb1*	—		1108$[M-H]^-$；1153$[M-H+HCOO]^-$	2	945$[M-H-glc]^-$；783$[M-H-2glc]^-$；621$[M-H-3glc]^-$；459$[agl]^-$
24	49.2	脂蟾毒精*	250，300	399$[M+H]^+$；421$[M+Na]^+$		1	381$[M+H-H_2O]^+$；353$[M+H-H_2O-CO]^+$；335$[M+H-2H_2O-CO]^+$；307$[M+H-2H_2O-2CO]^+$；257$[M+H-H_2O-CO-\alpha\text{-pyr}]^+$
25	49.7	人参皂苷 Rg2	—		784$[M-H]^-$；829$[M-H+HCOO]^-$	2	637$[M-H-rha]^-$；621$[M-H-glc]^-$；475$[agl]^-$
26	51.6	19-氧-华蟾酥毒基	255，300	457$[M+H]^+$		1	421$[M+H-2H_2O]^+$；379$[M+H-H_2O-HOAc]^+$；361$[M+H-2H_2O-HOAc]^+$；333$[M+H-2H_2O-HOAc-CO]^+$
27	53.0	人参皂苷 Rc*	—		1078$[M-H]^-$	2	945$[M-H-araf]^-$；783$[M-H-Araf-glc]^-$；621$[M-H-araf-2glc]^-$；459$[agl]^-$

续表

峰号	保留时间/min	化合物	λ_{max}/nm	MS^+（m/z）	MS^-（m/z）	药材来源	碎片离子（m/z）
28	53.2	南美蟾毒精	250，300	$401[M+H]^+$		1	$383[M+H-H_2O]^+$；$365[M+H-2H_2O]^+$；$347[M+H-3H_2O]^+$；$337[M+H-2H_2O-CO]^+$；$319[M+H-3H_2O-CO]^+$；$269[M+H-2H_2O-\alpha\text{-pyr}]^+$
29	53.7	人参皂苷 Ra1/Ra2/Fc	—		$1210[M-H]^-$	2	$1077[M-H-xyl]^-$；$1047[M-H-glc]^-$；945[M−H−2xyl/（xyl−ara）]$^-$；783[M−H−2xyl−glc/（xyl−ara−glc）]$^-$
30	54.2	华蟾毒它灵	250，300	$459[M+H]^+$；$939[2M+Na]^+$		1	$417[M+H-CH_2CO]^+$；$381[M+H-2H_2O-CH_2CO]^+$；$363[M+H-3H_2O-CH_2CO]^+$
31	55.7	人参皂苷 Ra1/Ra2/Fc	—		$1210[M-H]^-$	2	$1077[M-H-xyl]^-$；$1047[M-H-glc]^-$；945[M−H−2xyl/（xyl−ara）]$^-$；783[M−H−2xyl−Glc/（xyl−ara−glc）]$^-$
32	56.2	人参皂苷 Ro	—		$955[M-H]^-$	2	$793[M-H-glc]^-$；$613[M-H-2glc-H_2O]^-$；$455[agl]^-$
33	57.6	人参皂苷 Rb2	—		$1078[M-H]^-$；$1114[M-H+2H_2O]^-$	2	$945[M-H-arap]^-$；$783[M-H-arap-glc]^-$；$621[M-H-arap-2glc]^-$；$459[agl]^-$
34	59.0	人参皂苷 Rb3*	—		$1078[M-H]^-$；$1114[M-H+2H_2O]^-$	2	$945[M-H-xyl]^-$；$783[M-H-xyl-glc]^-$；$621[M-H-xyl-2glc]^-$；$459[agl]^-$
35	62.2	齐墩果酸皂苷 R1	—		$1150[M-H]^-$	2	$1107[M-CH_3CO]^-$；$987[M-H-glc]^-$；$945[M-glcAc]^-$；$927[M-H-glcAc-H_2O]^-$；$783[M-H-glcac-glc]^-$
36	64.4	蟾毒灵*	255，300	$387[M+H]^+$；$795[2M+Na]^+$		1	$369[M+H-H_2O]^+$；$351[M+H-2H_2O]^+$；$333[M+H-3H_2O]^+$；$305[M+H-3H_2O-CO]^+$；$255[M+H-2H_2O-\alpha\text{-pyr}]^+$
37	66.0	人参皂苷 Rd*	—		$946[M-H]^-$；$991[M-H+HCOO]^-$	2	$783[M-H-glc]^-$；$621[M-H-2glc]^-$；$459[agl]^-$
38	66.8	人参皂苷 Rs1/Rs2	—		$1120[M-H]^-$	2	$1077[M-H-CH_2CO]^-$；$1059[M-H-H_2O-CH_2CO]^-$；945[M−H−arap（araf）−CH$_2$CO]$^-$；927[M−H−arap（araf）−H$_2$O−CH$_2$CO]$^-$；$459[agl]^-$
39	69.5	未知	—	462；480	514；1030		
40	70.5	人参皂苷 Rs1/Rs2	—		$1120[M-H]^-$	2	$1077[M-H-CH_2CO]^-$；$1059[M-H-H_2O-CH_2CO]^-$；945[M−H−arap（araf）−CH$_2$CO]$^-$；927[M−H−arap（araf）−H$_2$O−CH$_2$CO]$^-$；$459[agl]^-$

续表

峰号	保留时间/min	化合物	λ_{max}/nm	MS^-（m/z）	MS^-（m/z）	药材来源	碎片离子（m/z）
41	71.5	未知	—	355；373	453；815		
42	73.6	胆酸*	—		407$[M-H]^-$；815$[2M-H]^-$	3	371$[M-H-2H_2O]^-$；353$[M-H-3H_2O]^-$；344$[M-H-H_2O-HCOO]^-$；326$[M-H-2H_2O-HCOO]^-$
43	74.5	熊去氧胆酸*	—		391$[M-H]^-$；783$[2M-H]^-$	3	373$[M-H-H_2O]^-$；355$[M-H-2H_2O]^-$；328$[M-H-H_2O-HCOO]^-$
44	74.5	猪去氧胆酸*	—		391$[M-H]^-$；783$[2M-H]^-$	3	373$[M-H-H_2O]^-$；355$[M-H-2H_2O]^-$；328$[M-H-H_2O-HCOO]^-$
45	74.8	华蟾酥毒基*	250，300	443$[M+H]^+$		1	401$[M+H-CH_2CO]^+$；383$[M+H-HOAc]^+$；365$[M+H-HOAc-H_2O]^+$；347$[M+H-HOAc-2H_2O]^+$
46	75.1	酯蟾毒配基*	250，300	385$[M+H]^+$		1	367$[M+H-H_2O]^+$；349$[M+H-2H_2O]^+$；321$[M+H-2H_2O-CO]^+$；253$[M+H-2H_2O-\alpha\text{-pyr}]^+$
47	76.7	人参皂苷 Rg3*	—		784$[M-H]^-$；829$[M-H+HCOO]^-$	2	621$[M-H-glc]^-$；459$[agl]^-$
48	79.2	鹅去氧胆酸*	—		391$[M-H]^-$；783$[2M-H]^-$	3	373$[M-H-H_2O]^-$；355$[M-H-2H_2O]^-$；328$[M-H-H_2O-HCOO]^-$
49	79.8	去氧胆酸	—		391$[M-H]^-$；783$[2M-H]^-$	3	373$[M-H-H_2O]^-$；355$[M-H-2H_2O]^-$；328$[M-H-H_2O-HCOO]^-$
50	81.2	未知	—	520；758	765；812		
51	81.6	苯甲酸苄脂*	240，270				
52	82.7	未知	280				
53	84.0	未知	280				
54	85.5	未知	225				
55	87.0	未知	—			2	
56	90.3	未知	—			2	
57	95.9	胆红素*	446			3	

注：*表示有标准品比对；α-pyr 表示 α-吡喃环；agl 表示苷元；药材来源中 1 表示蟾酥，2 表示人参，3 表示牛黄

二、实验结果

通过 HPLC-DAD-MS 的检测，共从麝香保心丸提取液中检测到 57 个色谱峰，经过和标准品及文献报道的保留时间、MS、MS/MS 等数据比较，最终鉴定了包括人参皂苷类、蟾蜍甾二烯类、胆酸类等成分在内的 47 个化合物。化合物质谱数据见表 7-3。

麝香保心丸在正离子和负离子模式下的总离子流图（TIC）如图 7-2A 和图 7-2B 所示。在 TIC 图中由于噪声较大，背景干扰严重，很难用来鉴别分析化合物。为了更好地分析数据，采用随机软件 LC/MSD Trap Software version 5.2（Agilent）对数据进行降噪、背景扣除。图 7-2C 和图 7-2D 是进行处理后的离子流图即基峰色谱图（BPC），图中色谱峰间的分离度增加，基线平稳，为进一步分析数据提供了有利的条件。

通过 HPLC-DAD-MS/MS 的检测，共在图谱中检测到 57 个色谱峰，并鉴定了其中的 47 个。在 DAD 色谱图中检测到 39 个色谱峰，其中的 30 个色谱峰在质谱中也有响应。其他具弱紫外吸收的 18 个色谱峰均在质谱图中检测到。在鉴定的 47 个成分中，有 21 个色谱峰是通过和标准品的保留时间、紫外图谱及质谱数据进行对比而鉴定的，其他 26 个色谱峰是经过和文献中报道的保留时间、紫外图谱及质谱数据进行比对而推测得到的[7-12]。所有鉴别化合物的数据见表 7-3。

在 47 个已经鉴定出的化合物中，20 个是来源于人参的三萜皂苷类成分，18 个是来源于蟾酥的蟾蜍甾二烯类成分，5 个是来源于牛黄的胆酸类成分，1 个是来源于牛黄的胆红素及 3 个其他来源的化合物。

例如，32 号峰二级质谱的裂解方式与前文中总结的人参皂苷的裂解规律相似，而且它的紫外图谱在 203nm 处显示最大吸收，因此推测 32 号色谱峰所对应的化合物是皂苷类成分。在负离子模式的一级质谱中，该峰对应的准离子基峰是 *m/z* 955，推断该化合物的相对分子质量为 956。提取离子 *m/z* 955 后显示，在 56.2min 处出现一个单峰（图 7-3A），说明在麝香保心丸中相对分子质量为 956 的化合物只有一个。在该峰的二级质谱图中，存在 *m/z* 793[M–H–glu]⁻、*m/z* 613[M–H–2glu–O]⁻及 *m/z* 455[agl]⁻碎片离子（图 7-3B），其中 *m/z* 455[agl]⁻是该化合物的特征离子，是化合物脱掉所有糖链后的苷元所产生的碎片离子峰，该离子峰为齐墩果酸型三萜皂苷的苷元母核所具有。通过文献比对[8]，发现其裂解规律和人参皂苷 Ro 一致，所以推测该化合物为人参皂苷 Ro，其裂解途径如图 7-4 所示。

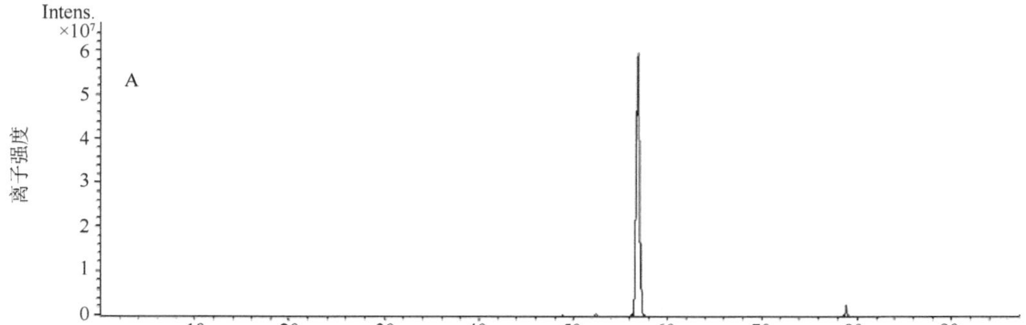

图 7-3　人参皂苷 Ro 的提取离子色谱图（A）及它的二级质谱图（B）

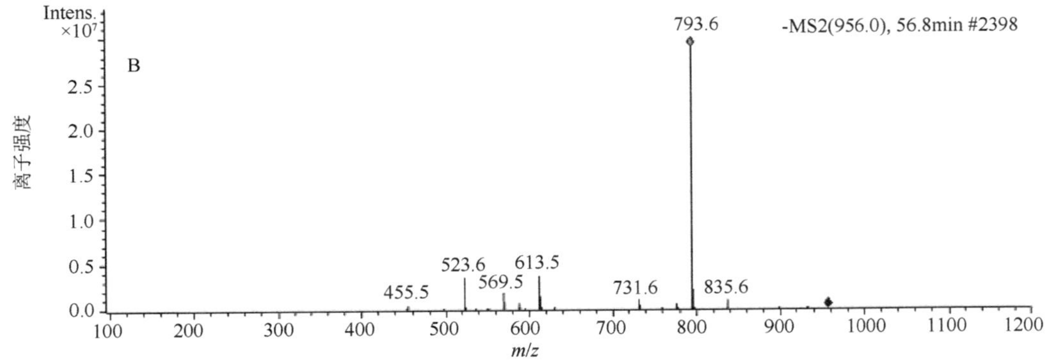

图 7-3　人参皂苷 Ro 的提取离子色谱图（A）及它的二级质谱图（B）（续）

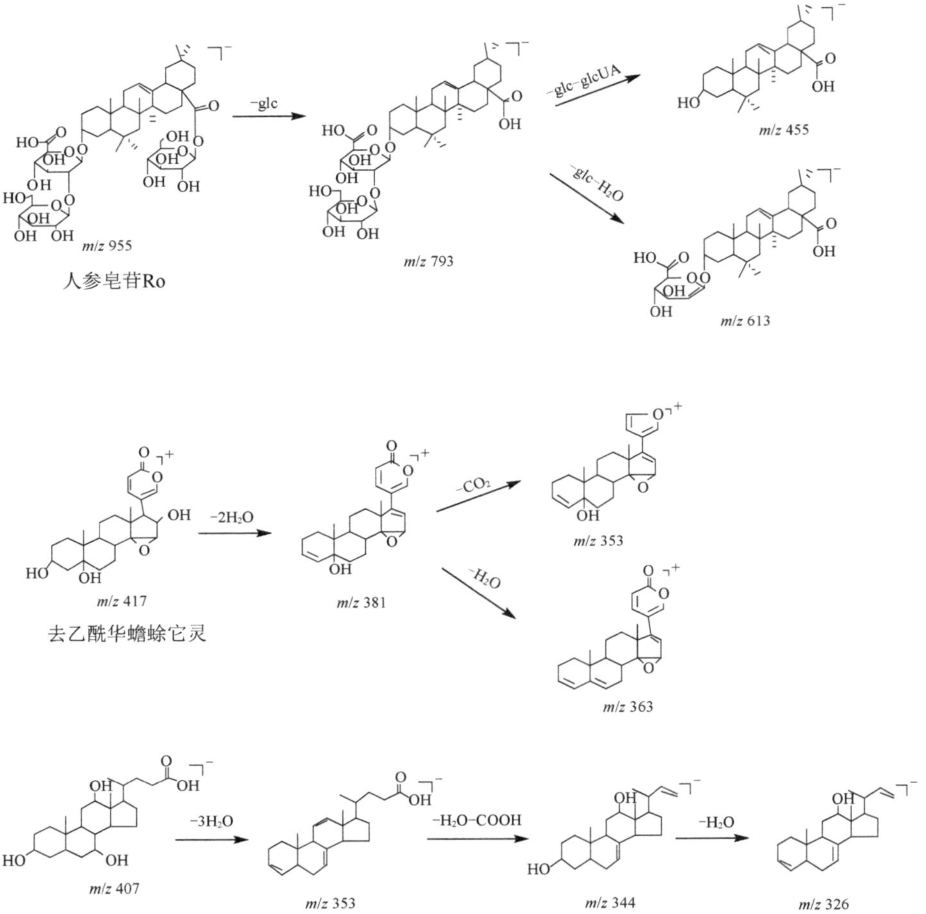

图 7-4　人参皂苷 Ro、去乙酰华蟾蜍它灵和胆酸的裂解途径

色谱峰 3、6、9、10 和 11 在一级质谱图中都显示了 *m/z* 417$[M+H]^+$和 *m/z* 855$[2M+Na]^+$的准分子离子峰，并且在二级质谱图中都显示了和前文中总结的蟾蜍甾二烯裂解规律相同的裂解途径（提取离子色谱图如图 7-5A 所示）。这些色谱峰的紫外图谱也同样都在

250nm 和 300nm 处显示最大吸收，因此推测这 5 个化合物为蟾蜍甾二烯类化合物。通过文献对比[7]，发现相对分子质量为 416 的蟾蜍甾二烯类化合物有 5 个，分别为沙蟾蜍精、伪异沙蟾蜍精、异沙蟾蜍精、嚏根草醇和去乙酰华蟾蜍。其中，沙蟾蜍精、伪异沙蟾蜍精和异沙蟾蜍精具有相同的母核和取代基，只是取代位置不同。通过和标准品比对，3 号峰和 9 号峰被分别鉴定为伪异沙蟾蜍精和沙蟾蜍精，所以剩下的 6 号峰就被鉴定为异沙蟾蜍精，其质谱数据同文献一致。色谱峰 11 的二级质谱给出的基峰为 *m/z* 363，这是失去 3 分子的 H_2O 而形成的碎片离子，除此之外，碎片离子 *m/z* 381$[M+H-2H_2O]^+$和 *m/z* 335$[M+H-3H_2O-CO]^+$也是色谱峰 11 二级质谱中丰度较高的离子峰（图 7-5B）。通过和文献数据[7]比对发现，色谱峰的裂解碎片及各碎片离子的丰度和去乙酰华蟾蜍它灵一致，所以推测该化合物为去乙酰华蟾蜍它灵。色谱峰 10 在二级质谱中给出丰度最高的碎片离子 *m/z* 383，通过和文献数据[7]比较发现，色谱峰的裂解碎片及各碎片离子的丰度和嚏根草醇一致，所以推测其为嚏根草醇。

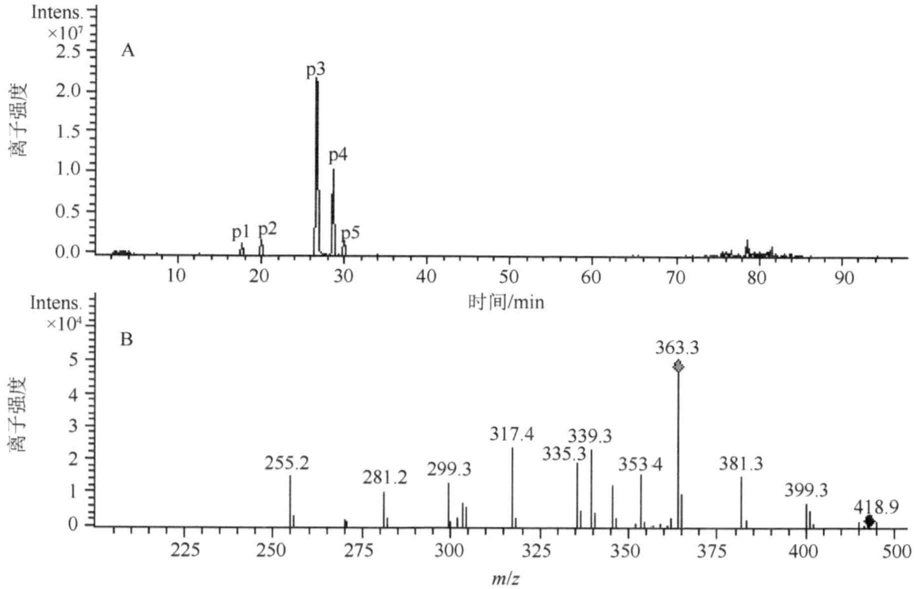

图 7-5　化合物沙蟾蜍精、ψ-异沙蟾蜍精、异沙蟾蜍精、嚏根草醇、去乙酰华蟾蜍它灵的提取离子色谱图 EIC = 417（A）和 p5 的二级质谱图（B）

色谱峰 43、44、48 和 49 来源于牛黄，在紫外区没有吸收，所有色谱峰在一级质谱中都显示 *m/z* 391$[M-H]^-$和 *m/z* 783$[2M-H]^-$准分子离子，其二级质谱的裂解规律与前文中总结的胆酸类的裂解途径相同，所以推测色谱峰 43、44、48 和 49 为胆酸类化合物。通过和标准品比对，色谱峰 43、44 和 48 被鉴定为熊去氧胆酸、猪去氧胆酸和鹅去氧胆酸。通过和文献数据[11]比对，色谱峰 49 被推测为去氧胆酸。另外，色谱峰 42 也同样同胆酸类的裂解途径相似，且一级质谱显示其分子质量高出其他已鉴定出胆酸类化合物 16Da，有可能是比其他类胆酸多出一个羟基，因此推断该化合物为胆酸，通过和标准品比对，峰 42 鉴定为胆酸产生的色谱峰。

三、讨论

在麝香保心丸非挥发性成分的研究中，采用高效液相串联 DAD 和 MS 检测器的结合，可高效地对主要成分进行辨认。当然，由于麝香保心丸中非挥发性成分的类型较多，其色谱和质谱特点都需要进行总结整理，如人参皂苷的紫外吸收特点、质谱分子离子峰及二级质谱裂解规律等。由于化合物结构的复杂性和多样性，实验中采用了多个检测波长，而 DAD 的使用极大地方便了实验流程。通过对麝香保心丸的 HPLC-DAD 和 HPLC-MS 全方图谱与组方中各单味药材的图谱的比较，大部分色谱峰都能找到对应的药材来源（表 7-3）。色谱峰 2、39 和 41 没能找到对应的药材来源，可能是由于加工过程中的辅料或样品制备过程中的反应。

因此，只有对某一类成分的色谱和质谱数据特点进行分析并总结规律，才可以对方剂方中的该类成分进行快速鉴定，否则如瞎子摸象，会使分析到的数据大打折扣。当然，方剂中的成分还远远不止这些。由于方剂本身配伍的关系，有些药材配伍的量在方剂中相当少，这就直接导致在分析时这些药材中的色谱峰度或质谱峰度较低或无信号显示，加上当前设备灵敏度的限制，使得方剂中的成分鉴别并没有像分析单味药材那样彻底。

第二节　麝香保心丸中挥发性成分分析

麝香保心丸中的人工麝香具有开窍醒神、活血散结之功效；肉桂具有补火助阳、散寒止痛、温通经脉之功效；苏合香具有开窍辟秽止痛之功效；冰片则具有开窍醒神、清热止痛之功效。这 4 味药材中主要含有挥发性成分，而且这些成分具有显著的生物活性，也是麝香保心丸中一大类重要药效物质。由于化合物的物理性质及仪器的检测原理，LC-MS 很难检测到这些化合物。根据这些挥发性化合物的性质，本节采用 GC-MS 方法对麝香保心丸方中的挥发性成分进行快速的分析、鉴定。

一、实验方法

（一）样品制备

1. 对照品溶液的制备

麝香酮、肉桂酸、肉桂醛、龙脑、异龙脑及苯甲酸苄酯 5 种对照品均购自中国药品生物制品检定所。分别精密称取各对照品适量，加乙醚溶解并稀释到一定浓度，储存于 4℃冰箱中备用。

2. 供试品的制备

称定粉碎为细粉的麝香保心丸样品 500mg，加入 5mL 乙醚混悬，超声提取 2 次，每次 20min，合并提取液，离心并用 0.45μm 微孔滤膜滤过，续滤液加入无水硫酸钠干燥 24h 后作为供试品溶液，4℃冰箱保存，备用。

（二）色谱、质谱条件与系统适应性

1. 色谱条件

Thermo TR-5 ms 色谱柱；Xcalibur 色谱工作站；载气为氦气；载气流速为 1.0mL/min；进样口温度为 220℃；离子源温度为 250℃；进样体积为 1μL；梯度升温程序见表 7-4，分析时间 59min。

表 7-4 梯度洗脱程序

升温速度/（℃/min）	温度/℃	停留时间/min
	60	0
20	85	21
20	150	5
5	165	0
20	200	6
3	225	2
4	245	2

2. 质谱条件

EI 源，电子能量为 70eV，扫描速度为 5 次/s，发射电流为 100μA，扫描周期为 3642amu/s，离子源温度为 250℃，扫描质量范围为 10～650amu，数据分析采用 Xcalibur 色谱工作站。所有对照品进样观察离子峰的响应，发现在当前质谱条件下各化合物均有较好的离子响应值，总离子流图如图 7-6 所示。

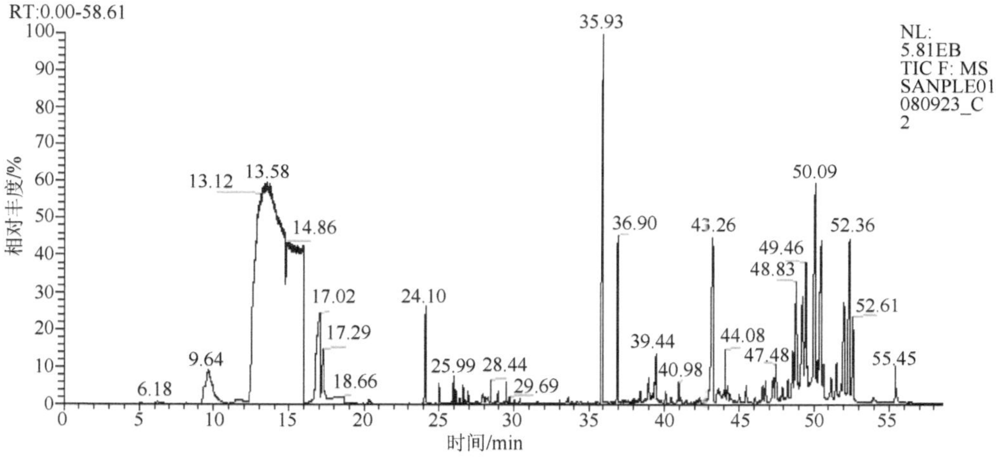

图 7-6 麝香保心丸 GC-MS 总离子流图

二、实验结果

通过与 NIST05 在线数据库的比对，共鉴定出 49 个化合物，化合物的保留时间、结构和名称见表 7-5。

表 7-5　GC-MS 鉴定的化合物

保留时间/min	化合物名称	化学结构
6.15	苯甲醇	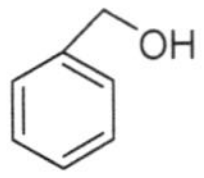
9.27	bicyclo[2,2,1]heptan-2-ol,1,5,5-trimethyl	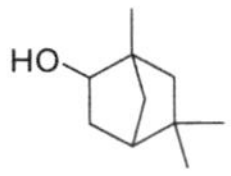
9.74	Fenchol，exo-	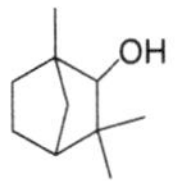
11.46	（−）-alcanfor	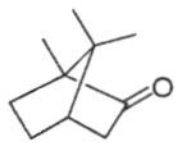
12.87	龙脑	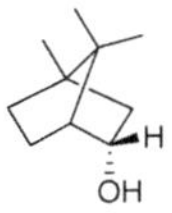
14.19	异龙脑	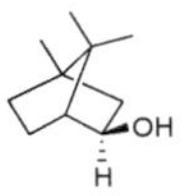
15.80	methanol，oxo-benzoate	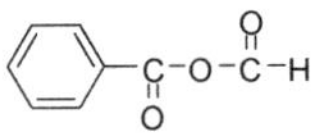
16.18	p-menth-8-en-3-ol,[1R,3R,4S]-[−]-	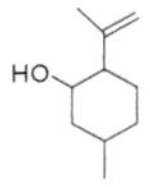
20.38	己酸乙酯	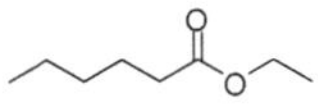
24.10	肉桂醛	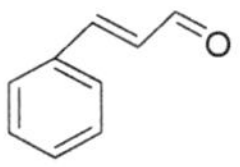
25.01	肉桂醇	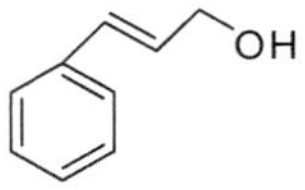
25.99	苯丙醛	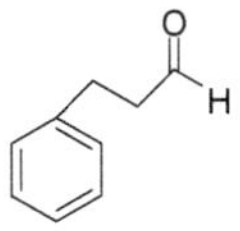
26.12	苯丙醇乙酸酯	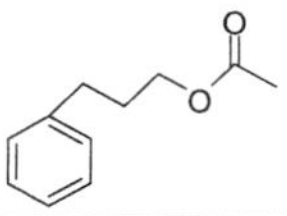

续表

保留时间/min	化合物名称	化学结构
26.60	异广藿香烷	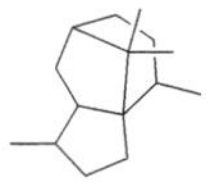
26.95	石竹烯	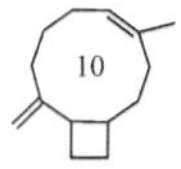
28.03	肉桂酸	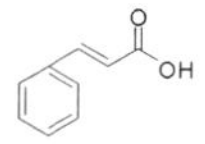
28.46	肉桂酸乙酯	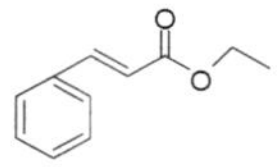
28.92	α-紫惠槐烯	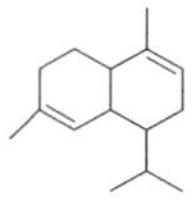
29.50	cadina-1（10）,4-diene	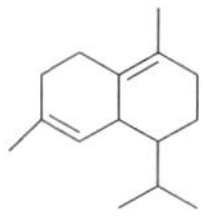
29.66	cadina-1,3,5-triene	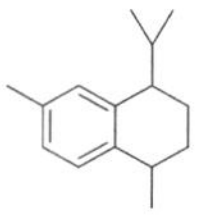
29.95	可巴烯	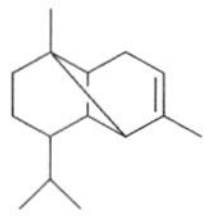
30.42	邻甲氧基肉桂醛	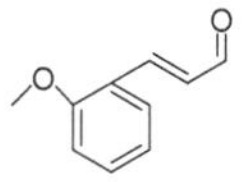
31.56	9-isopropenyl-4,8a-dimethyl-1,2,3,5,6,7,8,8a-octahydro-naɔhthalen-2-ol	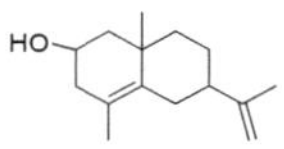
33.06	荜澄茄油烯	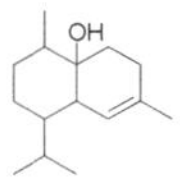
33.62	1β-cardin-en-10-ol	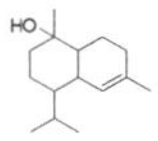
35.90	苯甲酸苄酯	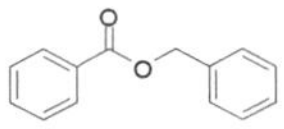

续表

保留时间/min	化合物名称	化学结构
36.90	麝香酮	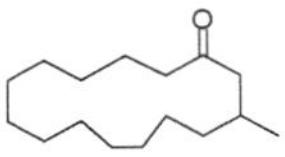
38.43	5β-雄甾烷	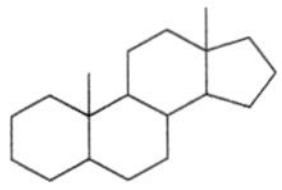
38.99	棕榈酸	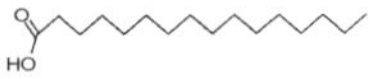
39.46	棕榈酸乙酯	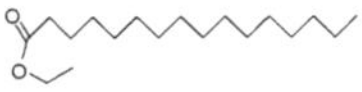
40.80	18-norabietane	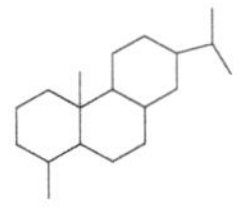
43.22	肉桂酸苄酯	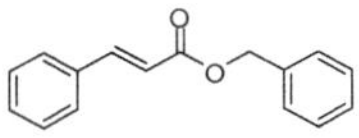
43.26	quinazolin-4（3H）-one,1,2-dihydro-2-（3-cyclohexenyl）-3-（2-methylphenyl）	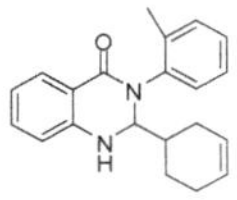
44.07	ethyl（9E,12E）-9,12-octadecadienoate	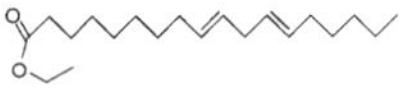
45.53	肉桂酸苯乙基酯	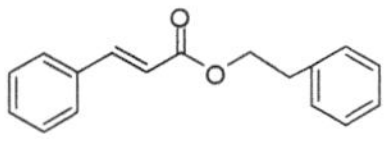
46.80	methyl pimar-7-en-18-oate	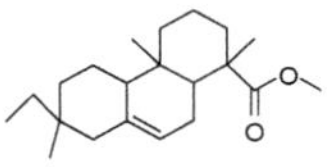
47.20	podocarp-8-en-15-oic acid,（3α-ethy）-13-methyl-,methylester	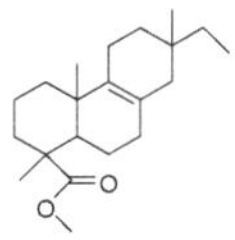
47.47	3-hydroxy-13-methyl podocarpate-7-ene-13-carbaldehyde	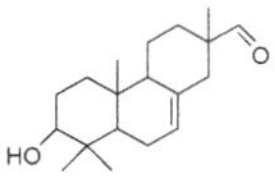
48.00	podocarpan-15-oic acid, 13β- isopropyl-,methylester	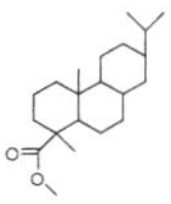
48.28	methyl pimar-7-en-18-oate	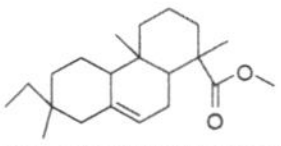

续表

保留时间/min	化合物名称	化学结构
48.62	cyclohexane,3,3,5,5-tetramethyl-1-(3,3,5,5-tetramethylcyclohex-yldene)	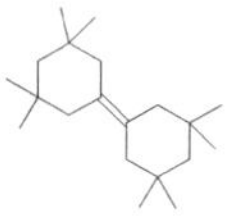
48.83	podocarp-8en-15-oic acid,13-isopropyl-,methylester	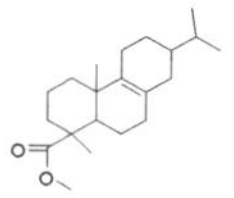
49.20	α-甲基苯乙烯	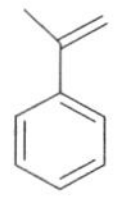
49.46	podocarpa-8,11,13-trien-15-oic acid,13-isopropyl-,methylester	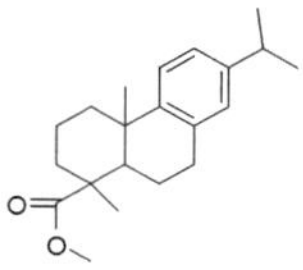
50.50	podocarpa-8,11,13-trien-16-ol, 13-isopropyl	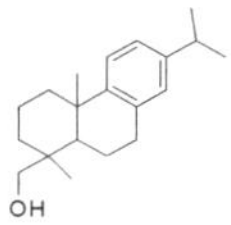
51.49	podocarpa-15-oic acid, 13α-ethyl- 13-methyl-, methylester	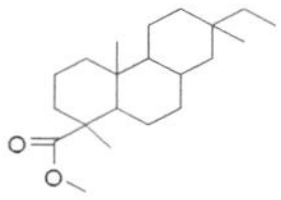
52.00	methyl17-oxoabieta-9(11),8(14),12-trien-18-oate	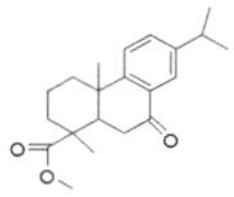
52.36	1-[5,5,8a-trimethyl-2-methylenedecahydro-1-haphthalenyl]-3-methyl-3-pentanol	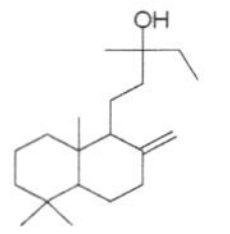
52.60	肉桂酸肉桂酯	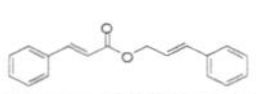

三、讨论

由于麝香保心丸组方的药材苏合香、肉桂、人工冰片和人工麝香中含有大量挥发性成分，因此采用 GC-MS 方法对麝香保心丸中挥发性成分分析是全面解析其物质基础的必要补充。GC-MS 是将在毛细管色谱柱上分离的物质直接离子化、碎片化后进入检测器，样品的离子峰信息非常丰富。

在样品配置上不能太浓，是为了保护色谱柱和质谱检测器的使用寿命，同时要保证分离时不过载，否则含量较高的成分，如龙脑、异龙脑会因色谱峰过高、过宽而掩盖相邻色谱峰，无法鉴别到。另外，要控制好质谱的分流比，分流比过小质谱信号太少，过大则质谱峰信号太大产生过载现象。

本实验中采用了溶解性较好的提取溶剂，麝香保心丸中主要的挥发性成分都能在质谱中检测到。在线数据库的应用，为质谱峰鉴定提供了非常重要的基础。由于 GC-MS 得到的质谱数据具有良好的可重复性和稳定性，不受仪器间的干扰，因此可以构建应用质谱数据鉴别化合物的化合物库。

参 考 文 献

[1] Deng CH, Yang XH, Zhang XM. Rapid determination of panaxynol in a traditional Chinese medicine of *Saposhnikovia divaricata* by pressurized hot water extraction followed by liquid-phase microextraction and gas chromatography–mass spectrometry. Talanta, 2005, 68: 6-11.

[2] Deng CH, Yao N, Wang AQ, et al. Determination of essential oil in a traditional Chinese medicine, *Fructus amomi* by pressurized hot water extraction followed by liquid-phase microextraction and gas chromatography–mass spectrometry. Anal Chim Acta, 2005, 536(s1-2): 237-244.

[3] Deng CH, Li N, Zhang XM. Rapid determination of essential oil in *Acorus tatarinowii* Schott by pressurized hot water extraction followed by solid-phase microextraction and GC-MS. J Chromatogr A , 2004, 1059: 149-155.

[4] Zhang HJ, Shen P, Cheng YY. Identification and determination of the major constituents in traditional Chinese medicine Si-Wu-Tang by HPLC coupled with DAD and ESI-MS. J Pharm Biomed Anal, 2004, 34: 705-713.

[5] Ye M, Yan Y, Guo DA. Characterization of phenolic compounds in the Chinese herbal drug Tu-Si-Zi by liquid chromatography coupled to electrospray ionization mass spectrometry. Rapid Commun Mass Spectrom, 2005, 19: 1469-1484.

[6] Jong TT, Lee MR, Hsiao SS, et al. Analysis of aristolochic acid in nine sources of Xixin, a traditional Chinese medicine, by liquid chromatography/atmospheric pressure chemical ionization/tandem mass spectrometry. J Pharm Biomed Anal, 2003, 33: 831-837.

[7] Lai CM, Li SP, Yu H, et al. A rapid HPLC-ESI-MS/MS for qualitative and quantitative analysis of saponins in “XUESETONG” injection. J Pharm Biomed Anal, 2006, 40: 669-678.

[8] Shu YL, Meng C, Liu ZQ, et al. Structural analysis of saponins from medicinal herbs using electrospray ionization tandem mass spectrometry. J Am Soc Mass Spectrom, 2004, 15: 133 -141.

[9] Zhang P, Zheng C, Liu YS, et al. Quality evaluation of traditional Chinese drug toad venom from different origins through a simultaneous determination of bufogenins and indole alkaloids by HPLC. Chem Pharm Bull, 2005, 53: 1582-1586.

[10] Huang JW. Study on chemical components of essential oils in *Cinnamomum cassia* Presl from different growth years by GC-MS. Chin J Pharm Anal, 2005, 25: 288-291.

[11] Zhang HY, Hu P, Luo GA, et al. Screening and identification of multi-component in Qingkailing injection using combination of liquid chromatography/time-of-flight mass spectrometry and liquid chromatography/ion trap mass spectrometry. Anal Chim Acta, 2006, 577: 190-200.

[12] Yao FY, Qiu Q, Cui ZJ, et al. Chemical components of essential oils from *Liquidambar orientalis* Mill. Chin J Pharm Anal, 2005, 25: 859-862.

第八章　麝香保心丸血清药物化学分析

在中药方剂药效物质基础研究中，传统的研究模式一味地去研究方剂中到底含有什么成分，什么成分能在体外药理实验中显示活性，往往使研究走入误区，不能真正地阐明中药方剂的药效物质基础。

血清药物化学的出现，为中药方剂的药效物质基础研究提供了有力的手段。根据血清药物化学的理论，中药方剂中虽含有众多成分，但大多数情况下只有被吸收入血的成分才能发挥药效作用。传统中药方剂多为口服给药，药物成分或经过消化道直接吸收入血，或经消化液、消化酶及肠内菌群的作用分解成次生代谢产物被吸收入血，或经肝微粒体酶代谢成有活性的代谢产物。无论经过上述何种途径，中药方剂中的有效物质必须以血液为介质输送到靶点，从而产生药效。因而给药后的血清才是真正起作用的“制剂”，血清中含有的成分才是中药方剂的体内直接作用物质。

随着 1989 年日本学者田代真一提出血清药物化学学说，越来越多的研究结果显示血清药物化学在阐明中药方剂药效物质基础的研究中起着重要作用。例如，北五味子[1]、大黄[2]、大青叶[3]、葛根[4]、土茯苓[5]、地黄[6]和当归[7]等中药都已用血清药物化学的方法阐明了各自的药效物质基础。方剂安替威胶囊[8]、六味地黄丸[9]、双参宁心方[10]、茵陈蒿汤[11]和银翘散[12]等均采用该方法进行了药效物质基础研究。本章同样采用血清药物化学的方法，对麝香保心丸的药效物质基础进行研究。

第一节　基于 HPLC-DAD-MS/MS 的麝香保心丸入血成分分析

HPLC-DAD-MS/MS 串联方式，适用于大部分中等极性化合物的分离和检测，可分析麝香保心丸中被吸收入血的人参皂苷类、蟾蜍甾二烯类与胆酸类成分及其代谢产物。所有被鉴定的入血成分的结构如图 8-1 所示。

一、实验方法

（一）麝香保心丸入血成分分析的前期条件优化

1. 大鼠给药剂量、取血时间及血清分析前处理优化方法

将麝香保心丸研磨成粉末，用 0.5%的羧甲基纤维素钠制成混悬液，分别对大鼠进行灌胃给药。在 30min、1h、2h、3h 时从肝门静脉取血。将采集的全血分别置于 5mL 涂肝素的 EP 管中，以 3000r/min 离心，分离血清。对各组血清分别用甲醇沉淀蛋白法、液液萃取法（EA）及固相萃取法进行处理，并将处理后的血清进行色谱分析。在图谱分析处理时，根据麝香保心丸中非挥发性成分的分子质量大小范围采用提取离子色谱法，在空白血清和给药血清中分别提取离子（*m/z* 300～*m/z* 1300，间隔 1amu）。分析空白血清和给药血清提取离子色谱图的不同，根据检测到的入血成分的多少，对血清前处理条件进行优化。

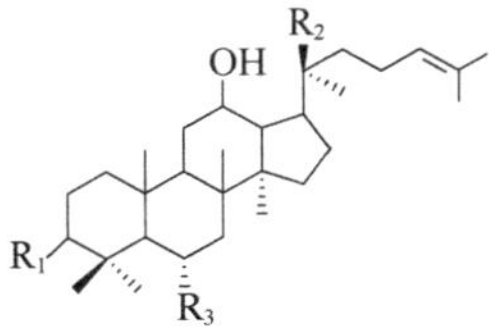

人参皂苷Re* R_1=OH，R_2=O-glc，R_3=O-glc(2-1)rha
人参皂苷Ra1 R_1=O-glc(2-1)glc，R_2=O-glc(6-1)arap(4-1)xy1，R_3=H
人参皂苷Ra2 R_1=O-glc(2-1)glc，R_2=O-glc(6-1)araf(4-1)xy1，R_3=H
人参皂苷Rb1* R_1=O-glc(2-1)glc，R_2=O-glc(6-1)glc，R_3=H
人参皂苷Rc* R_1=O-glc(2-1)glc，R_2=O-glc(6-1)araf，R_3=H
人参皂苷Rb2 R_1=O-glc(2-1)glc，R_2=O-glc(6-1)arap，R_3=H
人参皂苷Rb3* R_1=O-glc(2-1)glc，R_2=O-glc(6-1)xy1，R_3=H
人参皂苷Rd* R_1=O-glc(2-1)glc，R_2=O-glc，R_3=H

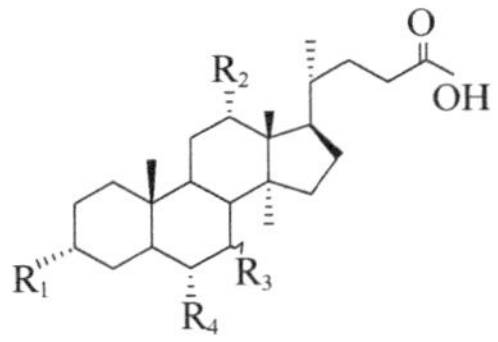

胆酸 R_1=R_2=R_3=α-OH，R_4=H
熊去氧胆酸 R_1=OH，R_3=β-OH，R_2=R_4=H
鹅去氧胆酸 R_1=R_4=OH，R_2=R_3=H
猪去氧胆酸 R_1=OH，R_3=α-OH，R_2=R_4=H
去氧胆酸 R_1=R_2=OH，R_3=R_4=H

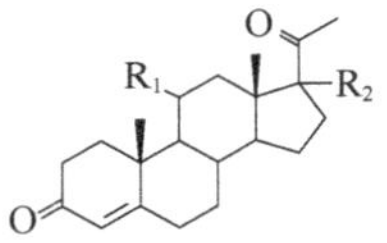

17-羟基孕甾酮 R_1=H，R_2=OH
11-羟基孕甾酮 R_1=OH，R_2=H

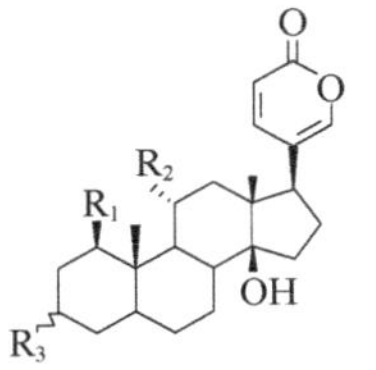

日蟾毒它灵* R_1=H，R_2=OH，R_3=β-OH
1-β羟基蟾毒灵* R_1=OH，R_2=H，R_3=β-OH
蟾毒灵* R_1=H，R_2=H，R_3=β-OH
3-表蟾毒灵 R_1=H，R_2=H，R_3=α-OH

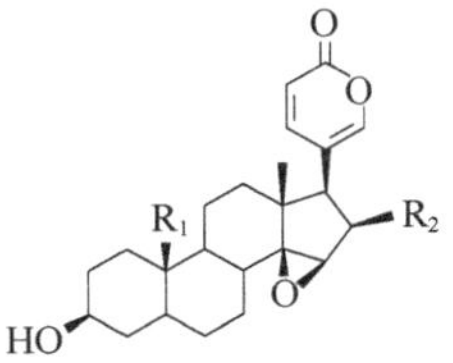

脂蟾毒配基* R_1=CH_2OH，R_2=H
华蟾酥毒基* R_1=CH_3，R_2=OAc

图 8-1 麝香保心丸入血成分的结构

*表示通过对照品比对鉴定的成分

2. 大鼠血清色谱分析条件的建立

（1）质谱条件的优化

同“第七章第一节”的质谱条件。

（2）液相色谱条件的优化

优化后的梯度条件如表 8-1 所示；通过对 DAD 图谱的分析发现，在 280nm 处检测可获得较多的色谱峰，因而选用 280nm 作为紫外检测波长，其他液相条件同“第七章第一节”所述。

表 8-1 梯度洗脱程序

时间/min	流动相 A/%	流动相 B/%
0	80	20
15	70	30
20	70	30
30	65	35
50	60	40
55	60	40
85	10	90
90	0	100

（二）样品制备

1. 取血

10 只 SD 大鼠（180～200g，上海斯莱克实验动物中心）在实验中心自由饮食 5 天，于实验前 12h 停止饮食，但仍自由饮水。

麝香保心丸粉碎成细粉后，用 0.5%的羧甲基纤维素钠制成混悬液，麝香保心丸的浓度为 0.34g/mL。将 10 只大鼠分为两组，空白组 4 只给予羧甲基纤维素钠溶液灌服，给药组 6 只给予麝香保心丸混悬液灌服（3.4g/kg 大鼠体重）。给药 2h 后，所有大鼠腹腔注射 1%的戊巴比妥钠溶液（10mL/kg 大鼠体重）麻醉。从肝门静脉处取血，置于涂肝素的 EP 管中，在 4℃条件下，以 3000r/min 离心 10min，取上清液并储藏于−80℃的冰箱中备用。

2. 药材和血清样品处理方法

取 500mg 麝香保心丸粉末，用 6.5mL 混合溶剂（甲醇∶二氯甲烷∶水=4∶2∶0.5，*V*/*V*）超声提取 20min，然后以 12 000r/min 离心 10min。在 HPLC-DAD-MS/MS 分析前，上清液过 0.45μm 滤膜过滤。

血清样品（400μL）加入到 5mL EP 管中，然后加入 3mL 甲醇溶液。涡旋 1min，以 12 000r/min 离心 10min，上清液真空旋转蒸干，残渣加入 200μL 甲醇复溶，离心，取上清液 3μL 进样。

（三）分析仪器条件

1. 色谱条件

Waters C_{18} 色谱柱（5μm，250mm × 4.6mm）；C_{18} 保护柱（5μm，7.5mm × 4.6mm）；流动相 A（0.5%甲酸）: B（乙腈），梯度洗脱，洗脱程序见表 8-1；流速 0.8mL/min；柱温 25℃；DAD 扫描范围 190～500nm；检测波长 280nm；进样体积 3μL；分析时间 90min。DAD 色谱图如图 8-2 所示。

2. ESI-MS 质谱条件

电喷雾离子化源（ESI），源电压 3.5kV，干燥气流速 10L/min，干燥气温度 350℃，喷雾气压力 30psi，目标离子相对分子质量 600，化合物稳定性 100%，MS^2 打碎电压 1.0V，扫描范围 100～1500amu，分别采集正离子和负离子模式下的 MS 和 MS^2 图谱。数据分析采用 Chemstation 工作站软件。正、负离子总离子流图如图 8-3 和图 8-4 所示。

二、实验结果

（一）原型化合物的鉴定

通过将给药后血清和空白血清的 MS 和 UV 图谱对比，扣除血浆中的内源性成分后，发现有 25 个色谱峰在给药后血清中多出。将这 25 个差异峰和麝香保心丸提取液的 MS 和 UV 色谱图进行比对发现，有 21 个色谱峰在麝香保心丸提取液的色谱图中出现。因此，推测这 21 个成分为原型入血成分。

1. DAD 图谱中原型成分的鉴别

在紫外图谱中（图 8-2），通过将给药后大鼠血清和空白大鼠血清进行比较，可以发现有 5 个不同的色谱峰。在这 5 个色谱峰中，有 4 个成分在麝香保心丸提取液的 UV 图中可以找到对应峰，也就是说这 4 个成分是原型入血成分，剩余的 2 号色谱峰则认为是代谢产物。4 个原型成分均没有在质谱中出现，表明这 4 种成分可能为挥发性成分。通过和标准品比对，7 号峰被鉴定为肉桂酸，是肉桂和苏合香的主要成分。为了鉴定其他 3 个化合物，分别单独给大鼠灌服苏合香、麝香单味药材及缺苏合香、缺麝香的缺味方剂，然后取血清分析，分析条件同全方。通过 UV 图谱（图 8-5）可以看出，1 号峰来源于麝香，5 号和 25 号峰来源于苏合香。

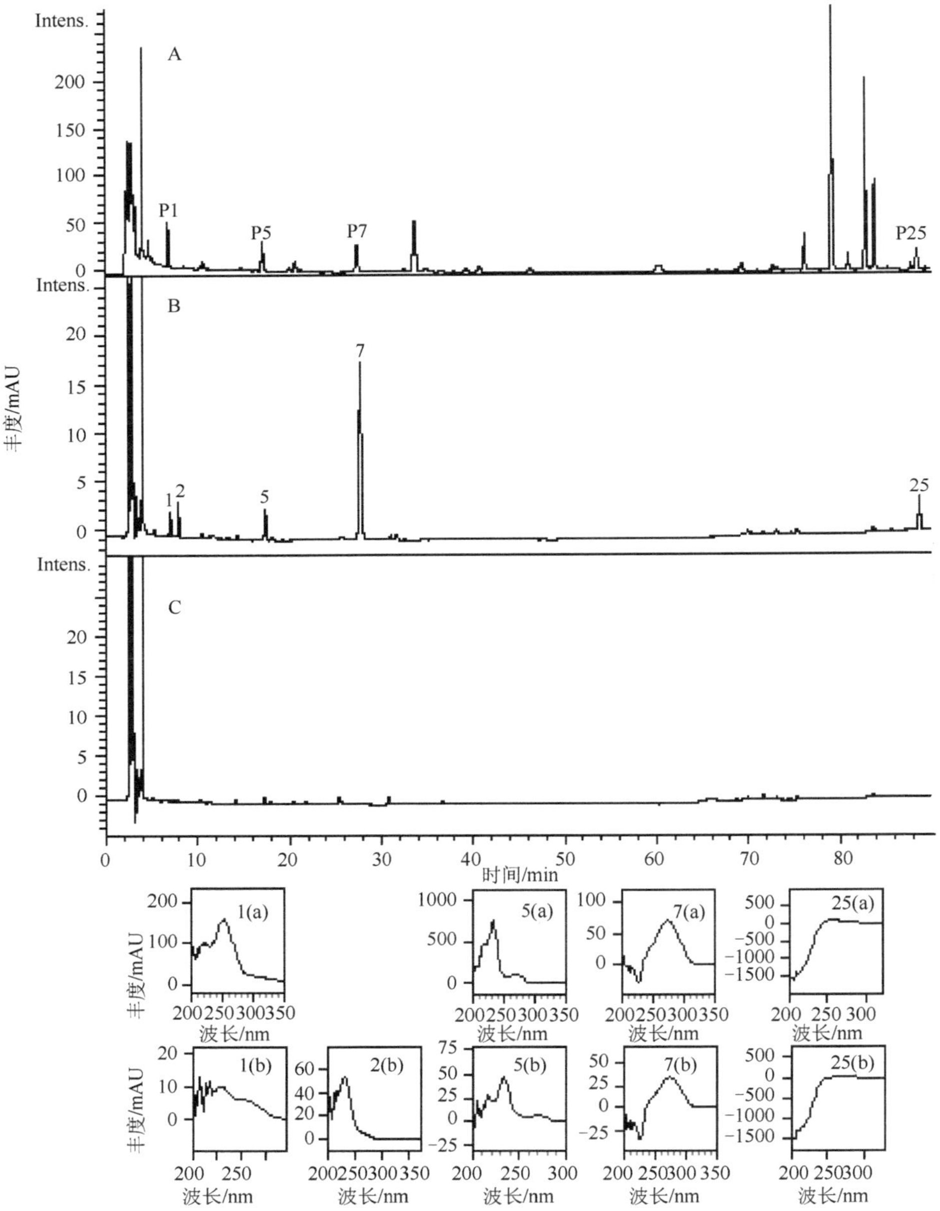

图 8-2 280nm 下麝香保心丸提取液的色谱图（A），给药后血浆色谱图（B），空白血浆色谱图（C）及各色谱峰的 UV 全扫描图

色谱峰的标号同表 7-3

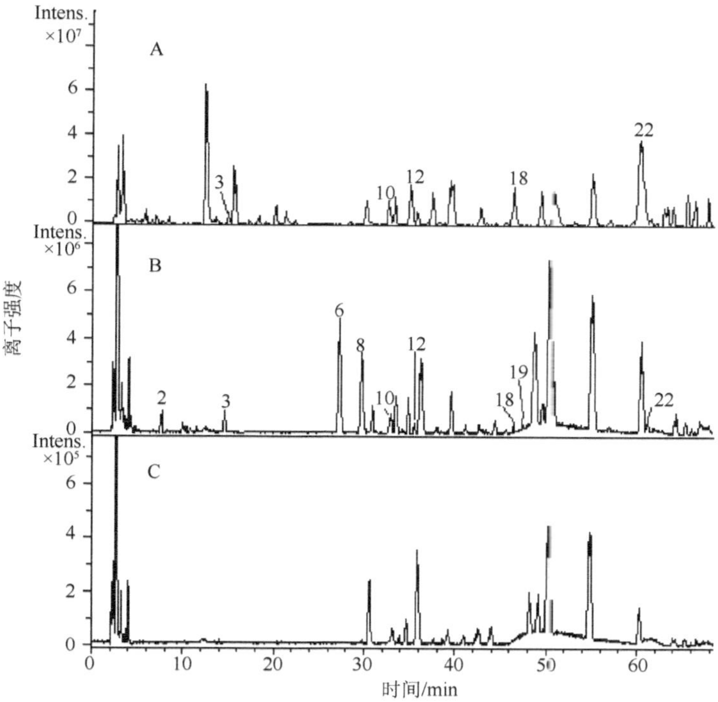

图 8-3　正离子模式下麝香保心丸提取物的总离子流图（A），给药后血清总离子流图（B），空白血清总离子流图（C）

色谱峰的标号同表 7-3

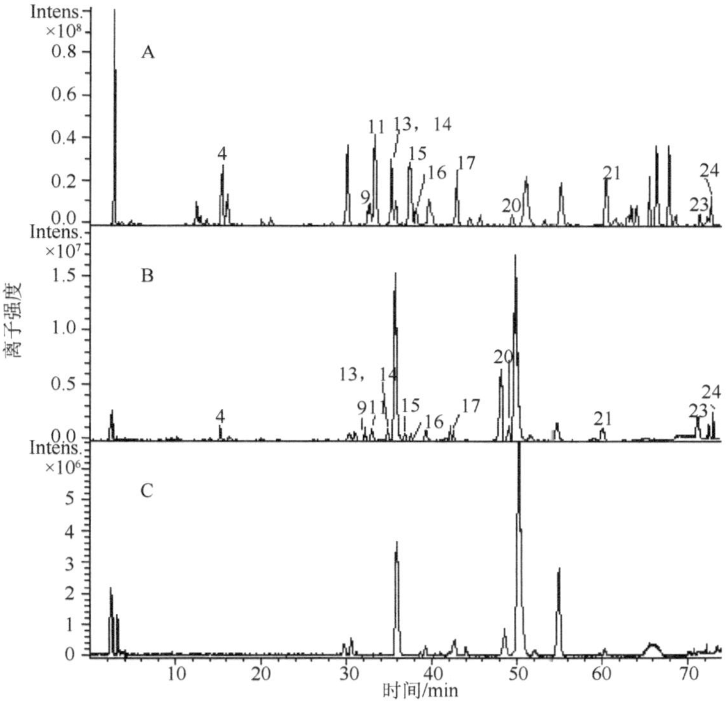

图 8-4　负离子模式下方剂总离子流图（A），给药血清总离子流图（B），空白血清总离子流图（C）

色谱峰的标号同表 7-3

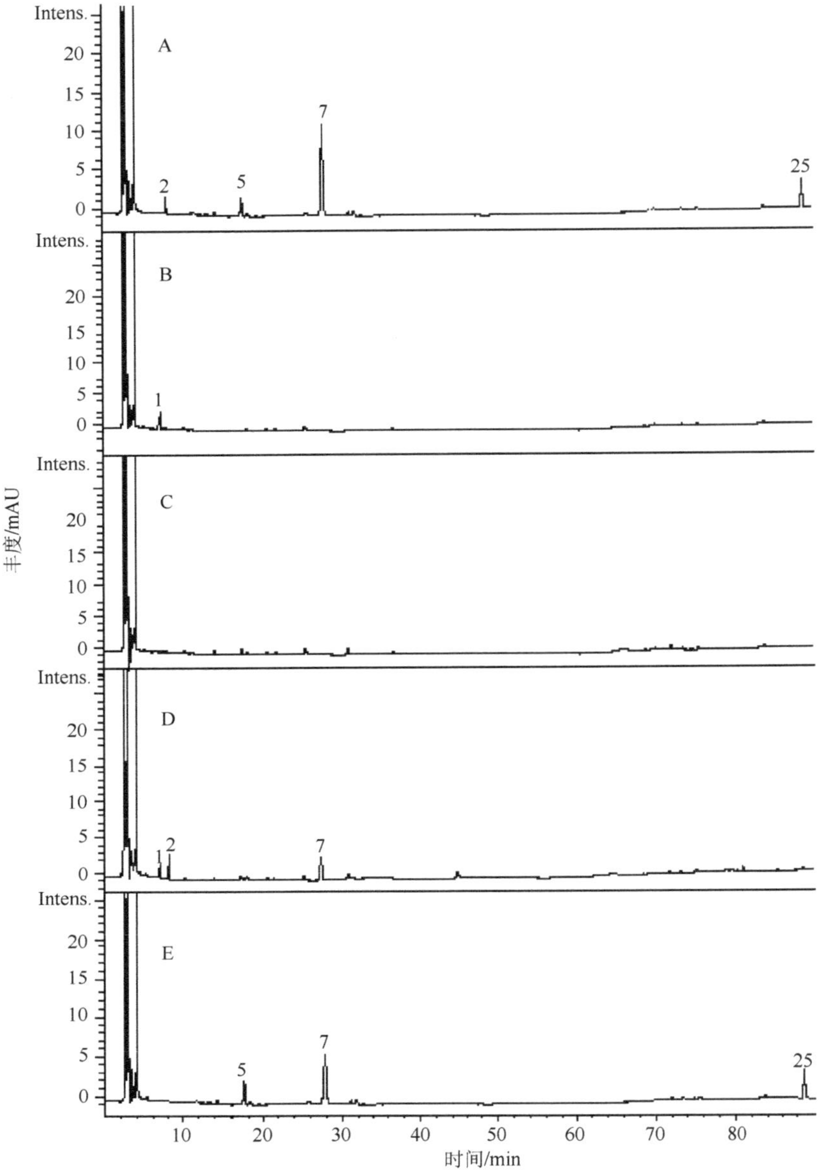

图 8-5 HPLC-UV 色谱图

A. 缺麝香方剂血清；B. 麝香血清；C. 空白血清；D. 缺苏合香血清；E. 苏合香血清

2. 质谱中原型化合物的鉴别

在质谱图（图 8-3，图 8-4）中，通过对比给药后血清和空白血清的图谱，发现给药血清的 MS 图谱多出 21 个色谱峰，在这些色谱峰中，有 17 个色谱峰在麝香保心丸提取液的 MS 图谱中也可以检测到，因此推测这 17 个化合物为原型成分。经过和标准品及文献数据的比对，这 17 个原型入血成分全部被鉴定，包括 8 个三萜皂苷、4 个胆酸类成分和 5 个蟾蜍甾二烯类成分，具体数据见表 8-2。

表 8-2　入血成分的 HPLC-DAD-MS/MS 鉴定

色谱峰	化合物名称	来源	保留时间/min	相对分子质量（m/z）	UV_{max}/nm	MS（正离子模式）（m/z）	MS（负离子模式）（m/z）	MS/MS（正离子模式）（m/z）	MS/MS（负离子模式）（m/z）
1	未鉴定	麝香	7.1		225；260				
2	未鉴定		7.8	201	235	202；425		183（80）；159（70）；131（100）	
3	日蟾毒它灵*	蟾酥	14.7	402		403；425		385（10）$[M+H-H_2O]^+$； 367（40）$[M+H-2H_2O]^+$； 349（100）$[M+H-3H_2O]^+$； 253（30）$[M+H-3H_2O-\alpha\text{-pyr}]^+$	
4	人参皂苷 Re*	人参	15.3	947			946；991		799（40）$[M-H-rha]^-$； 783（100）$[M-H-glc]^-$； 637（50）$[M-H-glc-xyl]^-$； 475（20）$[agl]^-$
5	未鉴定	苏合香	17.4		216；232				
6	17-羟基孕甾酮*		27.1	330		353；683		313（35）$[M-H_2O]^+$； 271（20）$[M-H_2O-CH_3CO]^+$； 163（100）$[M\quad C_{13}H_{20}O_2]^+$； 125（45）$[M-C_{10}H_{16}O_2]^+$	
7	肉桂酸*	苏合香和肉桂	27.6		280				
8	11-羟基孕甾酮		29.4	330		353；683		313（35）$[M-H_2O]^+$； 271（20）$[M-H_2O-CH_3CO]^+$； 163（100）$[M-C_{13}H_{20}O_2]^+$； 125（45）$[M-C_{10}H_{16}O_2]^+$	

续表

色谱峰	化合物名称	来源	保留时间/min	相对分子质量（*m/z*）	UV_{max}/nm	MS（正离子模式）（*m/z*）	MS（负离子模式）（*m/z*）	MS/MS（正离子模式）（*m/z*）	MS/MS（负离子模式）（*m/z*）
9	人参皂苷 Ra1/Ra2	人参	32.1	1211			1210		1077（100）$[M-H-xyl]^-$；1047（5）$[M-H-glc]^-$；945（20）$[M-H-2xyl/(xyl-ara)]^-$；783（15）$[M-H-2xyl-glc/(xyl-ara-glc)]^-$；621（5）$[M-H-2xyl-2glc/(xyl-ara-2glc)]$；459（1）$[agl]^-$
10	1β-羟基蟾毒灵	蟾酥	32.5	402		403；425；827		385（25）$[M+H-H_2O]^+$；367（75）$[M+H-2H_2O]^+$；349（100）$[M+H-3H_2O]^+$；339（20）$[M+H-2H_2O-CO]^+$；253（30）$[M+H-3H_2O-\alpha\text{-}pyr]^+$	
11	人参皂苷 Rb1*	人参	33.1	1109			1108		945（100）$[M-H-glc]^-$；783（40）$[M-H-2glc]^-$；621（10）$[M-H-3glc]^-$；459（2）$[agl]^-$
12	脂蟾毒精*	蟾酥	34.6	400		401；423		383（100）$[M+H-H_2O]^+$；365（50）$[M+H-2H_2O]^+$；347（50）$[M+H-3H_2O]^+$；319（20）$[M+H-3H_2O-CO]^+$；251（15）$[M+H-3H_2O-\alpha\text{-}pyr]^+$	
13	人参皂苷 Rc*	人参	34.9	1079			1078		945（100）$[M-H-araf]^-$；783（30）$[M-H-araf-glc]^-$；621（5）$[M-H-araf-2glc]^-$；459（1）$[agl]^-$

续表

色谱峰	化合物名称	来源	保留时间/min	相对分子质量（m/z）	UV_{max}/nm	MS（正离子模式）（m/z）	MS（负离子模式）（m/z）	MS/MS（正离子模式）（m/z）	MS/MS（负离子模式）（m/z）
14	人参皂苷 Ra1/Ra2	人参	34.9	1211			1210		1077（100）[M−H−xyl]$^-$；1047（5）[M−H−glc]$^-$；945（20）[M−H−2xyl/（xyl−ara）]$^-$；783（15）[M−H−2xyl−glc/（xyl−ara−glc）]$^-$；621（5）[M−H−2xyl−2glc/（xyl−ara−2glc）]；459（1）[agl]$^-$
15	人参皂苷 Rb2	人参	37.1	1079			1078		945（100）[M−H−arap]$^-$；783（45 ）[M−H−araf−glc]$^-$；621（5）[M−H−arap−2glc]$^-$；459（1）[agl]$^-$
16	人参皂苷 Rb3*	人参	37.8	1079			1078		945（100）[M−H−xyl]$^-$；783（50）[M−H−xyl−glc]$^-$；621（5）[M−H−xyl−2glc]$^-$；459（1）[agl]$^-$
17	人参皂苷 Rd*	人参	42.3	947			946；991		783（100）[M−H−glc]$^-$；621（10）[M−H−2glc]$^-$；459（2）[agl]$^-$
18	蟾毒灵*	蟾酥	46.1	386		387；409		369（20）[M+H−H_2O]$^+$；351（100）[M+H−$2H_2O$]$^+$；333（25）[M+H−$3H_2O$]$^+$；305（15）[M+H−$3H_2O$−CO]$^+$；255（35）[M+H−$2H_2O$−α-pyr]$^+$	

续表

色谱峰	化合物名称	来源	保留时间/min	相对分子质量（m/z）	UV_{max}/nm	MS（正离子模式）（m/z）	MS（负离子模式）（m/z）	MS/MS（正离子模式）（m/z）	MS/MS（负离子模式）（m/z）
19	3-表蟾毒灵		47.5	386		387；409		369（25）$[M+H-H_2O]^+$； 351（100）$[M+H-2H_2O]^+$； 333（20）$[M+H-3H_2O]^+$； 305（15）$[M+H-3H_2O-CO]^+$； 255（35）$[M+H-2H_2O-\alpha\text{-pyr}]^+$	
20	胆酸	牛黄	49.2	408			407；452		371（20）$[M-H-2H_2O]^-$； 353（30）$[M-H-3H_2O]^-$； 343（100）$[M-H-H_2O-HCOO]^-$； 327（25）$[M-H-2H_2O-HCOO]^-$
21	鹅去氧胆酸/熊去氧胆酸*	牛黄	60.3	392			391；783		373（100）$[M-H-H_2O]^-$； 355（10）$[M-H-2H_2O]^-$； 327（10）$[M-H-H_2O-HCOO]^-$
22	华蟾酥毒基*	蟾酥	60.7	442		443；465		401（13）$[M+H-CH_2CO]^+$； 383（20）$[M+H-HOAc]^+$； 365（100）$[M+H-HOAc-H_2O]^+$； 347（40）$[M+H-HOAc-2H_2O]^+$	
23	猪去氧胆酸*	牛黄	71.2	392			391；783		373（100）$[M-H-H_2O]^-$； 355（5）$[M-H-2H_2O]^-$； 327（1）$[M-H-H_2O-HCOO]^-$
24	去氧胆酸	牛黄	72.5	392			391；783		373（10）$[M-H-H_2O]^-$； 355（50）$[M-H-2H_2O]^-$； 345（100）$[M-H-HCOO]^-$； 327（40）$[M-H-H_2O-HCOO]^-$
25	未鉴定	苏合香	90.1		259				

*表示有标准品比对；α-pyr 表示 α-吡喃环；agl 表示苷元

下面举例说明原型成分的鉴定过程。在负离子模式下，13 号、15 号和 16 号色谱峰的一级质谱都在 *m/z* 1078 处出现准分子离子峰；二级质谱中同时出现 *m/z* 945、*m/z* 783、*m/z* 621、*m/z* 459 碎片离子，是化合物逐个丢失糖链上的糖基所形成的碎片离子。其裂解规律符合第七章中总结的人参皂苷的裂解途径，同时特征碎片离子 *m/z* 459 提示这三个化合物属于原人参二醇类的皂苷。通过和标准品比对，峰 13 和 16 鉴定为人参皂苷 Rc 和人参皂苷 Rb3。综合色谱峰 15 的保留时间、碎片离子特征，通过和文献数据[13]进行比对，推测其为人参皂苷 Rb2。

在负离子模式下，除了人参皂苷之外，有 4 个色谱峰即峰 20、21、23 和 24 的裂解规律和皂苷不同，但这 4 个化合物的裂解规律非常相近，因此被推测为同一类型化合物。色谱峰 21、23 和 24 的一级质谱中都显示了相同的高丰度准分子离子 *m/z* 391$[M-H]^-$和 *m/z* 783$[2M-H]^-$，因此推测这三个化合物的相对分子质量为 392。在二级质谱中，它们都显示了相同的碎片离子 *m/z* 373$[M-H-H_2O]^-$、*m/z* 355$[M-H-2H_2O]^-$和 *m/z* 327$[M-H-H_2O-HCOO]^-$。由于这些化合物的裂解方式同第七章中总结的胆酸类成分的质谱裂解规律相同，并且含有胆酸类成分的特征碎片离子 *m/z* 327，推测这三个异构体为胆酸类成分。通过和标准品比对，峰 21 和 23 分别被鉴定为猪去氧胆酸/熊去氧胆酸和鹅去氧胆酸。通过和文献数据[14]比对，峰 24 被鉴定为去氧胆酸。保留时间在 49.2min 的色谱峰 20，在一级质谱中给出的准分子离子为 *m/z* 407$[M-H]^-$和 *m/z* 452$[M-H+HCOO]^-$，推测相对分子质量为 408。在二级质谱中，出现碎片离子 *m/z* 371$[M-H-2H_2O]^-$、*m/z* 353$[M-H-3H_2O]^-$、*m/z* 343$[M-H-H_2O-HCOO]^-$和 *m/z* 327$[M-H-2H_2O-HCOO]^-$。同样由于它的裂解途径和第七章总结的胆酸类成分的质谱裂解规律相同，并根据它的分子质量比其他胆酸类成分高出 16Da，推断色谱峰 20 是胆酸类成分，通过和标准品比对，色谱峰 20 确认为胆酸。

在正离子模式下，色谱峰 18 的一级质谱给出基峰 *m/z* 409$[M+Na]^+$，在 *m/z* 387$[M+H]^+$处也有较高的准分子离子峰，可以推测该化合物的相对分子质量为 386，其二级质谱给出的碎片为 *m/z* 369（20）$[M+H-H_2O]^+$、*m/z* 351（100）$[M+H-2H_2O]^+$、*m/z* 333（25）$[M+H-3H_2O]^+$、*m/z* 305（15）$[M+H-3H_2O-CO]^+$和 *m/z* 255（35）$[M+H-2H_2O-\alpha\text{-pyr}]^+$，其裂解途径和第七章中总结的蟾蜍甾二烯类裂解途径相同，推测其为蟾蜍甾二烯类化合物。通过和文献数据[15]及标准品的比对，确认该化合物为蟾毒灵。色谱峰 10 的一级质谱在 *m/z* 403$[M+H]^+$、*m/z* 425$[M+Na]^+$和 *m/z* 827$[2M+Na]^+$处给出较高的准分子离子峰，推断其相对分子质量为 402。在二级质谱图中给出了下列离子碎片：*m/z* 385$[M+H-H_2O]^+$、*m/z*367$[M+H-2H_2O]^+$、*m/z*349$[M+H-3H_2O]^+$、*m/z*339$[M+H-2H_2O-CO]^+$和 *m/z*253$[M+H-3H_2O-\alpha\text{-pyr}]^+$，这种裂解方式同第七章中总结的蟾蜍甾二烯类化合物的裂解规律相同，提示该化合物是蟾蜍甾二烯类化合物。其分子质量比蟾毒灵多 16Da 说明其结构相比蟾毒灵来说多了一个羟基取代基。尽管根据参考文献数据，在蟾蜍甾二烯类中比蟾毒灵多一个羟基的化合物有 5 个[15]，但是其裂解碎片的丰度不同，所以将该化合物碎片离子丰度的数据和文献比较，最终确定该化合物为 1β-羟基蟾毒灵。其一、二级质谱图如图 8-6 所示。

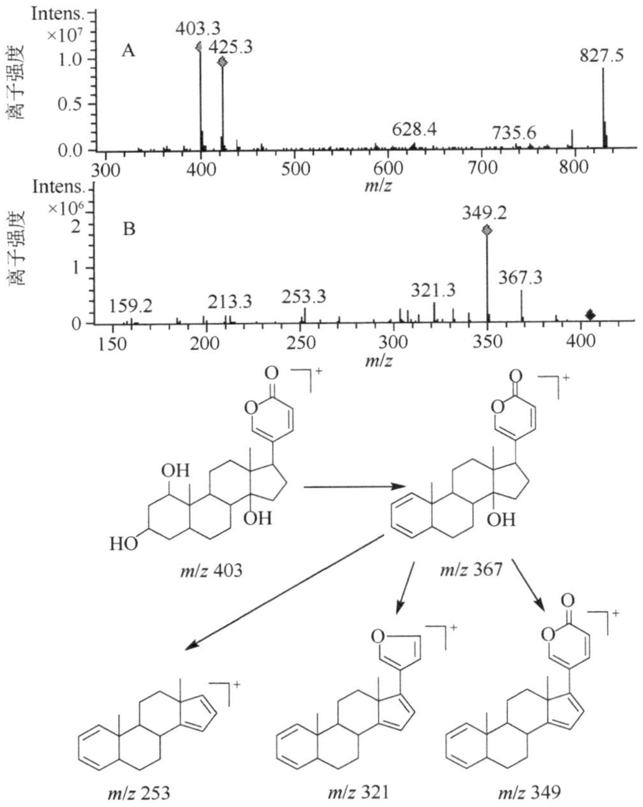

图 8-6 1β-羟基蟾毒灵的 MS（A）、MS/MS（B）质谱图及其裂解途径

（二）代谢产物鉴定

通过将麝香保心丸全方提取液、给药后血清及空白血清的 DAD 和 MS 图谱比较发现，4 个色谱峰只在给药后血清的色谱图中出现，说明这 4 个化合物为代谢产物或给药后发生内源性应激产生的代谢产物。在这些化合物中，只有色谱峰 2 在 DAD 色谱图中有紫外信号。通过仔细分析其他 3 个成分的 MS 和 MS/MS 图，其中 1 个鉴定为蟾毒灵的代谢产物，另外 2 个化合物鉴定为羟基孕甾酮的同分异构体。

正离子模式下，6 号峰和 8 号峰在一级质谱图上显示相同的准分子离子峰 *m/z* 353[M+Na]$^+$和 *m/z* 683[2M+Na]$^+$，推断相对分子质量为 330。两者的二级质谱图也十分相似，给出碎片离子 *m/z* 313、*m/z* 271 和 *m/z* 163，中性丢失 18Da（*m/z* 313）和 42Da 表明结构内含有羟基和乙酰基取代。由于这两个化合物的裂解规律和前面总结的人参皂苷类、蟾蜍甾二烯类及胆酸类化合物的裂解方式不相同，于在线数据库中（http://chem.sis.nlm.nih.gov/chemidplus）查询相对分子质量为 330 的化合物，所有已查找到的化合物中，羟基孕甾酮类化合物的结构基本符合这两个未知化合物的质谱裂解方式，所以将 6 号和 8 号色谱峰推测为羟基孕甾酮类化合物。最终，色谱峰 6 通过和标准品比对被鉴定为 17-羟基孕甾酮，而色谱峰 8 则通过和文献[16]中羟基孕甾酮的质谱数据仔细比较分析，最终鉴定为 11-羟基孕甾酮。17-羟基孕甾酮的裂解方式及一、二级质谱图如图 8-7 所示。

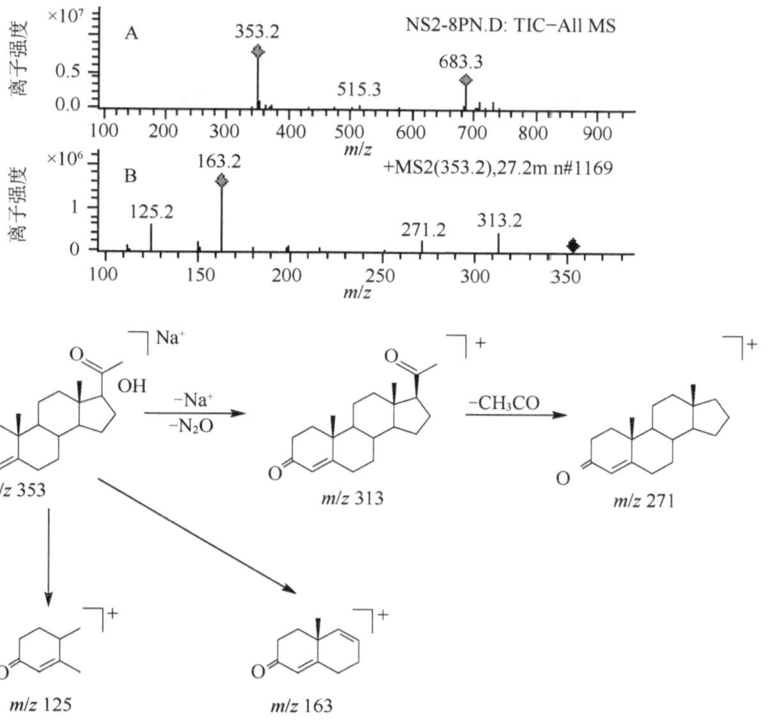

图 8-7　17-羟基孕甾酮在正离子模式下的 MS（A）、MS/MS（B）质谱图及其裂解途径

保留时间为 47.5min 的 19 号色谱峰无论在一级还是二级质谱中都显示和蟾毒灵相同的裂解碎片，所以认为该代谢产物为蟾毒灵的异构体。通过与文献数据对比，该化合物被鉴定为 3-表蟾毒灵。

三、讨论

通过对非挥发性成分进行血清药物化学分析，在给药后血清中共检测到 25 个入血成分，鉴定了其中的 21 个成分，包括 18 个原型成分和 3 个代谢产物。在已鉴定的这些成分中，很多化合物对心血管疾病有着积极的治疗和预防作用。例如，肉桂酸可以通过影响 NF-κB 抑制血管内皮细胞内 TNF-α 诱导的组织因子的表达，减少乳酸脱氢酶（lactate dehydrogehase）、肌酸激酶（creatine kinase）从胞体中的漏出，降低再灌注后心肌组织中 MDA 含量，提高 GSH 活力，对缺血再灌注心肌有保护作用[17-18]。人参皂苷 Re 可以清除体内 H_2O_2 和羟基自由基，减少心肌的氧化损伤[19]。人参皂苷 Rb1 和人参皂苷 Re 可以抑制促凋亡基因 *Bax*、*Bad*、*Fas* 的表达，显著减少缺血再灌注心肌细胞的凋亡[20]。蟾毒灵能抑制心肌细胞膜上的 Na^+-K^+-ATP 酶，从而使心肌细胞内 Na^+浓度增高，Ca^{2+}则通过 Na^+-Ca^{2+}交换进入心肌细胞，使心肌收缩力加大，对心衰有积极的治疗作用[21]。这些化合物对心血管积极的治疗作用也从另一方面验证了血清药物化学方法在中药方剂药效物质基础研究中的重要价值。

第二节 基于 GC-MS 的麝香保心丸入血成分研究

麝香保心丸中含有大量的挥发性成分，且为其重要的药效成分。因此，采用 GC-MS 方法对血清中的挥发性成分进行快速的分离和鉴定，是全面解析麝香保心丸药效成分的有效手段。

一、实验方法

（一）麝香保心丸入血成分分析的前期条件优化

1. 大鼠血清色谱分析条件的建立

根据“第七章第二节”中麝香保心丸提取液的 GC-MS 图谱及各标准品的 GC-MS 图谱可以看出，在已建立的分析方法下，各主要化合物的色谱峰达到了基线分离，并且响应值较高。因此，可以确认已建立的 GC-MS 分析方法可以用于血清药物化学的分析。

有文献报道，方中的麝香酮、肉桂酸、龙脑和异龙脑口服后可以被吸收入血，所以可将麝香保心丸中主要挥发性成分麝香酮、肉桂酸、龙脑及异龙脑用乙醚分别配成一定浓度的溶液，做 GC-MS 分析，对产生的 MS 图谱进行分析，找出每个化合物的特征离子峰，用于优化血清前处理方法及分析血清中的入血成分。上述 4 个化合物的气相质谱图如图 8-8 所示，所选定的特征离子麝香酮为 *m/z* 55，肉桂酸为 *m/z* 147，龙脑和异龙脑为 *m/z* 95。

2. 给药剂量、取血时间及处理方法的确定

SD 大鼠分别给予不同剂量（0.8g/kg、1.7g/kg 和 3.4g/kg），在给药后 15min 和 30min 时取血，处理后的血清样品分别用 4 倍量的乙醚、正己烷、氯仿及 3 者混合溶液提取。最终确定给药剂量、取血时间和样品处理方法。

（二）样品制备

1. 取血

10 只 SD 大鼠（180～200g，上海斯莱克实验动物中心）自由饮食 5 天，于实验前 12h 停止饮食，但仍自由饮水。

麝香保心丸粉碎成细粉后，用 0.5%的羧甲基纤维素钠制成混悬液，麝香保心丸的浓度为 0.34g/mL。将 10 只大鼠分为两组，空白组 4 只分别给予羧甲基纤维素钠溶液灌服，给药组 6 只分别给予麝香保心丸混悬液灌服（3.4g/kg 大鼠体重）。服药 30min 后，所有大鼠腹腔注射 1%的戊巴比妥钠溶液（10mL/kg 大鼠体重）麻醉。从肝门静脉处取血，置于涂肝素的 EP 管中，在 4℃条件下，以 3000r/min 离心 10min，取上清液并储藏于−80℃的冰箱中备用。

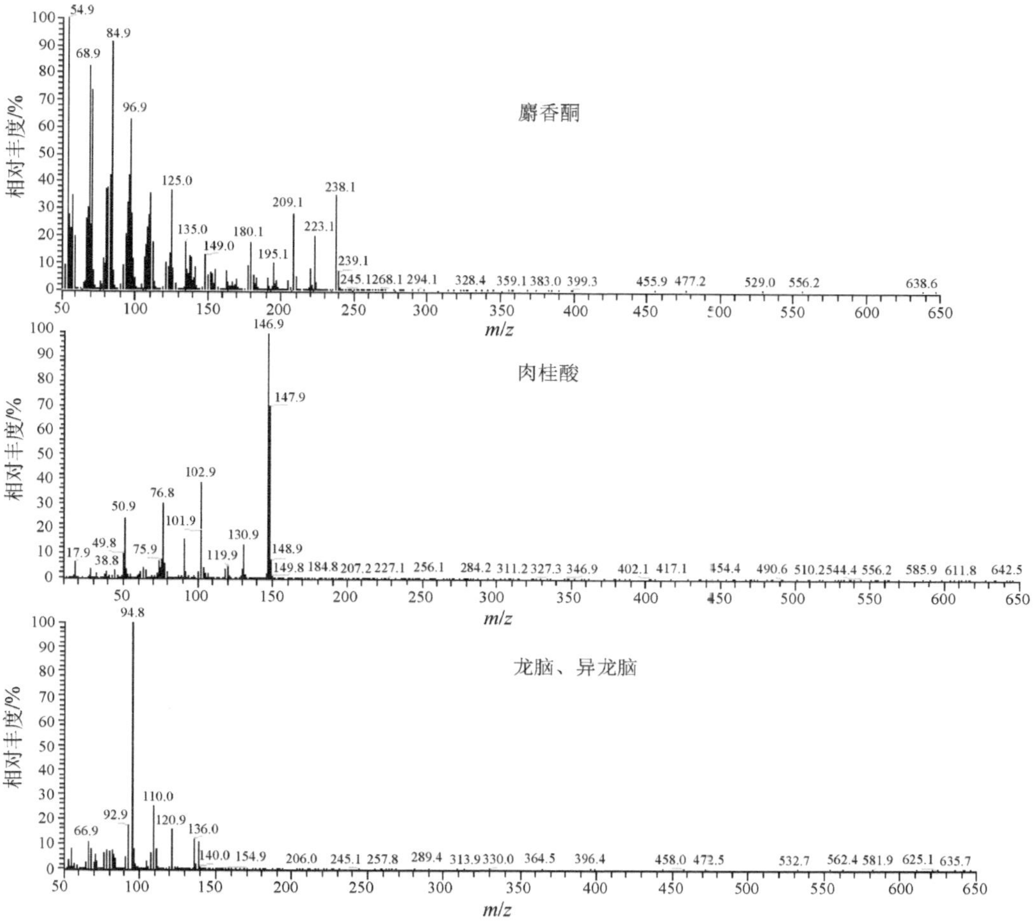

图 8-8　麝香酮、肉桂酸、龙脑和异龙脑的 GC-MS 图

2．麝香保心丸样品溶液制备

取 500mg 麝香保心丸粉末，用 5mL 乙醚超声提取 2 次，20min/次，滤液合并，然后以 12 000r/min 离心 10min，上清液转移至 5mL EP 管中并加入无水硫酸钠脱水。在 GC-MS 分析前，上清液过 0.45μm 滤膜过滤。

3．血清样品制备

取 30min 时采集的血清 500μL，分别用 4 倍量正己烷∶氯仿＝10∶1 的混合溶液提取 3 次，合并提取液，N_2 下吹干，然后分别加入 100μL 的乙醚溶液和正己烷∶氯仿＝10∶1 的混合溶液复溶，以 12 000r/min 离心 10min，取上清液 1μL 进样。

（三）分析仪器条件

1．色谱条件

Thermo TR-5 ms 色谱柱；Xcalibur 色谱工作站；载气为氦气；载气流速为 1.0mL/min；进样口温度为 220℃；离子源温度为 250℃；进样体积为 1μL；梯度升温程序见第七章

表 7-4；进样体积为 1μL；分析时间为 59min。

2. ESI-MS 质谱条件

EI 源，电子能量为 70eV，扫描速度为 5 次/s，发射电流为 100μA，扫描周期为 3642amu/s，离子源温度为 250℃，扫描质量范围为 10～650amu，数据分析采用 Xcalibur 色谱工作站。所有对照品进针观察离子峰的响应，发现在当前质谱条件下各化合物均有较好的离子响应值，总离子流图如图 8-9 所示。

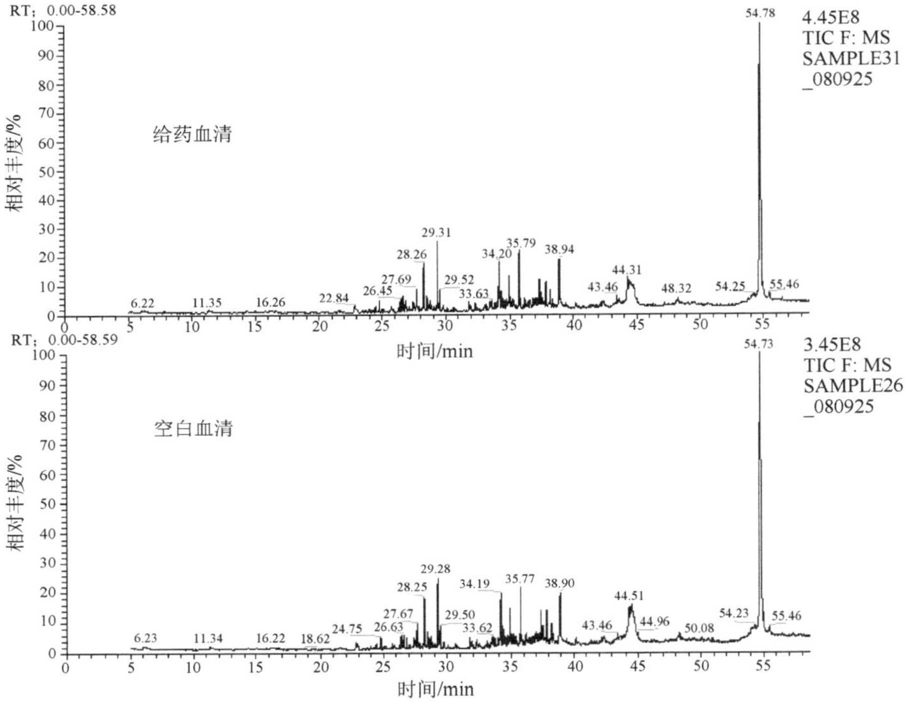

图 8-9 给药后 30min 血清和空白血清的总离子流图

二、实验结果

从质谱总离子流图（图 8-9）中可以看出，给药前后的质谱图几乎相同，背景噪声对化合物的干扰较大。为扣除噪声干扰，找到给药后被吸收及代谢产生的化合物，特别采用了提取离子的方法对给药前后血清图谱进行处理。设定提取离子的波动范围是 ±0.5amu，在 40～500amu 内对色谱图进行提取。通过比较空白血清和给药血清的提取离子色谱，发现差异离子峰即给药后血清色谱图中多出的色谱峰共计 10 个。继而采用 NIST05 数据库比对，鉴定了这 10 个化合物，其中龙脑、异龙脑、肉桂酸、肉桂醛、麝香酮、苯甲酸苄酯是原型成分，而其他 4 个化合物在全方提取液的质谱图中并未出现，可能是产生的代谢产物，结果见表 8-3。

表 8-3　GC-MS 鉴定的入血成分和代谢产物

保留时间/min	化合物名称	化学结构
12.6	龙脑	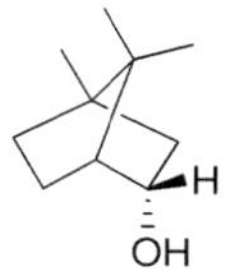
13.5	异龙脑	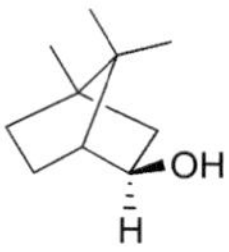
24.2	肉桂醛	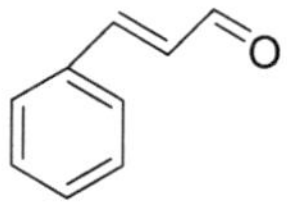
25.7	bicycle[2,2,1]heptan-2-ol,2-allyl-1,7,7-trimethyl	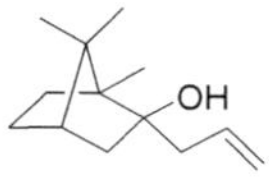
26.6	2,6,10-三甲基十四烷	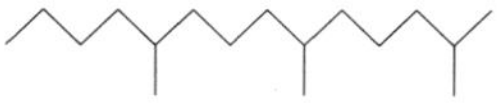
26.9	2-butyl-5-methyl-3-[2-methylprop-2-enyl]cyclohexanone	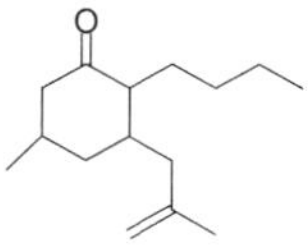
27.7	6-甲基十八烷	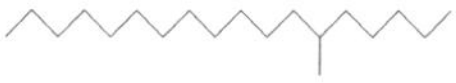
8.2	肉桂酸	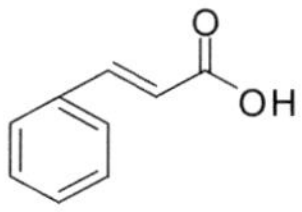
35.8	苯甲酸苄酯	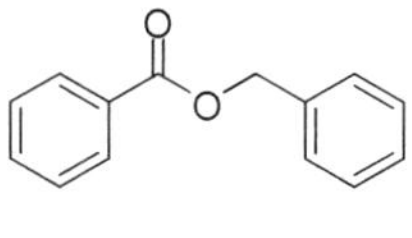
36.8	麝香酮	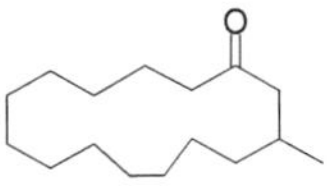

具体鉴定方法为，在 40～500amu 内，分别对空白血清、给药血清及麝香保心丸提取液的 GC-MS 色谱图以 1amu 为间隔单位进行提取，即分别提取（*m/z*）40、41、42……

498、499 和 500 离子，然后对提取的离子色谱图进行比较，分析空白血清和给药血清的差别，并鉴定差别化合物的结构。

（一）代谢产物的鉴定

当提取离子为 *m/z* 108 时，给药后血清和空白血清的提取离子色谱图如图 8-10 所示。通过将给药血清和空白血清的色谱图对比发现，在保留时间为 25.7min、26.6min 和 26.9min 处给药血清的三个色谱峰和空白血清有明显差别。在相同提取离子条件下，经过和麝香保心丸提取液的色谱图比较，发现这三个化合物为代谢产物。经过 NIST05 数据库的比对，这三个化合物被鉴定为 bicycle[2,2,1]heptan-2-ol,2-allyl-1,7,7-trimethyl，2,6,10-三甲基十四烷和 2-butyl-5-methyl-3-[2-methylprop-2-enyl]cyclohexanone。

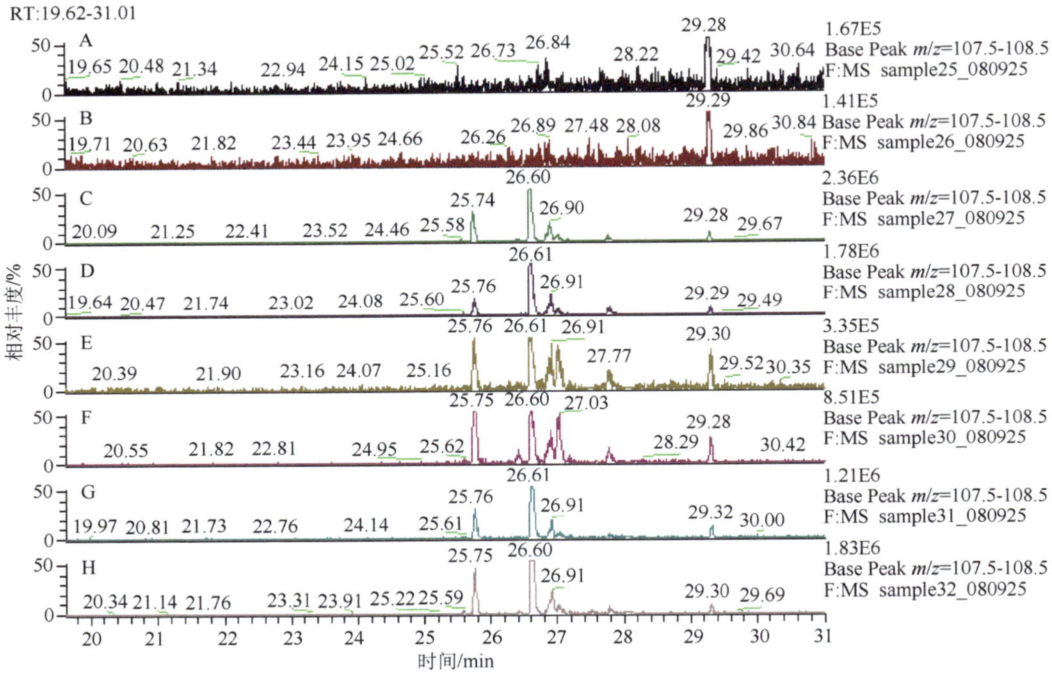

图 8-10　提取离子为 *m/z* 108 时的空白血清（A 和 B）和给药血清（C 和 D 为 0.5h 取血，E 和 F 为 1h 取血，G 和 H 为 1.5h 取血）质谱图（彩图请扫书后二维码）

（二）原型化合物的鉴定

当提取离子为 *m/z* 55 时，空白血清和给药血清图谱如图 8-11 所示。保留时间 36.8min 处给药血清明显比空白血清多出 1 个色谱峰。通过 NIST05 数据库对该色谱进行鉴定及与标准品的比对，确定该化合物为麝香酮。

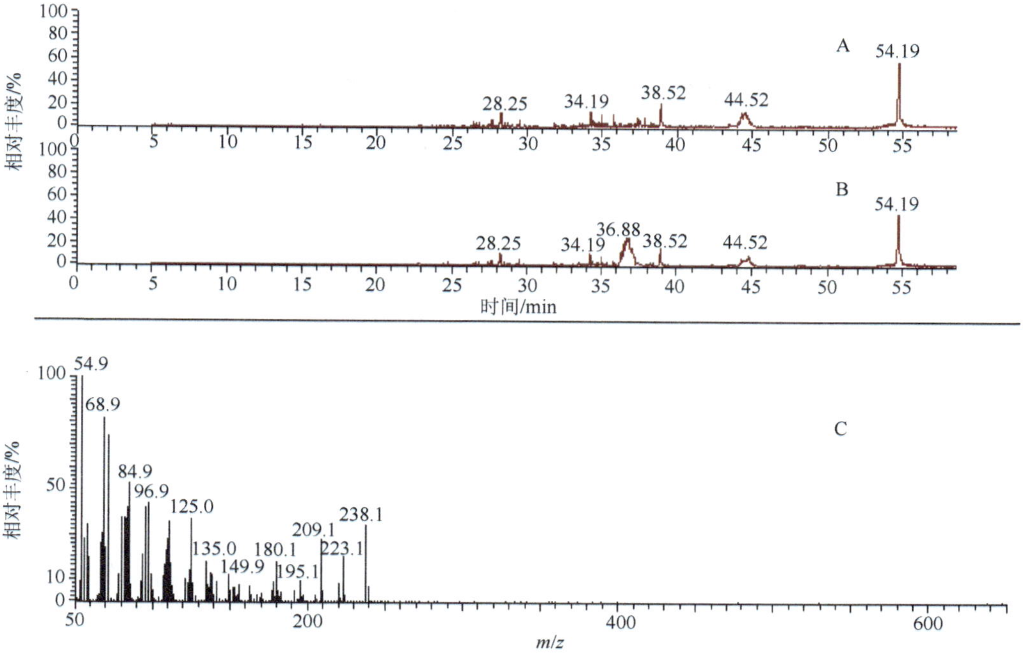

图 8-11　提取离子为 *m/z* 55 时的空白血清（A）和给药血清（B）的色谱图
及保留时间为 36.8min 处色谱峰的碎片离子图（C）（彩图请扫书后二维码）

麝香保心丸提取液质谱图中麝香酮的提取离子色谱图如图 8-12 所示。

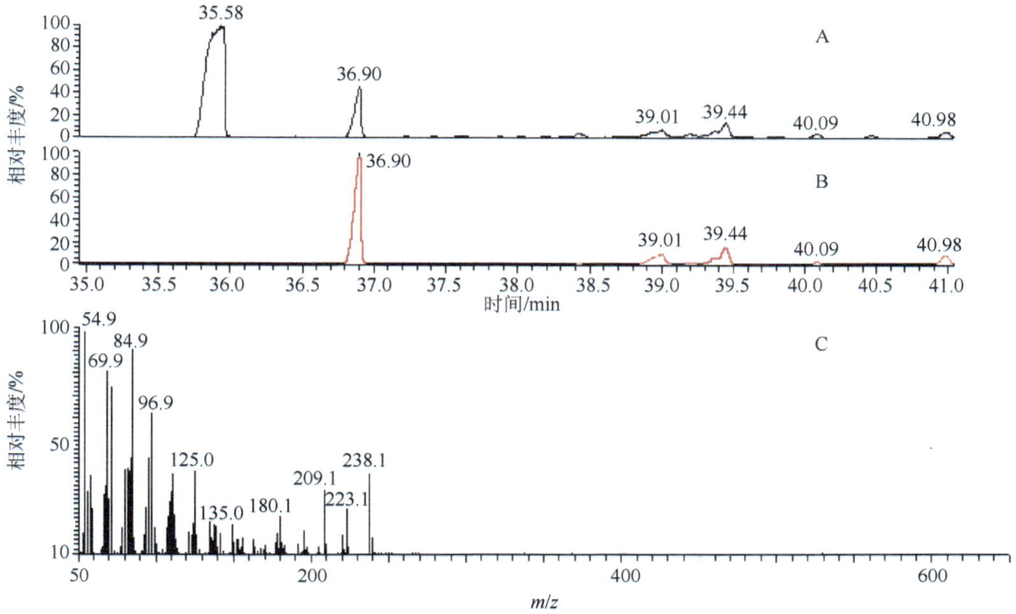

图 8-12　麝香保心丸提取液总离子流图(A)，提取离子为 *m/z* 55 时的麝香保心丸提取溶液色谱图(B)，
保留时间 36.9min 处色谱峰的碎片离子图（C）（彩图请扫书后二维码）

采用同样方法，当提取离子为 *m/z* 95 时，将空白血清和给药血清图谱对比发现，保

留时间为 12.6min 和 13.5min 处给药血清明显比空白血清多出 2 个色谱峰，通过 NIST05 数据库对差异色谱峰进行鉴定及与标准品的比对，2 个化合物分别被鉴定为龙脑和异龙脑。当提取离子为 *m/z* 105 时，将空白血清和给药血清图谱对比发现，保留时间为 35.8min 处给药血清明显比空白血清多 1 个色谱峰，通过 NIST05 数据库对差异色谱峰进行鉴定及与标准品的比对，该化合物被鉴定为苯甲酸苄酯。当提取离子为 *m/z*131 时，将空白血清和给药血清图谱对比发现，保留时间为 24.2min 处给药血清明显比空白血清多 1 个色谱峰，通过 NIST05 数据库对差异色谱峰进行鉴定及与标准品的比对，该化合物被鉴定为肉桂醛。当提取离子为 *m/z* 147 时，将空白血清和给药血清图谱对比发现，保留时间为 28.2min 处给药血清明显比空白血清多 1 个色谱峰，通过 NIST05 数据库对差异色谱峰进行鉴定及与标准品的比对，该化合物被鉴定为肉桂酸。

三、讨论

通过 GC-MS 进行血清药物化学分析，在给药后血清中共检测到 10 个入血成分，通过和 NIST05 气相质谱数据库比对，10 个入血成分全部鉴定出结构，包括 6 个原型成分和 4 个代谢产物。在已鉴定的这些成分中，很多化合物对心血管疾病有着积极的治疗和预防作用。例如，肉桂中的肉桂醛能够抑制 TNF-α诱导的细胞黏附因子的产生，可以减少血小板聚集和血栓形成，有利于对抗动脉粥样硬化[22,23]。麝香酮抑制血管内皮细胞与中性粒细胞黏附及其表面 ICAM-1、VCAM-1 和 CD44 的表达，有利于缓解心血管内皮细胞损伤后的炎症反应[24]。只含有龙脑和异龙脑的人工冰片则能使冠状窦血流量回升，减慢心率，降低心肌氧耗量[25]。这些化合物对心血管积极的治疗作用也从另一方面验证了实验的可靠性。

参考文献

[1] 张闯. 单味药北五味子的体内成分分析. 黑龙江科技信息, 2007, 8: 210.

[2] 邓翀, 吴怡, 孟宪丽, 等. 大黄抗内毒素有效组分血清药物化学研究.中药药理与临床, 2008, 24(2): 31-33.

[3] 方建国, 彭静, 王文清. 大青叶在大鼠中的血清药物化学研究. 中国医院药学杂志, 2008, 28(6): 434-436.

[4] 张梅, 邱丰, 谢学军, 等. 葛根血中移行成分高效液相色谱分析. 中华中医药杂志, 2008, 23(3): 215-217.

[5] 唐泓皓, 王伟, 刘斌, 等. 单味中药土茯苓血清药物化学的初步研究. 中华中医药杂志(原中国医药学报), 2005, 20(6): 342-343.

[6] 丁岗, 崔瑛, 盛龙生, 等. 地黄血清药物化学的初步研究. 中国天然药物, 2003, 1(2): 85-88.

[7] 王亚丽, 梁逸曾, 陈练, 等. 当归活性成分的血清药物化学研究. 现代中药研究与实践, 2004, 18(S1): 75-79.

[8] 王喜军, 张宁, 曹洪欣, 等. 复方安替威胶囊大鼠血清药物化学的初步研究. 中国中药杂志, 2006, 31(18): 1538-1540.

[9] 王喜军, 孙文军, 张宁, 等. 六味地黄丸血中移行成分的分离及结构鉴定. 中国天然药物, 2007, 5(4): 277-280.

[10] 孙宇扬, 刘建勋, 吴晓洋, 等. 双参宁心方血清药物化学和抗心肌细胞缺氧/复氧损伤的实验研究. 中国中医药信息杂志, 2006, 13: 36-37.
[11] 王喜军, 孙文军, 孙晖, 等. 茵陈蒿汤不同配伍变化对大鼠血中移行成分的影响. 中国天然药物, 2008, 6(1): 43-47.
[12] 姜霞, 何再安, 刘焱文. 银翘散血清药物化学研究. 湖北中医学院学报, 2007, 9(4): 15-16.
[13] Lai CM, Li SP, Yu H, et al. A rapid HPLC-ESI- MS/MS for qualitative and quantitative analysis of saponins in "XUESETONG" injection. J Pharm Biomed Anal, 2006, 40: 669-678.
[14] Zhang HY, Hu P, Luo GA, et al. Screening and identification of multi-component in Qingkailing injection using combination of liquid chromatography/time-of-flight mass spectrometry and liquid chromatography/ion trap mass spectrometry. Anal Chim Acta, 2006, 577: 190-200.
[15] Ye M, Yan Y, Guo DA. Characterization of phenolic compounds in the Chinese herbal drug Tu-Si-Zi by liquid chromatography coupled to electrospray ionization mass spectrometry. Rapid Commun Mass Spectrom, 2005, 19: 1469-1484.
[16] Clemons KV, Stover EP, Schär G, et al. Steroid metabolism as a mechanism of escape from progesterone-mediated growth inhibition in *Trichophyton mentagrophytes*. J Biol Chem, 1989, 264(19): 11 186-11 192.
[17] 李小飞, 文志斌, 何晓凡, 等. 肉桂酸对肿瘤坏死因子诱导血管内皮细胞组织因子表达的作用及其机制. 血栓与止血学, 2004, 10(4): 148-151.
[18] 陈非, 傅延龄, 邹丽, 等. 肉桂酸对心缺血/再灌注损伤的保护作用. 中国医药学报, 1999, 11(1): 68-69.
[19] Xie JT, Shao ZH, Vanden Hoek TL, et al. Antioxidant effects of ginsenoside Re in cardiomyocytes. Eur J Pharmacol, 2006, 532: 201-207.
[20] 曾和松, 刘正湘, 刘晓春. 人参皂苷 Rb1 与 Re 抗大鼠实验性缺血再灌注心肌细胞凋亡及相关基因蛋白表达. 中华物理医学与康复杂志, 2003, 25(7): 402-405.
[21] 巩丽丽, 李景香, 张会敏. 蟾酥药理作用及制剂工艺的研究进展. 食品与药品, 2007, 9(10A): 51-53.
[22] Liao BC, Hsieh CW, Liu YC, et al. Cinnamaldehyde inhibits the tumor necrosis factor-α-induced expression of cell adhesion molecules in endothelial cells by suppressing NF-κB activation: effects upon IκB and Nrf2. Toxicol Appl Pharmacol, 2008, 229(2): 161-171.
[23] Huang JQ, Wang SW, Luo XX, et al. Cinnamaldehyde reduction of platelet aggregation and thrombosis in rodents. Thromb Res, 2007, 119(3): 337-342.
[24] 何秀娟, 李萍, 邱全瑛, 等. 麝香酮抑制血管内皮细胞与中性粒细胞黏附及其表面 ICAM-1、VCAM-1 和 CD44 表达. 中国免疫学杂志, 2006, 22(2): 148-150.
[25] 江文德, 徐端正, 胡国钧, 等. 冠心苏合丸的药理研究及其简化制剂——苏冰滴丸的理论基础. 药学学报, 1979, 14(11): 655-660.

第九章　麝香保心丸质量标准

药品质量是性命攸关的大事，中药质量标准化是中药产业的努力方向。中药质量标准化是一个系统工程，需要从产业链角度，构建涵盖中药材、中药饮片、中药提取物、中药制剂全过程的标准化体系[1-3]。

麝香保心丸是基于经典古方重新化裁组方并采用独特的微粒丸制剂技术创新研制而成的复方中药，由上海和黄药业有限公司独家生产，为芳香温通类代表药物，对冠心病、心绞痛有显著疗效。麝香保心丸是国家基本药物、国家医保甲类品种、国家低价药物、国家秘密技术品种。麝香保心丸的创新研究获得了国家科技部“重大新药创制”科技重大专项、国家自然科学基金项目、上海市科技委员会“中药现代化”专项等多项政府科技计划项目的支持，并获得上海市科学技术进步奖一等奖。为了确保麝香保心丸的临床有效性、安全性和质量稳定性，采用现代科学技术针对原药材和麝香保心丸产品开展质量标准提升研究是十分必要的。

第一节　现代方剂质量标准控制趋势

中药方剂质量标准的提升一直是中医药现代化及中药国际化的热点话题。从《中国药典》的变革来看，我国中药材及中药方剂的质量标准制定已经进入了高标准、严要求时期。总体来说，现代方剂质量标准的发展趋势就是在确定重要药效物质基础的前提下，采用综合分析技术，对方剂的质量进行系统、全面的研究和控制。

目前，国内外较先进的方剂质量控制模式为化学指纹图谱结合有效成分含量测定，另外加入必要的检查项目，可以较全面地整体控制中药质量。指纹图谱技术是将以往中药方剂控制中的单一物质控制方法转变为单一物质和物质群组合的质量控制方法，其应用符合中药方剂质量控制的现代化方向，是目前中药方剂质量控制的关键技术。指纹图谱技术是当前最符合中医药特色的评价中药方剂质量稳定性和一致性的可行方法，《WHO 草药评价指南》、《美国草药典》、《英国草药典》和《印度草药典》等均对植物药指纹图谱控制模式给予肯定。

中药方剂的多成分含量测定技术是对方剂中主要活性成分含量进行控制的技术，它和指纹图谱技术结合，就如同点和面的结合，完美地构成了中药方剂的全面质量控制体系。多成分含量测定可同时控制方剂中的多种主要活性物质，而指纹图谱则对主要活性物质间的比例、批次间的稳定性进行控制。此外，结合中药方剂不同剂型特点，控制好质量差异、崩解度、溶散时限、溶出度等其他参数，共同构成了方法相近而又具有各自特色的中药方剂现代化质量标准控制体系。

第二节　药材与饮片质量标准

1998 年，我国首次提出了中药材生产管理规范（good agriculture practice，GAP）概念，并开始着手研究制定中药材 GAP。自 2002 年国家药品监督管理局正式发布实施《中药材生产质量管理规范（GAP)》（试行）以来，我国中药材生产已进入规范化生产的崭新发展阶段。目前在中药材种植与生产基地建设中，逐渐形成了与药材基地和市场、企业之间的紧密联系，形成利益共享、风险共担的产业化经营协调机制；而且基地都普遍招收了中药材生产专门人才，生产科技含量逐渐增加，对中药材生物特性与生态环境适应性等生产共性技术与关键技术、药材生产产量与质量相关性等的研究逐渐增强。

中药材和饮片作为中药的重要组成部分和主要商品规格，其质量直接关系到中药处方或制剂的临床疗效与安全。目前，影响我国中药材和饮片质量的根本原因是缺乏统一的质量标准[4]。本节以人工牛黄和蟾酥的质量标准研究过程为例，分别建立麝香保心丸中 7 味药材饮片的质量标准，源头的质量控制为麝香保心丸的质量稳定性和疗效可靠性提供了充分依据。

一、人工牛黄质量标准

牛黄为牛科动物牛 *Bos taurus domesticus* Gmelin 干燥的胆结石，是一种常用中药材，多种中成药中都含有牛黄。由于牛黄来源稀少，在遣方用药过程中寻找牛黄的代用品就显得尤为重要。早在 20 世纪 60 年代，我国就成功地研制出了人工牛黄；70 年代后，体外培育牛黄获得成功；1971 年卫生部颁布了人工牛黄质量标准，批准人工牛黄作为牛黄的部分代用品，缓解了长期以来牛黄紧缺的问题，保证了临床用药的需求[5-7]。2015 版《中国药典》对牛黄的含量测定方法仍然为紫外分光光度法，鉴于该方法的准确度问题，我们采用更为精确的高效液相色谱法针对牛黄药材开展有效的质量控制研究，分别建立多成分含量测定方法和指纹图谱，全面监控人工牛黄的质量。

1. 人工牛黄定量分析方法

（1）实验方法

仪器：Agilent 1260 高效液相色谱仪，配置在线真空脱气机、自动进样器、四元泵、DAD 检测器、恒温柱温箱、Agilent ChemStation C 01.05 色谱工作站；Agilent 1260 Infinity ELSD 蒸发光散射检测器；SB-5200 超声波清洗仪（宁波新芝生物科技股份有限公司）；Milli-Q 超纯水系统（Millipore 公司）。

试剂：甲醇、乙腈（色谱纯，Merck 公司，Germany）、甲酸（色谱纯，TEDIA 公司，USA），其余试剂为分析纯，水为 Milli-Q 超纯水。

药品：对照品为胆酸、猪去氧胆酸，购于中国药品生物制品检定所。8 批人工牛黄购买自北京联馨药业有限公司。

供试品溶液的制备：取人工牛黄约 0.1g，精密称定，置 50mL 具塞锥形瓶中，精密加入甲醇 20mL，密塞，称定重量，超声处理 10min，放冷，再称定重量，用甲醇补足减失的重量，摇匀，滤过，取续滤液，即得。

对照品溶液的制备：取胆酸对照品、猪去氧胆酸对照品适量，精密称定，加甲醇制成每 1mL 各含胆酸 0.35mg、猪去氧胆酸 0.35mg 的混合溶液，即得。

色谱条件：Kromasil C_{18} 色谱柱（5μm, 4.6mm×250mm）为固定相；以乙腈为流动相 A，以 0.2%甲酸水溶液为流动相 B，按下表中规定进行梯度洗脱；柱温为 30℃；流速为 1.2mL/min；蒸发光散射检测器检测；气体流速：1.6 SLM；蒸发温度 90℃；雾化温度 60℃。线性梯度洗脱时间程序如表 9-1 所示。

表 9-1　牛黄定量分析的色谱梯度洗脱

时间/min	流动相 A/%	流动相 B/%
0～5	15→40	85→60
5～25	40→45	60→55
25～28	45→72	55→28
28～35	72	28

ELSD 检测条件的选择：牛黄中所含胆汁酸类成分仅仅在紫外末端有微弱吸收，用紫外检测器几乎无法检测。蒸发光散射检测器作为通用型和质量型检测器，其检测不依赖化合物的光谱特性，适用于无紫外吸收样品的检测，因此采用蒸发光散射检测器对人工牛黄中胆酸、猪去氧胆酸等不具有紫外吸收的成分进行高效的检测。根据文献资料[8]，胆汁酸类化合物为非挥发性成分，随着蒸发温度的升高，响应值随之增大，故蒸发温度为 90℃时检测最佳。

提取溶剂的选择：牛黄中胆汁酸类成分易溶于有机溶剂，考察了 4 种提取溶剂，分别为甲醇、乙醇、甲醇-5%甲酸（95∶5）、甲醇-5%甲酸（70∶30）。分别称取药材细粉约 100mg，置具塞锥形瓶中，加入 20mL 上述不同溶剂，超声提取 10min，过滤，取续滤液，进行 HPLC /ELSD 分析。最后选用甲醇为提取溶剂。

提取方式的选择：考察浸泡、超声（10min、20min、30min）等多种提取方式，综合考虑各种方法的效果和可行性，最终选用 10min 超声提取方式。

（2）方法学考察

精密度实验：取人工牛黄样品供试品溶液连续重复进样 6 次，进样量 15μL，记录各指标性成分峰面积，并计算其含量以及相对标准偏差（relative standard deviation，RSD）。

重现性实验：考察方法的可重复性。取同一人工牛黄样品 6 份，每份约 100mg，分别加入 20mL 溶剂，在同等条件下进行超声处理，得 6 份平行样品。每份样品分别进样，进样量 15μL，记录各指标性成分峰面积，并计算其含量以及 RSD。

稳定性实验：考察样品的稳定性。取人工牛黄样品供试品溶液在室温条件下于 0h、4h、8h、12h、24h、48h 分别进样 6 次，记录各指标性成分峰面积，并计算其含量以及 RSD。

线性关系考察：精密称取胆酸、猪去氧胆酸对照品适量，加甲醇制成混合对照品溶液（含胆酸 0.852mg/mL、猪去氧胆酸 0.924 mg/mL），分别精密吸取 15μL 不同稀释浓度的混合对照品溶液，注入液相色谱仪，测定峰面积。以对照品质量（μg）对数值为横坐标，峰面积对数值为纵坐标做图，得各化合物标准曲线，进行线性回归。

检测限（LOD）测定：以不同浓度标准品溶液进样分析，以各指标性成分的信噪比等于 3（S/N＝3）为检测限标准，信噪比等于 10（S/N=10）为最低检测限（LOD）浓度。

（3）结果与讨论

方法学考察：供试品的精密度、重复性、稳定性实验结果较好，各指标性成分 RSD 均小于 3%，方法学验证符合技术要求，说明本方法精确、稳定、可靠。从线性关系表格中可知，各标准品的标准曲线 r^2 值都在 0.999 以上，表明各标准品在线性范围内线性良好。

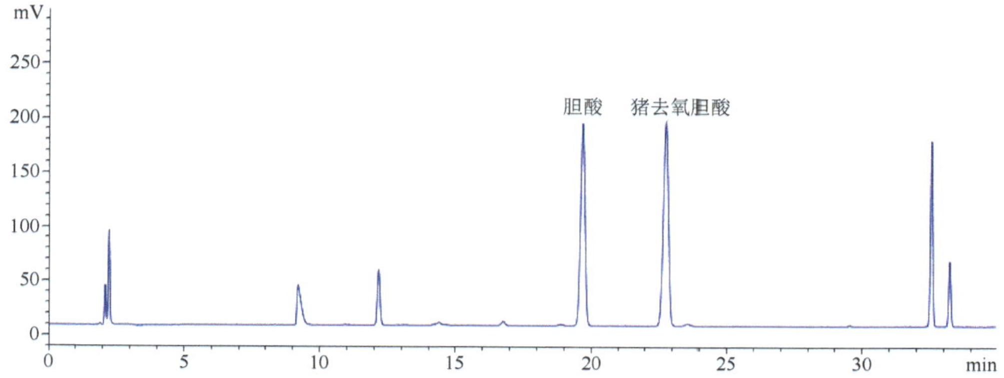

图 9-1　人工牛黄中胆酸、猪去氧胆酸的含量测定色谱图（彩图请扫书后二维码）

（4）含量测定

按上述条件，所得色谱图如图 9-1 所示。将 7 个批次的人工牛黄供试品溶液分别进样，进样量 15μL，记录各指标性成分的峰面积，带入标准曲线，计算得出牛黄中各组分的含量，结果见表 9-2。

表 9-2　牛黄中各组分的含量

批号	胆酸/%	猪去氧胆酸/%
131119	7.42	8.06
131207	6.47	7.23
131208	6.38	7.16
131209	6.26	7.01
131210	6.51	7.16
141202	6.06	7.97
141211	5.36	7.76

由表 9-2 可以看到，人工牛黄中胆酸的含量范围为 5.36%～7.42%，猪去氧胆酸的含量范围为 7.01%～8.06%。尽管人工牛黄中有部分天然牛胆粉，有部分来源于人工添加，但在本例中来源于天然牛胆粉的胆酸成分变化幅度仍然较小（RSD 为 9.0%）；人工添加成分的猪去氧胆酸含量最为稳定（RSD 为 5.0%）。相比天然牛黄药材批次间的巨大质量差异，各批次人工牛黄质量稳定，为麝香保心丸的高品质提供了基础保障。

2. 人工牛黄指纹图谱

（1）HPLC- ELSD 指纹图谱方法建立

仪器：Agilent 1260 高效液相色谱仪，配置在线真空脱气机、自动进样器、四元泵、DAD 检测器、恒温柱温箱、Agilent ChemStation C 01.05 色谱工作站；Agilent 1260 Infinity ELSD 蒸发光散射检测器；SB-5200 超声波清洗仪（宁波新芝生物科技股份有限公司）；Milli-Q 超纯水系统（Millipore 公司）。

试剂：甲醇、乙腈（色谱纯，Merck 公司，Germany）、甲酸（色谱纯，TEDIA 公司，USA），其余试剂为分析纯，水为 Milli-Q 超纯水。

药品：对照品为胆酸、猪去氧胆酸、鹅去氧胆酸、去氧胆酸，购于中国药品生物制品检定所。8 批人工牛黄购买自北京联馨药业有限公司。

供试品溶液的制备：取人工牛黄约 0.1g，精密称定，置 50mL 具塞锥形瓶中，精密加入甲醇 20mL，密塞，称定重量，超声处理 10min，放冷，再称定重量，用甲醇补足减失的重量，摇匀，滤过，取续滤液，即得。

对照品溶液的制备：分别取胆酸、猪去氧胆酸、鹅去氧胆酸、去氧胆酸标准品适量，加甲醇溶解配制成混合标准品溶液。

色谱条件：Kromasil C_{18} 色谱柱（5μm, 4.6mm×250mm）为固定相；以乙腈为流动相 A，以 0.2%甲酸水溶液为流动相 B，按下表中规定进行梯度洗脱；柱温为 30℃；流速为 1.2mL/min；蒸发光散射检测器检测；气体流速：1.6 SLM；蒸发温度 90℃；雾化温度 60℃。线性梯度洗脱时间程序同表 9-1。

（2）结果与讨论

特征指纹峰的归属：图 9-2 是典型的人工牛黄样品的指纹图谱与混合标准品的 HPLC-ELSD 指纹图谱。由其可对人工牛黄样品 HPLC-ELSD 指纹图谱中 4 个特征峰作出归属，即 3～6 号峰分别对应于混合标准品中的胆酸、猪去氧胆酸、鹅去氧胆酸、去氧胆酸。

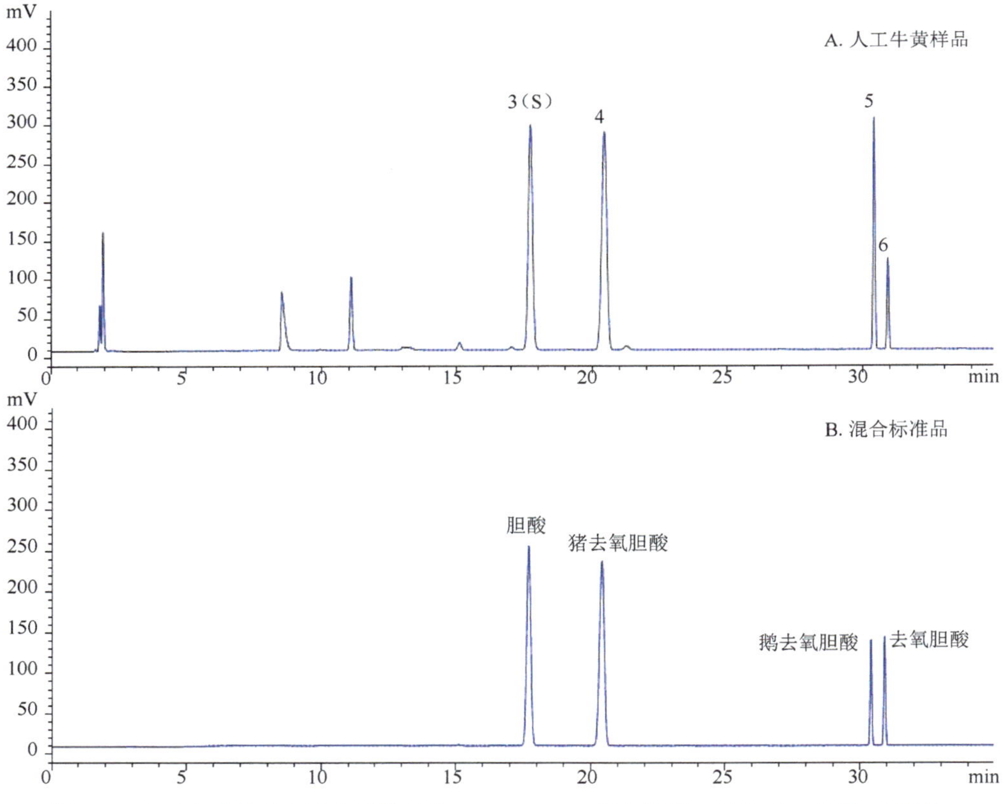

图 9-2　人工牛黄样品与混合标准品的 HPLC-ELSD 指纹图谱（彩图请扫书后二维码）

3. 胆酸；4. 猪去氧胆酸；5. 鹅去氧胆酸；6. 去氧胆酸

8 批人工牛黄样品质量分析：运用上述方法分别得到人工牛黄药材提取液的 HPLC-ELSD 指纹图谱，采用中国药典委员会的《中药色谱指纹图谱相似度评价系统 2009 版》对 8 个批次的人工牛黄样品进行比较分析，计算相似度。HPLC-ELSD（高效液相色谱-蒸发光散射检测器，high performance liqaid chromatography-evaporative light-scattering detector）指纹图谱如图 9-3 所示。

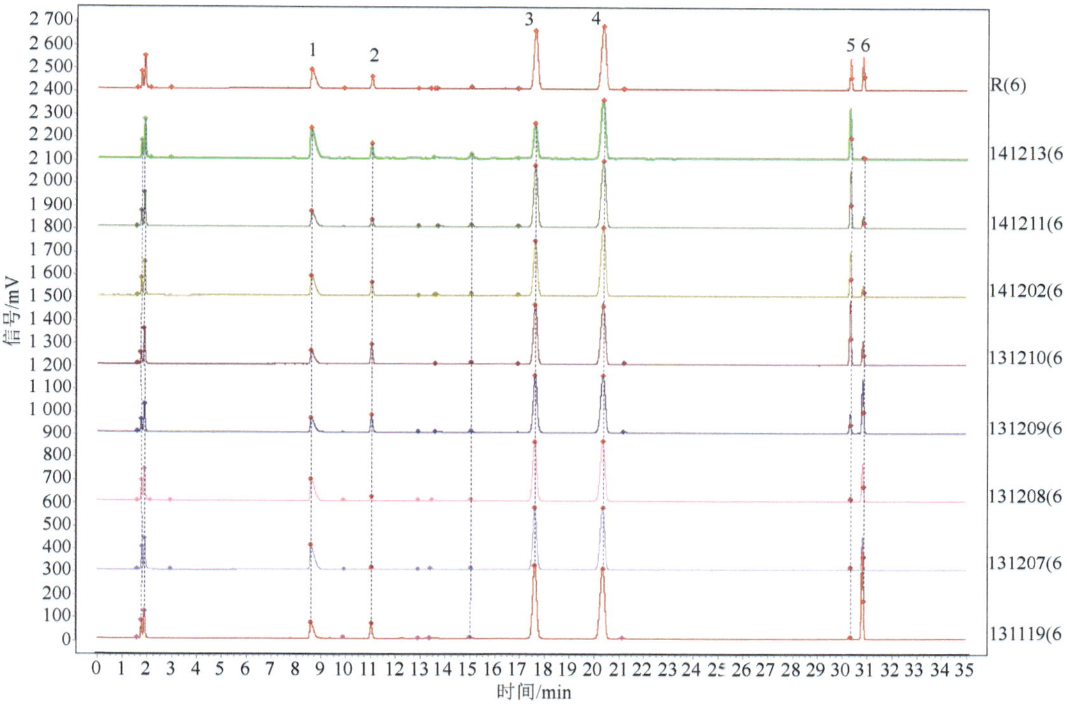

图 9-3　8 批人工牛黄样品 HPLC-ELSD 指纹图谱（彩图请扫书后二维码）

胆汁酸类成分是人工牛黄中公认的重要药效成分，UV 检测器不能表达这类成分，从 HPLC-ELSD 指纹图谱上可以看出，其在蒸发光散射检测上有着较好的响应，采用 ELSD 指纹图谱可以充分描绘这类成分的指纹特征，而且指纹峰分离度好，出峰稳定。人工牛黄是以牛胆汁酸、胆红素、胆固醇与无机盐（硫酸镁、硫酸亚铁和磷酸三钙）为原料，与淀粉混合而成，为人工配比的中药材，成分较简单，组成基本固定。我们对 8 批人工牛黄 ELSD 指纹图谱进行分析比较，选定了其中 6 个主要的色谱峰作为共有特征峰，能够准确、有效、全面地评价药材质量。采用中国药典委员会的《中药色谱指纹图谱相似度评价系统》计算 8 批次人工牛黄样品的相似度，8 批人工牛黄指纹图谱的相似度范围为 0.939～0.991，均大于 0.90，说明不同批次间样品的相似度较高，各组分基本一致，质量水平差异较小，产品的稳定性得到很好控制。人工牛黄 HPLC-ELSD 指纹图谱可以作为一种重要的质量控制手段，特别是在人工牛黄的质量稳定性和批次一致性考察方面有着重要的应用价值。

二、蟾酥质量标准研究

蟾酥的化学成分复杂，其质量因品种、产地和采集加工方法的不同而有差异。蟾酥药材常用定性方法进行鉴别，常用的有性状鉴别、理化鉴别、薄层色谱、可见紫外光吸收等；近年来有用分光光度法、薄层扫描法和高效液相色谱法进行定量分析。而这些分析方法，大多是根据蟾酥中的一、两个蟾毒内酯作为质控指标，而在《中国药典》2015年版中其定量控制方法也仅仅涉及华蟾毒精和酯蟾毒配基两个成分的含量测定。

由于蟾酥中含有大量的蟾蜍甾二烯类活性成分，且蟾毒灵等主要成分并未在现行药典中体现，根据参考日本药典和相关研究结果，拟选择蟾酥中5个有效成分（蟾蜍甾二烯类化合物）进行含量测定，并在此基础上进行指纹图谱监控，旨在对蟾酥药材的质量更全面地进行控制，为其应用与开发提供实验依据。

1. 蟾酥定量分析方法

（1）实验方法

仪器：Agilent 1260高效液相色谱仪，配置在线真空脱气机、自动进样器、四元泵、DAD检测器、恒温柱温箱；Agilent ChemStation C 01.05色谱工作站；SB-5200超声波清洗仪（宁波新芝生物科技股份有限公司）。

试剂：色谱级乙腈（TEDIA）、去离子水（Mili-Q超纯水仪制备）、色谱级甲酸（CNW），其余试剂为分析纯（上海展云化工有限公司）。蟾酥药材（产地：江苏）经中国人民解放军第二军医大学生药教研室张汉明教授鉴定为中华大蟾蜍（*Bufo bufo gargarizans* Cantor）的干燥分泌物。

标准品：酯蟾毒配基、华蟾酥毒基、蟾毒灵对照品购于中国药品生物制品检定所。日蟾毒它灵、蟾毒它灵对照品购于上海克里克医药生物有限公司。

色谱条件：Agilent Zorbax SB-C_{18}色谱柱（5μm, 4.6mm×250mm）为固定相；以乙腈为流动相A，以0.5%甲酸水溶液为流动相B，梯度条件见表9-3；柱温为25 ℃；流速为0.8mL/min；检测波长为296nm；进样量为10μL。

表9-3 蟾酥定量分析色谱洗脱梯度

时间/min	A/%	B/%
0	20	80
20	20～30	80～70
25	30～35	70～65
40	35～40	65～60
50	40～50	60～50
50～60	50	50

对照品溶液的制备：精密称取5种对照品适量，用色谱甲醇定溶于容量瓶中，摇匀，制成浓度分别为：日蟾毒它灵0.08 mg/mL、蟾毒它灵0.08 mg/mL、蟾毒灵0.12 mg/mL、酯蟾毒配基0.32 mg/mL、华蟾酥毒基0.32 mg/mL的混合对照品溶液，置于冰箱中备用。

供试品溶液的制备：取蟾酥细粉0.2g，精密称定，置具塞锥形瓶中，精密加入甲醇20mL，称定重量，超声处理30min，放冷，再称定重量，用甲醇补足失重，摇匀，取上清液过滤膜，取续滤液，即得。

在上述色谱条件下，蟾酥药材中的5种主要蟾蜍甾二烯类成分可达到基线分离，无明显干扰，混标图及药材色谱图见图9-4。

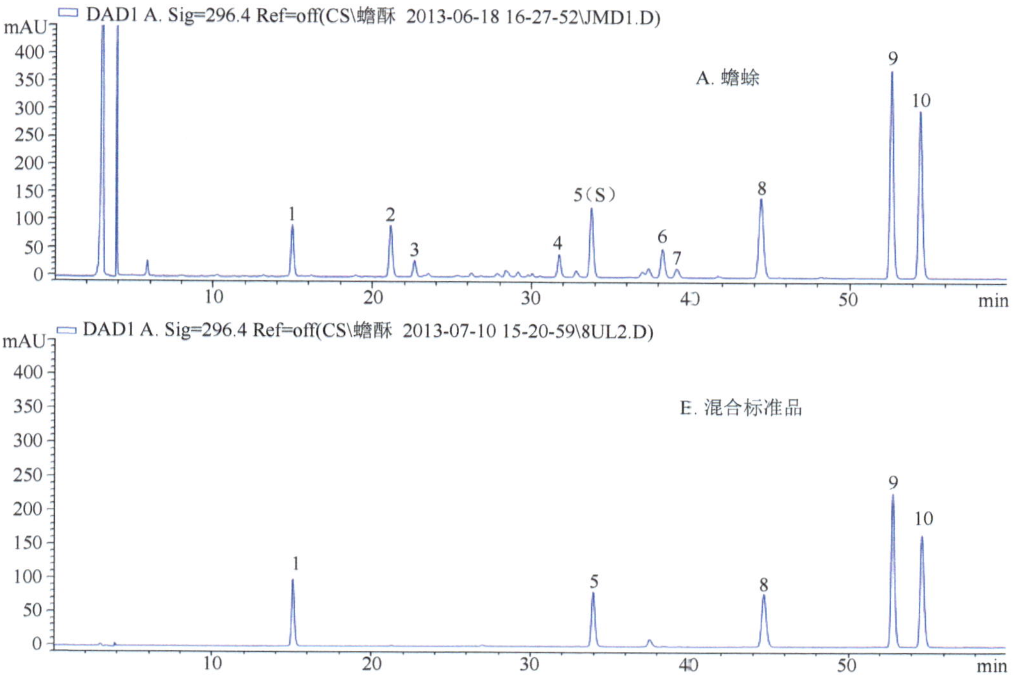

图 9-4　蟾酥（A）与混合标准品（B）的 LC/UV 色谱图（彩图请扫书后二维码）

1～10 为不同成分，其中 1. 日蟾毒它灵；5. 蟾毒它灵；8. 蟾毒灵；9. 华蟾酥毒基；10. 脂蟾毒配基

（2）方法学考察

标准曲线制备和最低检测限：精密称取上述对照品适量，加甲醇溶解并定容至刻度，制备成不同质量浓度的混合对照品溶液，分别精密吸取混合对照品溶液 1μL、2μL、4μL、8μL、10μL、15μL、20μL 进行 HPLC 分析，记录峰面积。以峰面积（Y）对化合物质量（X）进行回归处理，计算回归方程。

精密度实验：取蟾酥（批号：130701）供试品溶液，连续进样 6 次，记录各色谱峰的峰面积，计算 5 种蟾蜍甾二烯的含量。结果表明精密度实验符合测定要求（RSD<3%）。

稳定性实验：取蟾酥药材粉末（批号：130502-1）制备供试品溶液并按检测方法进行检测，分别在 0h、4h、8h、12h、24h、48h 时进行测定，记录各色谱峰的峰面积，计算 5 种蟾蜍甾二烯的含量。结果发现含量无显著变化（RSD<3%），表明供试品溶液中各样品在 48h 内稳定，满足样品测定的要求。

重现性实验：取蟾酥药材粉末（批号：130502-1）制备成 6 份供试品溶液，在上述色谱条件下进行检测，记录各色谱峰的峰面积，计算 5 种蟾蜍甾二烯的含量。结果表明无明显差异（RSD<3%）。

回收率实验：精密称取已知含量的蟾酥药材粉末（批号：130502-1）6 份，精密加入对照品适量，在上述色谱条件下进行检测，记录各色谱峰的峰面积，计算 5 种蟾蜍甾二烯的含量，计算回收率（95.88%～100.84%）。

（3）结果与讨论

精密称取不同批次蟾酥药材 0.2g 于 50mL 容量瓶中，精密加入甲醇 20mL，超声

30min，补足失重。在上述色谱条件下，测定15份不同产地批次蟾酥药材供试品中目标化合物，计算其中各成分含量。发现目标化合物含量差异不大，结果见表9-4。

表9-4　蟾酥药材多成分定量分析

批号	含量/%					
	日蟾毒它灵	蟾毒它灵	蟾毒灵	华蟾酥毒基	脂蟾毒配基	5种化合物含量
HJ130501	0.80	1.54	2.11	4.66	2.63	11.75
130601	0.80	1.63	2.48	4.29	3.66	12.85
121229	0.75	1.66	2.04	4.29	2.47	11.21
121228	0.74	1.60	2.13	4.30	2.92	11.69
130502	0.70	1.50	2.09	3.47	2.92	10.68
130101-40	0.78	1.63	2.12	4.39	2.75	11.66
130304	0.73	1.61	1.90	4.01	2.12	10.36
120309-1	0.79	1.54	2.01	4.24	2.58	11.18
130101-20	0.80	1.64	2.18	4.53	2.83	11.98
120821-1	0.78	1.51	1.97	4.15	2.52	10.93
120613	0.66	1.55	2.16	4.07	3.40	11.84
120308-1	0.67	1.33	1.99	3.92	2.90	10.81
120718-1	0.67	1.35	2.02	3.98	2.95	10.97
111115	0.70	1.40	2.07	4.20	2.97	11.33
121228	0.74	1.60	2.13	4.30	2.92	11.69

对不同批次蟾酥药材中5种有效成分进行分析测定，结果表明，蟾酥药材中5中主要的蟾蜍甾二烯类成分日蟾毒它灵、蟾毒它灵、蟾毒灵、华蟾酥毒基、脂蟾毒配基的含量范围分别为0.66%～0.80%、1.33%～1.66%、1.90%～2.48%、3.47%～4.66%、2.12%～3.66%，其RSD分别为7.26%、7.23%、6.33%、6.69%、13.17%。由于蟾酥药材为野生动物类药材，受生长环境以及个体差异的影响较大，成分差异在所难免，但就分析结果来看，蟾酥虽为野生动物药材，但各成分差异较小，质量较为稳定，而且5种主要的蟾蜍甾二烯类成分总含量的波动更小，含量范围为10.36%～12.85%，RSD仅为5.44%，在作用机理一致的情况下，5种主要蟾蜍甾二烯类成分的含量稳定性为蟾酥乃至成品麝香保心丸的可靠疗效和质量稳定性提供了重要基础。

蟾蜍甾二烯作为蟾酥的主要活性成分，利用HPLC-DAD联用技术，建立了蟾酥中多指标成分含量的测定方法，操作简单，结果可靠。虽然各地药材蟾蜍甾二烯的含量差异有一定差异，但均含有以上5个化学成分，色谱峰分离度好、出峰稳定，可以作为蟾酥质量控制的指标成分，为蟾酥的质量控制提供了准确可靠的检测方法。

2. 蟾酥HPLC指纹图谱

（1）HPLC指纹图谱方法建立

仪器：Agilent 1260高效液相色谱仪，配置在线真空脱气机、自动进样器、四元泵、DAD检测器、恒温柱温箱；Agilent ChemStation C 01.05色谱工作站；SB-5200超声波清洗仪（宁波新芝生物科技股份有限公司）。

试剂：色谱级乙腈（TEDIA）、去离子水（Mili-Q超纯水仪制备）、色谱级甲酸（CNW），其余试剂为分析纯（上海展云化工有限公司）。蟾酥药材（产地：江苏）经中国人民解放军第二军医大学生药教研室张汉明教授鉴定为中华大蟾蜍（*Bufo bufo gargarizans* Cantor）的干燥分泌物。

标准品：酯蟾毒配基、华蟾酥毒基、蟾毒灵对照品购于中国药品生物制品检定所。日蟾毒它灵、蟾毒它灵对照品购于上海克里克医药生物有限公司。

色谱条件：Agilent Zorbax SB-C_{18}色谱柱（5μm, 4.6mm×250mm）为固定相；以乙腈为流动相 A，以 0.5%甲酸水溶液为流动相 B，线性梯度洗脱时间程序同表 9-3；柱温为 25℃；流速为 0.8mL/min；检测波长为 296nm。

对照品溶液的制备：精密称取 5 种对照品适量，用色谱甲醇定溶于容量瓶中，摇匀，制成浓度分别为：日蟾毒它灵 0.08 mg/mL、蟾毒它灵 0.08 mg/mL、蟾毒灵 0.12 mg/mL、酯蟾毒配基 0.32 mg/mL、华蟾酥毒基 0.32 mg/mL 的混合对照品溶液，置于冰箱中备用。

供试品溶液的制备：取蟾酥细粉 0.2g，精密称定，置具塞锥形瓶中，精密加入甲醇 20mL，称定重量，超声处理 30min，放冷，再称定重量，用甲醇补足失重，摇匀，取上清液过滤膜，取续滤液，即得。

（2）结果与讨论

特征指纹峰的归属：图 9-3 是典型的蟾酥样品 HPLC 指纹图谱与混合标准品图谱。由其可对蟾酥指纹图谱中 5 个特征峰作出归属，即 1、5、8、9、10 号峰分别对应于混合标准品中的日蟾毒它灵、蟾毒它灵、蟾毒灵、华蟾酥毒基、酯蟾毒配基。

15 批蟾酥样品质量分析：运用上述方法分别得到 15 批蟾酥药材中蟾蜍甾二烯类成分指纹图谱，采用中国药典委员会的《中药色谱指纹图谱相似度评价系统 2009 版》对 15 个批次的蟾酥样品进行比较分析，计算相似度，如图 9-5 所示。

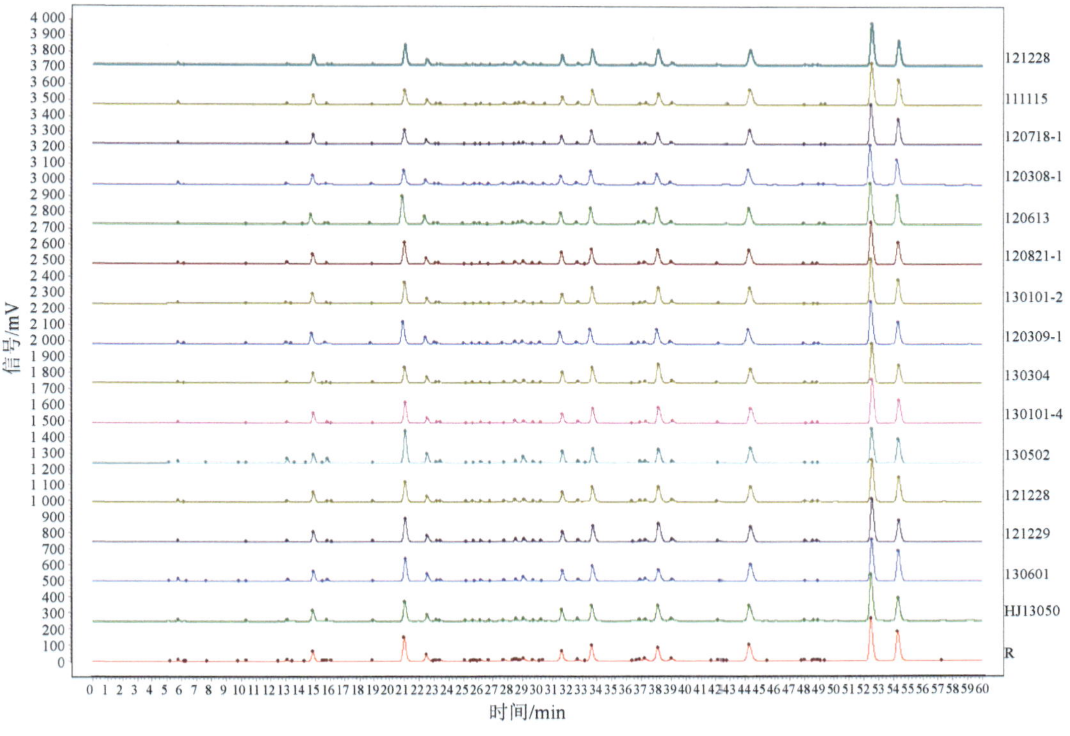

图 9-5　15 批蟾酥样品 HPLC 指纹图谱（彩图请扫书后二维码）

蟾蜍甾二烯类成分作为蟾酥药材中公认的主要药效成分，目前大部分研究都集中于蟾酥中的蟾蜍甾二烯类成分的质量标准研究，包括只针对华蟾酥毒基和脂蟾毒配基的含量测定方法和对多种蟾蜍甾二烯类成分的含量测定方法，蟾酥中蟾蜍甾二烯类成分的指纹图谱研究未见完整报道。《中华人民共和国药典》2015 版中只规定了对蟾酥中的华蟾酥毒基和酯蟾毒配基 2 个成分进行定量分析，且以两者的含量总和不低于 6%来评价蟾酥的质量。从国内外研究结果来看，蟾酥中蟾蜍甾二烯类成分成分众多，且成分含量的比例有重要的意义。因此，单凭两个成分的含量测定并不能对蟾酥的整体质量进行把控，我们采用高效液相色谱法建立蟾酥指纹图谱检测方法，全面反映蟾酥中蟾蜍甾二烯类化学成分的数量与质量，有利于识别真伪、辨别优劣，保证其质量和疗效，作为现行质量控制标准的补充和提高。

我们对 15 批蟾酥 ELSD 指纹图谱进行分析比较，选定了其中 10 个主要的色谱峰作为共有特征峰，能够准确、有效、全面地评价蟾酥质量。采用中国药典委员会的《中药色谱指纹图谱相似度评价系统》计算蟾酥指纹图谱的相似度，结果显示，15 批蟾酥样品的相似度范围为 0.972～0.998，均大于 0.95。由此说明不同产地不同批次间蟾酥的相似度较高，共有成分稳定，各组分比例基本一致，蟾蜍甾二烯类化学成分差异较小，质量稳定，药材均一性及批次一致性较好。因此，蟾酥 HPLC 指纹图谱可以作为一种重要的质量控制手段，保障蟾酥中主要成分的含量和比例，为蟾酥稳定的临床疗效提供支持。

近年来，由于大规模两栖环境恶化及人为恶意捕杀，蟾酥来源物种蟾蜍尤其是中华大蟾蜍的种群数量迅速萎缩，此外，蟾酥加工过程目前为小作坊式分散加工，无统一的加工工艺和标准化过程，因此市场中高质量蟾酥越来越少。为增加对高质量蟾酥药材的市场供应，较好的控制蟾酥药材的质量，减少产地、季节等因素对蟾酥药材的影响，麝香保心丸生产企业在国内率先开展了中华大蟾蜍大规模野生抚育工作。2014 年该企业在山东单县建成了中华大蟾蜍养殖和蟾酥加工基地，用于研究蟾蜍产卵、卵孵化、幼蟾饲养、成蟾饲养及越冬技术研究。应用该基地的研究结果又在辽宁桓仁县开展了大规模蟾蜍养殖产业化基地，建立了蟾酥产地环境控制规范与标准、优质种蟾繁育技术规范、中华大蟾蜍标准化养殖规范（包括蟾蜍产卵 SOP、卵及蝌蚪孵化 SOP、幼蟾养殖 SOP、成蟾养殖 SOP 和蟾蜍越冬 SOP 以及人员和档案文件管理规范）、制定蟾酥药材商品规格等级标准。此外，蟾酥基地还将致力于规范蟾酥饮片加工工艺、研制开发蟾酥加工设备，建立蟾酥药材标准化加工生产线，为我国心血管中成药生产提供可靠药材。

第三节　麝香保心丸质量标准研究

《中国药典》一部和部颁标准属于我国中药复方制剂的国家标准。这是国家为中药产品的质量规格和检验方法所做的技术规定，是中药生产、经营、使用、检验和监督管理部门共同遵守的法典。我国中药复方制剂质量标准经历了从无到有、从简单到逐步完善的过程，现依旧在不断探索之中。

中药复方制剂的质量标准经历了从无到有，从主观鉴别到客观检查的发展过程。自古以来，中药制剂就有“膏丹丸散，神仙难辨”的说法，质量控制主要依靠药工的主观经验。新中国成立以后，中药复方制剂质量标准的发展取得了很大的成就，大致可以分为两个阶段：以外观形态鉴别为主和内在成分监测为主的阶段。1985 年以前，质量标准完全依靠经验的外观形态鉴别及显微鉴别，没有定量指标，缺乏专属性鉴别项目。这种缺少反映中药内在成分的标准很难控制中药复方制剂的质量。1985 年以后，中药质量标准向着微观内在成分监测的方向发展，开始了用化学和仪器分析方法对中药方剂成分进行鉴别和测定。薄层色谱正式用于中药质量标准，实现了中药的专属性鉴别。通过对照药材完整色谱图与供试品色谱图的比较，既有较强的专属性，又体现了一定的整体性。现代仪器分析方法被引入中药活性成分或指标成分的含量测定中，结束了中药方剂质量标准中没有定量指标的历史。2015 年版《中国药典》中，薄层色谱法广泛用于复方制剂的鉴别，高效液相色谱法成为含量测定的主流，薄层扫描法与气相色谱法亦用于含量测定，并有选择地在中药注射剂和中药提取物质量标准中采用 HPLC 色谱指纹图谱技术控制产品质量。在量化指标方面，也由测定指标性成分向测定活性成分过渡，由测定单一成分向测定多种成分过渡。此版药典对中药的安全性问题更加重视，规定了铅等几种有害元素的限量。

《中国药典》2015 年版（一部）中对麝香保心丸的质量控制方法只对蟾酥中蟾酥毒基和酯蟾毒配基，以及人参提取物 Rg1 和 Re 进行了定量限定要求。麝香保心丸是一种由 7 味药材组成的复杂方剂，现有质量标准显然不能全面评价产品的质量，需对麝香保心丸的质量标准进行提升。如采用 HPLC 法对麝香保心丸中活性成分（主要是非挥发性成分）进行定性定量分析，同时采用 GC 法建立了麝香保心丸中挥发性成分的定性定量分析方法，从而全面有效地控制产品质量。

一、麝香保心丸非挥发性成分质量标准研究

1. HPLC 指纹图谱分析

（1）实验方法

仪器：Agilent 1260 高效液相色谱仪，配置在线真空脱气机、自动进样器、四元泵、DAD 检测器、恒温柱温箱；Agilent ChemStation C 01.05 色谱工作站；SB-5200 超声波清洗仪（宁波新芝生物科技股份有限公司）；Milli-Q50 SP 纯水系统（美国 Millipore 公司）；XS205 型电子天平（METTLER-TOLEDO 公司）。

试剂：乙腈、磷酸（色谱纯，美国 TEDIA 公司）、超纯水（实验室自制），其他试剂均为分析纯。

试药：麝香保心丸制剂及麝香、牛黄、冰片、苏合香、蟾酥、肉桂、人参提取物 7 味中药材，各原料药材阴性的保心丸成品均由中国上海和黄药业有限公司提供。麝香保心丸制剂批号：150104、150122、150202、150211、150308、150329、150405、150421、150503、150512、150522 和 150607。

对照品溶液的制备：分别精密称取苯甲酸、肉桂酸、肉桂醛、华蟾酥毒基、脂蟾毒配基、苯甲酸苄酯、肉桂酸苄酯对照品适量，加甲醇溶解并稀释成一系列浓度，储存于 4℃冰箱中，备用。

供试品的制备：取同一批次的麝香保心丸，研磨成细粉，称取 1.0g，精密加入 10mL 无水乙醇，称重，超声处理 10min，放冷，补足失重，续滤液作为供试品溶液，4℃冰箱保存，备用。

色谱条件：PLATISIL C_{18} 色谱柱（5μm，250mm×4.6mm，迪马公司）；流动相 A（0.03%磷酸）：B（乙腈），梯度洗脱，洗脱程序见表 9-5；流速 0.8mL/min；柱温 25℃；进样量 10μL；分析时间 75min。

表 9-5　麝香保心丸 HPLC 指纹图谱的色谱梯度洗脱

时间/min	流动相 A/%	流动相 B/%
0～25	85→60	15→40
25～55	60→25	40→75
55～65	25→0	75→100
65～75	0	100

（2）方法学考察

精密度实验：取批号为 H160350 的麝香保心丸供试品溶液，连续进样 6 次，记录图谱。将色谱图导入国家药典委员会颁布的“中药色谱指纹图谱相似度评价系统”软件，计算各色谱图的相似度。结果表明，连续进样 6 次所得的色谱图相似度等于 1.000，精密度符合要求。

重现性实验：取批号为 H160350 的麝香保心丸样品平行 6 份，按照供试品溶液制备方法处理，记录图谱。将色谱图导入国家药典委员会颁布的“中药色谱指纹图谱相似度评价系统”软件，计算各色谱图的相似度。结果表明，平行 6 份样品所得的色谱图相似度等于 1.000，重复性符合要求。

稳定性实验：取批号为 H160350 的麝香保心丸样品，按照供试品溶液制备方法处理，分别在 0h、4h、6h、8h、12h、24h、48h 时测定，记录图谱。将色谱图导入国家药典委员会颁布的“中药色谱指纹图谱相似度评价系统”软件，计算各色谱图的相似度。结果表明，48h 内不同时间进样所得的色谱图相似度等于 1.000，稳定性符合要求。

（3）结果与讨论

指纹峰归属分析：采用上述供试品制备方法和 HPLC 分析方法，对麝香保心丸成药和各组成药材样品以及各对照品溶液进行色谱分析。在麝香保心丸样品色谱图中出现的 12 个主要色谱峰在 3 味药材中能够归属，如图 9-6 所示。其中，1 号、2 号（肉桂酸）、6 号、7 号、8 号、9 号、10 号、11 号、12 号峰为苏合香药材特征峰，2 号（肉桂酸）、3 号峰为蟾酥药材特征峰，4 号、5 号峰为蟾酥药材特征峰。经对照品指认，1 号峰为苯甲酸、2 号峰为肉桂酸（苏合香与肉桂药材的共有特征成分）、3 号峰为肉桂醛、4 号峰为华蟾酥毒基、5 号峰为脂蟾毒配基、7 号峰为苯甲酸苄酯、8 号峰为肉桂酸苄酯的色谱峰。为了完善和提升麝香保心丸质量标准，建立麝香保心丸指纹 HPLC 图谱作为整体质量控制技术指标，此方法操作简便、结果稳定可靠，涵盖可评价麝香保心丸 3 味原料药（蟾酥、肉桂、苏合香）优劣的鉴别和质控指标。

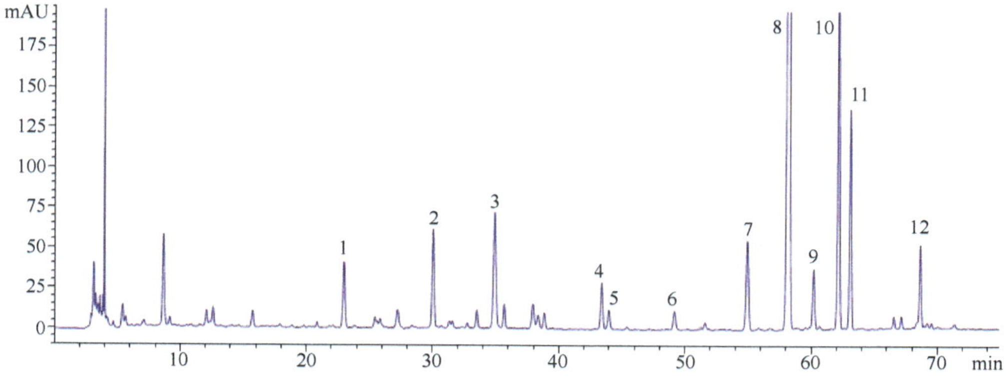

图 9-6　麝香保心丸 HPLC 指纹图谱中指纹峰归属（彩图请扫书后二维码）

蟾酥：4、5；肉桂：2、3；苏合香：1、2、6、7、8、9、10、11、12

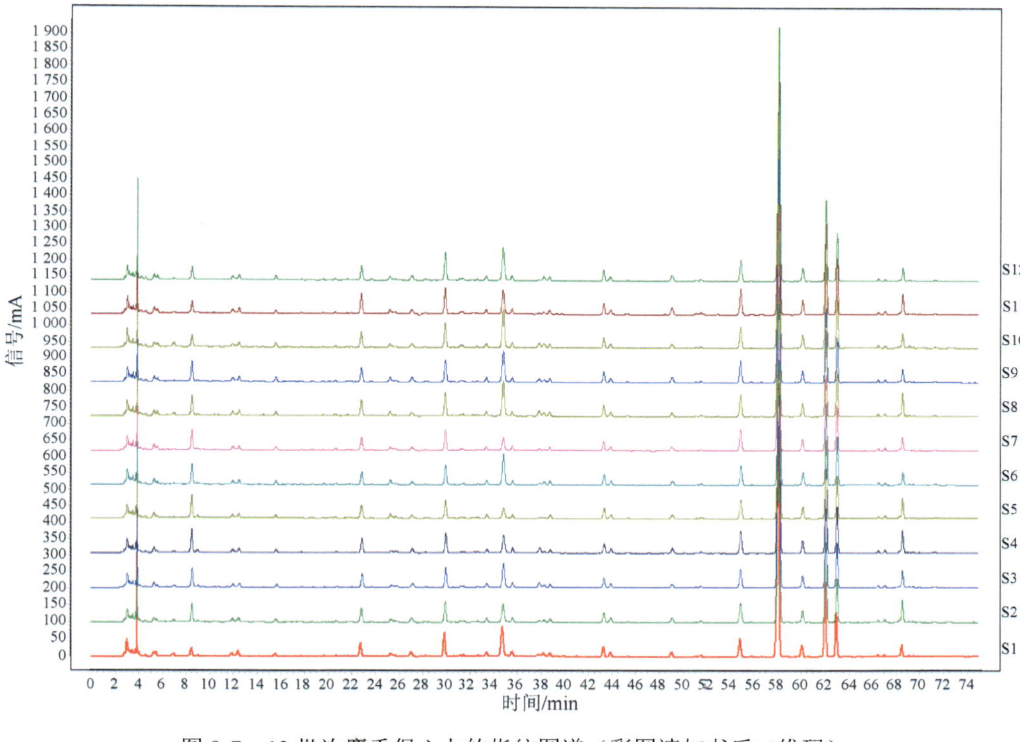

图 9-7　12 批次麝香保心丸的指纹图谱（彩图请扫书后二维码）

采用中国药典委员会的《中药色谱指纹图谱相似度评价系统》计算 12 批次麝香保心丸样品的相似度，相似度范围为 0.994～0.999，均大于 0.95，说明不同批次麝香保心丸样品的相似度较高，各特征成分基本一致，质量水平差异较小。反映了从药材到饮片到中成药的全过程生产工艺稳定可控，质量稳定性和批次一致性得到可靠保障。

二、麝香保心丸挥发性成分质量标准研究

1. 多成分定量分析

（1）实验方法

仪器：GC-FID 分析使用 Agilent 6890N 气相色谱，FID 检测器（Agilent Corporation，MA，USA），DB-5 毛细管柱（30m×0.25mm，0.25μm），SB-5200 超声波清洗仪（宁波新芝生物科技股份有限公司），XS205 型电子天平（METTLER-TOLEDO 公司），Milli-Q50 SP 纯水系统（美国 Millipore 公司）。

试剂：无水乙醇（分析纯，上海展云化学有限公司），载气为氮气（99.999%），氢气发生器和空气发生器用于 FID 检测（上海安谱科学仪器有限公司）。

试药：麝香保心丸成品均由中国上海和黄药业有限公司提供，龙脑、异龙脑、麝香酮购自中国药品生物制品检定所。麝香保心丸制剂批号：150104、150122、150202、150211、150308、150329、150405、150421、150503、150512、150522 和 150607。

样品制备方法：考察了不同提取方法、不同溶剂、不同提取时间、不同料液比对麝香保心丸中异龙脑、龙脑、麝香酮提取效率的影响，根据样品特性，分别建立样品中异龙脑、龙脑的含量测定以及样品中麝香酮的含量测定的气相分析方法，即用同一份供试品溶液满足 2 种检测方法的需求。最终采用的供试品溶液制备方法为：取麝香保心丸粉末约 0.5g，精密称定，置具塞锥形瓶中，精密加入无水乙醇 10mL，超声处理 10min，补足失重，滤过，取续滤液，即得。

对照品溶液的制备：精密称取 3 种标准品溶于无水乙醇中并稀释到合适的浓度，制备成含有龙脑 4.36 mg/mL、异龙脑 3.06 mg/mL 的混合标准品溶液，以及麝香酮 40μg/mL。

供试品的制备：12 批麝香保心丸样品，研成细粉，每批称取 0.5g，精密加入 10mL 无水乙醇，超声处理 10min，过 0.45μm 微孔滤膜，续滤液作为供试品溶液，4℃冰箱保存，备用。

色谱柱选择：考察了 3 种极性的气相毛细管色谱柱，其中 DB-5 色谱柱可以同时满足样品中异龙脑、龙脑以及麝香酮的检测，达到较理想的分离效果，实验选用 DB-5 色谱柱。

色谱分析：

麝香保心丸中异龙脑、龙脑的含量测定方法：载气流速 2.0mL/min；程序升温，初始温度 80℃维持 3min，以 10℃/min 的速率升至 100℃维持 5min，；进样口温度 250℃；检测器温度 280℃；氢气、空气和补偿气的流速分别设置为 40mL/min、400mL/min 和 25mL/min；分流比 50∶1；进样体积 1μL。此条件下，所得 GC-FID 图谱如图 9-8（A）所示。

麝香保心丸中麝香酮的含量测定方法：载气流速 2.0mL/min；程序升温，初始温度 140℃维持 2min，以 10℃/min 的速率升至 220℃维持 2min，继续以 20℃的速率升至 280℃维持 6min 结束；进样口温度 250℃；检测器温度 280℃；氢气、空气和补偿气的流速分别设置为 40mL/min、400mL/min 和 25mL/min；分流比 2∶1；进样体积 1μL。此条件下，所得 GC-FID 图谱如图 9-8（B）所示。

（2）方法学考察

线性关系：取各对照品储备液，加无水稀释成不同浓度，在上述条件下进样测定，记录峰面积。以峰面积为纵坐标，对照品进样量（μg）为横坐标作图，得各化合物标准曲线。结果表明，各化合物在考察浓度范围内线性关系良好（r^2＞0.9999），方法灵敏度高，可以用于其定量分析。

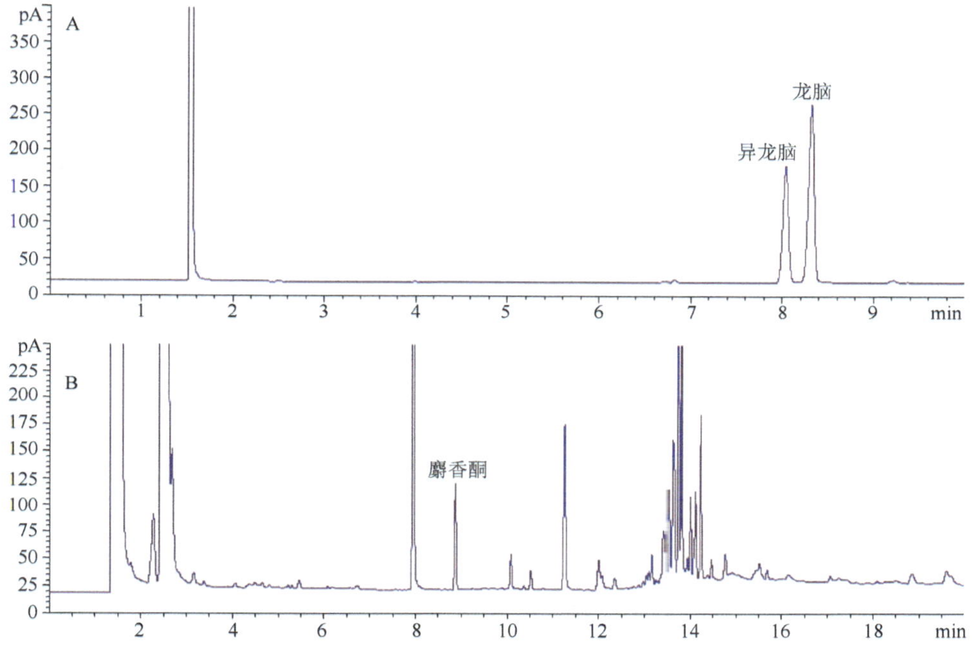

图 9-8　麝香保心丸中异龙脑、龙脑（A）的 GC-FID 图谱与
麝香保心丸中麝香酮（B）的 GC-FID 图谱（彩图请扫书后二维码）

精密度实验：取麝香保心丸样品（批号：H160350）粉末，按照上述供试品溶液制备方法和气相检测方法，取同一份供试品溶液连续进样测定 6 次，记录各色谱峰的峰面积，计算其中各待测化合物含量。结果表明，供试品溶液中各指标性成分含量无显著变化（RSD 均小于 3%），方法学验证符合技术要求。

重现性实验：取麝香保心丸样品（批号：H160350）平行制备成 6 份供试品溶液，在上述气相条件下进行检测，录各色谱峰的峰面积，计算其中各待测化合物含量。结果表明，供试品溶液中各指标性成分含量无显著变化（RSD 均小于 3%），

稳定性实验：取麝香保心丸样品（批号：H160350）粉末，上述供试品溶液制备方法和气相检测方法，分别在 0h、4h、8h、12h、24h、48h 时测定 6 次，记录各色谱峰的峰面积，计算其中各待测化合物含量。结果表明，供试品溶液中各指标性成分含量无显著变化（RSD 均小于 3%），

回收率实验：取已知含量的麝香保心丸粉末约 0.25g，精密称定，按半量加入法加入各对照品溶液，混合均匀，采用上述方法制备供试品溶液，在上述气相条件下进行测定，记录各色谱峰的峰面积，计算回收率。结果发现待测化合物平均回收率为 98.72%～

99.95%（RSD 为 1.88%～2.53%），表明供试品溶液中各指标性化合物回收率满足样品测定的要求。

（3）样品分析与质量控制

对麝香保心丸中龙脑、异龙脑、麝香酮 3 种挥发性成分进行了定量分析，取不同批次麝香保心丸样品，按照上述方法制备供试品溶液并在上述色谱条件下测定 12 批样品溶液中目标化合物，记录色谱图，计算其中各目标化合物含量，结果见表 9-6，表明麝香保心丸中各目标化合物的含量无明显差异。

表 9-6　不同批次麝香保心丸中目标化合物含量测定结果

样品批号	异龙脑/%	龙脑/%	麝香酮/%
150104	3.6	6.0	0.063
150122	3.9	6.5	0.060
150202	3.9	6.4	0.065
150211	4.0	6.3	0.059
150308	4.1	6.6	0.061
150329	4.1	6.7	0.066
150405	4.3	6.9	0.060
150421	4.0	6.4	0.061
150503	4.3	6.4	0.066
150512	4.1	6.3	0.062
150522	4.3	6.4	0.056
150607	3.7	6.1	0.057

表 9-6 表示不同批次样品中 3 种挥发性成分的含量变化，异龙脑含量差异的 RSD 为 5.0%，龙脑含量差异为 3.0%，麝香酮含量差异为 5.0%，提示麝香保心丸中的挥发性成分含量稳定，批次间差异较小，不仅证明了麝香保心丸产品质量的稳定，更间接证明了麝香保心丸原材料和生产工艺的稳定性。

本节研究中建立了麝香保心丸挥发性成分和非挥发性成分的质量控制方法，为麝香保心丸的质量监控提供了科学的依据。

本章通过对麝香保心丸中两味重要组成药材人工牛黄和蟾酥的质量控制研究以及成品麝香保心丸的质量标准研究，为其他复方中药的质量控制研究提供了研究范本，即从原料药材出发，分别建立有针对性的原料药材质量控制方法，结合指纹图谱和多成分含量测定研究，全面控制药材的质量。在此基础上，进一步对成品进行质量控制，建立相对全面且简便、快速的检测方法，形成从原料药材到成品质量控制体系，全面保障方剂的质量稳定性和可控性。

参考文献

[1] 李丽, 刘颖, 肖永庆. “稳定中药饮片质量、确保中医临床疗效”关键问题探讨. 世界科学技术——中医药现代化, 2015, 17(5): 1100-1102.

[2] 曹春雨, 王桂华. 中药制成品质量安全标准研制. 中国标准化(英文版), 2015, (4): 73-77.

[3] 郑鹏博, 常笑, 边晓丽. 对《中国药典》中药饮片质量标准项目的分析及思考. 西北药学杂志, 2015, 30(2): 201-203.
[4] 秦昆明, 蔡宝昌. 中药饮片质量标准研究中的几个关键问题. 世界科学技术——中医药现代化, 2014, 16(3): 519-525.
[5] 骆小梅, 杜伟, 张火春, 等. 含牛黄品种质量标准及监管的分析和探讨. 中成药, 2009, 31(3): 444-449.
[6] 苗椿梅, 周富荣, 张雪梅, 等. 漫谈牛黄及其代用品. 中国现代中药, 2013, 15(12): 1106-1108.
[7] 高娟, 姜华. 人工牛黄片工艺处方的探讨. 黑龙江医药, 2012, 25(1): 68-69.
[8] 李承明. 改进 RP-HPLC 法测定牛黄及安宫牛黄丸中的游离胆红素以保证牛黄类药材及安宫牛黄丸的质量与用药安全. 中国实用医药, 2015, 10(5): 282.

第十章　麝香保心丸的药代动力学特征

药代动力学（pharmacokinetics，PK）是应用数学分析手段和动力学原理，定量地描述药物通过各种给药途径（如口服给药、静脉滴注、静脉注射等）进入体内后，其吸收（absorption）、分布（distribution）、代谢（metabolism）和排泄（excretion），即 ADME 过程量时变化、血药浓度经时变化的动态变化规律的一门学科[1]。药代动力学在揭示药物在体内发挥作用的过程、明确药代动力学机制的基础上，可以用于指导临床合理用药，对新药的设计和开发都具有重要的意义，对于中药方剂，还可以与药效相结合，用于进一步揭示其配伍机制。

通常，由于中药方剂所含化学成分复杂，且化合物的性质往往差异很大，无论是在样品前处理，还是色谱分析过程中，在一次测定中很难兼顾所有成分，而在实际评价中，又不可能一一对各组分分别评价。因此，合适的指标成分的选择就显得尤为重要。文献[2]报道通过选择具有合适药代动力学性质的药代动力学标记物（pharmacokinetic marker，PK marker）来评价中药的整体药代动力学特征，在明确了各个成分的药动学情况后，可以从中挑选一个或者几个有代表性的指标来代表整个复方的药动学趋势。

血清药物化学理论认为，中药方剂口服后入血成分为药效成分，既包括中药的原型成分又含有其代谢产物。麝香保心丸的血清药物化学研究，共检测到 23 个原型入血成分及 7 个代谢产物，其中原型成分包括 5 个蟾蜍甾二烯类成分，8 个人参皂苷类成分，4 个胆酸类成分及 6 个挥发性成分。由于麝香保心丸入血成分的性质差异极大，存在各自的代谢特点，包括吸收的快慢、组织分布的不同及代谢的差异等，因此，了解麝香保心丸药效成分的体内过程对保证药物的有效性、安全性及可控性有重要作用，是临床合理用药的重要保证。

第一节　麝香保心丸主要活性成分的体外代谢特征

与体内代谢研究相比，体外代谢研究有许多优点：①体外代谢研究可以排除体内诸多的干扰因素；②对于体内代谢转化率低且缺乏灵敏检测手段的药物来说，体外代谢不失为一种很好的研究手段；③体外代谢研究具有快速简便的特点，适合大量化合物的药代动力学筛选；④不需要消耗大量的样品和实验动物，因而研究费用相对较低。

肝是药物重要的代谢器官，是药物进行生物转化的主要场所，具有丰富的细胞色素 P450 混合功能氧化酶系统。由于大多数药物的Ⅰ相和Ⅱ相代谢反应都是在肝药酶系统的参与下发生的，因此药物的体外代谢模型主要是以肝为基础的，其特有的优势和特点在药物代谢研究中得到广泛的应用。肝微粒体代谢研究因具有制备方便容易，重现性好，酶混合体易保存和孵育条件易优化，有公认的亚酶底物、抑制剂和灵敏有效的多种检测方法等优点，成为最常用的体外代谢研究方法。

为给麝香保心丸主要活性成分的体内药代动力学研究提供依据，首先采用体外人肝微粒体和大鼠肝微粒体孵育法分析麝香保心丸中主要入血成分的代谢途径和代谢种属差异。由于世界销售量排名前 200 的药物中，85%以上依靠细胞色素酶（CYP）和尿苷二磷酸葡萄糖醛酸转移酶（UGT）代谢完成体内清除过程[3]，因此主要采用 CYP 和 UGT 代谢酶分别对麝香保心丸中的入血成分进行体外代谢研究，以此推断各成分的代谢途径及种属代谢差异（人和鼠），明确麝香保心丸中主要成分的体外代谢特征。研究选用的代表性活性成分为麝香中的麝香酮、人参中的人参皂苷 Rb1 和人参皂苷 Re、蟾酥中的蟾毒灵、牛黄中的胆酸及肉桂中的肉桂酸等（图 10-1）。

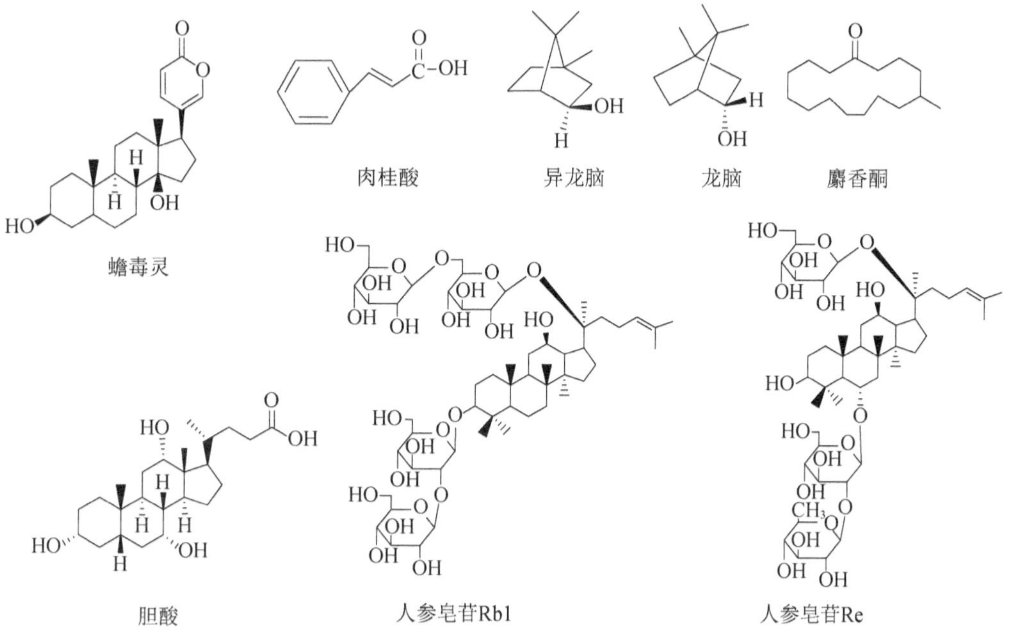

图 10-1　主要活性化合物的结构式

一、实验方法

1．肝微粒体酶源

12 份人肝来自大连医科大学标本，捐赠者的用药史未知，符合政府的规定和赫尔辛基宣言。大鼠肝由 SD 健康大鼠摘取，肝标本在制备微粒体之前储存于液氮中。采用差速离心的方法将肝标本制备成人肝微粒体（HLM）和大鼠肝微粒体（RLM）[4]。微粒体蛋白质浓度的测定采用 Lowry 法，用牛血清白蛋白作为蛋白质含量的测定标准[5]。为表征群体肝微粒体的平均活性，将不同种属的肝微粒体各自等体积混合后用于后续实验。

2. 孵育体系构建

将待试化合物（终浓度 10～100μmol/L）溶于或预先溶解后稀释至 pH 7.4 的缓冲体系中（有机溶剂终浓度低于 1%），加入相应的辅助因子体系，加入肝微粒体起始反应。37℃均匀振荡条件下孵育 1h 后，加入 100μL 甲醇或乙腈终止反应，以 14 000r/min 离心 20min 后取上清进行 HPLC 或 LC/GC-MS 分析，对底物减少量及代谢产物生成量进行测定，同时确定产物的分子质量，通过与相应反应体系对照确定可能发生的代谢转化，如图 10-2 所示。

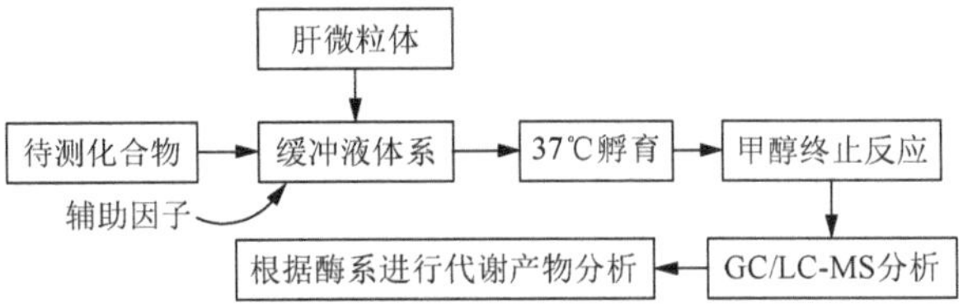

图 10-2　体外代谢分析测试流程图

3. 分析条件

（1）冰片 UGT 及 CYP 代谢产物分析条件

GC-MS 条件：HP-5 MS 色谱柱载气为氦气；载气流速为 1.0mL/min；进样口温度为 220℃；离子源温度为 250℃/min；进样体积为 1μL；梯度升温程序为从 75℃以 1℃/min 升温至 90℃，停留 2min，然后以 50℃/min 升至 200℃；分流比为 10∶1；分析时间 20min。

LC-MS 条件：Symemtry waters C_{18} 色谱柱，流速 1.0mL/min，流动相为乙腈（B）∶水（A），梯度洗脱。电喷雾离子化源（ESI），源电压 3.5kV，干燥气流速 10L/min，干燥气温度 350℃，喷雾气压力 30psi，目标离子分子质量 600amu，化合物稳定性 100%，MS^2 打碎电压 1.0V，扫描范围 100～1500amu。负离子模式监测。

（2）麝香酮 CYP 代谢产物分析条件

GC-MS 条件：HP-5 MS 色谱柱载气为氦气；载气流速为 1.0mL/min；进样口温度为 220℃；离子源温度为 250℃；进样体积为 1μL；梯度升温程序为从 75℃以 1℃/min 升温至 90℃，停留 2min，然后以 50℃/min 升至 200℃；分流比为 10∶1；分析时间 20min。

（3）肉桂酸、胆酸、蟾毒灵、人参皂苷 Rb1、人参皂苷 Re UGT 及 CYP 代谢产物分析条件

LC-MS 条件：Symemtry waters C_{18} 色谱柱，流速 1.0mL/min，流动相为乙腈（B）∶水（A），梯度洗脱（肉桂酸及蟾毒灵：0～10min 20%B；10～30min 50%B；30～35min 95% B。人参皂苷 Rb1、人参皂苷 Re 及胆酸：0～10min 4%B；10～30min 30%B；30～35min 95% B）。电喷雾离子化源（ESI），源电压 3.5kV，干燥气流速 10L/min，干燥气温度 350℃，喷雾气压力 30psi，目标离子分子质量 600amu，化合物稳定性 100%，MS^2 打碎电压 1.0V，扫描范围 100～1500amu。正、负离子模式同时监测。

二、实验结果

1. 冰片 UGT 及 CYP 代谢产物分析及种属差异

冰片无 CYP 代谢产物产生，其肝微粒体孵育后的 GC-MS 谱图并没有新的代谢产物峰生成。冰片的主要代谢产物为 UGT 代谢产生。比较空白溶液和 UGT 孵育后的质谱图（图 10-3）可以看出，在保留时间为 11.3min 处产生了 M1 和 M2 两个代谢产物峰，M1 和 M2 的质荷比均为 329，为龙脑和异龙脑的原型加葡萄糖醛酸所产生的质谱峰。由于龙脑和异龙脑为同分异构体，因此 M1 和 M2 几乎重叠。通过比较人和鼠肝微粒体的代谢谱可知，冰片的代谢在人和鼠间不存在差异。

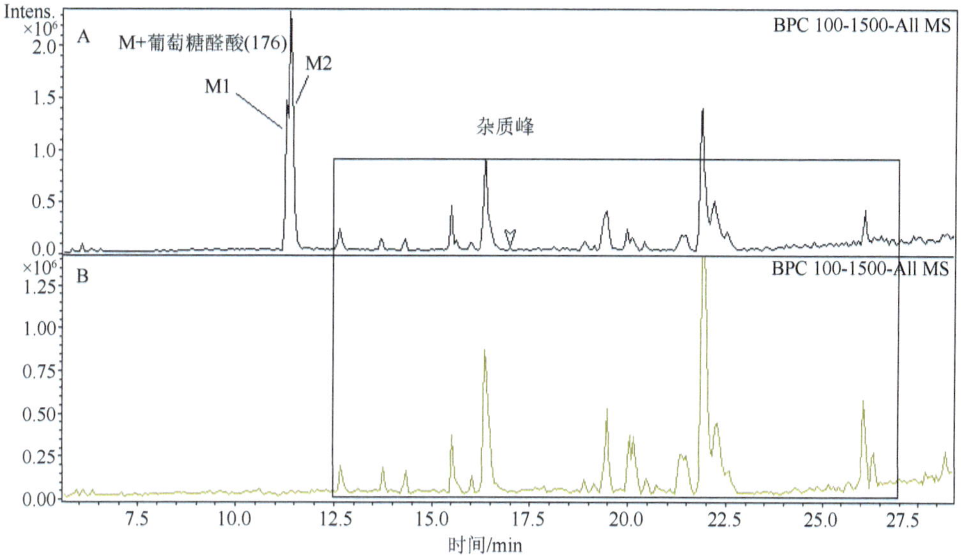

图 10-3　冰片 UGT 代谢图谱（彩图请扫书后二维码）

A. 加入肝微粒体的图谱；B. 未加入肝微粒体的图谱

2. 肉桂酸和麝香酮 UGT 及 CYP 代谢产物分析及种属差异

肉桂酸和麝香酮在 CYP 和 UGT 的孵育体系中均未见明显代谢产物，其代谢方式可能通过另外的代谢酶进行。人肝微粒体和鼠肝微粒体未见差异。

3. 胆酸 UGT 及 CYP 代谢产物分析及种属差异

胆酸的代谢主要通过 UGT 进行。在人肝微粒中，胆酸 UGT 代谢产物加葡萄糖醛酸的峰较小，而相比空白图谱，代谢谱中还有其他代谢产物出现，如 M−2、M−16（图 10-4A）。M−2 质谱峰可能由羟基氧化成羰基导致，M−16 的质谱峰则由失去羟基导致。鼠的 UGT 代谢图谱和人的不同，其加葡萄糖醛酸峰很明显，而且多出一个不仅加葡萄糖醛酸还进而脱羟基的代谢产物，且很明显（图 10-4B）。因此在胆酸的代谢中，人和鼠是存在种属差异的。

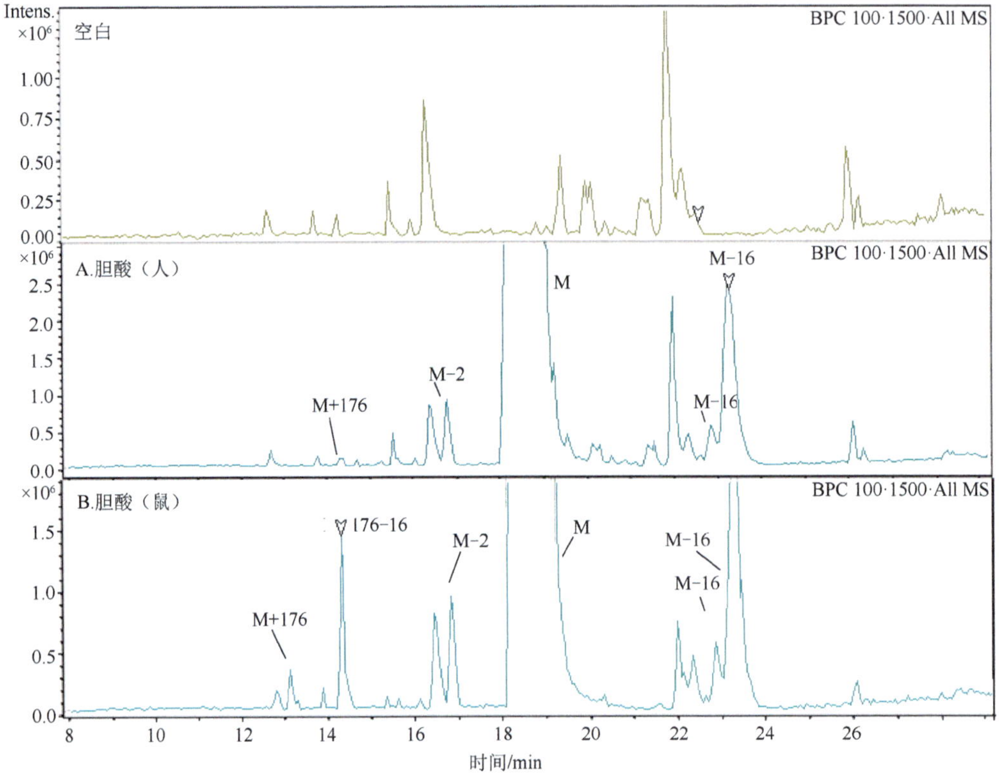

图 10-4 胆酸 UGT 代谢产物质谱图（彩图请扫书后二维码）

A. 人肝微粒体；B. 人肝微粒体与鼠肝微粒体代谢比较

4. 蟾毒灵 UGT 及 CYP 代谢产物分析及种属差异

UGT 代谢产物鉴定：无 UGT 代谢产物产生，人和鼠的肝微粒体孵育结果一致。

CYP 代谢产物鉴定：蟾毒灵主要依靠 CYP 代谢酶进行代谢（图 10-5）。图 10-5 所示

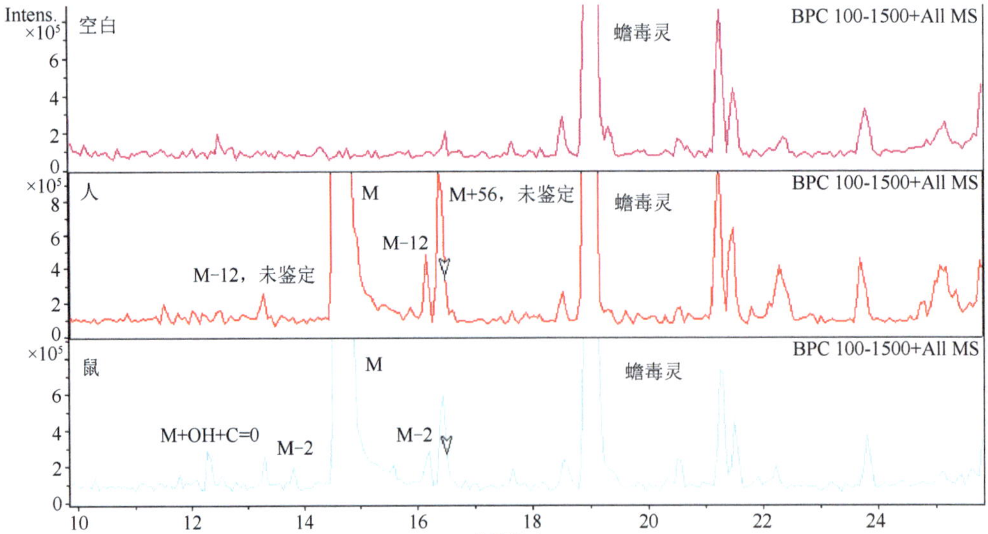

图 10-5 蟾毒灵在人和鼠肝微粒中 CYP 代谢产物质谱图（彩图请扫书后二维码）

M 为 3-表蟾毒灵，为蟾毒灵的同分异构体（3 位羟基发生表异构化）。代谢产物中有 M-2 峰，为羟基氧化成羰基所致。鼠肝微粒代谢特征和人不同，其代谢产物中会有脱羟基和酮羰基的质谱峰出现，且羟基氧化成羰基的位置不止一个位点。

5. 人参皂苷 Rb1 和 Re 的 UGT 及 CYP 代谢产物分析及种属差异

人参皂苷 Rb1 和人参皂苷 Re 均无 UGT 代谢产物产生，其代谢主要通过 CYP 进行。在 CYP 代谢产物质谱图中，人参皂苷 Rb1 和人参皂苷 Re 会出现多个脱掉 1 个或 2 个葡萄糖的质谱峰。表明人参皂苷在 CYP 酶系的作用下与苷元相连接的糖链会断裂。通过比较鼠和人的代谢产物图谱（图 10-6）可知，人参皂苷 Rb1、人参皂苷 Re 在 CYP 和 UGT 的代谢通路上无种属差异。

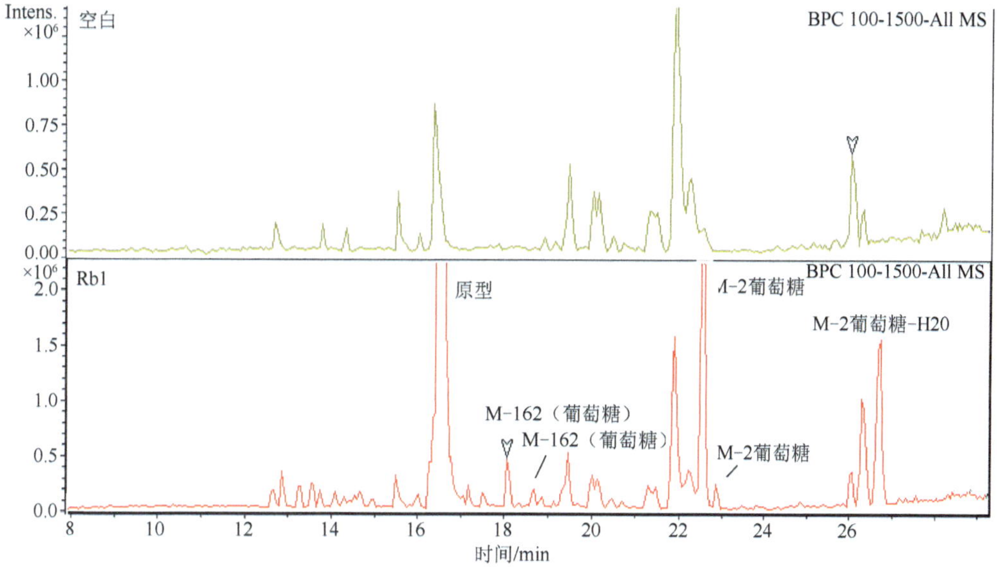

图 10-6　人参皂苷 Rb1 的 CYP 代谢产物质谱图（彩图请扫书后二维码）

三、讨论

以主要代谢酶系 CYP 和 UGT 为目标检测体系，对麝香保心丸中的主要活性成分进行初步的代谢通路分析。结果表明，麝香保心丸的主要活性成分中，除肉桂酸和麝香酮外，其余化合物在 CYP 和 UGT 体系中均有代谢产物产生，其中龙脑、异龙脑及牛黄中胆酸的主要代谢方式是 UGT 代谢，而蟾酥中蟾蜍甾二烯类和人参中人参皂苷则主要是通过 CYP 途径代谢。在蟾毒灵及胆酸的代谢产物中，人和鼠存在种属差异。

第二节　麝香保心丸主要活性成分的体外透膜吸收能力

吸收是口服药物能够发挥疗效的关键，小肠是药物吸收的主要场所，肠上皮细胞屏障及酶系统是药物吸收的主要屏障，Caco-2（the human colon carcinoma cell line）细胞模型是近十几年来国外广泛采用的一种药物肠吸收体外模型，具有相对简单、重复性较好、应用范围较广的特点。Caco-2 细胞模型是一种人克隆结肠腺癌细胞，结构和功能类似于分化的小肠上皮细胞，具有微绒毛等结构，并含有与小肠刷状缘上皮相关的酶系。另外，存在于正常小肠上皮中的各种转运系统、代谢酶等在 Caco-2 细胞中大都也有相同的表达，如细胞色素 P450 同工酶、谷氨酰胺转肽酶、碱性磷酸酶、蔗糖酶、葡萄糖醛酸酶及糖、氨基酸、二肽、维生素 B_{12} 等在 Caco-2 细胞中都有与小肠上皮细胞类似的表达。由于其含有各种胃肠道代谢酶，因此更接近药物在人体内吸收的实际环境。利用人小肠上皮 Caco-2 细胞单层来进行药物小肠吸收的细胞水平实验，现在已经成为一种预测药物在人体小肠吸收及研究药物转运机制的标准筛选工具[6]。

小肠上皮的代谢、受体介导的转运、P-gp 对药物分子的泵出是一个饱和过程。联合用药时，因为有可能存在药物竞争酶、载体或 P-gp 泵的作用，所以会与单独给药时的生物利用度存在差异，这种药物吸收过程中存在的相互作用可以应用 Caco-2 细胞模型进行研究。与西药不同，中药方剂中含有成千上万个化学成分，中药方剂进入体内起效，也存在多个成分的相互作用。因此，可以利用 Caco-2 细胞模型探讨中药方剂中活性成分间的相互作用特点，为阐释中药方剂配伍规律提供科学依据。

本节采用 Caco-2 细胞模型对麝香保心丸主要活性成分的吸收能力及成分间的相互作用进行分析，待测化合物与“第一节”相同。通过对各化合物在 Caco-2 细胞模型中透膜能力的测定及化合物之间相互作用的比较，明确麝香保心丸中主要活性成分的透膜吸收能力差异及冰片对人参皂苷的促吸收作用，为主要活性成分在体内的吸收过程研究提供依据。

一、实验方法

1. Caco-2 细胞模型建立

将 Caco-2 细胞以 1×10^5 个/cm^2 密度种在中间具有聚碳酯膜的 12 孔 Transwell 培养板上，前两周每隔一天换液，以后每天换液，直到孵育 21 天左右，镜下观察细胞达到汇合，形成致密的单细胞层，同时通过测定跨膜电阻（TEER）及标志物（荧光黄）的跨膜通量检测单细胞层的紧密性和完整性，然后在细胞层顶侧（绒毛面，A 面）或底侧（基底面，B 面）培养液中加入含有单一化合物或混合化合物的药液，同时加药侧对侧加入空白缓冲溶液，开始转运实验，分别在 30min、60min、90min、120min 时测定两侧药物组成及含量。

2. 实验分组及剂量

（1）透膜吸收能力测试

7 个单体化合物的给药浓度均为 50μmol/L。冰片及麝香酮促人参皂苷类成分吸收实验的分组及药物浓度见表 10-1 和表 10-2（表格代表 12 孔板）。

表 10-1　实验分组及剂量

板 1	Rb1 50μmol/L	Rb1 50μmol/L	Rb1 50μmol/L	Re 50μmol/L
	Re 50μmol/L	Re 50μmol/L	Rb1 50μmol/L+ 冰片 500μmol/L	Rb1 50μmol/L+ 冰片 500μmol/L
	Rb1 50μmol/L+ 冰片 500μmol/L	Re 50μmol/L+ 冰片 500μmol/L	Re 50μmol/L+ 冰片 500μmol/L	Re 50μmol/L+ 冰片 500μmol/L
板 2	Rb1 50μmol/L + 麝香酮 500μmol/L	Rb1 50μmol/L + 麝香酮 500μmol/L	Rb1 50μmol/L + 麝香酮 500μmol/L	Rb1 50μmol/L + 麝香酮 500μmol/L
	Rb1 50μmol/L + 麝香酮 500μmol/L	Re 50μmol/L + 麝香酮 500μmol/L	Re 50μmol/L + 麝香酮 500μmol/L	Re 50μmol/L + 麝香酮 500μmol/L
	冰片 50μmol/L	蟾毒灵 50μmol/L	蟾毒灵 50μmol/L	蟾毒灵 50μmol/L
板 3	肉桂酸 50μmol/L	肉桂酸 50μmol/L	肉桂酸 50μmol/L	麝香酮 50μmol/L
	麝香酮 50μmol/L	麝香酮 50μmol/L	胆酸 50μmol/L	胆酸 50μmol/L
	胆酸 50μmol/L			

表 10-2　冰片促人参皂苷吸收确证实验分组及剂量

板 1	Rb1	Rb1	Rb1	Rb1+5μmol/L 冰片
	Rb1+5μmol/L 冰片	Rb1+5μmol/L 冰片	Rb1+50μmol/L 冰片	Rb1+50μmol/L 冰片
	Rb1+50μmol/L 冰片	Rb1+300μmol/L 冰片	Rb1+300μmol/L 冰片	Rb1+300μmol/L 冰片
板 2	Rc	Rc	Rc	Rc+5μmol/L 冰片
	Rc+5μmol/L 冰片	Rc+5μmol/L 冰片	Rc+50μmol/L 冰片	Rc+50μmol/L 冰片
	Rc+50μmol/L 冰片	Rc+300μmol/L 冰片	Rc+300μmol/L 冰片	Rc+300μmol/L 冰片
板 3	Re	Re	Re	Re+5μmol/L 冰片
	Re+5μmol/L 冰片	Re+5μmol/L 冰片	Re+50μmol/L 冰片	Re+50μmol/L 冰片
	Re+50μmol/L 冰片	Re+300μmol/L 冰片	Re+300μmol/L 冰片	Re+300μmol/L 冰片
板 4	Rg1	Rg1	Rg1	Rg1+5μmol/L 冰片
	Rg1+5μmol/L 冰片	Rg1+5μmol/L 冰片	Rg1+50μmol/L 冰片	Rg1+50μmol/L 冰片
	Rg1+50μmol/L 冰片	Rg1+300μmol/L 冰片	Rg1+300μmol/L 冰片	Rg1+300μmol/L 冰片

（2）冰片促人参皂苷吸收确证实验

根据 12 孔板，将人参皂苷 Rb1、人参皂苷 Rc、人参皂苷 Re 和人参皂苷 Rg1 各 50μmol/L 分别置于不同 Caco-2 细胞一侧。为考察冰片对人参皂苷吸收的影响，分别将冰片以 1∶10、1∶1、6∶1 的比例和人参皂苷混合，从而测定透膜吸收差异。各样品在 12 孔板中位置见表 10-2。

3．分析条件

冰片、麝香酮 GC-MS 分析条件：HP-5 MS 色谱柱载气为氦气；载气流速为 1.0L/min；进样口温度为 220℃；离子源温度为 250℃；进样体积为 1μL；梯度升温程序为从 75℃

以 1℃/min 升温至 90℃，停留 2min，然后以 50℃/min 升至 200℃；分流比为 10∶1；分析时间为 20min（冰片）、13min（麝香酮）。

肉桂酸 LC 分析条件：Symemtry waters C_{18} 色谱柱，流速为 1.0mL/min，流动相为乙腈（B）∶水（A），梯度为 0～15min 5% B；15～16min 50% B；16～20min 95% B，后运行时间为 7min，紫外检测波长为 285nm。

LC-MS 分析条件：Agilent Eclipse Plus C_{18} 色谱柱（2.1mm×100mm，1.8μm），流速为 0.3mL/min，流动相为乙腈（B）∶水（A）（蟾毒灵及胆酸：40∶60 体积比等度洗脱。人参皂苷 Rb1、人参皂苷 Rc、人参皂苷 Re、人参皂苷 Rg1：30∶70 体积比等度洗脱）。质谱条件为干燥气流速 10L/min，喷雾气压力 40psi，电压 4000V。蟾毒灵为正离子模式检测，多反应离子监测（MRM）监测离子为 *m/z* 387.4→*m/z* 351.4，碰撞能量为 20V，Fragmentor 为 160V；胆酸为负离子模式检测，MRM 监测离子为 *m/z* 407.0→*m/z* 343.2，碰撞能量为 33V，Fragmentor 为 246V；人参皂苷 Rb1 为负离子模式检测，选择离子监测模式（SIM）监测离子为 *m/z* 1108.3，Fragmentor 为 160V；人参皂苷 Rc 为负离子模式检测，选择离子监测模式（SIM）监测离子为 *m/z* 1077.6，Fragmentor 为 190V；人参皂苷 Re 为负离子模式检测，SIM 监测离子为 *m/z* 945.6，Fragmentor 为 280V；人参皂苷 Rg1 为负离子模式检测，选择离子监测模式（SIM）监测离子为 *m/z* 799.4，Fragmentor 为 260V。

4. 统计

利用公式 $Papp = \Delta Q/(\Delta t \cdot A \cdot C_0)$ 计算各组分的表观渗透系数（apparent permeability coefficient，Papp），其中 ΔQ 为 Δt 内的转运量，A 为膜面积，C_0 为药物的初始浓度，从而评价其透膜能力；通过比较单一化合物和混合化合物表观渗透系数的变化，揭示在肠吸收过程中发生的药物-药物相互作用。

二、实验结果

1. 各单体化合物的透膜吸收能力比较

各化合物的表观渗透系数值如图 10-7 所示，对应的各时间点的相对浓度如图 10-8 所示。

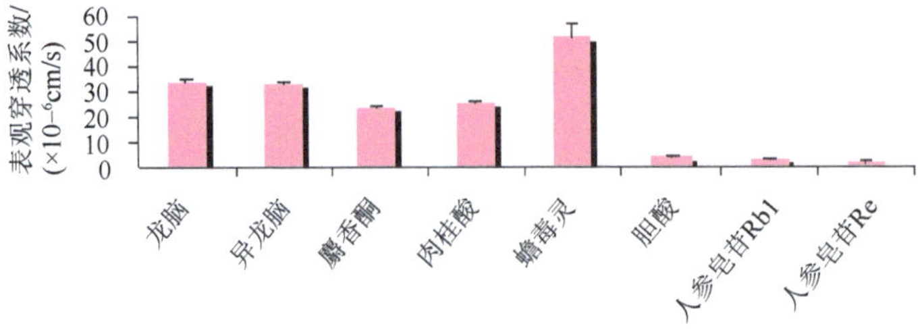

图 10-7　各测试化合物的 Papp 值（彩图请扫书后二维码）

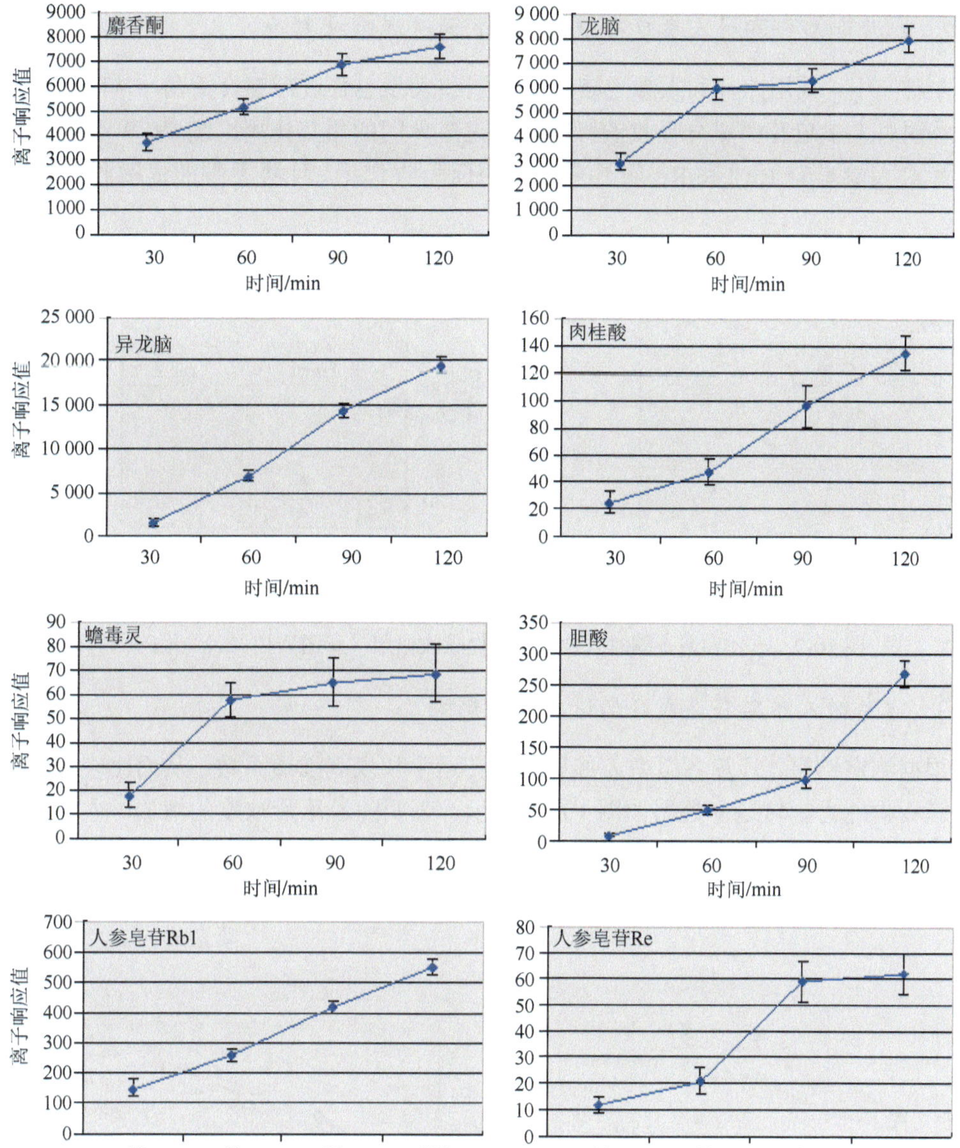

图 10-8　各测试化合物对应的各时间点的相对浓度（彩图请扫书后二维码）

从图 10-7 和图 10-8 中可以看出，人参皂苷类成分的透膜吸收较差，而龙脑、异龙脑及麝香酮具有较好的透膜吸收能力。这主要是因为人参皂苷类成分的分子质量较大且极性较大，导致其难以透膜吸收，而龙脑、异龙脑及麝香酮由于具分子质量小且脂溶性好等特点，较容易穿过 Caco-2 细胞，从而具有较高的透膜吸收能力。

令人意外的是本实验中蟾毒灵具有最高的表观渗透系数，表明蟾毒灵的透膜吸收效果很好，其原因之一可能是 P-转运蛋白的干扰作用导致对其转运能力增加；也可能是由于蟾毒灵本身具有抗癌细胞活性，导致 Caco-2 细胞凋亡，细胞层破裂，从而使其快速地进入另一侧基质中，需进一步实验验证。

2. 冰片和麝香酮对人参皂苷 Rb1 和 Re 的透膜吸收影响

在研究中，采用冰片和人参皂苷及麝香酮和人参皂苷进行混合给药，从而研究冰片和麝香酮对人参皂苷类成分吸收的影响，探讨成分间的相互作用。图 10-9 表明麝香酮和冰片对人参皂苷 Rb1 和 Re 均具有明显的促吸收作用，且麝香酮的促吸收作用优于冰片。

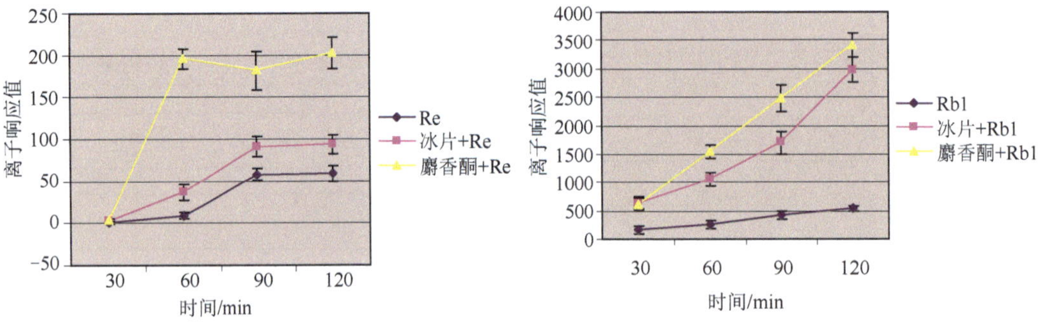

图 10-9 冰片和麝香酮对人参皂苷的促吸收作用（彩图请扫书后二维码）

3. 冰片对人参皂苷类成分的透膜吸收影响

根据测定结果，计算各组中人参皂苷的转运率和表观渗透系数，从而比较人参皂苷的透膜吸收能力。转运率数据如图 10-10 所示，表明随着冰片浓度的增加，人参皂苷的转运率升高。表观渗透系数如图 10-11 所示，表明在高浓度冰片存在下，人参皂苷的渗透系数有所升高且存在显著差异。

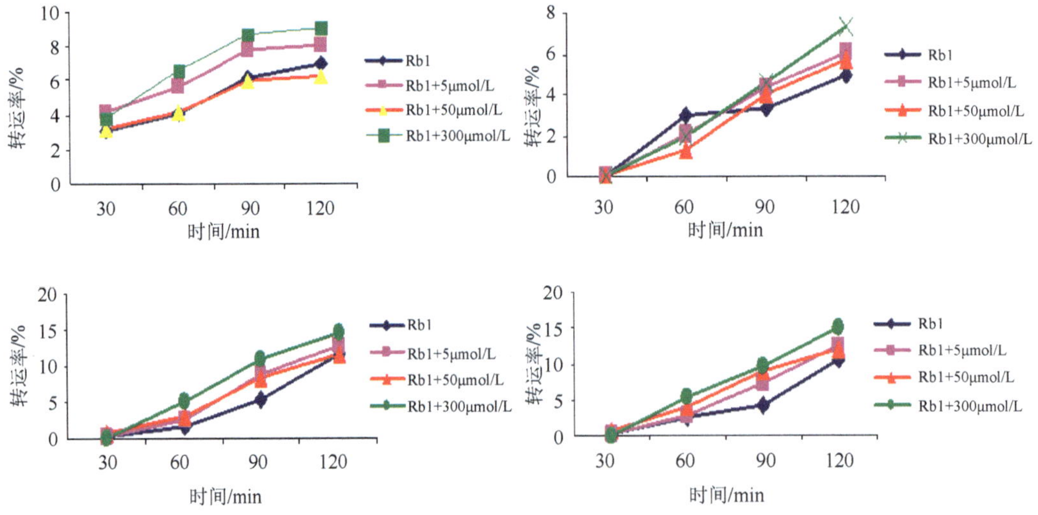

图 10-10 人参皂苷单体及和冰片混合给药后的转运率（彩图请扫书后二维码）

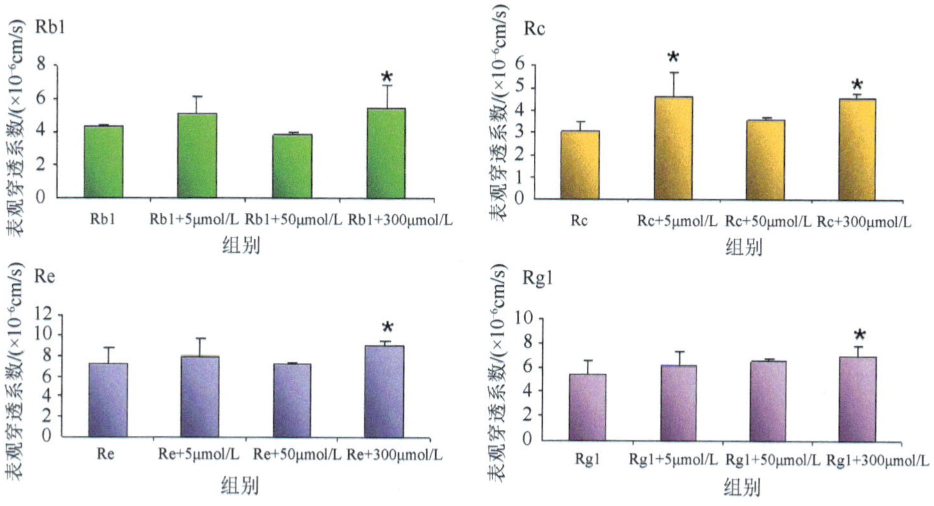

图 10-11　人参皂苷单体和冰片混合给药后的表观渗透系数（彩图请扫书后二维码）

三、结论

采用 Caco-2 细胞模型对麝香保心丸中主要活性成分进行透膜吸收能力的测定，初步评价了冰片、麝香酮、肉桂酸、蟾毒灵、胆酸、人参皂苷 Rb1 和人参皂苷 Re 的透膜吸收难易程度。结果表明，蟾毒灵透膜吸收能力较强，冰片和麝香酮次之，人参皂苷的吸收能力最差。药物成分间相互作用对透膜吸收的影响的实验表明，冰片和麝香酮对人参皂苷均有促吸收作用。进一步的确证实验表明，人参皂苷单独给药时其透膜吸收速率较低，而与冰片联合给药后，各人参皂苷单体化合物的透膜吸收速率和表观渗透系数均有所增加，尤其是在大剂量冰片存在下，表明冰片在一定浓度条件下可以增加人参皂苷类物质的吸收。

第三节　麝香保心丸中冰片对人参皂苷体内药代动力学的影响

中药方剂是以中医药理论为指导，按照“君臣佐使”原则、一定的配伍关系组成的统一整体。古人云：“药有个性之特长，方有合群之妙用”。方剂中各味药物各司其职，相互配合，又相互制约，合力发挥最大疗效。《名医别录》载：冰片“主心腹邪气，风湿积聚，耳聋，明目，去目赤肤翳”，又谓“妇人难产，取龙脑研磨少许，以新汲水调服，立差”。此后历代本草对其功效多有增补，至《本草纲目》称其能“通诸窍、散郁火”，而《本草衍义》总结出的其作用特点“独行则势弱，佐使则有功”可谓精辟之至[7]。后世冰片多作为中医方剂配伍之“佐使”药，以引经直达病所，王光清[8]称之有“率领群药”的作用。

现代药理研究表明：冰片可以透过血脑屏障（BBB），促进其他药物的透皮吸收，促进某些药物透过 BBB，提高其他药物的血药浓度和生物利用度[9]。前一节，体外 Caco-2 细胞的透膜吸收研究已证实，麝香保心丸中冰片对人参皂苷类成分具有明显的促吸收作用。冰片在中药方剂中尤其是在心血管中成药中普遍存在，如丹参滴丸、通心络胶囊、麝香保心丸中均存在冰片和皂苷类物质，因此，本节将进一步确认在体内条件下，冰片对人参皂苷类成分的药代动力学影响。

一、实验方法

1. LC-MS 分析方法

（1）RPLC 色谱条件

Agilent-1200（Agilent Technologies，Palo Alto，MA，USA）系统，配备有两元泵、真空脱气机、自动进样器和柱温箱。分离色谱柱采用 ZORBAX eclipse XDB-C_{18} 色谱柱，柱温保持在 30℃，流速为 0.3mL/min，流动相由水相（A）和乙腈（B）组成。梯度洗脱程序如下所示：0.0～2.7min 为 23.0%～45.0%B（体积比）；2.7～3.1min 为 45.0%～70.0%B；3.1～3.2min 为 70.0%～95.0%B；3.2～5.0min 为 95.0%B；5.1～8.0min 为 23.0%B。进样量为 3.0μL。

（2）质谱条件

在质谱分析中采用 Agilent 6410A triple quadrupole LC/MS system（Agilent Corporation，MA，USA）。分析软件为 MassHunter（Agilent Corporation，MA，USA）。采用电喷雾负离子模式监测。质谱条件如下所示：干燥气（氮气）流速为 10L/min，温度为 350℃，喷雾气压力为 30psi。定量方法采用选择离子监测模式（SIM）：人参皂苷 Rb1 的监测离子为 *m*/*z* 1107.6，Fragmentor 为 250V；人参皂苷 Rc 的监测离子为 *m*/*z* 1077.6，Fragmentor 为 190V；人参皂苷 Re 的监测离子为 *m*/*z* 945.5，Fragmentor 为 270V；人参皂苷 Rg1 的监测离子为 *m*/*z* 799.4，Fragmentor 为 260V；地高辛的监测离子为 *m*/*z* 779.3，Fragmentor 为 250V。

2. 动物、给药方案和样品收集

SD 大鼠，雄性，体重 180～200g，由上海斯莱克实验动物有限责任公司提供，许可证号：SCXK（沪）2011-0003。饲养于标准鼠笼中，保持室温（25±1）℃，相对湿度为 60%，自由进食标准鼠粮及饮水，并于实验前 12h 禁食，但自由饮水，动物在实验期间自由饮水并于给药后 2h 自由进食标准鼠粮。

麝香保心丸和缺冰片的麝香保心丸制剂粉碎后溶于 0.5%的羧甲基纤维素钠（CMC-Na）溶液中。每 100g 大鼠体重给予含药量为 0.56g 的药物混悬液（麝香保心丸或缺冰片的麝香保心丸制剂）。人参皂苷 Rb1、Rc、Re 和 Rg1 同样分别溶于 0.5% CMC-Na 溶液中，单剂量口服给药，剂量为 20mg/kg。将等量冰片溶于 4 份 0.5mL 植物油中，然后分别悬浮于含人参皂苷 Rb1、Rc、Re、Rg1 的 0.5mL CMC-Na 溶液中，配制成冰片和人参皂苷单体的混合溶液。冰片和每种人参皂苷的混合溶液有三种比例，分别为 1∶10、1∶1 和 10∶1。混合溶液中每种人参皂苷的浓度为固定值 4mg/L。混合溶液灌胃给药，剂量为 20mg/kg（以人参皂苷计）。

灌胃给药后，分别在 0.08h、0.17h、0.25h、0.5h、1.0h、1.5h、2.0h、3h、4h、6h、9h、12h 和 24h 时间点对每只大鼠进行眼眶静脉取血。所取得的血液样品立即在 4000r/min 下离心 10min，取上清储存于−80℃待分析。空白血浆样品取于未给药大鼠。

3. 血浆样品预处理

在血浆样品进行处理之前，先在 100μL 血浆样品中加入 20μL 内标溶液。涡旋 30s 后，所有的血浆样品再加入 3mL 正丁醇溶液，涡旋 3min。然后样品在 3000r/min，4℃下离心 10min，并将上层正丁醇层溶液转移至另一 EP 管。将 EP 管样品置于 LABCONCO centrivap console（LABCONCO corporation，USA）的真空离心浓缩仪中于 50℃下旋干。残留物用 100μL 甲醇复溶，涡旋 3min 后以 12 000r/min 离心 10min。上清液取出后装入进样瓶中，进样量为 3μL。

4. 方法学考察

分析方法的确立需对方法的选择性、基质效应、线性、最低定量限、准确度、日内日间精密度及提取效率进行考察。

方法的选择性通过将空白血浆和加入样品的血浆样品进行比较来确定。线性方程的建立需要分别在 3 天测定每种分析成分各自的标曲溶液。标准曲线的建立采用 $1/x^2$ 加权线性最小二乘法模型。

日内精密度的测定是将各分析物在三种不同浓度条件下的 5 批次质控（QC）样品进行测定。日间精密度的测定是将各分析物在三种不同浓度下连续测定 5 天。最低检测限（LLOQ）是具有可接受准确度和精密度（≤20%）的可以定量的最小浓度。

提取回收率是通过采用三个浓度的 QC 样品，将标准配置样品处理后的浓度和标准溶液的浓度进行比较得到。

血浆样品稳定性研究采用两种方法。一种是将血浆样品（QC 样品）在室温条件下储存 24h 后测定样品的稳定性（三个浓度梯度），另一种是测定经过三次冻融实验（从室温到−20℃再从−20℃到室温为一次冻融实验）的 QC 样品的浓度。经过这两种处理的样品均和新鲜配制的 QC 样品进行比较，从而测定血浆样品的稳定性。

5. 药代动力学参数分析

所有的药代动力学参数采用 PKSLOVER 2.0[10]软件进行分析，采用非参数模型。计算的主要药代动力学参数包括血浆药物达峰浓度 C_{max}、血浆药物浓度达峰时间 T_{max}、血浆生物半衰期 $T_{1/2}$、药-时曲线下面积 TUC $_{(0\text{-}inf)}$ 和平均驻留时间 MRT 等。所有方法学验证的数据都采用平均值±标准差的方式（Mean±SD）。

二、实验结果

1. 液相-质谱条件的优化

建立了人参皂苷 Rb1、Rc、Re、Rg1 和内标（IS）的 RPLC 分析方法，分离在 ZORBAX eclipse XDB-C_{18}（1.8μm，2.1mm×100mm）色谱柱上进行，采用乙腈和水的梯度流动相洗脱程序。通过建立的方法，4 个皂苷类成分和内标化合物均在 6min 内洗脱。人参皂苷 Rb1 的洗脱时间为 4.95min，人参皂苷 Rc 的洗脱时间为 5.02min，人参皂苷 Re 的洗脱时间为 4.21min，人参皂苷 Rg1 的洗脱时间为 4.24min，内标化合物的洗脱时间为 4.98min。

为了增加人参皂苷和内标化合物的质谱响应值，采用选择离子监测（SIM）方法在负离子模式下进行母离子扫描。人参皂苷 Rb1、Rc、Re、Rg1 和 IS 的明显母离子分别为 *m/z* 1107.6、*m/z* 1077.6、*m/z* 945.5、*m/z* 799.4 和 *m/z* 779.3，这些离子信号强度稳定，被分别选定为 SIM 模式的监测离子。对 Fragmentor 能量进行了优化，可以增加监测离子的离子响应强度，提高离子的传输能力，增加仪器监测灵敏度。由于地高辛的化学结构、保留时间及离子化方式和人参皂苷相似，因此选择地高辛为内标化合物。

以提取效率为指标，对固相萃取，蛋白质沉淀和液液萃取法等样品前处理方法进行了筛选和优化。最终确定选用正丁醇萃取法进行样品的前处理，该法对所有待测化合物的提取效率能高达 80%以上。

2. 方法学验证

方法的选择性通过将空白血浆、加入标准品的血浆和给药后血浆样品进行比较来确定，发现在加入标准品的血浆和给药后血浆样品中能清楚地看到待测物和内标的质谱峰，而空白血浆中相应位置并没有干扰，说明在相应的保留时间并没有明显的杂质干扰，方法的选择性较高。基质效应实验表明，加入标样的空白血浆溶液质谱峰面积和标准品质谱峰面积没有明显改变，说明该方法的基质效应较小。

人参皂苷 Rb1、Rc、Re 和 Rg1 显示了良好的线性，相关系数 $r^2>0.995$。各待测化合物的 LLOQ 值为 4.0～6.0ng/L；日内和日间准确度范围为 98.7%～106.5%和 98.0%～106.0%；日内和日间精密度均低于 9.0%。数据表明，日内、日间精密度和准确度符合生物样品定量要求。

人参皂苷 Rb1、Rc、Re 和 Rg1 在正丁醇提取条件下的回收率范围为 82.6%～91.8%；稳定性实验表明，所有待测物在室温 24h 内稳定，在三次冻融实验后稳定。

3. 灌胃给予麝香保心丸和缺冰片的麝香保心丸制剂后人参皂苷 Rb1、Rc、Re 和 Rg1 的药代动力学参数

将建立的方法成功地运用于大鼠灌胃给予麝香保心丸和缺冰片的麝香保心丸制剂后人参皂苷 Rb1、Rc、Re 和 Rg1 的药代动力学研究。图 10-12 显示了灌胃给予麝香保心丸和缺冰片的麝香保心丸制剂后人参皂苷 Rb1、Rc、Re 和 Rg1 的平均药时曲线图。

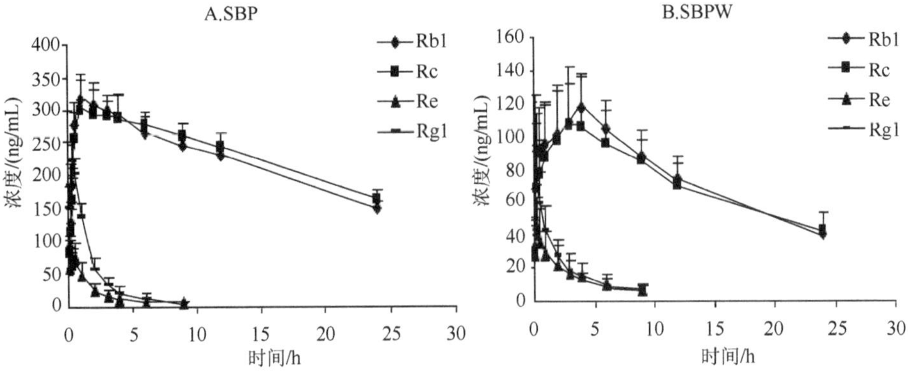

图 10-12 给予麝香保心丸（SBP）和缺冰片的麝香保心丸（SBPW）后人参皂苷 Rb1、Rc、Re 和 Rg1 的药代动力学曲线

A. 麝香保心丸整方给药；B. 缺冰片的麝香保心丸给药

从图 10-12A 和图 10-12B 中可以看出，人参皂苷 Rb1 和 Rc 同人参皂苷 Re 和 Rg1 相比具有较高的 AUC、C_{max} 和 MRT。人参皂苷 Re 和 Rg1 具有较快的代谢消除曲线，血药浓度达到峰值后迅速降低。人参皂苷 Rb1 和 Rc 的 $T_{1/2}$ 均大约为 21h，但人参皂苷 Re 和 Rg1 只有 5h 和 3h。图 10-12B 中的 4 种待测成分的药代动力学曲线状态和图 10-12A 中的相似。两种方式给药后，人参皂苷 Rb1、Rc、Re 和 Rg1 的其他具体药代动力学参数如表 10-3 和表 10-4 所示。

表 10-3 灌胃给予麝香保心丸后人参皂苷 Rb1、Rc、Re 和 Rg1 的主要药代动力学参数（5.6g/kg）

参数	人参皂苷 Rb1	人参皂苷 Rc	人参皂苷 Re	人参皂苷 Rg1
C_{max}/（ng/mL）	317.10	299.87	75.26	223.00
T_{max}/h	1.00	1.00	0.50	0.33
Ke	0.03	0.03	0.13	0.21
$T_{1/2}$/h	21.36	21.32	5.26	3.23
AUC_{0-t}/[ng/（mL·h）]	5 464.29	5 652.72	173.29	404.89
AUC_{inf}/[ng/（mL·h）]	10 078.56	10 633.69	215.02	434.95
MRT/h	30.71	31.29	6.25	5.91

表 10-4 灌胃给予缺冰片的麝香保心丸制剂后人参皂苷成分的主要药代动力学参数（5.6g/kg）

参数	人参皂苷 Rb1	人参皂苷 Rc	人参皂苷 Re	人参皂苷 Rg1
C_{max}/（ng/mL）	116.36	106.78	46.74	72.88
T_{max}/h	4.00	3.00	0.17	0.17
Ke	0.05	0.05	0.15	0.13
$T_{1/2}$/h	13.28	14.98	4.64	5.42
AUC_{0-t}/[ng/（mL·h）]	1833.13	1748.92	144.83	174.02
AUC_{inf}/[ng/（mL·h）]	2615.35	2653.98	191.83	225.76
MRT/h	19.68	22.08	5.15	2.69

为了便于比较两种不同给药状态下人参皂苷 Rb1、Rc、Re 和 Rg1 的药时曲线变化趋势，图 10-13 分别将 4 种人参皂苷的药代动力学曲线分开比较，这样可以清楚地看出冰片在方剂中的作用特点。与给予麝香保心丸后的药代动力学参数相比，给予无冰片麝香保心丸制剂后，人参皂苷类化合物的 $AUC_{(0-t)}$ 和 C_{max} 明显偏低。研究结果表明，麝香保心丸中冰片可显著地影响人参皂苷类成分在大鼠体内的药代动力学过程，可显著提高人参皂苷类成分在体内的血药浓度。

4. 单独给予人参皂苷 Rb1、Rc、Re 及 Rg1 和给予冰片加皂苷混合物后人参皂苷 Rb1、Rc、Re 和 Rg1 的药代动力学参数比较

为进一步证明冰片对人参皂苷在体内药代动力学的影响，对单独给予人参皂苷 Rb1、Rc、Re 及 Rg1 和给予冰片加人参皂苷混合物后人参皂苷 Rb1、Rc、Re 和 Rg1 的药代动力学参数进行了比较。各组人参皂苷 Rb1、Rc、Re 和 Rg1 的平均药时曲线如图 10-14 所示。

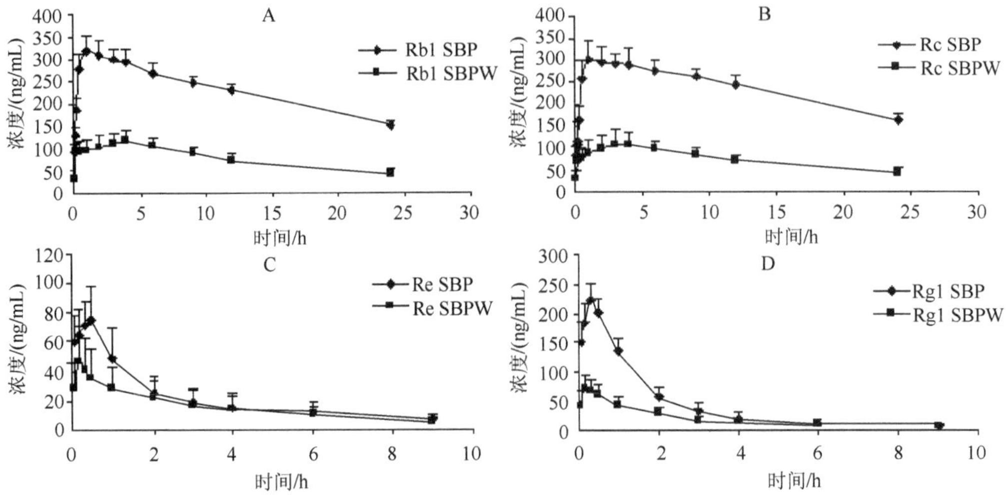

图 10-13 麝香保心丸（SBP）和缺冰片的麝香保心丸（SBPW）给药后人参皂苷类成分的药代动力学曲线比较

A. 人参皂苷 Rb1；B. 人参皂苷 Rc；C. 人参皂苷 Re；D. 人参皂苷 Rg1

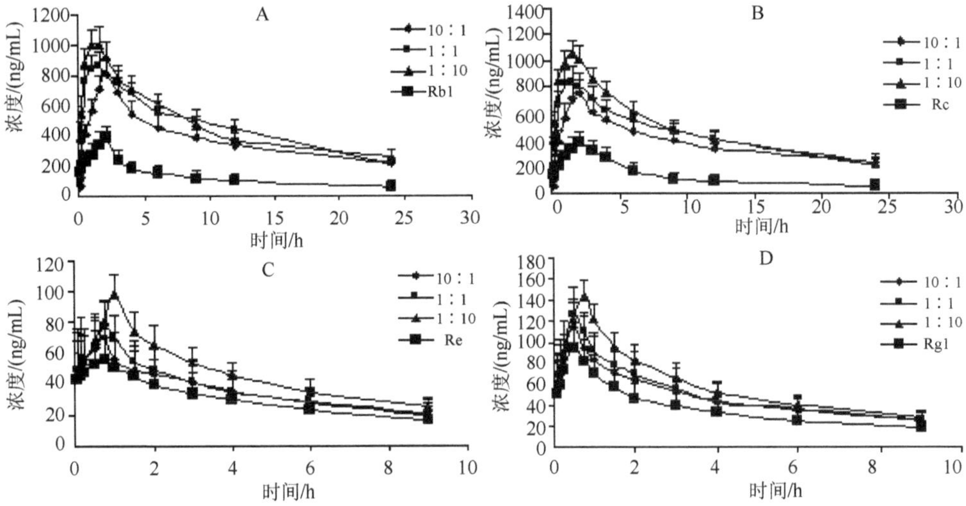

图 10-14 人参皂苷单独给药后和冰片加各皂苷混合物给药后的药时曲线比较

A. 人参皂苷 Rb1；B. 人参皂苷 Rc；C. 人参皂苷 Re；D. 人参皂苷 Rg1

可以看出，单独给予人参皂苷类成分和以 10∶1、1∶1 和 1∶10 的比例给予人参皂苷加冰片混合物的药时曲线有显著不同。冰片虽没有改变人参皂苷类成分的药代动力学趋势，但显著提高了人参皂苷类成分的血药浓度，且随着冰片含量的提高其效果越来越明显，具有浓度依赖性的特点。

三、讨论

对于许多低口服利用度药物来说，胃肠道是先天的一道屏障，而 P-糖转运蛋白则是屏障中重要的防御门户。据研究报道，一些 P-糖转运蛋白抑制剂可以提高 P-糖转运蛋白底物的口服生物利用度，如维拉帕米和环孢素 A[11,12]。He 等[13]报道冰片能够增加 P-糖转运蛋白底物（colchicine and rhodamine 123）在小肠的透膜吸收水平，并显示冰片本身可能就是 P-糖转运蛋白的抑制剂，具有促其他药物吸收的作用。通过本研究的数据分析，可以预测人参皂苷 Rb1、Rc、Re 和 Rg1 极有可能为 P-糖转运蛋白的底物，其血药浓度提升是通过冰片抑制 P-糖转运蛋白的自分泌而增加底物的吸收。因此，可以确定冰片具有明显提高人参皂苷血药浓度的作用，是人参皂苷类成分的促吸收剂，同时也证实了中药方剂配伍的科学性及合理性。

第四节 麝香保心丸中人参皂苷类成分的药代动力学研究

麝香保心丸是由麝香、人参提取物、蟾酥、苏合香、牛黄、肉桂和冰片 7 味药材，按照君臣佐使的配伍原则组方而成。其中，人参是麝香保心丸组方中的臣药。人参作为中药中的王者，享有“百草之王”的美誉，其应用有着千年的历史，具有益气扶正、培元固本之功效。研究表明，人参皂苷是人参的主要药效成分，也是麝香保心丸的有效成分[14,15]。根据苷元碳骨架的不同，人参皂苷可分为达玛烷型及齐墩果烷型 2 种类型，其中达玛烷型根据母核上羟基的数目分为原人参二醇（PPD）型和原人参三醇（PPT）2 种类型。例如，人参皂苷 Rb1、Rb2、Rb3、Rc、Rd 等属于 PPD 型，人参皂苷 Re、Rf、Rg1、Rg2 等属于 PPT 型，人参皂苷 Ro 为齐墩果烷型。

人参皂苷药理作用广泛而显著，多年来学者对其药理作用进行了丰富的研究。例如，人参皂苷 Rg1 不仅具有治疗心肌缺血、心率失常、动脉粥样硬化的功效，还可以保护及营养神经元治疗帕金森病、阿尔茨海默病，发挥雌激素样作用，用作免疫佐剂，抗肿瘤及抗衰老等[16,17]；人参皂苷 Re 表现出心肌保护、神经系统保护、抗炎、抗氧化、稳定细胞膜、抗癌、免疫调节、清除氧自由基、降血糖等作用[18]；人参皂苷 Rb3 的药理活性体现在保护缺血时心肌功能、抑制血管平滑肌细胞增生、保护缺血缺氧脑损伤、抑制血小板活化聚集、防止血栓形成、抗病毒等[19]；人参皂苷 Rc 具有镇静、镇痛、抗血栓形成、抗动脉硬化、抗过敏、抗肿瘤、降血糖等[20]功效；人参皂苷 Rb1 可持续稳定地促进血管新生，促进缺血心脏功能恢复，能有效抑制急性心肌梗死后的心室重构，保护心功能，保护氧化损伤的血管内皮细胞，保护营养神经元治疗阿尔茨海默病，发挥促智作用，调节免疫系统，抗肿瘤等[21]。

人参皂苷类成分作为人参及其制剂的主要药效成分，明确其在体内的药代动力学过程，是保证相关药物临床使用安全有效的重要前提。根据血清药物化学[14]及药理学研究结果，选择人参皂苷 Rg1、Re、Rb3、Rc 及 Rb1 为指标成分，进行麝香保心丸中人参皂苷类成分的药代动力学研究。目前临床上长期服用麝香保心丸的治疗方案也很常见，开展麝香保心丸多次给药药代动力学研究，更全面地阐释麝香保心丸中人参皂苷的药代动力学参数，为麝香保心丸的进一步药效及作用机制研究提供依据。

一、实验方法

1. 麝香保心丸中人参皂苷 Rg1、Re、Rb3、Rc 及 Rb1 的含量测定

麝香保心丸制剂研磨成粉，过 40 目筛网获得颗粒均匀的细粉。准确称取 10.00mg 于 10mL 容量瓶中，加入甲醇溶解。超声提取 30min 后再次定容到 10mL，以 14 000r/min 离心 10min，取上清液，经 0.22μm 微孔滤膜过滤后即得供试液。进 LC-ESI-MS/MS 系统进行分析，进样体积为 5μL。配制此样品 3 份，根据当时的标准曲线分析，取平均值。最后测得各化合物的含量分别为，人参皂苷 Rg1 3.88mg/g、人参皂苷 Re 3.27mg/g、人参皂苷 Rb3 4.38mg/g 、人参皂苷 Rc 3.31mg/g 及人参皂苷 Rb1 3.52mg/g。

2. 色谱条件

色谱分离采用的是 Waters 公司的 ACQUITY HSS T3 分析柱（100mm×2.1mm I.D.，1.8μm），柱温设为 40℃，流动相由含 0.1%甲酸的水（A 相）和乙腈（B 相）组成。采用梯度洗脱方式进行分离，流速设为 0.3mL/min。梯度洗脱程序如下：0.0～1.0min 为 20%～45% B；1.0～2.5min 保持在 45% B；2.5～4.0min 为 45%～20% B；4.0～8.0min 保持在 20% B。进样体积为 5μL。每一样品总分析时间为 8.0min，再平衡时间为 1.0min。从色谱柱流出的液体先排入废液，1.0min 后再进行质谱分析。

3. 质谱条件

质谱检测器在负离子方式下检测，定量模式为多反应监测（MRM）模式。每个化合物已优化好的 MRM 参数包括母离子-子离子对（transition）、传输电压、碰撞能量及延迟时间，见表 10-5。每个 transition 的延迟时间均设为 100ms。每个 transition 对应的 Q1 和 Q3 分析器的半峰宽为 0.7amu。其他已优化好的质谱参数如下：干燥气（N_2）流速为 10L/min，温度为 350℃；雾化气（N_2）压力为 40psi；毛细管电压设为 4000V。采集数据、积分及计算均采用 B.03.01 版本的 Masshunter 软件。

表 10-5 各分析物及内标的 MRM 检测参数

化合物	MRM transition（*m/z*）	诱导解离电压/V	碰撞能/eV	延迟时间/ms
人参皂苷 Rg1	845.5→637.5	180	28	100
人参皂苷 Re	945.5→118.9	240	52	100
人参皂苷 Rb3	1077.6→148.9	200	56	100
人参皂苷 Rc	1077.6→148.9	200	56	100
人参皂苷 Rb1	1107.6→118.9	230	64	100
地高辛（IS）	779.4→649.4	240	36	100

4. 血浆样品前处理

采用液液萃取法对血浆样品进行前处理。血浆样品在室温下融化后，取 100μL 置于 1.5mL EP 管中，加入 1mL 正丁醇（含内标地高辛 10ng/mL）。将此混合物涡旋 10min，后以 14 000r/min，4℃离心 10min。取出上清液转移至另一干净的 1.5mL EP 管中，45℃氮气流下吹干。残留物中加入 100μL 甲醇复溶，涡旋混合 10min 后，以 14 000r/min、4℃

离心 10min。5μL 样品溶液进 LC-ESI-MS/MS 系统分析。

5. 方法学验证

根据美国 FDA 规定的有关生物样品分析方法验证的指导原则，对所建立的分析方法进行全面验证。

1）选择性 方法的选择性是通过分析 6 个不同来源（6 只不同大鼠）的空白血浆样品来进行评估的。为了考察来自内源性物质可能的干扰，将大鼠空白血浆样品的色谱图，与空白血浆添加标准液所得到的各待测物最低定量限处的血浆样品色谱图，以及大鼠口服麝香保心丸后获得的实际血浆样品色谱图相比较。观察各待测物及内标在同一保留时间及同一 transition 下，空白血浆中内源性物质是否存在干扰。另外，应保证最低定量限处的响应度至少是空白血浆样品的 5 倍。

2）线性和最低定量限（LLOQ） 线性的考察是通过分析标准血浆样品组成的标准曲线进行的，并对每一条标准曲线进行 5 样本分析。每一条标准曲线由 7 个非零浓度点构成。横坐标为待测物的血浆浓度，纵坐标为待测物与内标峰面积的比值，用加权（W=1/x^2）最小二乘法进行回归计算，即可构建一条标准曲线。最低定量限（LLOQ）的定义是信噪比（S/N）在 10 以上的最低浓度。

3）精密度和准确性 日内精密度和准确性的评价方法为：测定同一天内低、中、高 3 个不同浓度的质控样品，每一浓度进行 5 样本分析。日间精密度和准确性的评价方法是：连续测定三天低、中、高 3 个不同浓度的质控样品，同样每一浓度进行 5 样本分析。精密度用相对标准差（RSD）表示，要求在±15%以内；准确性则用相对误差（RE）表示，要求在±15%以内。而对于 LLOQ，精密度 RSD 和准确性 RE 在±20%以内为可接受的范围。

4）提取回收率和基质效应 为考察提取回收率和基质效应，需配制以下三类样品，每类样品按照低、中、高 3 个不同水平各配制 3 份：空白大鼠血浆添加标准液后制备的质控样品按血浆样品前处理方式处理（set 1 样品）；空白大鼠血浆经样品前处理后添加对应浓度的标准液（set 2 样品）；不添加任何基质的纯标准溶液（set 3 样品）。提取回收率的计算式为分析 set 1 样品获得的各化合物峰面积与分析 set 2 样品获得的对应化合物峰面积的比值，该比值在 85%～115%是可接受的；基质效应的计算式为分析 set 2 样品获得的各化合物峰面积与分析 set 3 样品获得的对应化合物峰面积的比值，该比值低于 85%或高于 115%则认为基质效应是不可忽略的。

5）稳定性 所有的稳定性实验均是通过分析低、中、高 3 个浓度的质控样品各 5 份进行的。未经处理的质控样品在室温下保存 4h 进行短期稳定性实验；将质控样品置于−20℃下冰冻，室温下融化，如此反复 3 次考察冻融稳定性；质控样品经前处理后放置于自动进样器中 12h，评价样品处理后稳定性；将待分析的样品于−20℃储存 30 天后检查长期稳定性。所有进行稳定性实验的质控样品，其浓度均与新鲜配制的质控样品的浓度相比较，计算所得的百分比用来衡量稳定性。百分比的范围在 85%～115%，且 RSD 在±15%以内被认为是可接受的。

6. 药代动力学研究

选取 36 只健康的体重为 180～220g 的雄性 SD 大鼠（SPF 级），在可控环境下饲养 5 天后开始实验。实验前所有大鼠禁食 12h，可自由饮水。给药后 4h 即可喂食。称取一定量的麝香保心丸细粉，加入到 0.5%的羧甲基纤维素钠（CMC-Na）中配制成 333mg/mL 麝香保心丸混悬液。将 36 只大鼠随意分成 6 组，每组 6 只，标号称重。第 1 组、第 2 组、第 3 组用于剂量依赖性实验，其余用于多次给药药代动力学研究。第 1 组于第 1 天单次灌胃给予麝香保心丸 4.0g/kg；第 2 组单次灌胃给予麝香保心丸 8.0g/kg；第 3 组单次灌胃给予麝香保心丸 12.0g/kg；第 4 组连续灌胃给予麝香保心丸 8 天，1 天 1 次，每次 4.0g/kg；第 5 组连续灌胃给予麝香保心丸 15 天，1 天 1 次，每次 4.0g/kg；第 6 组连续灌胃给予麝香保心丸 22 天，1 天 1 次，每次 4.0g/kg。第 1 组、第 2 组、第 3 组于第 1 天给药后，第 4 组于第 8 天给药后，第 5 组于第 15 天给药后及第 6 组于第 22 天给药后 15min、30min、45min、1h、1.5h、2h、3h、4h、6h、8h、12h 及 24h 通过眼眶静脉取血，每次采血量约 250μL，将采集的样品收集在预先涂有肝素的 1.5mL EP 管中。所有的样本立即在 4℃、14 000r/min 下离心 10min，取上清液得血浆样品，保存在−70℃冰箱中待分析。

药代动力学参数是通过非房室模型分析血药浓度及时间数据，采用 WinNonlin 5.2 软件计算获得的。包括达峰时间（T_{max}）、达峰浓度（C_{max}）、药时曲线下面积（AUC_{0-t} 和 $AUC_{0-\infty}$）、半衰期（$T_{1/2}$）和平均滞留时间（MRT）等。其中 T_{max} 和 C_{max} 可直接观察得到。所有参数均用 Mean ± SD 表示。统计学差异由 SPSS 16.0 软件计算。

二、实验结果

首先建立了一种灵敏度高、专属性强的 LC-ESI-MS/MS 方法，采用 MRM 负离子模式，亚微米粒径的快速分析柱，分析时间为 8min，以及用正丁醇提取的样品前处理方式，用于同时测定大鼠血浆中人参皂苷 Rg1、Re、Rb3、Rc 及 Rb1 的含量。该方法的最低定量限分别为人参皂苷 Rg1 2.5ng/mL、人参皂苷 Re 2.5ng/mL、人参皂苷 Rb3 4.0ng/mL、人参皂苷 Rc 4.0ng/mL 及人参皂苷 Rb1 4.0ng/mL，线性良好（$r^2>0.999$），线性范围满足单次及多次给药药代动力学的要求，准确性、精密度、提取回收率、基质效应和稳定性均符合 FDA 对生物制品方法验证的要求，证明该方法准确、可靠、可重复性好，成功用于大鼠口服麝香保心丸后 5 种人参皂苷类成分的单次及多次给药药代动力学研究中。

SD 大鼠按 4g/kg 体重灌胃给予麝香保心丸，等同于给予人参皂苷 Rg1 15.53mg/kg、人参皂苷 Re 13.09mg/kg、人参皂苷 Rb3 17.52mg/kg、人参皂苷 Rc 13.25mg/kg 及人参皂苷 Rb1 14.09mg/kg。大鼠单次口服麝香保心丸 4g/kg、8g/kg、12g/kg 后 5 种人参皂苷的平均血药浓度-时间曲线如图 10-15 所示，相应的药代动力学参数见表 10-6；3 种剂量-$AUC_{0-\infty}$关系曲线如图 10-16 所示；在连续 22 天给药研究中，时间-AUC_{0-t}/C_{max} 曲线图如 10-17 所示；第 1 天、第 8 天、第 15 天、第 22 天的药代动力学参数见表 10-7。

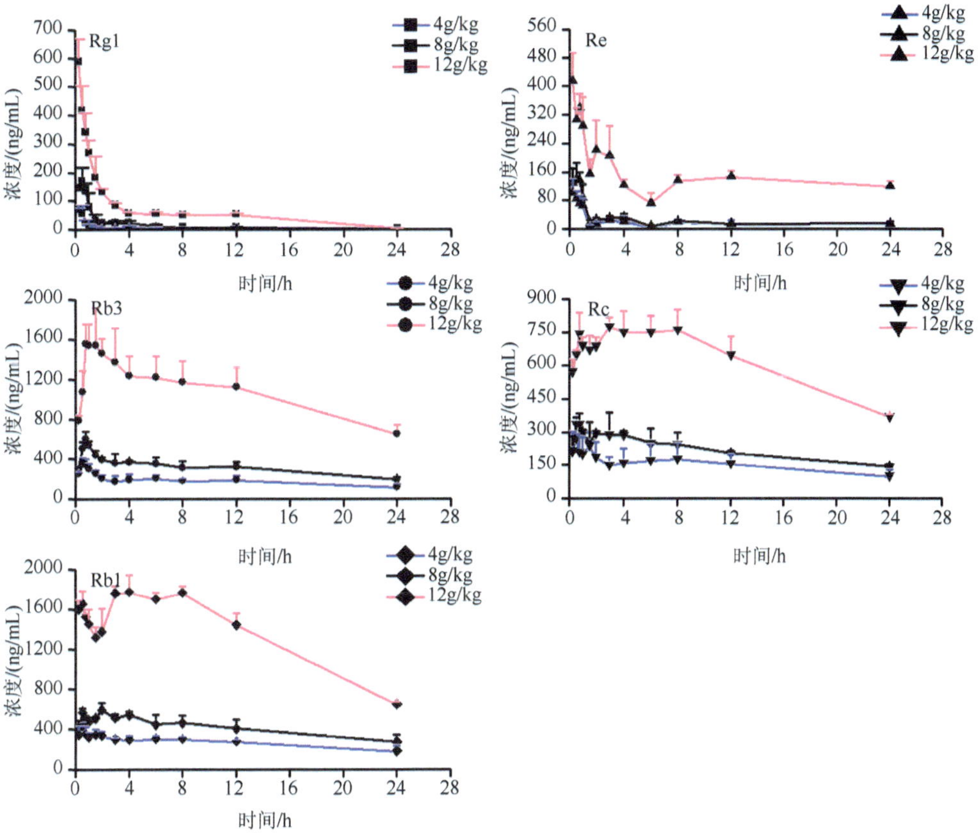

图 10-15 大鼠 3 种剂量下单次灌胃麝香保心丸后人参皂苷的平均血药浓度-时间曲线图

（Mean ± SD，n=6）（彩图请扫书后二维码）

表 10-6 大鼠 3 种剂量下单次灌胃麝香保心丸后人参皂苷的药代动力学参数（每组 $n = 6$）

参数	人参皂苷 Rg1					
	4g/kg		8g/kg		12g/kg	
	Mean	SD	Mean	SD	Mean	SD
T_{max}/h	0.25	0.00	0.50	0.00	0.25	0.00
C_{max}/（ng/mL）	62.77	11.38	173.85	46.27	589.49	82.56
AUC_{0-t}/[ng/（mL·h）]	221.98	22.69	310.94	69.23	1 413.63	62.94
AUC_{inf}/[ng/（mL·h）]	347.55	75.45	458.36	61.21	1 543.57	50.91
$T_{1/2}$/h	26.11	8.14	8.97	7.64	7.30	2.13

参数	人参皂苷 Re					
	4g/kg		8g/kg		12g/kg	
	Mean	SD	Mean	SD	Mean	SD
T_{max}/h	0.38	0.14	0.33	0.14	0.50	0.35
C_{max}/（ng/mL）	106.45	38.19	159.61	30.01	428.25	61.70
AUC_{0-t}/[ng/（mL·h）]	485.10	64.13	512.30	28.88	3 466.13	596.82
AUC_{inf}/（ng/[mL·h）]	616.64	227.30	727.99	58.48	15 844.67	3 173.47
$T_{1/2}$/h	36.34	3.90	11.97	6.62	59.74	25.34

续表

参数	人参皂苷 Rb3					
	4g/kg		8g/kg		12g/kg	
	Mean	SD	Mean	SD	Mean	SD
T_{max}/h	0.56	0.13	0.92	0.14	1.08	0.38
C_{max}/（ng/mL）	377.60	35.08	615.61	61.73	1 612.67	394.13
$AUC_{0\text{-}t}$/[ng/（mL·h）]	4 284.56	311.36	7 258.45	467.34	25 172.82	712.59
AUC_{inf}/[ng/（mL·h）]	8 917.68	166.63	12 851.52	898.08	42 389.39	1 377.98
$T_{1/2}$/h	27.34	4.92	20.34	3.17	17.61	3.37

参数	人参皂苷 Rc					
	4g/kg		8g/kg		12g/kg	
	Mean	SD	Mean	SD	Mean	SD
T_{max}/h	1.00	0.58	0.63	0.18	3.25	2.63
C_{max}/（ng/mL）	299.23	106.28	359.69	78.72	875.30	125.69
$AUC_{0\text{-}t}$/[ng/（mL·h）]	3 644.65	166.16	5 111.12	98.59	14 545.17	393.77
AUC_{inf}/[ng/（mL·h）]	6 637.19	810.66	9 364.77	172.40	22 604.63	724.39
$T_{1/2}$/h	20.53	1.86	20.81	5.62	14.80	1.96

参数	人参皂苷 Rb1					
	4g/kg		8g/kg		12g/kg	
	Mean	SD	Mean	SD	Mean	SD
T_{max}/h	0.50	0.00	1.08	0.80	2.25	1.47
C_{max}/（ng/mL）	506.73	19.93	624.28	74.41	2 051.26	685.56
$AUC_{0\text{-}t}$/[ng/（mL·h）]	6 990.19	274.79	9 655.90	205.36	31 331.58	147.65
AUC_{inf}/[ng/（mL·h）]	12 194.53	386.37	19 160.91	434.36	41 560.01	222.94
$T_{1/2}$/h	19.19	1.51	24.66	10.34	10.89	0.16

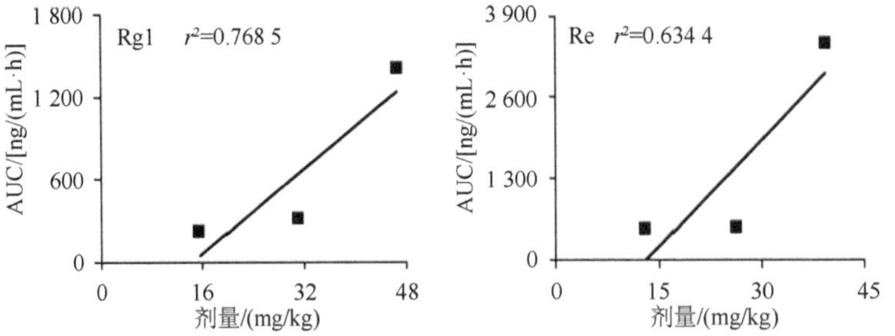

图 10-16 麝香保心丸中人参皂苷口服给药剂量-药时曲线下面积关系图（每组 n=6）

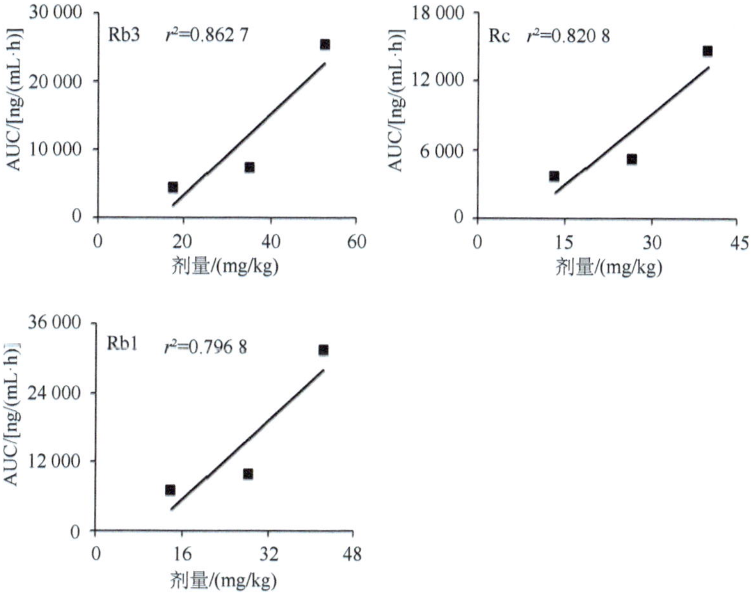

图 10-16　麝香保心丸中人参皂苷口服给药剂量-药时曲线下面积关系图（每组 n=6）（续）

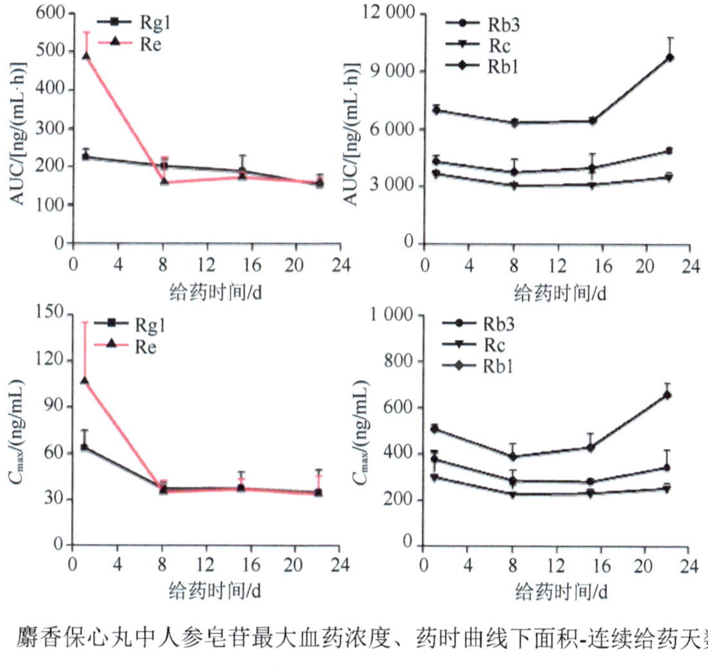

图 10-17　麝香保心丸中人参皂苷最大血药浓度、药时曲线下面积-连续给药天数曲线图

（Mean ± SD，每组 n=6）（彩图请扫书后二维码）

表 10-7 大鼠连续 1 天、8 天、15 天及 22 天灌胃麝香保心丸后人参皂苷的药代动力学参数（每组 $n=6$）

参数	人参皂苷 Rg1							
	1 天		8 天		15 天		22 天	
	Mean	SD	Mean	SD	Mean	SD	Mean	SD
T_{max}/h	0.25	0.00	0.38	0.25	0.55	0.21	0.31	0.13
C_{max}/（ng/mL）	62.77	11.38	36.66	3.78	36.90	10.59	34.39	14.66
AUC_{0-t}/[ng/（mL·h）]	221.98	22.69	199.29	18.02	186.03	41.35	152.65	25.57
AUC_{inf}/[ng/（mL·h）]	347.55	75.45	318.75	92.19	286.59	62.11	240.21	18.55
$T_{1/2}$/h	26.11	8.14	35.88	14.22	25.34	11.22	18.90	4.94

参数	人参皂苷 Re							
	1 天		8 天		15 天		22 天	
	Mean	SD	Mean	SD	Mean	SD	Mean	SD
T_{max}/h	0.38	0.14	0.42	0.29	0.50	0.20	0.44	0.34
C_{max}/（ng/mL）	106.45	38.19	34.74	7.38	36.40	6.61	33.38	11.78
AUC_{0-t}/[ng/（mL·h）]	485.10	64.13	158.18	65.86	170.95	11.46	158.77	10.57
AUC_{inf}/[ng/（mL·h）]	616.64	227.30	293.59	137.97	244.70	74.88	263.21	174.62
$T_{1/2}$/h	36.34	3.90	45.14	2.56	12.44	7.48	12.34	7.33

参数	人参皂苷 Rb3							
	1 天		8 天		15 天		22 天	
	Mean	SD	Mean	SD	Mean	SD	Mean	SD
T_{max}/h	0.56	0.13	1.45	0.45	0.88	0.14	1.31	0.24
C_{max}/（ng/mL）	377.60	35.08	285.38	46.78	281.25	12.04	343.30	75.12
AUC_{0-t}/[ng/（mL·h）]	4284.56	311.36	3755.69	699.49	3983.78	737.58	4892.58	164.74
AUC_{inf}/[ng/（mL·h）]	8917.68	166.63	7538.24	255.94	9154.06	297.71	10 325.46	217.82
$T_{1/2}$/h	27.34	4.92	26.57	7.49	28.95	6.42	19.64	4.16

参数	人参皂苷 Rc							
	1 天		8 天		15 天		22 天	
	Mean	SD	Mean	SD	Mean	SD	Mean	SD
T_{max}/h	1.00	0.58	1.70	0.27	0.88	0.14	0.81	0.52
C_{max}/（ng/mL）	299.23	106.28	226.58	42.32	230.49	19.26	253.55	19.99
AUC_{0-t}/[ng/（mL·h）]	3644.65	166.16	3061.24	138.84	3108.36	646.28	3529.80	241.89
AUC_{inf}/[ng/（mL·h）]	6637.19	810.66	5060.73	173.86	5177.33	56.84	6827.89	176.25
$T_{1/2}$/h	20.53	1.86	17.50	1.07	18.85	4.61	19.53	6.77

参数	人参皂苷 Rb1							
	1 天		8 天		15 天		22 天	
	Mean	SD	Mean	SD	Mean	SD	Mean	SD
T_{max}/h	0.50	0.00	3.50	1.09	2.38	1.43	0.75	0.45
C_{max}/（ng/mL）	506.73	19.93	389.07	56.04	428.75	60.93	660.15	49.90
AUC_{0-t}/[ng/（mL·h）]	6990.19	274.79	6333.00	208.19	6462.66	175.57	9797.28	955.87
AUC_{inf}/[ng/（mL·h）]	12 194.53	386.37	11 533.21	198.76	12 294.46	199.65	17 420.28	234.85
$T_{1/2}$/h	19.19	1.51	20.81	5.16	21.28	4.91	20.11	1.44

从图 10-15 可看出，在大鼠单次灌胃给予麝香保心丸（4g/kg、8g/kg、12g/kg）后，5 种人参皂苷的血药浓度在 24h 内均可检测到。其中人参皂苷 Re、Rc、Rb1 还可观察到双峰或三峰现象，可能是由化合物在不同肠段以不同速率吸收造成的。如表 10-6 所示，单次灌胃麝香保心丸 4g/kg 时，5 种人参皂苷的达峰时间 T_{max} 出现在 0.25～1.0h 内，即 1h 内可达到最高浓度，说明麝香保心丸中人参皂苷的吸收很快；同时人参皂苷类成分具有较长的半衰期 $T_{1/2}$（$T_{1/2}$ 为 20.53～27.34h），说明其可以在较长的时间内发挥药效。从达峰浓度 C_{max}、药时曲线下面积 AUC_{0-t} 及平均血药浓度-时间曲线看出，PPD 型人参皂苷 Rb3、Rc 及 Rb1 的血药浓度均明显高于 PPT 型人参皂苷 Rg1 及 Re，与之前的文献报道一致[22,23]。

如图 10-16 所示，5 种人参皂苷的 AUC_{0-t} 虽然随着给药剂量的增加而增加，但不具备线性关系，即呈现出一种非线性关系。结合表 10-6，当给药剂量为 12g/kg 时，C_{max} 及 AUC_{0-t} 急剧增加，推断原因可能是体内转运体达到饱和状态或者大剂量给药时小肠中的生物膜被破坏造成人参皂苷透膜性增加，具体的机制还需要进一步研究。

从多次给药的药代动力学研究结果（图 10-17）发现，5 种人参皂苷第 8 天的 C_{max} 及 AUC_{0-t}，和第 1 天相比均有所降低，推测可能是由长期给药后麝香保心丸中某些成分诱导了如 P-糖蛋白（P-gp）、多药耐药相关蛋白（MRP）等相关转运体，或者是肠道菌在长期给药刺激下适应性代谢加快所致。虽然 5 种人参皂苷第 8 天的 C_{max} 及 AUC_{0-t} 都下降了，但 PPD 型人参皂苷 Rb3、Rc 及 Rb1 下降的不明显，均不具有统计学意义（$P>0.05$），这可能与它们缓慢的排泄过程有关。从图 10-17 及表 10-7 可看出，PPT 型人参皂苷 Rg1 及 Re 从第 8 天后 C_{max} 及 AUC_{0-t} 达到稳态；而 PPD 型人参皂苷 Rb3、Rc 及 Rb1 在第 8 天后 C_{max} 及 AUC_{0-t} 具有微弱的升高趋势，升高的原因尚不明确，需要做进一步的研究，但与第 1 天相比均不具有统计学意义（$P>0.05$），即 PPD 型人参皂苷 22 天内无累积。

综上所述，尽管这 5 种人参皂苷在麝香保心丸中的含量相当，但 PPD 型人参皂苷 Rb3、Rc 及 Rb1 在血浆中的浓度要明显高于 PPT 型人参皂苷 Rg1 及 Re，总体而言 PPD 型人参皂苷具有更好的药代动力学性质，可能更适合作为药代动力学标志物。

三、讨论

对大鼠口服麝香保心丸后人参皂苷成分的药代动力学进行研究发现，不同结构类型的人参皂苷表现出不同的药代动力学特征。

与单独给予人参皂苷后其药代动力学的特征比较[16-19]，大鼠单次灌胃给予麝香保心丸后，检测到 5 种人参皂苷在血中的 $T_{1/2}$ 减小，这可能与“第二、三节”中证实的麝香保心丸中冰片对人参皂苷类成分具有促吸收作用有关。同时单次给药的药代动力学结果还发现，PPD 型人参皂苷 Rb3、Rc 及 Rb1 的血药浓度均明显高于 PPT 型人参皂苷 Rg1 及 Re，这可能是由两种类型人参皂苷的不同排泄过程所致[23]，对于 PPT 型人参皂苷 Rg1

及 Re，胆汁排泄是主要的排泄途径，且胆汁排泄的速度很快，胆汁/血浆分布率（AUC_{bile}/AUC_{plasma}）可高达 22～1907。但对于 PPD 型人参皂苷 Rc 及 Rb1，除胆汁排泄外，肾排泄也是主要的排泄途径且排泄量更大一些，但这两种排泄过程的速度都非常慢，AUC_{bile}/AUC_{plasma} 仅为 0.2～0.4。同时文献报道[24]，PPT 型人参皂苷 Rg1 及 Re 总血浆清除率比较高[$CL_{top,\ p}$ 在 0.35～2.7mL/（h·kg）内]，而 PPD 型人参皂苷 Rb1、Rc 的总血浆清除率较低[$CL_{top,\ p}$ 在 0.004～0.02mL/（h·kg）内]。根据结构相似性原理，推测 PPD 型人参皂苷Rb3也具有与Rb1及Rc相似的排泄特征。正是由于胆汁及肾缓慢的排泄过程，PPD 型人参皂苷 Rb3、Rc 及 Rb1 长时间地在血液中循环，导致这 3 种人参皂苷的血药浓度更高，同时导致它们具有长的半衰期 $T_{1/2}$（$T_{1/2}$ 为 20.53～27.34h）。而 PPT 型人参皂苷 Rg1 及 Re 也具有较长的半衰期（$T_{1/2}$ 分别为 26.11h 及 36.34h），是因为 $T_{1/2}$ 反映的并非是清除率，而是由口服给药后大鼠大肠段的吸收率远大于清除率造成的，文献报道[25]，大鼠口服人参皂苷 Rg1 后，排出粪便需要 6～24h，这表明有很长的一段时间人参皂苷 Rg1 在大肠进行吸收。人参皂苷类成分的 T_{max} 较小，而 $T_{1/2}$ 较长，说明人参皂苷类成分是麝香保心丸快速发挥药效的药效物质，同时与麝香保心丸发挥长期药效密切相关，真正起到了“培元固本”的功效。

文献报道[23]，酶所介导的去糖基化和氧化反应在人参皂苷的整个清除过程中所做的贡献极其微弱，它们的清除主要依赖活跃的转运体进行，尽管人参皂苷在体内比较稳定，但相比较酶介导的代谢而言，肠道菌群代谢所占的比例更高一些。多次给药的药代动力学研究发现，5 种人参皂苷第 8 天的 C_{max} 及 AUC_{0-t}，和第 1 天相比均有所降低，推测可能是由长期给药后麝香保心丸中某些成分诱导了如 P-糖蛋白（P-gp）、多药耐药相关蛋白（MRP）等相关转运体，或者是肠道菌在长期给药刺激下适应性代谢加快所致。同时文献[26]表明，大鼠口服麝香保心丸 6 天后体内十二指肠 *mdr1a*、*mdr1b* 基因表达显著升高（P-gp 是 *mdr1a*、*mdr1b* 的表达产物），为以上推测提供了有力证据。

第五节　蟾蜍甾二烯类成分在大鼠体内的药代动力学研究

蟾酥是麝香保心丸组方中的臣药，来源于蟾蜍科动物中华大蟾蜍或黑框蟾蜍的耳后腺及皮肤腺分泌的白色浆液，经加工干燥而成，具有解毒、止痛、开窍醒神之功效。蟾酥药理活性极多，不仅能产生洋地黄样强心作用、抗心肌缺血、增加心肌供养，而且能抗肿瘤、镇痛及消炎等，同时具有较强的毒性作用，可引起心律不齐、呕吐及惊厥等[27]。大量药理实验证明，蟾蜍甾二烯类成分是蟾酥的主要活性成分，也是麝香保心丸的主要药效物质，同样是产生毒性作用的物质基础[28,29]，且治疗窗窄。因此，评价麝香保心丸中蟾蜍甾二烯类成分的药代动力学行为对阐明方剂的有效性及增效减毒的配伍规律具有重要意义。根据前期血清药物化学研究结果及大量药效动力学研究文献，选择酯蟾毒配基、蟾毒灵、日蟾毒它灵、远华蟾毒精、阿端那蟾毒基、华蟾毒配基及蟾毒它灵 7 种成分作为指标成分（图 10-18），对大鼠口服麝香保心丸后蟾蜍甾二烯类成分的药代动力学特征进行研究。

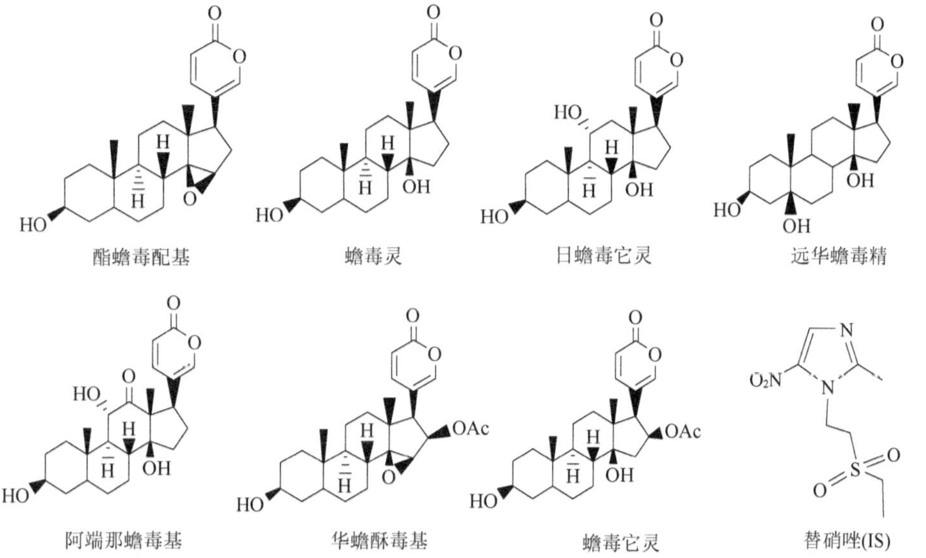

图 10-18　待分析物的化学结构

一、实验方法

1. 麝香保心丸的含量测定

将麝香保心丸制剂研磨成粉，过 40 目筛网获得颗粒均匀的细粉。准确称取 10.00mg 于 10mL 容量瓶中，加入甲醇：二氯甲烷：水（8：4：1，*V/V*）混合溶剂。超声提取 20min 后再次定容到 10mL，13 500r/min 下离心 10min，取上清液，经 0.22μm 微孔滤膜过滤后即得供试液。进 LC-ESI-MS/MS 系统进行分析，进样体积为 5μL。配制此样品 3 份，根据当时的标准曲线分析，取平均值。最后测得麝香保心丸各化合物的含量分别为，酯蟾毒配基 1.53mg/g、蟾毒灵 2.24mg/g、日蟾毒它灵 0.27mg/g、远华蟾毒精 0.04mg/g、阿端那蟾毒基 0.28mg/g、华蟾酥毒基 0.28mg/g 及蟾毒它灵 0.10mg/g。

2. 色谱条件

色谱分离采用的是 Waters 公司的 ACQUITY HSS T3 分析柱（100mm × 2.1mm I.D.，1.8μm），柱温设在 30℃，流动相由含 0.1%甲酸的水（A 相）和乙腈（B 相）组成。采用梯度洗脱方式进行分离，梯度洗脱程序如下：0.0～1.0min 为 20%～50% B；1.0～2.5min 保持在 50% B；2.5～4.0min 为 50%～80% B；4.0～6.5min 保持在 80% B；6.5～7.0min 为 80%～20% B；7.0～12.0min 保持在 20% B。流速设为 0.3mL/min，进样体积为 5μL。每一样品总分析时间为 12.0min，再平衡时间为 2.0min。从色谱柱流出的液体先排入废液，1.0min 后再进行质谱分析。

3. 质谱条件

质谱检测器在正离子方式下检测，定量模式为多反应监测（MRM）模式。所有化合物优化的 MRM 参数如表 10-8 所示，包括母离子-子离子对（transition）、传输电压、碰撞能量及延迟时间。每个 transition 的延迟时间均设为 100ms。每个 transition 对应的 Q1 和 Q3 分析器的半峰宽为 0.7amu。其他已优化好的质谱参数如下：干燥气（N_2）流速为 10L/min，温度为 350℃；雾化气（N_2）压力为 40psi；毛细管电压设为 3500V。采集数据、积分及计算均采用 B.03.01 版本的 Masshunter 软件。

表 10-8　各分析物及内标的 MRM 检测参数

化合物	MRM transition（*m/z*）	碰撞能/eV	诱导解离电压/V	延迟时间/ms
替硝唑（IS）	248.07→121.0	12	110	100
	248.07→128.0	20		
酯蟾毒配基	385.2→107.0	36	140	100
	385.2→105.0	50		
蟾毒灵	387.3→107.0	36	150	100
	387.3→105.0	50		
日蟾毒它灵	403.2→107.0	40	150	100
	403.2→145.0	36		
远华蟾毒精	403.2→105.0	50	150	100
	403.2→349.2	20		
阿端那蟾毒基	417.2→399.2	24	180	100
	417.2→105.0	50		
华蟾酥毒基	443.2→105.0	50	150	100
	443.2→187.1	24		
蟾毒它灵	445.2→349.2	16	150	100
	445.2→367.2	12		

4. 血浆样品前处理

采用液液萃取法对血浆样品进行前处理。血浆样品在室温下融化后，取 100μL 置于 1.5mL EP 管中，加入 1mL 乙酸乙酯（含内标替硝唑 10ng/mL）。将此混合物涡旋 10min，后以 13 500r/min、4℃离心 10min。取出上清液转移至另一干净的 1.5mL EP 管中，37℃氮气流下吹干。残留物中加入 100μL 甲醇∶水（1∶1，*V/V*）混合溶剂复溶，涡旋混合 10min 后，13 500r/min、4℃下离心 10min。5μL 样品溶液进 LC-ESI-MS/MS 系统分析。

5. 方法学验证

根据美国 FDA 规定的有关生物样品分析方法验证的指导原则，本实验对所建立的分析方法进行全面验证，见第四节中“方法学验证”。

6. 药代动力学研究

重 180～220g 的健康雄性 SD 大鼠（SPF 级）6 只，饲养在同一鼠笼中，在可控环境下适应 5 天后开始实验。实验前所有大鼠禁食 12h，可自由饮水。给药后 4h 即可喂食。称取 6.0g 麝香保心丸细粉，溶解在 0.5%的羧甲基纤维素钠（CMC-Na）中配制成浓度为 200mg/mL 的混悬液。所有大鼠称重，单次灌胃给予麝香保心丸混悬液 4.0g/kg 大鼠体重。在给药前及给药后 5min、10min、20min、30min、45min、1h、1.5h、2h、4h、6h、8h、12h 及 24h 通过眼眶静脉取血，每次采血量约 250μL，将采集的样品收集在预先涂有肝素的 1.5mL EP 管中。所有的样本立即在 4℃、13 500r/min 下离心 10min，取上清液得血浆样品，保存在−70℃冰箱中待分析。

药代动力学参数是通过非房室模型分析血药浓度及时间数据，采用 WinNonlin 5.2 软件计算获得的。包括达峰时间（T_{max}）、达峰浓度（C_{max}）、药时曲线下面积（AUC_{0-t} 和 $AUC_{0-\infty}$）、半衰期（$T_{1/2}$）和平均滞留时间（MRT）等。其中 T_{max} 和 C_{max} 可直接观察得到。所有参数均用 Mean ± SD 表示。

二、实验结果

建立了一种灵敏度高、专属性强的 LC-ESI-MS/MS 方法，采用 MRM 正离子模式，分析时间为 12min，以及用乙酸乙酯提取的样品前处理方式，用于同时定量大鼠血浆中酯蟾毒配基、蟾毒灵、日蟾毒它灵、远华蟾毒精、阿端那蟾毒基、华蟾酥毒基及蟾毒它灵 7 种成分。该方法的最低定量限(LLOQ)分别为酯蟾毒配基 5ng/mL、蟾毒灵 10ng/mL、日蟾毒它灵 5ng/mL、远华蟾毒精 0.5ng/mL、阿端那蟾毒基 2ng/mL、华蟾酥毒基 0.5ng/mL 及蟾毒它灵 0.5ng/mL，线性良好（r^2>0.9952），线性范围分别为 5～2500ng/mL、10～5000ng/mL、5～2500ng/mL、0.5～250ng/mL、2～1000ng/mL、0.5～250ng/mL 及 0.5～250ng/mL，满足药代动力学的要求。日内精密度 RSD 在 1.74%～13.78%，准确度百分率在 89.37%～101.38%；日间精密度 RSD 在 2.27%～12.11%，准确度百分率在 90.50%～100.96%，符合 FDA 的标准。提取回收率在 94.36%～104.18%内，RSD 低于 10.22%。基质效应变化范围为 90.55%～103.33%，RSD 低于 11.77%。所有待测物室温下放置 4h，浓度百分比为 86.25%～100.09%，RSD 低于 9.84%；反复冻融 3 次，浓度百分比为 85.92%～100.62%，RSD 低于 13.50%；置于自动进样器中 12h，浓度百分比为 86.49%～101.47%，RSD 低于 10.50%；在-20℃冰箱中保存 30 天，浓度百分比为 85.09%～101.86%，RSD 低于 12.33%。方法学验证证明所建立的方法准确、可靠、可重复性好，可应用于大鼠口服麝香保心丸后这 7 种蟾蜍甾二烯类成分的药代动力学研究中。

6 只 SD 大鼠单次灌胃给予麝香保心丸，剂量为 4g/kg 大鼠体重，相当于酯蟾毒配基 6.12mg/kg、蟾毒灵 8.96mg/kg、日蟾毒它灵 1.09mg/kg、远华蟾毒精 0.18mg/kg、阿端那蟾毒基 1.11mg/kg、华蟾酥毒基 1.11mg/kg 及蟾毒它灵 0.41mg/kg。药代动力学参数由非房室模型计算所得，所有化合物的平均血药浓度-时间曲线如图 10-19 所示，药代动力学参数见表 10-9。

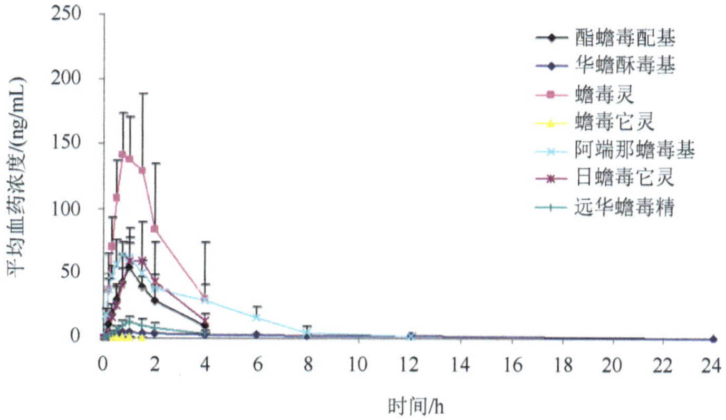

图 10-19　大鼠单次口服麝香保心丸后各分析物的平均血药浓度-时间曲线图（Mean ± SD，n=6）
（彩图请扫书后二维码）

表 10-9　大鼠单次口服麝香保心丸后各分析物的药代动力学参数（$n=6$）

参数	酯蟾毒配基		蟾毒灵		日蟾毒它灵		远华蟾毒精		阿端那蟾毒基		华蟾酥毒基		蟾毒它灵	
	Mean	SD	Mean	SD	Mean	SD	Mean	SD	Mean	SD	Mean	SD	Mean	SD
剂量/（mg/kg）	6.12	0.00	8.96	0.00	1.09	0.00	0.18	0.00	1.11	0.00	1.11	0.00	0.41	0.00
C_{max}/（ng/mL）	54.70	18.44	155.42	28.67	68.38	24.96	13.33	3.09	67.06	11.50	4.49	0.45	1.08	0.59
T_{max}/h	1.08	0.20	1.05	0.27	1.33	0.26	1.08	0.34	0.92	0.34	0.88	0.14	0.42	0.14
$AUC_{0\text{-}t}$/[ng/（mL·h）]	91.73	24.35	309.94	152.78	130.16	55.15	25.54	9.20	240.40	48.76	43.11	4.14	0.81	0.26
AUC_{inf}/[ng/（mL·h）]	140.15	66.40	469.55	384.22	158.61	53.69	35.48	13.47	270.88	67.06	57.13	11.98	1.22	0.41
$T_{1/2}$/h	1.60	1.30	1.46	1.52	1.35	0.54	1.62	0.93	2.67	1.35	11.35	3.14	0.74	0.22
MRT/h	2.86	1.78	2.60	2.19	2.64	0.84	2.96	1.36	4.21	1.44	16.53	4.74	1.22	0.28

如图 10-19 所示，7 种蟾蜍甾二烯类成分化学结构相似，表现出相似的平均血药浓度-时间曲线，均观察到单峰现象，与之前的文献报道一致[28]，药代动力学参数则不完全一致，达峰浓度 C_{max} 的范围从 1.08ng/mL 到 155.42ng/mL，药时曲线下面积 $AUC_{0\text{-}t}$ 从 0.81ng/（mL·h）到 309.94ng/（mL·h）变化，其中蟾毒灵的 C_{max} 和 $AUC_{0\text{-}t}$ 值最大，蟾毒它灵的 C_{max} 和 $AUC_{0\text{-}t}$ 值最小，从平均血药浓度-时间曲线也可看出蟾毒灵的血药浓度最高，蟾毒它灵的血药浓度最低，这可能是由在这 7 种化合物中蟾毒灵在麝香保心丸中的含量最高（8.96mg/4g），蟾毒它灵的含量较低（0.41mg/4g）所导致的。远华蟾毒精的含量虽然最低仅 0.18mg/kg，但 C_{max} 和 $AUC_{0\text{-}t}$ 值并非是最低的，可能是由于有一小部分蟾毒灵会经代谢生成远华蟾毒精。这些化合物的达峰时间 T_{max} 出现在给药后的 0.42～1.33h 内，表明这些化合物的吸收较快，与文献报道一致[28]，这与化合物本身的理化性质有关。本章第二节中提到蟾毒灵具有较高的表观渗透系数，透膜吸收能力好，根据结构相似性原理推测其他化合物的透膜吸收效果也很好，因此吸收较快。从半衰期 $T_{1/2}$ 可以看出，除华蟾酥毒基以外，其他化合物具有较快的消除速率。华蟾酥毒基的 $T_{1/2}$ 很长，可能是由麝香保心丸中其他成分与其相互作用所致，具体原因需要进一步研究。

三、结论

在疾病的治疗过程中，为了达到治疗目的通常会同时使用两种或两种以上的药物。由于药物相互作用的影响，药物联合应用通常会改变药物的药代动力学特征，如文献[28]中，大鼠单独给予蟾蜍甾二烯类成分与给予蟾酥相比，发现蟾毒灵的 T_{max} 显著减小，这可能与蟾酥中其他成分促进了蟾毒灵的吸收有关。中药方剂含有众多的化学成分，服用中药方剂实际上就是药物联用，通过解释方剂中有效成分的药代动力学参数，可以说明成分间相互作用的特点，进一步阐释方剂配伍的科学性。

第六节　蟾蜍甾二烯类成分在小鼠体内的药代动力学与组织分布研究

文献[30]报道，蟾蜍甾二烯类成分如蟾毒灵、酯蟾毒配基及华蟾酥毒基，在体外人肝微粒体中主要通过 CYP3A4 酶代谢。其中对华蟾毒精的代谢种属差异的研究发现，该化合物在大鼠中的代谢途径主要为脱乙酰基及表异构化作用，其代谢行为与人体差别较大，而在小鼠、狗、迷你猪、猴中则与人相似，主要通过 CYP3A4 酶的羟基化作用代谢[31]。本章第一节的研究结果也证明，蟾毒灵主要依靠 CYP 代谢酶进行代谢，鼠肝微粒体的代谢特征和人不同，代谢产物中会有脱羟基和酮羰基的质谱峰出现，且羟基氧化成羰基的位置不止一个位点。目前，已有文献[32,33]大多采用大鼠对蟾蜍甾二烯类成分在单味药材及单体成分给药情况下的药代动力学进行研究。因此选用小鼠作为实验动物，研究口服麝香保心丸后 5 种蟾蜍甾二烯类化合物（结构及名称见图 10-20）的药代动力学及组织分布特征更能准确反映该类成分在人体内的代谢行为。

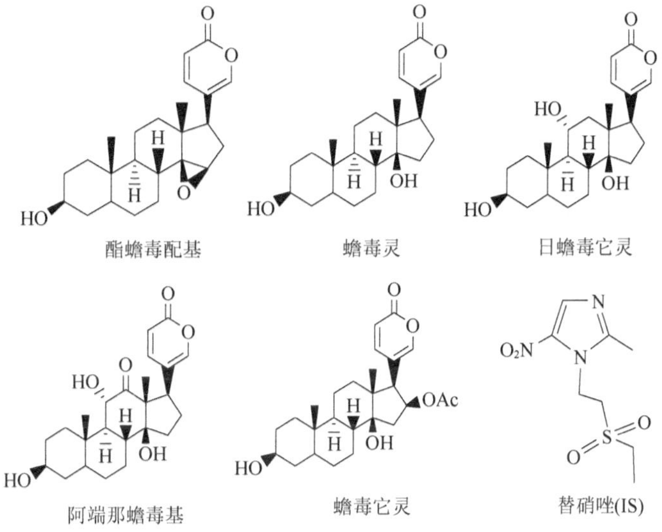

图 10-20　各分析物及内标的化学结构

一、实验方法

1. 分析方法

（1）色谱条件

采用 ACQUITY HSS T3C$_{18}$ 色谱柱对分析物及内标进行有效分离，柱温设为 35℃，流动相采用乙腈（A）和水（B），水中包含 0.1%甲酸。采用梯度洗脱程序：0～1min 为 20%～50% A；1～2.5min 为 50% A；2.5～4min 为 50%～80% A；4～6.5min 为 80% A；6.5～7min 为 80%～20% A；7～12min 20% A；平衡 2min，流速为 0.3mL/min，样品进样体积为 5μL。

（2）质谱条件

采用 ESI 离子源，多反应监测（MRM）正离子模式，各 transition 的延迟时间设为 100ms，每个 transition 对应的 Q1 和 Q3 分析器的半峰宽均为 0.7amu。经过对质谱条件的优化，其他参数的设置如下：干燥气温为 350℃，流速为 10L/min，雾化气（氮气）压力为 40psi，毛细管电压为 3500V。所有化合物优化的 MRM 参数见表 10-10，数据的采集和计算均采用 B.03.01 版本的 Masshunter 软件。

表 10-10　所有分析物及内标的 MRM 检测参数

化合物	MRM transition（*m/z*）	诱导解离电压/V	碰撞能/eV	延迟时间/ms
酯蟾毒配基	385.4→105.1	140	36	100
蟾毒灵	387.2→107.1	150	30	100
日蟾毒它灵	403.1→105.1	150	34	100
阿端那蟾毒基	417.3→399.3	180	44	100
蟾毒它灵	445.3→349.3	150	22	100
替硝唑（IS）	248.1→121.1	110	18	100

2．血浆及组织样品采集

血浆样品：从小鼠眼眶静脉丛取血，每次采血量约 250μL，将采集的样品收集在预先加入肝素的 1.5mL EP 管中。所有的样本立即在 4℃、14 000r/min 下离心 10min，取上清液得空白的血浆样品并保存在−80℃冰箱中。

组织样品：将小鼠脱颈椎处死，分别取其心脏、肝、脾、肺、肾、小肠组织，用生理盐水清洗，滤纸吸干后称重，分别记录其质量，与生理盐水以 g∶mL=1∶2 的比例混合后匀浆得到空白组织匀浆样品，于−80℃冰箱中保存。

3．样品前处理

采用液液萃取法对血浆及组织匀浆样品进行前处理。将血浆及组织匀浆样品在室温下融化后，取 100μL 置于 1.5mL EP 管中，加入 1mL 乙酸乙酯溶液（含内标替硝唑 10ng/mL）涡旋 10min，于 4℃、14 000r/min 下离心 10min。离心后取出上清液转移至新的 1.5mL EP 管中，置于真空挥干仪中于 37℃氮气流下吹干。剩余的残留物中加入 100μL 甲醇∶水（1∶1，*V/V*）混合溶剂复溶，涡旋混合 10min，于 4℃、14 000r/min 下离心 10min。取出上清液于进样小瓶中，样品溶液进 LC-ESI-MS/MS 系统分析，进样体积为 5μL。

4．方法学考察

根据美国 FDA 规定的有关生物样品定量方法验证的指导原则，对本实验所建立的分析方法进行了全面验证。同第四节中“方法学验证”。

5．药代动力学研究

78 只健康的雄性 ICR 小鼠（SPF 级），体重为 18～22g，分成 13 组，每组 6 只，分别饲养在不同的鼠笼中，在可控环境下适应 4～5 天后开始实验。实验前所有小鼠需禁食 12h，可自由饮水。给药后 4h 即可喂食。称取麝香保心丸细粉 6g，溶解在 0.5%的羧甲基纤维素钠（CMC-Na）中配制成浓度为 200mg/mL 的混悬液。所有小鼠称重，单次灌胃给予麝香保心丸混悬液 2.88g/kg 小鼠体重。13 组小鼠分别在给药后 5min、15min、30min、45min、1h、1.5h、2h、3h、4h、6h、8h、12h 及 24h 通过眼眶静脉取血，每次采血量约为 250μL，将采集的样品收集在预先加入肝素的 1.5mL EP 管中。所有的样本立即在 4℃、14 000r/min 下离心 10min，取上清液得血浆样品。采用方法学考察中的样品前处理方法对血浆样品进行处理，进 LC-ESI-MS-MS 分析，进样体积为 5μL。

6. 组织分布研究

组织分布研究选取了 5 个时间点，即分成 5 组实验，每组 6 只小鼠。药代动力学研究中小鼠在 15min、30min、1h、3h、6h 时通过眼眶静脉取血后，立即脱颈椎处死。将处死的小鼠用手术剪解剖，取其心脏、肝、脾、肺、肾、小肠组织，于生理盐水中清洗干净，滤纸吸干后称重，分别记录其质量，与生理盐水以 g∶L=1∶2 的比例混合后匀浆得到组织匀浆样品。对组织匀浆样品进行前处理后，进 LC-ESI-MS-MS 分析，进样体积为 5μL。

7. 药代动力学分析

药代动力学参数包括药时曲线下面积（$AUC_{0\text{-}t}$ 和 $AUC_{0\text{-}\infty}$）、半衰期（$T_{1/2}$）、平均滞留时间（MRT）及达峰时间（T_{max}）和达峰浓度（C_{max}）等，是通过 WinNonlin 5.2 软件计算获得的。其中 T_{max} 和 C_{max} 可从实验数据中得到。所有参数均用 Mean±SD 表示。

二、实验结果

1. 药代动力学研究

建立了一种快速、灵敏度高且专属性强的 LC-ESI-MS/MS 分析方法，用于同时定量小鼠血浆及组织匀浆中酯蟾毒配基、蟾毒灵、日蟾毒它灵、阿端那蟾毒基及蟾毒它灵 5 种成分。该方法采用 MRM 正离子模式，以及乙酸乙酯提取法进行样品前处理，5 种蟾蜍甾二烯类成分在 12min 内达到有效分离。所有化合物在血浆及组织匀浆中的最低定量限均达到 ng 级，分别为酯蟾毒配基 2.5ng/mL、5ng/mL，蟾毒灵 2.0ng/mL、5.0ng/mL，日蟾毒它灵 2.5ng/mL、5.0ng/mL，阿端那蟾毒基 2.0ng/mL、5.0ng/mL 及蟾毒它灵 0.1ng/mL、0.2ng/mL。该方法建立后，根据美国 FDA 对生物样品定量分析方法的指导原则，对其选择性、线性、精密度和准确度、提取回收率和基质效应及稳定性等进行了全面系统的考察。结果表明该方法线性关系良好（r^2＞0.9950），准确性、精密度、提取回收率、基质效应和稳定性均符合要求，证明该方法准确、可靠、可重复性好，可用于麝香保心丸中这 5 种蟾蜍甾二烯类成分在小鼠血浆及组织中含量的测定，研究其药代动力学特征。

麝香保心丸给药剂量为 2.88g/kg 小鼠体重，相对应的各化合物的剂量分别为酯蟾毒配基 1.31mg/kg、蟾毒灵 1.72mg/kg、日蟾毒它灵 0.35mg/kg、阿端那蟾毒基 0.57mg/kg 和蟾毒它灵 0.36mg/kg。在小鼠单次给药麝香保心丸后，5 种蟾蜍甾二烯类化合物的平均血药浓度-时间曲线如图 10-21 所示。药代动力学参数采用非房室模型计算而得，见表 10-11。

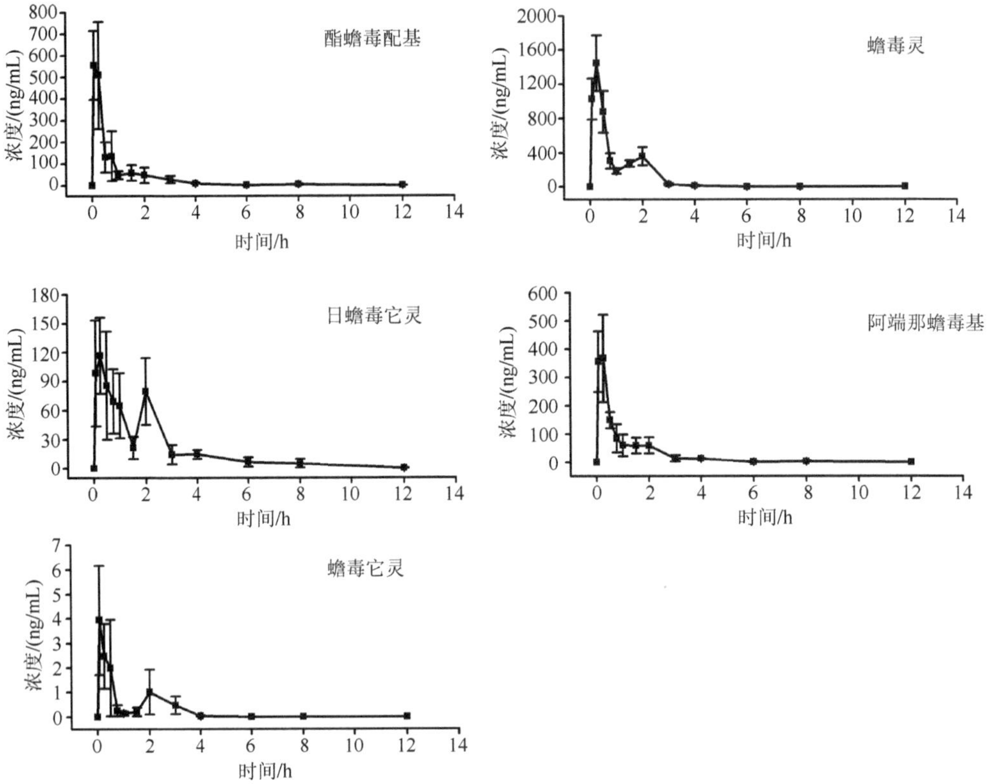

图 10-21　小鼠口服麝香保心丸后各分析物的血药浓度-时间曲线（Mean±SD，n=6）

表 10-11　小鼠单次口服麝香保心丸后 5 种分析物的药代动力学参数（n=6）

参数	酯蟾毒配基		蟾毒灵		日蟾毒它灵		阿端那蟾毒基		蟾毒它灵	
	Mean	SD	Mean	SD	Mean	SD	Mean	SD	Mean	SD
剂量/（mg/kg）	1.31	0.00	1.72	0.00	0.35	0.00	0.57	0.00	0.36	0.00
T_{max}/h	0.14	0.09	0.35	0.24	0.63	0.81	0.31	0.23	0.11	0.07
C_{max}/（ng/mL）	654.33	144.24	1786.24	521.40	155.62	33.16	471.83	57.32	4.40	1.86
$AUC_{0\text{-}t}$/[ng/（mL·h）]	452.12	217.64	1620.80	890.59	235.27	102.92	368.97	155.30	4.57	3.23
$AUC_{0\text{-}\infty}$/[ng/（mL·h）]	473.82	209.23	1663.72	868.86	256.56	97.92	381.70	150.19	11.91	11.47
$T_{1/2}$/h	2.47	1.41	1.13	0.22	1.69	0.71	0.99	0.23	14.25	18.32
MRT/h	2.05	0.71	1.38	0.51	2.62	0.79	1.28	0.44	26.01	33.80

由于化合物结构的相似性，酯蟾毒配基、蟾毒灵、日蟾毒它灵、阿端那蟾毒基及蟾毒它灵这 5 种成分在体内表现出相似的药时曲线及药代动力学参数特征，如吸收与消除速率等。由药代动力学结果可得，各化合物的达峰时间分别为：酯蟾毒配基 0.14h，蟾毒灵 0.35h，日蟾毒它灵 0.63h，阿端那蟾毒基 0.31h，蟾毒它灵 0.11h，其达峰时间均较短（小于 1h），表明这些化合物在小鼠血浆中被快速吸收。酯蟾毒配基、蟾毒灵、日蟾毒它灵及阿端那蟾毒基的达峰浓度（C_{max}）和药时曲线下面积（$AUC_{0\text{-}t}$）分别为：654.33ng/（mL·h）和 452.12ng/（mL·h）、1786.24ng/（L·h）和 1620.80ng/（L·h）、155.62ng/（L·h）和 235.27ng/（L·h）、471.83ng/（L·h）和 368.97ng/（L·h），表明这 4 种蟾蜍甾二烯类化

合物在小鼠血浆中表现出了较高的血药浓度。在本章第二节的 Caco-2 细胞实验中发现蟾毒灵具有较高的表观渗透系数，说明其透膜吸收能力好，因此推测该类化合物具有较好的透膜吸收能力，使其吸收较快。其中蟾毒灵的 C_{max} 和 AUC_{0-t} 最大，可能与其给药剂量（1.72mg/kg）较高有关。而这 4 种化合物 $T_{1/2}$ 值的范围为 0.99～2.47h，说明 4 种化合物在小鼠体内快速消除。

2．组织分布研究

小鼠单次灌胃给药麝香保心丸（2.88g/kg）后，采集其心脏、肝、脾、肺、肾和小肠组织以研究酯蟾毒配基、蟾毒灵、日蟾毒它灵、阿端那蟾毒基及蟾毒它灵这 5 种化合物在小鼠体内的分布（图 10-22，表 10-12）。

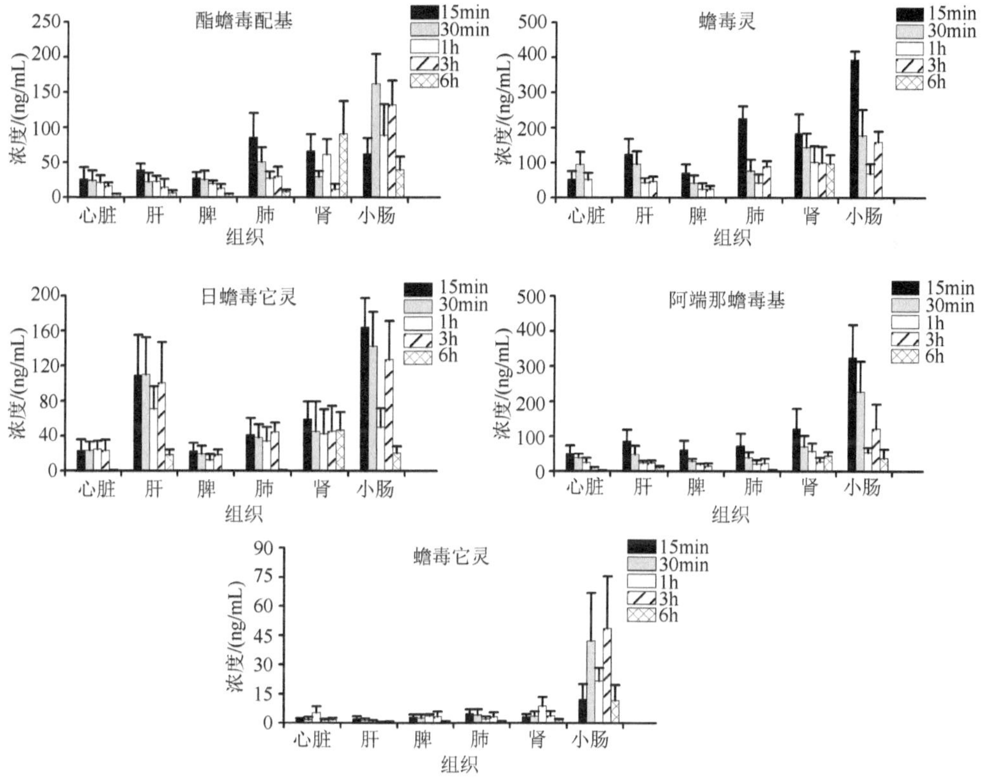

图 10-22　小鼠口服麝香保心丸后组织中各分析物浓度-时间柱形图（Mean±SD，n=6）

表 10-12　不同时间小鼠组织中各分析物的浓度

组织	时间/min	酯蟾毒配基/（ng/g）		蟾毒灵/（ng/g）		日蟾毒它灵/（ng/g）		阿端那蟾毒基/（ng/g）		蟾毒它灵/（ng/g）	
		Mean	SD	Mean	SD	Mean	SD	Mean	SD	Mean	SD
心脏	15	26.01	16.72	51.46	24.27	23.20	13.25	49.68	24.72	1.75	0.73
	30	23.66	14.28	94.12	36.45	23.49	9.87	37.85	11.40	1.72	1.38
	60	20.84	10.30	50.37	20.75	24.54	9.67	24.76	12.8	5.21	3.35
	180	16.29	4.79	0	0	23.56	12.37	9.32	2.4	1.56	0.61
	360	4.61	0.33	0	0	0.58	0.14	1.61	0.29	1.72	0.93

续表

组织	时间/min	酯蟾毒配基/（ng/g）		蟾毒灵/（ng/g）		日蟾毒它灵/（ng/g）		阿端那蟾毒基/（ng/g）		蟾毒它灵/（ng/g）	
		Mean	SD	Mean	SD	Mean	SD	Mean	SD	Mean	SD
肝	15	38.54	9.63	123.51	44.18	109.17	46.08	86.70	31.93	2.05	1.41
	30	21.88	12.57	95.52	36.78	109.87	42.67	48.18	35.36	1.34	0.96
	60	22.47	7.72	41.93	13.44	70.93	25.65	23.26	6.24	1.06	0.28
	180	14.19	11.85	45.68	14.66	100.42	46.71	22.97	17.40	0.46	0.25
	360	6.06	3.45	0	0	18.15	5.91	10.78	4.26	0.63	0.27
脾	15	27.26	8.18	70.80	24.77	22.69	9.43	61.81	26.16	2.99	1.33
	30	24.82	12.64	41.07	23.13	19.20	9.15	28.69	6.35	2.50	1.80
	60	19.04	4.33	23.13	17.96	12.39	6.69	19.52	2.19	3.68	0.81
	180	12.72	6.04	23.47	9.88	18.14	6.15	14.36	8.07	3.3	2.58
	360	3.82	1.03	0	0	0	0	0	0	0.77	0.25
肺	15	85.74	34.57	226.35	34.87	41.21	19.1	72.94	34.89	4.73	2.25
	30	50.47	20.95	76.78	32.69	38.21	15.29	38.57	17.36	4.03	2.97
	60	26.81	9.57	41.46	25.92	34.29	16.09	20.81	11.28	1.98	1.29
	180	29.57	14.41	89.24	15.72	44.86	10.34	22.11	13.62	3.13	2.29
	360	7.97	2.67	0	0	0.77	0.19	2.25	1.74	0.91	0.18
肾	15	66.5	23.76	183.75	55.03	59.29	20.38	121.80	57.21	3.21	1.33
	30	29.13	8.41	144.04	40.07	45.29	34.37	71.48	30.91	3.50	2.47
	60	61.16	22.17	102.70	45.64	42.60	28.15	58.95	22.30	8.77	4.51
	180	11.10	7.76	100.73	45.92	45.69	28.89	27.66	12.63	3.73	2.39
	360	90.56	46.96	97.35	25.23	46.79	20.59	44.97	11.47	1.62	0.51
小肠	15	62.28	22.43	392.54	24.92	164.21	33.51	324.57	93.35	12.17	7.86
	30	162.00	41.95	177.35	74.13	142.46	39.19	227.11	86.54	42.14	24.59
	60	88.86	44.24	68.97	28.28	50.43	21.39	54.25	14.04	21.51	6.78
	180	132.11	34.41	159.87	29.98	126.95	44.37	122.15	69.9	48.49	26.91
	360	39.36	19.24	0	0	20.24	8.34	37.75	25.35	11.56	7.97

给药 30min 内，各化合物均达到了最高浓度。检测到酯蟾毒配基的组织最高浓度在小肠中（162.00ng/g），紧接着为肺（85.74ng/g）和肾（66.50ng/g）。对于蟾毒灵，其组织最高浓度在小肠中（392.54ng/g），紧接着为肺（226.35ng/g）和肾（183.75ng/g）。对于日蟾毒它灵，其组织最高浓度在小肠中（164.21ng/g），紧接着为肝（109.87ng/g）和肾（59.29ng/g）。对于阿端那蟾毒基，其组织最高浓度在小肠中（324.57ng/g），紧接着为肾（121.80ng/g）和肝（86.70ng/g）。对于蟾毒它灵，其组织最高浓度在小肠中（42.14ng/g），紧接着为肺（4.73ng/g）和肾（3.21ng/g）。

根据以上结果，我们发现所有化合物的最高浓度均在小肠中检测到。由于小鼠是灌胃给药，药物可直接进入胃肠，因此在小肠中检测到浓度较高。蟾蜍甾二烯类化合物主要分布在血量充足的组织中，如肺、肝及肾等，说明化合物的分布可能与血流量及组织器官的灌注速率相关。5 种蟾蜍甾二烯类化合物在肾中的含量较高说明肾可能为其主要的排泄器官。各化合物在肺中相对含量也较高，然而在其靶器官心脏中的含量却不高，这可能与该类化合物发挥强心作用的机制相关。不同于其他 4 个化合物，日蟾毒它灵在肝中有相对较高的蓄积，这可能是由其与其他成分间的药代动力学相互作用导致的。蟾蜍甾二烯类化合物在肝中主要是通过 CYP3A4 酶代谢，酶的抑制可能导致化合物的清除率减低，增强其吸收。已有研究报道蟾毒灵在体内外对 CYP3A4 酶能够产生抑制作用[39]。因此，日蟾毒它灵在与其他该类化合物竞争 CYP3A4 酶时，其代谢可能受到抑制，从而使其原型成分在肝中有较高的蓄积。

三、结论

蟾蜍甾二烯类化合物在大鼠体内的药代动力学研究表现了相同的现象，但在小鼠中该类化合物吸收更好。然而与其他 4 种化合物相比，蟾毒它灵表现出极低的生物利用度。通常药物的生物利用度受到以下几个因素的影响：药物的溶解度、肠道菌群微生物、肠道的通透性及药物的首过效应等[34]，且在方剂中各成分间还存在非常复杂的相互作用。因此，使蟾毒它灵产生该现象的具体原因需要进一步的研究。

与大鼠血浆中的药代动力学特征不同，5 种蟾蜍甾二烯类化合物在小鼠血浆的药时曲线中均出现了双峰现象。通常产生多峰现象的原因包括：①肝肠循环[35]；②成分间相互转化，由于结构相似，其他的蟾蜍甾二烯类化合物可能转化为这些目标化合物；③胃的排空时间[36]及分布；④胃和肠的重吸收[37]。对于蟾蜍甾二烯类化合物，本实验室及合作单位在Ⅱ相代谢研究中发现，这类化合物如酯蟾毒配基、蟾毒灵及阿端那蟾毒基可被人体磺基转移酶类（sulfotransferase，SULT）代谢产生磺酸化的代谢产物，这些磺酸化的代谢产物在体内可能发生水解反应生成原型产物，从而被肠重吸收。我们推测这可能是蟾蜍甾二烯类化合物产生双峰现象的原因之一，但需要更进一步的实验加以验证。众所周知，药物的吸收是一个非常复杂的过程，与药物本身存在的许多理化性质密切相关。因此，药物在体内的吸收过程需要更深入的研究，以更好地阐明药代动力学中产生双峰现象的作用机制。

组织分布研究发现，蟾蜍甾二烯类化合物在心脏中的含量较低，这可能与其发挥药效的作用机制有关。蟾蜍甾二烯类是一种强心苷类化合物，其强心作用主要是通过与 Na^+、K^+-ATP 酶的磷酸化中间产物结合抑制酶的活性，以增加细胞内 Na^+的浓度，从而减少 Na^+/Ca^{2+}交换器的驱动力，提高了心脏的收缩性实现的[38]。因此蟾蜍甾二烯类化合物在心脏中虽未检测到较高的含量，但能够对心血管疾病发挥良好的疗效。另外，酯蟾毒配基、蟾毒灵、日蟾毒它灵、阿端那蟾毒基及蟾毒它灵在小鼠体内均快速吸收且消除速率较快。同时组织分布研究发现，各化合物的快速且广泛地分布于各大组织，主要分布于肺、肾及肝，且长时间无蓄积。

第七节　麝香保心丸挥发性成分的药代动力学研究

麝香保心丸组方中的冰片、苏合香、人工麝香、肉桂等药材都含有多种挥发性成分，这些挥发性成分在其治疗冠心病的过程中发挥着重要作用。因此，对挥发性成分在体内的含量及变化趋势进行研究同样非常重要。

前期血清药物化学研究发现，麝香保心丸挥发性入血成分主要有龙脑、异龙脑、麝香酮、苯甲酸苄酯、肉桂醛、肉桂酸6种。通过初步的方法学考察及动物实验，对分析方法及给药剂量等进行考察，最终在大鼠体内可以进行药代动力学定量的有龙脑、异龙脑、麝香酮、肉桂醛（结构见图10-23）4种化合物。肉桂酸沸点太高、难以汽化，《中国药典》及文献都是用液相来分析，气相色谱只有在很大浓度下才可以测到，无法与其他几个化合物一起定量，故舍弃此化合物。苯甲酸苄酯大鼠体内入血含量过低（低于20ng/mL），液液萃取的前处理方法无法对其定量，SPDE（固相动态萃取，solid phase dynamic extraction）前处理方法是直接在水相（血浆）中进行平衡和萃取，而苯甲酸苄酯性质不稳定，从采样到冻融，再到测定的过程中即会水解，且受酸碱影响很大，故无法较好地建立起稳定的体内样品定量分析方法。

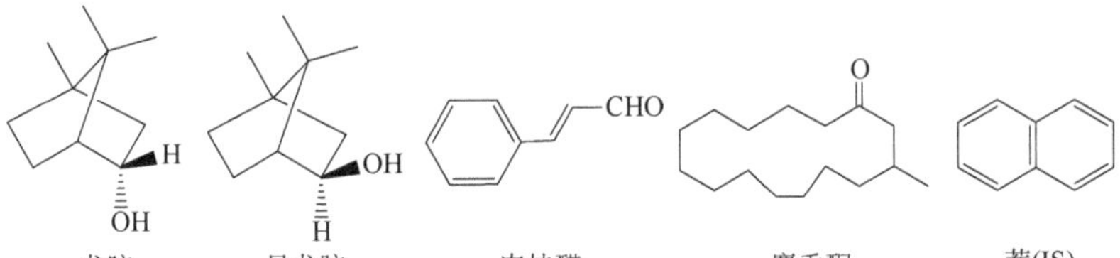

图10-23　挥发性待测成分的化学结构

Cheng等[40]建立了一种以液液微萃取为前处理方法，使用GC-MS分析大鼠体内冰片及其代谢产物的分析方法。冷玉静等[41]建立了一种用UPLC/Q-TOFMS法测定大鼠灌胃人工麝香后血浆中麝香酮的浓度，麝香酮LLOQ达到75.6ng/mL。Zhao等[42]采用GC-MS分析了大鼠血浆、尿液及粪便中的肉桂醛及其代谢产物，肉桂醛LLOQ达到20ng/L。但是上述方法无法满足对麝香保心丸中几个挥发性成分同时进行体内定量分析的要求。因此，我们采用具高灵敏度的GC-MS/MS为分析手段，以简单快速的HS-SPDE为前处理方法，建立了一种可以对大鼠血浆样品中异龙脑、龙脑、麝香酮、肉桂醛同时进行定量测定的分析方法，并用于其药代动力学研究，阐明麝香保心丸中发挥重要作用的挥发性成分在体内的含量及变化趋势，全面阐释麝香保心丸的药代动力学特征。

一、实验方法

1. 麝香保心丸含量测定

麝香保心丸研碎为细粉，精密称取200mg，加入2mL乙酸乙酯，超声提取15min，重复2次，然后以5000r/min离心10min，无水硫酸钠干燥过夜，上清液过0.22μm微孔滤膜，稀释。续滤液作为供试品溶液，取1μL加入GC系统进行分析。利用本实验建立的 GC-MS/MS 方法测定麝香保心丸中 4 个挥发性成分的含量。结果表明异龙脑、龙脑、麝香酮及肉桂醛的含量分别为 46.53mg/g、75.63mg/g、0.38mg/g 和 1.43mg/g。

2. 色谱条件

色谱柱 CP9205 VF-WAXms（30m × 0.25mm，0.25μm）（Agilent，Netherlands）。程序升温条件如下：初始温度 80℃，维持 1min 以 25℃/min 升温至 245℃，维持 4min，进样口温度为 250℃。载气是高纯度氦气，流速为 2.8mL/min，进样方式为无分流模式。单针分析时间为 11.6min。

3. 质谱条件

质谱检测器配置的是 EI 源，三重四级杆质谱检测器。传输线、离子源温度分别是 250℃、300℃。倍增器电压值为 2056V。采用多反应离子监测（MRM）模式对化合物进行监测。碰撞气为高纯度氮气，压力为 29.5psi，分段扫描，各片段的扫描时间均为 200ms。数据采集和处理采用的是 MassHunter 工作站（B.05.02 1032，Agilent Technologies，USA）。各待测物的质谱参数见表 10-13。

表 10-13　各待测化合物的质谱参数

化合物	MRM transition/（*m/z*）	碰撞能/eV	延迟时间/ms	保留/min
异龙脑	95.1→67.1	15	200	5.29
龙脑	95.1→67.1	15	200	5.46
麝香酮	85.0→67.0	10	200	8.27
肉桂醛	131.0→77.0	30	200	7.15
萘（IS）	128.1→102.1	30	200	5.75

4. 样品前处理

0.1mL 血浆样品添加 0.1mL HCl（0.1mol/L，含内标 500ng/mL），调节 pH=5，置于 10mL 样品瓶中，升温至 90℃，平衡 5min，提取 40 次，萃取针吸取 1mL 的氮气，解析 15s，在进样口以 50μL/s 的速度注入 GC-MS 系统进行分析。

5. 方法学考察

根据 FDA 制定的对生物样品定量分析方法的要求，对所建立的方法进行了系统全面的方法学考察和验证。

1）特异性：比较 6 个不同空白血浆、空白血浆样品外加最低定量限待测化合物及用药 1h 后的大鼠血浆样品色谱图。观察空白血浆中的内源性成分是否对待测化合物和内标产生干扰。

2）线性、最低定量限（LLOQ）、最低检测限（LOD）：方法的线性是通过分析包含 8 个浓度点（不包括零点）的 5 条标准曲线而得到的。以待测化合物与内标化合物峰面积的比值为纵坐标，待测化合物的浓度为横坐标，建立标准曲线。

最低定量限（LLOQ）是在建立标准曲线过程中确定的，为标曲的最低点，要求至少能满足测定待测化合物 3～5 个 $T_{1/2}$ 或者 C_{max} 为（1∶10）～（1∶20）时的药物浓度，其响应值应为信噪比的 10 倍以上（S/N≥10），且精密度和准确度的相对标准偏差均应在±20%内，其他各个浓度点的偏差（RE）在±15%以内。待测化合物响应值为信噪比的 3 倍以上（S/N≥3），能检测到的目标化合物的浓度定义为最低检测限（LOD）。

RE=[（实测值−理论值）/理论值]×100%　　(10-1)

3）精密度和准确度：日内精密度和准确度通过测定同一天内高、中、低 3 个浓度的 QC 样品而得到，每个浓度分别进行 5 个样本的分析；日间精密度和准确度通过测定高、中、低 3 个浓度的 QC 样品而得到，每个浓度分别分析 5 个样本，连续测定三天。精密度以 RSD%表示，其值＜15%，准确度以 RE 表示，其值在±15%内；LLOQ 附近浓度 RSD%＜20%，RE 在±20%以内表示所建立的方法可靠。

4）提取回收率：以纯水代替空白血浆，按照配制 QC 样品的方法配制低、中、高浓度的质控样品 QC_1，通过分别计算 3 个浓度 QC 样品与同样配置纯水样品 QC_1 的比值的百分率得到各化合物的平均回收率。

5）稳定性：样品的稳定性考察包括样品在−20℃条件下三次冻融、25℃室温放置 12h 的短稳定性及−20℃条件下保存 4 周的长期稳定性。每种条件下分别测定高、中、低 3 个浓度的 QC 样品，每个浓度分析 5 个样品，计算以上各种条件下测得的样品浓度与新鲜配制的 QC 样品浓度的比值，以 RSD 表示。

6. 给药剂量的确定

方中各个成分的含量往往差别较大，给药后体内的含量也会差异很大。体内样品的测定不像药品本身，可以通过增加浓度来测定，体内样品的测定要考虑到动物的给药量问题，这也就给体内样品的同时定量工作带来很多的困难。在对麝香保心丸进行定量研究时发现，麝香保心丸中各个挥发性化合物的含量差异较大，方中异龙脑、龙脑的含量远大于麝香酮、肉桂醛，这给同时定量工作带来又一层的困扰，给药量过大时，可能由于含量较大成分的影响而导致动物死亡，给药量过小，则含量低的成分检测不到。按照本课题组之前麝香保心丸药代动力学实验的剂量 2.8g/kg、4g/kg 大鼠体重给药，麝香酮、肉桂醛、苯甲酸苄酯 3 个化合物血药浓度远小于 10ng/mL，不能用来定量。有关麝香酮、肉桂醛单体的文献报道中，针对单体测定的动物给药量都是麝香保心丸（以折算后各个单体的含量计算）的几十倍，所以灌服麝香保心丸方剂后，这几个成分血中含量极少。而实际上动物给药承受范围有限，给药过多会致死，所以给药量不能太高。

预实验尝试了小鼠给药、大鼠多次给药，以及加大剂量大鼠给药 4g/kg、8g/kg、11g/kg，在剂量加大到 11g/kg 大鼠体重（接近大鼠所能承受的最大剂量）后，麝香酮和肉桂醛在大鼠体内的最大血药浓度为 20～30ng/mL，可以进行药代动力学定量。所以最终选择 11g/kg 大鼠体重给药（相当于 511.83mg/kg 异龙脑、831.93mg/kg 龙脑、4.18mg/kg 麝香酮、15.73mg/kg 肉桂醛）。

7. 取血时间点的确定

取血时间点的设计应兼顾药物的吸收相、平衡相（C_{max}附近）和消除相。一般在吸收相至少需要2～3个采样点，在C_{max}附近至少需要3个采血点，消除相需要4～6个采血点。整个采血时间至少应持续3～5个半衰期，或持续到血药浓度为C_{max}的1/10～1/20。本实验经过预实验，确定了采血时间点为0min、5min、10min、20min、30min、45min、1h、2h、3h、4h、6h、8h、12h、24h，由眼眶静脉取血。

8. 大鼠体内药代动力学研究

7只SD大鼠，雄性，体重（200±20）g，实验前动物在新环境下适应5天，实验前12h停止喂食，但仍自由饮水。开始取血4h后给予食物和水。麝香保心丸研碎为细粉，在给药前用0.5%的羧甲基纤维素钠（CMC-Na）配制成浓度为0.4g/mL的混悬液，大鼠称重，分别按照2.75mL/100g大鼠体重灌服麝香保心丸混悬液。给药前及给药后5min、10min、20min、30min、45min、1h、2h、3h、4h、6h、8h、12h、24h由眼眶静脉取血，每次采血量约为250μL，置于1.5mL涂有肝素的EP管中，4℃条件下，以14 000r/min离心10min，取上清液并冻存于–20℃冰箱。

9. 数据分析

药代动力学参数的计算是通过WinNonlin 5.2数据处理软件的非房室模型法而得到的，包括达峰浓度（C_{max}）、达峰时间（T_{max}）、半衰期（$T_{1/2}$）、平均滞留时间（$MRT_{0\text{-}t}$），药时曲线下面积（$AUC_{0\text{-}t}$、$AUC_{0\text{-}\infty}$）。

二、实验结果

建立了以萘为内标的麝香保心丸中异龙脑、龙脑、麝香酮、肉桂醛的大鼠血浆样品的分析方法，采用SPDE技术对血浆样品进行在线处理，应用高灵敏度的三重四级杆的多反应监测（multiple reaction monitoring，MRM）模式对目标化合物进行监测。SPDE萃取选择聚二甲基硅烷[poly（dimethylsiloxane），PDMS]涂层的萃取头，并分别对影响SPDE萃取率的平衡时间、萃取温度、萃取次数、解析时间、pH等进行了考察。选择萘作为内标（internal standard，IS）化合物。最终所建立的分析方法，异龙脑、龙脑、麝香酮、肉桂醛、萘的MRM离子对（m/z）分别为95.1→67.1、95.1→67.1、85.0→67.0、131.0→77.0、128.1→102.1，异龙脑、龙脑、麝香酮、肉桂醛的线性范围分别为20～6250ng/mL、40～12 500ng/mL、0.24～75ng/mL、0.60～187.5ng/mL，日内精密度和日间精密度RSD%＜9.79%，准确度RE9.77%～9.87%，提取回收率均大于79.57%，不同条件下储存的稳定性偏差均小于15%。

对7只大鼠灌服麝香保心丸后不同时间点所采集的血浆样品中异龙脑、龙脑、麝香酮、肉桂醛进行测定。单次灌服剂量为11g/kg，大鼠血浆样品中可检测到24h内4个目标化合物在大鼠体内的动态变化规律。4个目标化合物药时曲线见图10-24，表10-14列出了用非房室模型计算得到的各化合物的药代动力学参数。

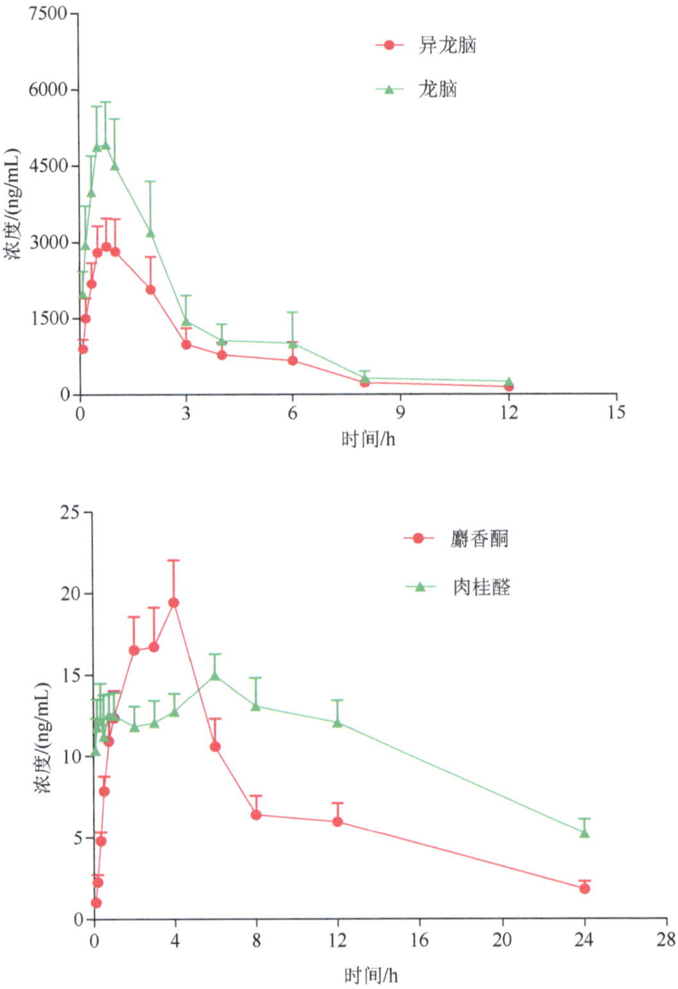

图 10-24 大鼠灌服麝香保心丸后 4 种挥发性化合物的平均血药浓度-时间曲线图（彩图请扫书后二维码）

表 10-14 大鼠灌服麝香保心丸后 4 种挥发性化合物的药代动力学参数（*n*=7）

参数	异龙脑		龙脑		麝香酮		肉桂醛	
	Mean	SD	Mean	SD	Mean	SD	Mean	SD
T_{max}/h	1.00	0.52	0.83	0.58	3.17	0.98	0.50	0.23
C_{max}/（ng/mL）	3 360.01	1 432.56	5 490.13	2 136.47	23.54	4.33	18.76	2.11
$AUC_{0\text{-}t}$/[ng/（mL·h）]	11 147.59	5 864.04	17 464.27	9 093.13	176.33	61.35	262.22	63.92
$AUC_{0\text{-}\infty}$/[ng/（mL·h）]	11 559.23	5 853.88	18 293.54	9 287.94	190.46	68.74	378.39	119.94
$T_{1/2}$/h	2.21	0.53	2.26	0.52	6.82	1.90	13.30	5.81
$MRT_{0\text{-}t}$/h	3.02	0.76	2.87	0.84	6.95	0.86	9.80	0.66

异龙脑和龙脑的 C_{max} 分别为(3360.01 ± 1432.56)ng/mL 和(5490.13 ± 2136.47)ng/mL，T_{max} 分别是（1.00 ± 0.52）h 和（0.83 ± 0.58）h，T_{max} 小于 1h，表明冰片在体内相对较快地吸收，也较易吸收。麝香酮、肉桂醛的 C_{max} 只有（23.54 ± 4.33）ng/mL 和（18.76

± 2.11）ng/mL，可能是由于这两种化合物在麝香保心丸中的含量很低，入血量更低，很低的浓度导致药物在体内的变化规律不明显；另外，文献报道[42,45-47]肉桂醛在体内很不稳定，口服生物利用度均低于 20%，60%的肉桂醛都迅速转化为了肉桂酸、肉桂醇等，只有一小部分以原型成分在血中停留 24h。麝香酮的 T_{max}、$T_{1/2}$、MRT_{0-t} 都较长，与文献报道单体给药的结果有很大差异[41,48,49]，除了因为麝香酮给药量太低，不足文献报道中给药量的 1/100 外，也可能是由于方剂中其他成分的相互作用对其药代动力学造成了影响。

三、讨论

异龙脑和龙脑的 T_{max} 小于 1h，表明冰片在体内相对较快地吸收，也较易吸收。和文献中报道的冰片体内趋势相比[43]，麝香保心丸中异龙脑、龙脑的 T_{max} 要相对延迟，一方面由给药量的差异造成，另一方面麝香保心丸中其他众多的成分有可能对冰片的体内趋势产生影响。黄天来等[44]研究了等剂量单冰片和方剂丹参滴丸中冰片在大鼠体内的药代动力学，发现等剂量单冰片和复方丹参滴丸中冰片的药代动力学参数有显著的差异，复方丹参滴丸中冰片的 T_{max} 要大于单味冰片药材，C_{max} 却是单味药材的 2 倍，其他药代动力学参数也有明显的差异。由此可见，方剂中其他成分会对方剂中某一成分的变化产生很大的影响。

参考文献

[1] 王广基. 药物代谢动力学.北京：化学工业出版社, 2005.

[2] Lu T, Yang J L, Gao X M, et al. Plasma and urinary tanshinol from Salvia miltiorrhiza (Danshen) can be used as pharmacokinetic markers for cardiotonic pills, a cardiovascular herbal medicine. Drug Metabolism & Disposition, 2008, 36(8): 1578-1586.

[3] Wieners LC, Heath TG. Predicting *in vivo* drug interactions from *in vitro* drug discovery data. Nat Rev Drug Discov, 2005, 4: 825-833.

[4] Zhang YY, Liu Y, Zhang JW, et al. Characterization of human cytochrome P450 isoforms involved in the metabolism of 7-epi-paclitaxel. Xenobiotica, 2009, 39: 283-292.

[5] Lowry OH, Rosebrough NJ, Farr AL, et al. Protein measurement with the folin phenol reagent. J Biol Chem, 1951, 193: 265-275.

[6] 高坤，孙进，何仲贵. Caco-2 细胞模型在口服药物吸收研究中的应用. 沈阳药科大学学报, 2005, 22(6): 469-474.

[7] 李东晓，邓文龙. 冰片促透作用研究进展. 中药药理与临床, 2007, 23(1): 87-90.

[8] 王光清. 中国膏药学. 北京：人民卫生出版社, 1981: 11.

[9] 魏雪芳，陈杰. 冰片提高生物利用度的研究进展. 中草药, 2005, 36(7): 1106-1108.

[10] Zhang Y, Huo M, Zhou J, et al. PK solver: an add-in program for pharmacokinetic and pharmacodynamic data analysis in microsoft excel. Comput Methods Programs Biomed, 2010, 99: 306-314.

[11] Schwarz UI, GramattéT, Krappweis J, et al. P-glycoprotein inhibitor erythromycin increases oral bioavailability of talinolol in humans. Int J Clin Pharmacol Ther, 2000, 38: 161-167.

[12] Bansal T, Mishra G, Jaggi M, et al. Effect of P-glycoprotein inhibitor, verapamil, on oral bioavailability and pharmacokinetics of irinotecan in rats. Eur J Pharm Sci, 2009, 36: 580-590.
[13] He HJ, Shen Q, Li J. Effects of borneol on the intestinal transport and absorption of two P-glycoprotein substrates in rats. Arch Pharm Res, 2011, 34: 1161-1170.
[14] Jiang P, Liu RH, Dou SS, et al. Analysis of the constituents in rat plasma after oral administration of Shexiang Baoxin Pill by HPLC-ESI-MS/MS. Biomed Chromatogr, 2009, 23(12): 1333-1343.
[15] 赵莉, 郜玉钢, 姬庆. 人参化学成分的免疫作用及其机制的研究进展. 中南药学, 2015, 7: 741-745.
[16] 张经纬, 王广基, 孙建国. 人参皂苷 Rg1 的药效学和药代动力学研究进展. 中国药科大学学报, 2007, 38(3): 283-288.
[17] 黄海英. 人参皂苷 Rg1 药理作用研究进展. 实用中医药杂志, 2012, 28 (7): 608-609.
[18] 陈彩霞, 张宏艳. 人参皂苷 Re 的研究进展. 国外医学儿科学分册, 2004, 31(Sl): 110-112.
[19] 王凤, 周亚滨. 人参皂苷 Rb3 的药理研究进展. 中医药学报, 2012, 40(1): 93-95.
[20] Chu Y, Zhang HC, Li SM, et al. Determination of ginsenoside Rc in rat plasma by LC-MS/MS and its application to a pharmacokinetic study. J Chromatogr B, 2013, (919-920): 75-78.
[21] 杨艳平. 人参皂苷 Rb1 药理作用的研究概述. 中国药师, 2010, 13(2): 280-281.
[22] Jiang P, Fu P, Xiang L, et al. The effectiveness of borneol on pharmacokinetics changes of four ginsenosides in Shexiang Baoxin Pill *in vivo*. Biomed Chromatogr, 2013, 28(3): 419-427.
[23] Liu HF, Yang JL, Du FF, et al. Absorption and disposition of ginsenosides after oral administration of Panax notoginseng extract to rats. Drug Metabol Disp, 2009, 37(12): 2290-2298.
[24] Ke Y, Feng C, Li C. Absorption, disposition, and pharmacokinetics of saponins from Chinese medicinal herbs: what do we know and what do we need to know more? Curr Drug Metabol, 2012, 13(5): 577-598.
[25] Odani T, Tanizawa H, Takino Y. Studies on absorption, distribution, excretion and metabolism of ginseng saponins. Ⅱ, the absorption, distribution and excretion of ginsenoside Rg1 in the rat. Chem Pharm Bull, 1983, 31(1): 292-298.
[26] 姜波. 常用中成药对细胞色素 P450 3A4 和 P-糖蛋白的诱导研究. 上海: 第二军医大学硕士学位论文, 2010.
[27] 张慧卿, 殷子斐, 盛佳钰, 等. 蟾酥的临床应用与研究现状. 临床军医杂志, 2012, 40(2): 477-480.
[28] Xu W, Luo H, Zhang YP, et al. Simultaneous determination of five main active bufadienolides of Chan Su in rat plasma by liquid chromatography tandem mass spectrometry. J Chromatogr B, 2007, 859(2): 157-163.
[29] 刘俊珊, 张冬梅, 栗原博, 等. 蟾酥及其活性成分抗肿瘤作用研究进展. 国际药学研究杂志, 2009, 36(2): 115-120.
[30] Jiang B, Cai F, Gao S, et al. Induction of cytochrome P450 3A by Shexiang Baoxin Pill and its main components. Chem-Biol Int, 2012, 195: 105-113.
[31] Ma XC, Ning J, Ge GB, et al. Comparative metabolism of cinobufagin in liver microsomes from mouse, rat, dog, minipig, monkey, and human. Drug Metab Disp, 2011, 39: 675-682.
[32] Wang SW, Chiao YC, Tsai SC, et al. Inhibition of bufalin on pituitary and testicular function in rats. J Pharmacol Exp Ther, 1997, 283: 528-532.
[33] Zhang Y, Tang X, Liu X, et al. Simultaneous determination of three bufadienolides in rat plasma after intravenous administration of bufadienolides extract by ultra performance liquid chromatography electrospray ionization tandem mass spectrometry. Anal Chim Acta, 2008, 610: 224-231.
[34] Wang B, Ji S, Zhang H, et al. Liquid chromatography tandem mass spectrometry in study of the pharmacokinetics of six steroidal saponins in rats. Steroids, 2013, 78: 1164-1170.

[35] Roberts MS, Magnusson BM, Burczynski FJ, et al. Enterohepatic circulation. Clin Pharmacokinet, 2002, 41: 751-790.

[36] Oberle RL, Amidon GL. The influence of variable gastric emptying and intestinal transit rates on the plasma level curve of cimetidine; an explanation for the double peak phenomenon. J Pharmacok Biopharmac, 1987, 15: 529-544.

[37] Liu X, Xie L, Wang J, et al. Two-site absorption model fits to pharmacokinetic data of gemfibrozil in man. 药学学报, 1996, 31: 737-741.

[38] Vaklavas C, Chatzizisis YS, Tsimberidou AM. Common cardiovascular medications in cancer therapeutics. Pharmacol Ther, 2011, 130: 177-190.

[39] Li HY, Xu W, Zhang X, et al. Bufalin inhibits CYP3A4 activity *in vitro* and *in vivo*. Acta Pharmacol Sin, 2009, 30: 646-652.

[40] Cheng C, Liu XW, Du FF, et al. Sensitive assay for measurement of volatile borneol, isoborneol, and the metabolite camphor in rat pharmacokinetic study of borneolum (Bingpian) and borneolum syntheticum (synthetic Bingpian). Acta Pharmacol Sin, 2013, 34(10): 1337-1348.

[41] 冷玉静, 李海涛, 邓海山. UPLC/Q-TOFMS 法测定大鼠灌胃人工麝香后血浆中麝香酮的浓度. 中国临床药理学与治疗学, 2010, (2): 175-179.

[42] Zhao H, Xie Y, Yang Q, et al. Pharmacokinetic study of cinnamaldehyde in rats by GC-MS after oral and intravenous administration. J Pharm Biomed Anal, 2014, 89: 150-157.

[43] 梁美蓉, 刘启德, 黄天来, 等. 冰片在大鼠血清和脑组织中的药代动力学特征. 中药新药与临床药理, 1993, 4(4): 38-40.

[44] 黄天来, 叶少梅, 欧卫平, 等. 单剂量冰片及单剂量方剂制剂中冰片的药代动力学比较研究. 中药新药与临床药理, 2006, 17(4): 265-267.

[45] Yuan J, Bucher JR, Goehl TJ, et al. Quantitation of cinnamaldehyde and cinnamic acid in blood by HPLC. J Anal Toxicol, 1992, 16(6): 359-362.

[46] Yuan J, Dieter M, Bucher J, et al. Toxicokinetics of cinnamaldehyde in F344 rats. Food Chem Toxico, 1992, 30(12): 997-1004.

[47] Chen Y, Ma Y, Ma W. Pharmacokinetics and bioavailability of cinnamic acid after oral administration of Ramulus Cinnamomi in rats. Eur J Drug Metab Pharmacokinet, 2009, 34(1): 51-56.

[48] 李瑾翡, 王宁生, 陆惠文, 等. 麝香酮药代动力学研究. 中药新药与临床药理, 2000, 11(4): 208-210.

[49] 朱耀伟, 程桂芳, 朱秀媛. 麝香酮在大鼠、家兔和狗体内的药代动力学. 药学学报, 1993, 28(3): 177-180.

第十一章　代谢组学技术在麝香保心丸及其组分配伍作用机制研究中的应用

系统生物学的概念和研究体系最早由美国的Leory Hood教授提出，包括基因组学、蛋白质组学及代谢组学等一系列“组学”技术[1,2]。代谢组学是系统生物学重要的组成部分，且该技术已逐渐成为中药方剂现代研究的重要手段。代谢组学（metabonomics）的概念由代谢组学之父Nicholson最先提出，主要研究生物体在病理生理刺激或基因修饰下其所有代谢产物在不同时间的动态变化规律。代谢组学有其独特的特点：其一为关注生物体内源小分子化合物并对其进行定性定量研究，任何外源性物质、病理生理变化或遗传变异作用都会反映到各种生物学途径上，对内源性代谢产物的稳态平衡产生干扰，从而使内源性代谢产物中各种物质的浓度和比例发生变化；其二为检测容易，小分子代谢产物的种类远小于基因和蛋白质的数目，且基因和蛋白质表达的微小变化会在代谢产物水平得到放大，因此检测更容易，研究相对简单；其三为代谢组学可以研究代谢产物谱的动态变化过程，可以反映出代谢的发生、发展全过程，每一种类型的外源性物质都会在生物体中产生特征的内源代谢谱模式，这种特征为阐释作用机制提供了信息；其四为仪器检测分析更快速，满足大样本和快速筛选的需求。

根据研究对象和目的的不同，代谢组学可划分为4个层次。一为代谢产物靶标分析（metabolite target analysis）：对某个或某几个特定组分的分析。在这个层次中，需要采取一定的预处理技术，除掉干扰物，以提高检测灵敏度。二为代谢轮廓分析（metabolic profiling analysis）：对少数所预设的一些代谢产物的定量分析，如某一类结构、性质相关的化合物（如氨基酸、顺二醇类）、某一代谢途径中所涉及的所有中间产物或多条代谢途径的标志性组分。进行代谢轮廓（谱）分析时，可以充分利用这一类化合物的特有化学性质，在样品的预处理和检测过程中，采用特定的技术来完成。三为代谢组学（metabolomics）：对限定条件下的特定生物样品中所有代谢组分的定性和定量。进行代谢组学研究时，样品的预处理和检测技术必须满足所有代谢组分的高灵敏度、高选择性、高通量要求，而基质干扰要尽量最小化。代谢组学涉及的数据量非常大，因此需要有能对其数据进行解析的化学计量学技术。四为代谢指纹分析（metabolic fingerprinting analysis）：不分离鉴定具体单一组分，而是对样品进行快速分类（如表型的快速鉴定）。代谢组学的研究过程通常包括以下几部分：①给予生物体一定的刺激（疾病、药物等）；②收集研究对象；③选择研究技术采集代谢组数据；④建立表征代谢变化特征的时空模型；⑤分析代谢产物时空变化与生物体代谢的关系。

代谢组学不仅能从复杂的体内代谢产物中寻找与疾病相关的标志物，为临床诊断疾病提供依据，而且能从整体上观测药物对疾病的逆转程度及其调控的作用通路。吕永海等在前期就采用代谢组学技术对复方丹参片的作用机制进行了探讨，而且首次对其主要成分的协同作用机制进行了阐明[3,4]。采用代谢组学技术对中药方剂进行作用机制研究将加快揭示其多通路、多途径作用特点的进程。先进的快速液相串联高分辨率的飞行时间质谱，可快速、精确地分析各种体液中的小分子代谢产物，为中药方剂代谢组学研究的顺利进行提供了条件。

麝香保心丸临床用于气滞血瘀所致的胸痹，症见心前区疼痛、固定不移，心肌缺血所致的心绞痛、心肌梗死见上述症候者。麝香保心丸作为急救用药可缓解和治疗胸痹、心绞痛等急性症状。临床研究还发现，长期服用麝香保心丸具有保护血管内皮、减少血管钙化形成等药理作用，有利于冠心病、心肌梗死等病症的改善和预防。本章采用代谢组学技术对麝香保心丸预防和治疗心肌梗死的药效和作用机制进行研究，首先造急性心肌梗死（AMI）大鼠模型，分别于造模前给药 1 周和造模后连续给药 2 周，分析服用麝香保心丸后对 AMI 的预保护和治疗作用及其机制。分别以 AMI 大鼠的血液、尿液为分析对象，鉴定与 AMI 相关的生物标志物及其病理学过程；分别分析麝香保心丸及其组分配伍对 AMI 的预保护和治疗作用；揭示麝香保心丸在分子水平的作用机制。此外，通过对麝香保心丸及其组分配伍和复方西药（polypill）及其单体化合物的代谢组学分析比较，全面解析麝香保心丸的的作用机制及配伍特点。

第一节　麝香保心丸及其组分配伍对 AMI 大鼠的预保护作用及其机制研究

临床研究表明，麝香保心丸在预防性给药治疗中对 AMI 具有保护作用，可以降低冠心病的发生率[5]。为了考察麝香保心丸及其组分配伍在预防性给药中对 AMI 的保护作用及其作用机制，揭示复方配伍规律，本节采用基于高效液相色谱与飞行时间质谱联用（LC-Q-TOF/MS）的代谢组学方法[6-11]对麝香保心丸及其组分配伍对 AMI 的预保护作用进行研究。

一、实验方法

1. 急性心肌梗死模型

大鼠心肌梗死模型采用左冠脉前降支结扎手术[12]：大鼠用乙醚麻醉，固定在自制的鼠板架上，胸部剪毛，备皮，快速挤出心脏，分离冠状动脉前降支，在离起始部位 2mm 处穿线结扎，将心脏迅速放回胸腔，缝合。实验过程中将心电图电极针埋在左下肢及右上肢皮下，记录心电图。结扎结束后稳定 10min 并记录心电图。观察到心电图 Q 波倒置及 ST 段抬高时可认为 AMI 模型手术成功，否则弃之。假手术大鼠只开胸不结扎。所有存活的大鼠分别注射 10 万单位青霉素钠，以防止术后感染。手术过后共有 96 只 AMI 模型大鼠及 9 只假手术大鼠存活。

2. 给药及动物实验方案

将 96 只 AMI 大鼠随机分组。麝香保心丸、麝香保心丸组分配伍（SFSBP）、麝香酮、人参皂苷 Re、人参皂苷 Rb1、肉桂酸、蟾毒灵、胆酸和龙脑均制成粉末状并溶解于 0.5%羧甲基纤维素钠水溶液中制成混悬液对大鼠进行灌胃。具体灌胃剂量如表 11-1 所示。大鼠适应 2 周以后开始给药，按照分组连续给药 7 天，第 7 天上午 8:00 给药后进行 AMI 造模手术，假手术组大鼠只开胸不结扎。造模后 5h 测心电图。处死大鼠时从腹主动脉取血，用于药理指标心肌酶的检测和代谢组学实验，并取出每只 AMI 模型组大鼠的心脏，用于药理指标心肌梗死面积的检测。

表 11-1　给药分组及剂量

分组	剂量/[mg/（kg•d）]	只数
假手术组		9
AMI 模型组		8
麝香保心丸组	28	8
SFSBP 低剂量组	5	8
SFSBP 中剂量组	10	8
SFSBP 高剂量组	20	8
麝香酮组	10	8
人参皂苷 Re 组	10	8
人参皂苷 Rb1 组	10	8
肉桂酸组	10	8
蟾毒灵组	10	8
胆酸组	10	8
龙脑组	10	8

3. 样品处理

将取得的血液装入用 1%肝素钠涂壁后的离心管中，混匀，静止 1h，在 3500r/min 条件下离心 10min，取上清液，分装出 200μL 存于−20℃冰箱用于心肌酶乳酸脱氢酶（LDH）和肌酸激酶（CK）的检测，剩下的血浆冻存于−80℃冰箱。进行 LC-Q-TOF/MS 分析前将血浆取出，在室温下使其冻融，每个样品取 100μL 分别置于 1000μL 甲醇中去除蛋白质，在 12 000r/min、4℃条件下离心 10min，取上清液置于进样瓶中，分析前将处理好的样品置于−80℃冰箱冻存。

4. 分析条件

（1）色谱条件

色谱柱：Eclipse plus C_{18} 色谱柱（1.8μm，2.1mm× 100mm）。柱温：45℃。流动相：A 液为 0.1%甲酸纯水溶液，B 液为含 0.1%甲酸的乙腈溶液。线性梯度洗脱条件见表 11-2。进样量：1μL。流速：0.25mL/min。每进样 2 针进 1 次空白针，洗针溶液为 50∶50（*V*/*V*）的甲醇∶纯水混合液。

（2）质谱条件

对正、负模式均进行检测：电喷雾离子源（ESI）；干燥气流速为 400L/h；雾化气压为 35psi；干燥温度为 330℃；毛细管电压在正模式下为 3900V，负模式下为 3700V；碰撞电压为 5eV；数据采集速率为 0.4s；质量扫描范围为 50～1000amu。二级质谱采用 MS/MS 选择离子模式，碰撞能量分别为 10eV、20eV 和 40eV，质量扫描范围为 30～1000amu。其他条件与一级实验相同。

表 11-2　液相色谱流动相洗脱梯度程序

质谱模式	时间/min	A/%	B/%
正模式	0	98	2
	1.5	98	2
	9	15	85
	12	0	100
	15	0	100
	19	98	2
	23	98	2
负模式	0	98	2
	1.5	98	2
	9	0	100
	11	15	85
	13	20	80
	18	98	2
	22	98	2

5. 数据处理

本实验使用 Agilent Mass Hunter 软件进行质谱数据的提取工作。提取的数据采用无监督的主成分分析法（PCA）及有监督的偏最小二乘判别分析方法（PLS-DA）等多元统计分析方法进行分析及筛选，找出模型和假手术两组间存在差异的生物标志物，并对其他给药组这些生物标志物的调控情况进行分析。

二、实验结果

1. 药理实验结果

（1）心肌酶 CK 和 LDH

AMI 形成以后，血液中 CK 和 LDH 值会显著升高。从图 11-1 可知，AMI 组的 CK 和 LDH 值与假手术比有显著差异，说明 AMI 造模是成功的。11 个不同给药组中，麝香保心丸、配伍中剂量、配伍高剂量和人参皂苷 Rb1 组中的 CK 和 LDH 值相对于 AMI 组有显著性差异，说明这几个给药组对急性心肌梗死有显著的预保护作用，而其他给药组作用不明显。

（2）心电图和梗死面积

由于左冠脉结扎导致 AMI 形成，大鼠心脏功能异常，从图 11-2 可以明显地看出，AMI 组大鼠心脏相对于假手术组心脏明显地出现萎缩的现象。心电图的检测结果显示，AMI 组大鼠相对于假手术组大鼠心电图中 T 波出现明显的上扬趋势，说明 AMI 造模是成功的。

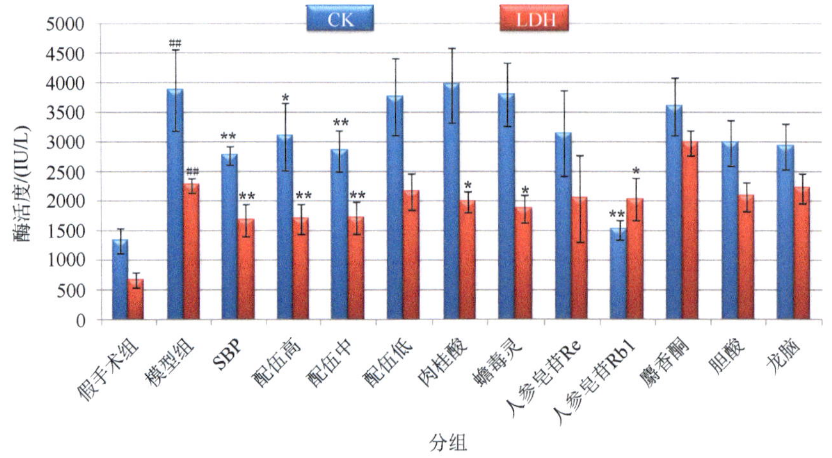

图 11-1　AMI 形成以后血清中的 CK 和 LDH 值（彩图请扫书后二维码）

##表示与假手术组比较 $P < 0.01$；*表示与模型组比较 $P<0.05$；**表示与模型组比较 $P < 0.01$；

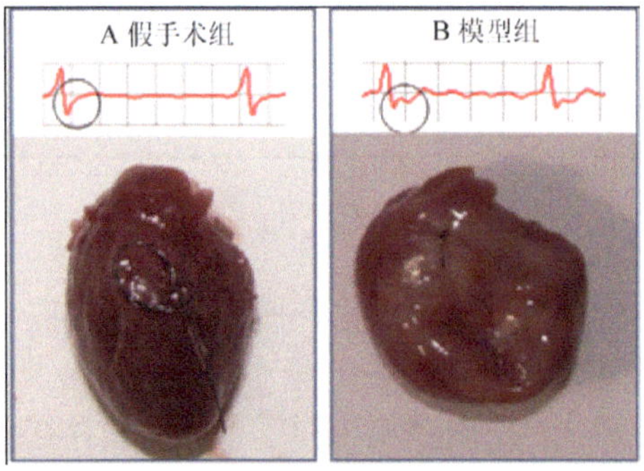

图 11-2　假手术组和 AMI 大鼠的心电图及心脏（彩图请扫书后二维码）

此外，检测不同给药组对 AMI 产生预保护作用后的梗死面积（图 11-3），发现只有 SFSBP 高剂量组对 AMI 的心肌梗死面积有明显的预保护作用，其他给药组的作用不明显。

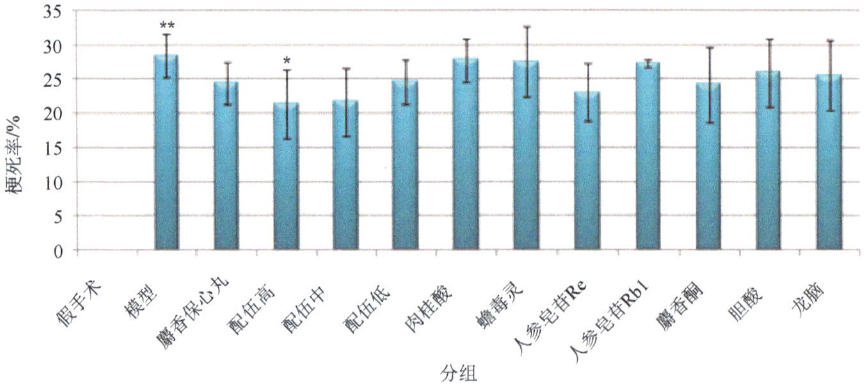

图 11-3　AMI 形成以后不同给药组的梗死面积值（彩图请扫书后二维码）

**表示与假手术组相比 $P<0.01$；*表示与模型组相比 $P<0.05$

2. AMI 相关生物标志物的鉴定

通过 LC-Q-TOF/MS 对数据采集，在正、负模式下对大鼠血清样品进行了分析，采集到的总离子流图（TIC）如图 11-4 所示。

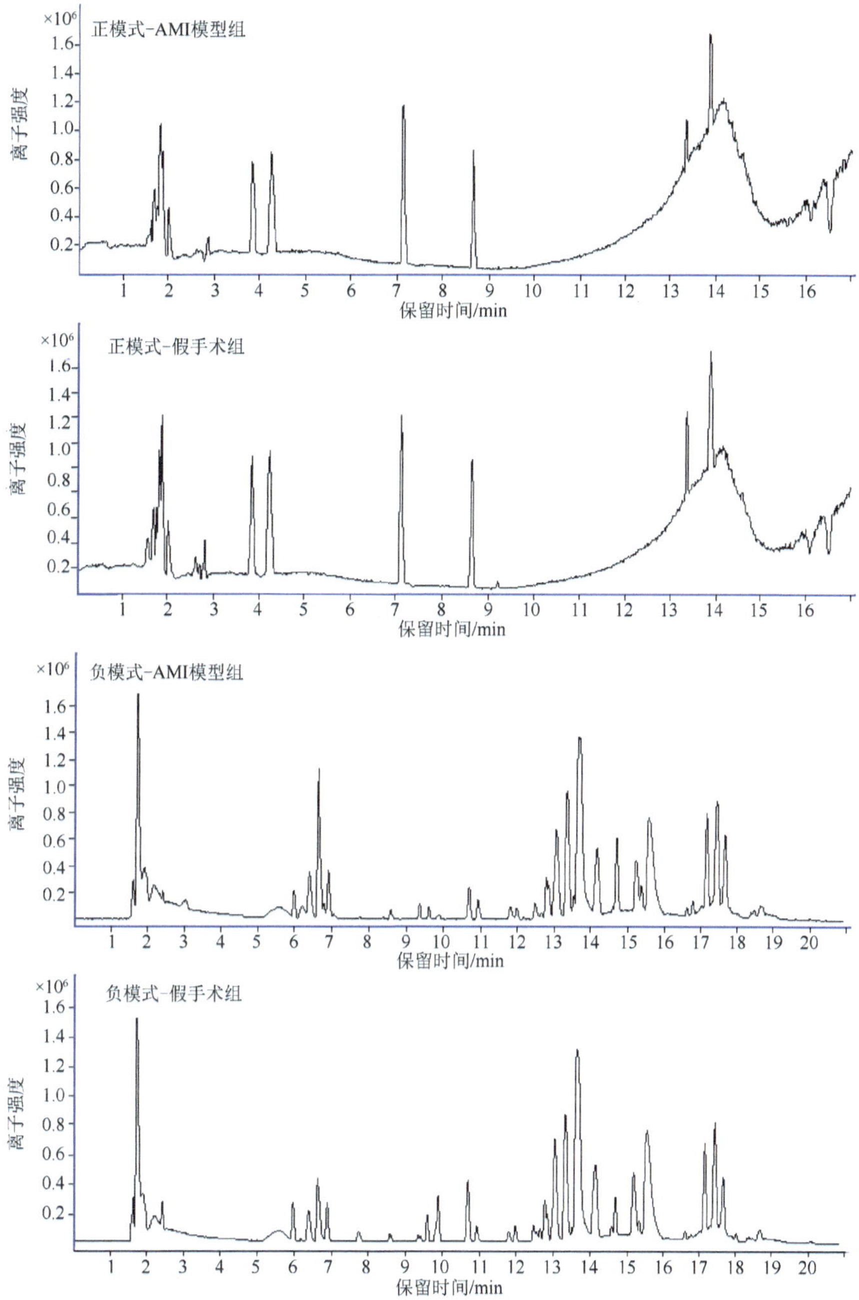

图 11-4　正、负模式下大鼠血清样本的总离子流图（彩图请扫书后二维码）

为了寻找 AMI 模型和假手术组中有差异性的生物标志物，本实验通过分别建立 PCA 和 PLS-DA 模型来分析两组中有显著差异性变化的生物标志物。从图 11-5 及图 11-6 中可以看出，模型组和假手术组均出现十分明显的分离，说明这两组中某些生物标志物存在很明显的变化。选择变量重要性投影（variable importance in the projection）大于 1.5 的生物标志物进行鉴定，通过与网上数据库 Metabolites Database（http://metlin.scrips.edu）及 Human Metabolome Database（http://www.hmdb.ca）进行对比及购买标准品进行验证，共鉴定到了 28 个生物标志物（正模式下 10 个，负模式下 18 个）。

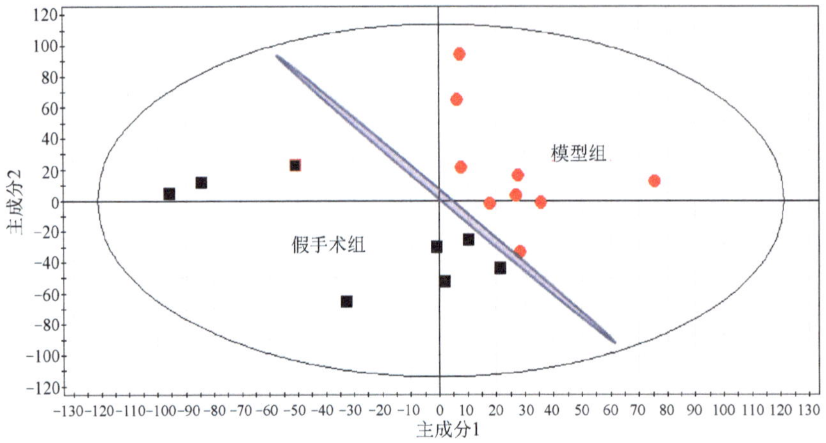

图 11-5 AMI 模型组和假手术组的 PCA 得分图（彩图请扫书后二维码）

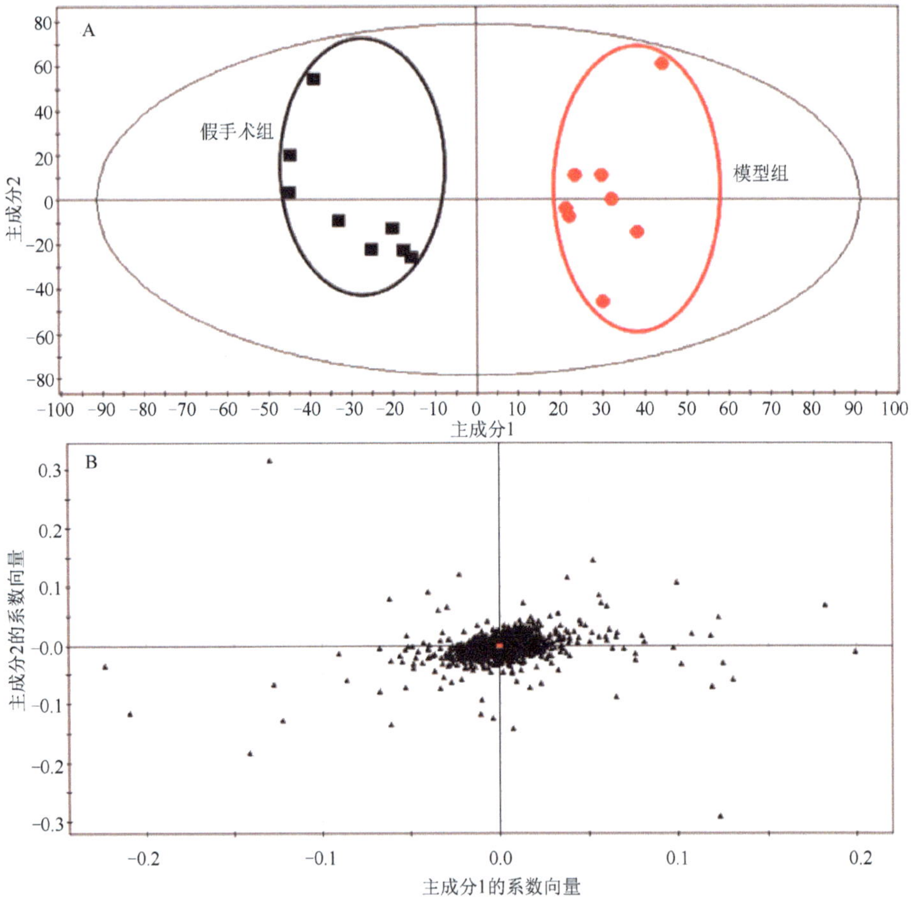

图 11-6 AMI 模型组和假手术组 PLS-DA 分析图（彩图请扫书后二维码）

A．AMI 模型组和假手术组的 PLS-DA 得分图；B．AMI 模型组和假手术组的 PLS-DA 载荷图

鉴定到的生物标志物见表 11-3，这些生物标志物共涉及 10 个代谢通路，包括嘧啶代谢、色氨酸代谢、烟酰胺代谢、苯丙氨酸代谢、甘氨酸代谢、丝氨酸代谢、苏氨酸代谢、β-丙氨酸代谢、α-亚麻酸的代谢和花生四烯酸代谢。

表 11-3　正负模式下鉴定到的与 AMI 相关的生物标志物及相关信息

模式	序号	相对分子质量（*m/z*）	保留时间/min	化合物	分子式	趋势	信号通路
ESI（+）	1	129.07	1.60	L-哌啶酸	$C_6H_{11}NO_2$	↑	未知
	2	248.11	2.19	6-羟基褪黑素	$C_{13}H_{16}N_2O_3$	↑	未知
	3	357.11	2.68	罗格列酮	$C_{18}H_{19}N_3O_3S$	↑	未知
	4	243.09	2.68	胞苷	$C_9H_{13}N_3O_5$	↑	嘧啶代谢
	5	268.06	2.73	高胱氨酸	$C_8H_{16}N_2O_4S_2$	↑	半胱氨酸和甲硫氨酸代谢
	6	203.12	2.75	乙酰肉碱	$C_9H_{17}NO_4$	↑	色氨酸代谢
	7	122.05	2.82	烟酰胺	$C_6H_6N_2O$	↑	烟酰胺代谢
	8	204.10	4.08	色氨酸	$C_{11}H_{12}N_2O_2$	↑	色氨酸代谢
	9	242.09	5.99	胸苷	$C_{10}H_{12}N_2O_5$	↓	嘧啶代谢
	10	179.05	9.58	马尿酸	$C_9H_{14}NO_3$	↓	苯丙氨酸代谢
ESI（−）	11	117.04	1.87	胍乙酸	$C_3H_7N_3O_2$	↑	甘氨酸、丝氨酸、苏氨酸代谢
	12	105.04	1.89	丝氨酸	$C_3H_7NO_3$	↑	甘氨酸、丝氨酸、苏氨酸代谢
	13	308.04	2.42	脱氧尿苷酸（dUMP）	$C_9H_{13}N_2O_8P$	↓	嘧啶代谢
	14	288.03	3.01	乳清酸核苷	$C_{10}H_{12}N_2O_8$	↑	嘧啶代谢
	15	324.02	3.05	尿苷酸（UMP）	$C_9H_{13}N_2O_9P$	↑	嘧啶代谢
	16	189.04	6.10	犬尿喹啉酸	$C_{10}H_7NO_3$	↑	色氨酸代谢
	17	246.12	6.30	*N*-乙酰-D-色氨酸	$C_{13}H_{14}N_2O_3$	↑	色氨酸代谢
	18	219.12	7.01	泛酸	$C_9H_{17}NO_5$	↑	β-丙氨酸代谢

续表

模式	序号	相对分子质量（*m/z*）	保留时间/min	化合物	分子式	趋势	信号通路
ESI（-）	19	160.11	8.02	色胺	$C_{10}H_{12}N_2$	↓	色氨酸代谢
	20	187.06	8.20	吲哚丙烯酸	$C_{11}H_9NO_2$	↓	未知
	21	189.08	8.89	3-吲哚丙酸	$C_{11}H_{11}NO_2$	↓	未知
	22	210.12	9.40	7-表茉莉酸	$C_{12}H_{18}O_3$	↓	A-亚麻酸的代谢
	23	410.42	10.67	角鲨烯	$C_{30}H_{50}$	↑	未知
	24	436.28	10.77	1-油酰基溶血磷脂酸	$C_{21}H_{41}O_7P$	↓	未知
	25	525.31	12.13	溶血磷脂酰丝氨酸	$C_{24}H_{48}NO_9P$	↓	未知
	26	280.20	12.80	12（S）-5 顺, 8, 19 反-十七碳三烯酸	$C_{17}H_{28}O_3$	↑	花生四烯酸代谢
	27	320.24	14.32	12（S）羟基二十碳四烯酸	$C_{20}H_{32}O_3$	↑	花生四烯酸代谢
	28	346.21	14.76	皮质甾类	$C_{21}H_{30}O_4$	↑	类固醇激素合成

注：“↑”和“↓”表示该标志物在模型组相对于假手术组的变化：“↑”表示相对于假手术组含量升高；“↓”表示相对于假手术组含量降低；b 表示这些生物标志物经标准品验证过

3. AMI 相关生物标志物的意义

对这些生物标志物进行分析，发现这些生物标志物主要涉及色氨酸代谢通路（乙酰肉碱、色氨酸、犬尿喹啉酸、*N*-乙酰-D-色氨酸、色胺、3-吲哚丙酸、烟酰胺、皮质酮、丝氨酸、胍乙酸）和嘧啶代谢通路（胞苷、dUMP、乳清酸核苷、UMP、5-甲基胞嘧啶、胸苷），组成了一个与 AMI 相关的疾病代谢网络图，如图 11-7 所示。

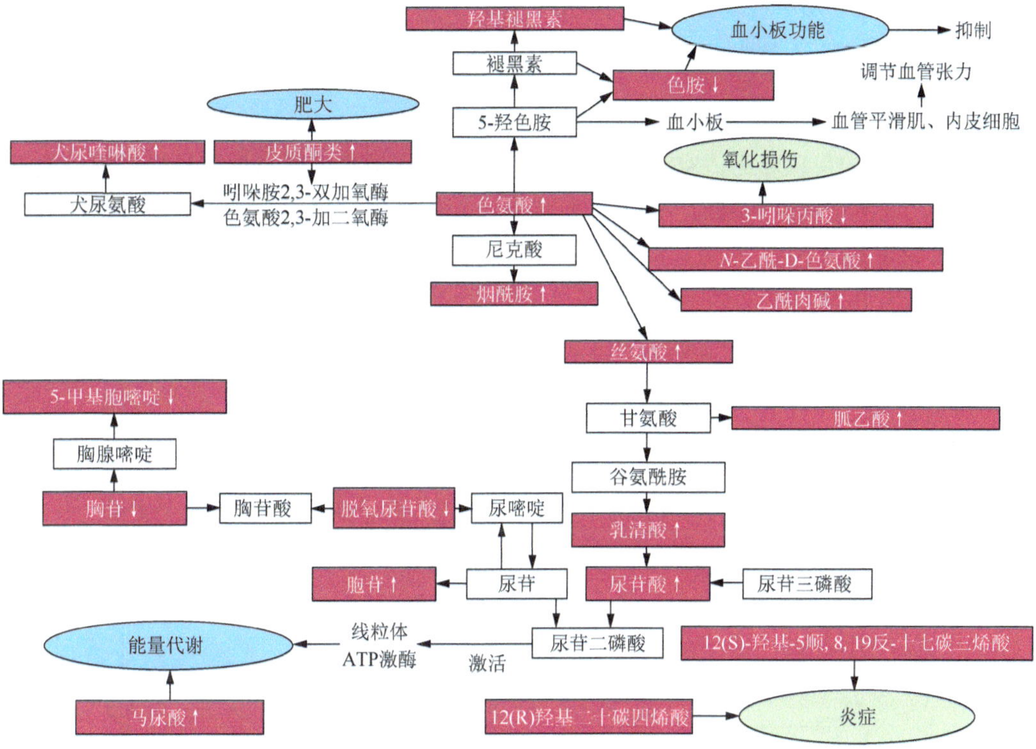

图 11-7　鉴定到的 20 个生物标志物构成的代谢网络图（彩图请扫书后二维码）

当 AMI 形成以后，血清中色氨酸（色氨酸）代谢会加快[13,14]，在吲哚胺 2,3-双加氧酶（indoleamine 2,3-dioxygenase，IDO）和色氨酸 2,3-双加氧酶（tryptophan 2,3-dioxygenase，TDO）的作用下代谢为犬尿氨酸[15]、*N*-乙酰-D-色氨酸[16,17]、烟酰胺（烟酰胺）[18]、3-吲哚丙酸和丝氨酸等，因此色氨酸在血液中的浓度会降低。色氨酸与血清素的合成密切相关。血清素是一种重要的神经激素因子，当血清素在机体中的浓度显著变低时，可以作为心血管功能失调的诊断标志，它的这种作用已经在心血管功能失调诊断方面应用了很多年。它可以调节血管紧张性，直接作用于心肌细胞刺激心脏神经的化学灵敏性[19-21]。由于色氨酸会代谢为 3-吲哚丙酸，因此 3-吲哚丙酸在血液中的含量升高。3-吲哚丙酸与氧化损伤相关，是心肌缺血后色氨酸代谢异常造成机体氧化损伤后的代谢产物。色氨酸还会代谢为犬尿氨酸，而犬尿氨酸代谢为犬尿酸，因此血液中犬尿酸的浓度升高[22]。色氨酸转化为犬尿氨酸是在 TDO 和 IDO 的催化下进行的，色氨酸浓度降低后，会刺激 IDO

分泌，而 IDO 会通过色氨酸在血液中浓度的降低抑制细胞生长。TDO 是由皮质甾类（corticosteroid）得到的，corticosteroid 浓度升高促使 TDO 刺激色氨酸代谢为犬尿氨酸，而 corticosteroid 本身与心肌肥大密切相关。

在嘧啶代谢通路中，乳清酸（orotic acid）与细胞的生长相关[23]。UMP 和尿苷（uridine）是 UDP 的前体化合物[24,25]。本实验中检测到 UMP 含量上升，说明 UDP 的含量可能下降，而 UDP 是激活 mitoK_{ATP} 的重要催化剂。当 mitoK_{ATP} 含量降低以后，能量代谢将受到干扰，因此 UDP 在机体中含量的降低可能导致能量代谢紊乱。此外，12（R）羟基二十碳四烯酸、12（S）-羟基二十碳四烯酸和 12（S）-5 顺,8,19 反-十七碳三烯酸与炎症相关。

4. SFSBP 和麝香保心丸对 AMI 的预防作用

从图 11-8 中可以看出，SFSBP 和麝香保心丸治疗组都能明显地偏离模型组而接近假手术组，说明这两种药物对 AMI 大鼠均有一定的预保护作用。其中，麝香保心丸组相对于 SFSBP 组更接近于假手术组，说明麝香保心丸对 AMI 大鼠的预保护作用的整体治疗效果要优于 SFSBP。

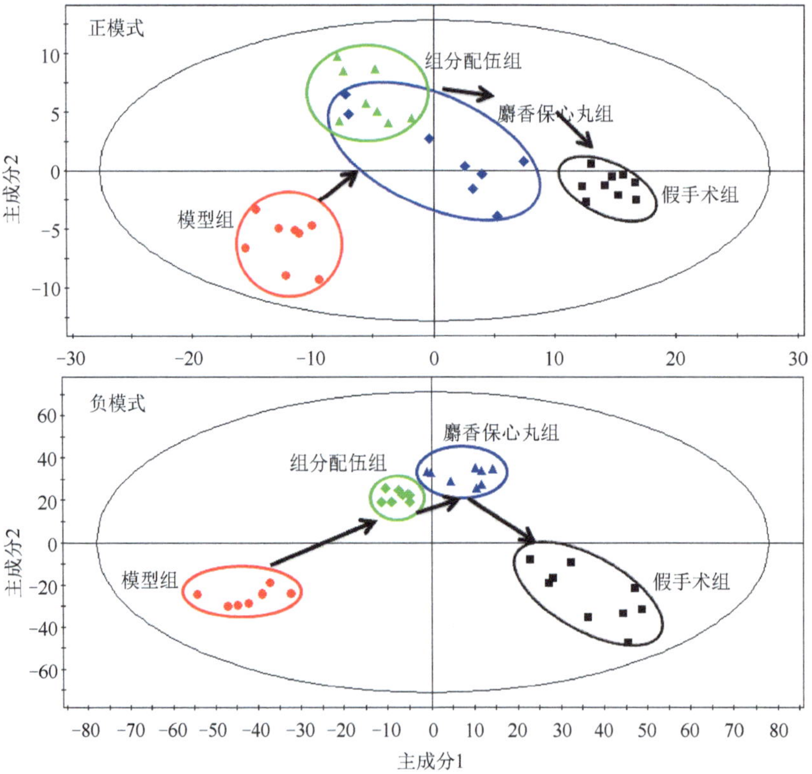

图 11-8 正负模式下，以模型组、假手术组、麝香保心丸组分配伍
麝香保心丸组分配伍组建立的 PLS-DA 得分图（彩图请扫书后二维码）

此外，对这两个组调控的生物标志物进行分析，19 个生物标志物能被 SFSBP 有效调控到假手术水平，20 个生物标志物能被麝香保心丸有效调控到假手术水平。如图 11-9

所示，其中16个生物标志物，包括12（S）-羟基二十碳四烯酸、胍乙酸、泛酸、溶血磷脂酰丝氨酸、罗格列酮、L-哌啶酸、色氨酸、胞苷、烟酰胺、dUMP、吲哚丙烯酸、7-表茉莉酸、3-吲哚丙酸、色胺、犬尿喹啉酸、12（S）-5顺,8,19反-十七碳三烯酸均能被麝香保心丸和SFSBP调控到假手术水平。8个生物标志物，包括马尿酸、乙酰肉碱、6-羟基褪黑素、丝氨酸、乳清酸核苷、UMP、1-油酰基溶血磷脂酸和皮质甾类在两个组中的调控程度不同（图11-10）。其中6-羟基褪黑素、1-油酰基溶血磷脂酸和乳清酸核苷能被SFSBP有效调控到假手术水平，但是不能被麝香保心丸有效调控到假手术水平，马尿酸、乙酰肉碱、丝氨酸、皮质甾类和UMP能有效地被麝香保心丸调控到假手术水平，但是不能被SFSBP有效调控到假手术水平。对SFSBP调控的生物标志物进行分析，发现这些生物标志物主要涉及血小板代谢和氧化损伤的病理生理过程，如和血小板代谢异常相关的标志物色胺和6-羟基褪黑素，和氧化损伤相关的标志物3-吲哚丙酸。麝香保心丸调控的生物标志物主要涉及色氨酸代谢通路中的色氨酸、烟酰胺、3-吲哚丙酸、色胺、犬尿喹啉酸、乙酰肉碱、丝氨酸和皮质甾类，其中皮质甾类代谢产物与AMI引起的心肌肥大相关，而3-吲哚丙酸和AMI的氧化损伤相关。麝香保心丸调控的生物标志物还包括嘧啶代谢通路上的马尿酸和UMP，这两个生物标志物都与能量代谢相关。此外，两种药物都对12（S）-羟基二十碳四烯酸和12（S）-5顺,8,19反-十七碳三烯酸有明显的调控效果，由于这两个生物标志物都与炎症相关，因此SFSBP和麝香保心丸都对AMI引起的炎症有明显的调控效果。综合以上结果，发现SFSBP对AMI的预保护机制主要涉及色氨酸代谢通路，抑制AMI引起的氧化损伤、血小板代谢异常和炎症，而麝香保心丸的主要作用机制与色氨酸代谢通路和嘧啶代谢通路相关，主要调控AMI引起的心肌肥大、氧化损伤、能量代谢异常和炎症。

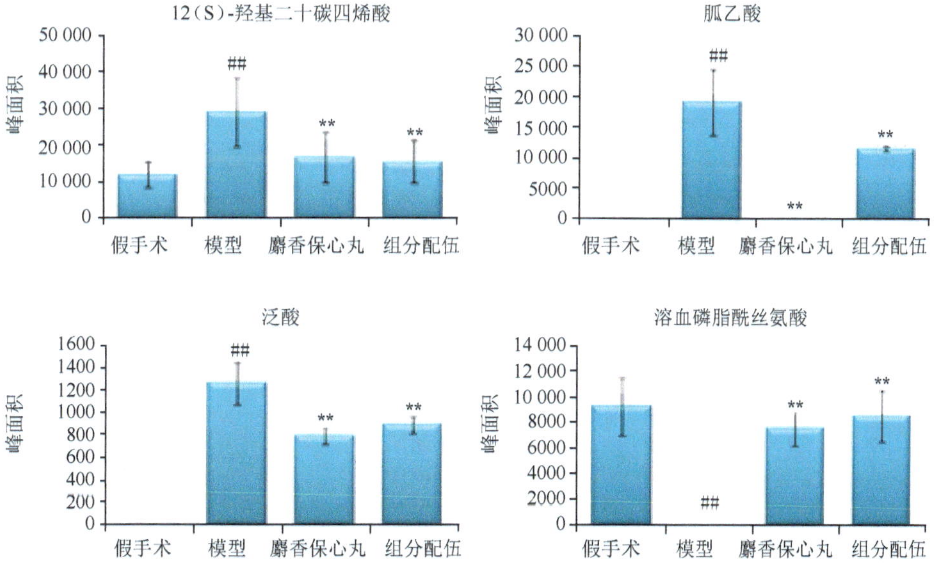

图11-9 SFSBP和麝香保心丸预防性治疗组均有明显逆转效果的生物标志物（彩图请扫书后二维码）

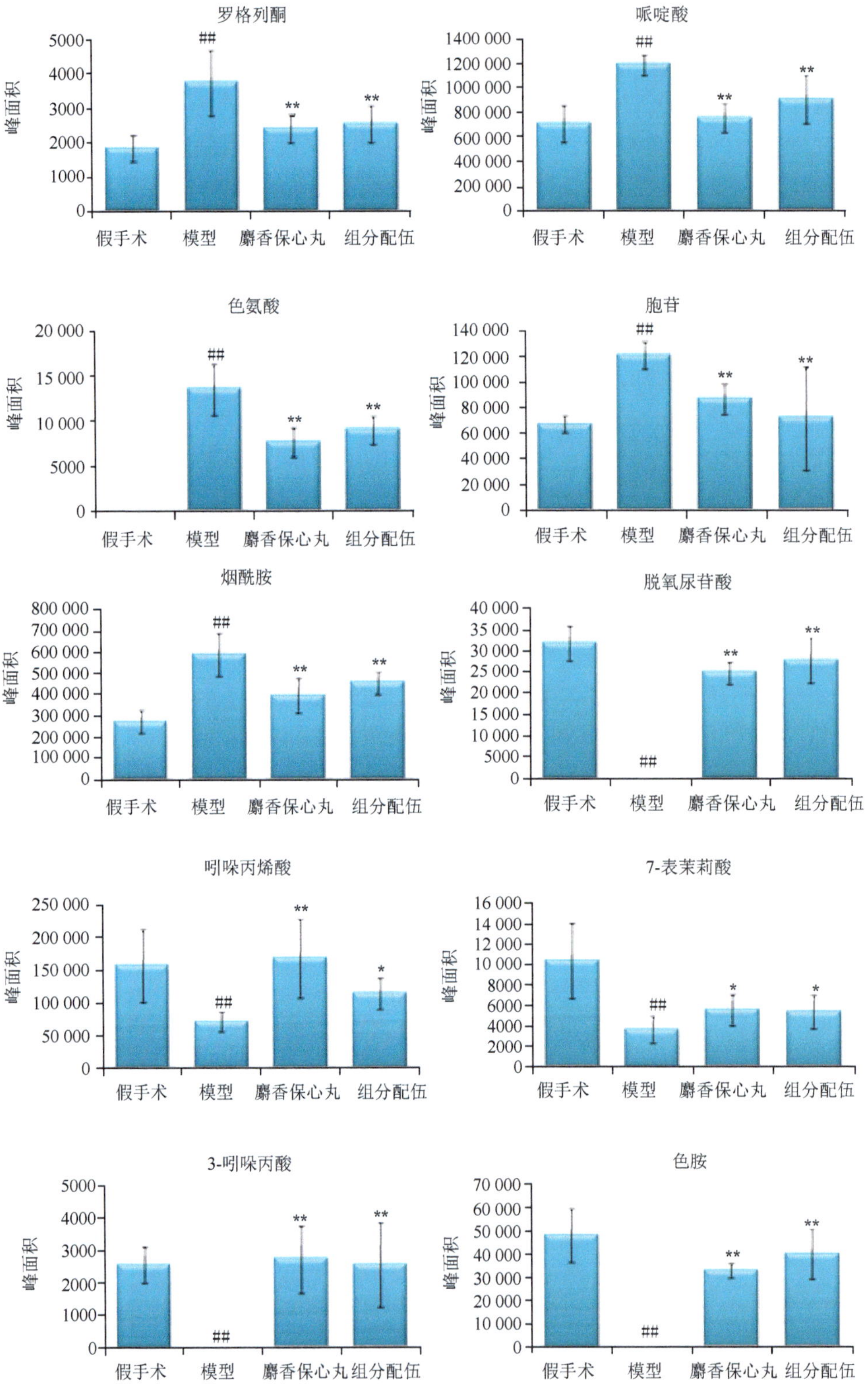

图 11-9　SFSBP 和麝香保心丸预防性治疗组均有明显逆转效果的生物标志物（续）

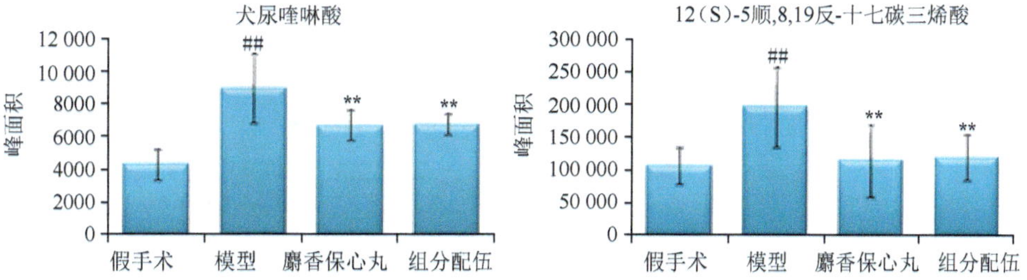

图 11-9　SFSBP 和麝香保心丸预防性治疗组均有明显逆转效果的生物标志物（续）

与假手术组相比有显著性差异，# 表示 $P<0.05$，# # 表示 $P<0.01$；
与模型组相比有显著性差异，*表示 $P<0.05$，**表示 $P<0.01$

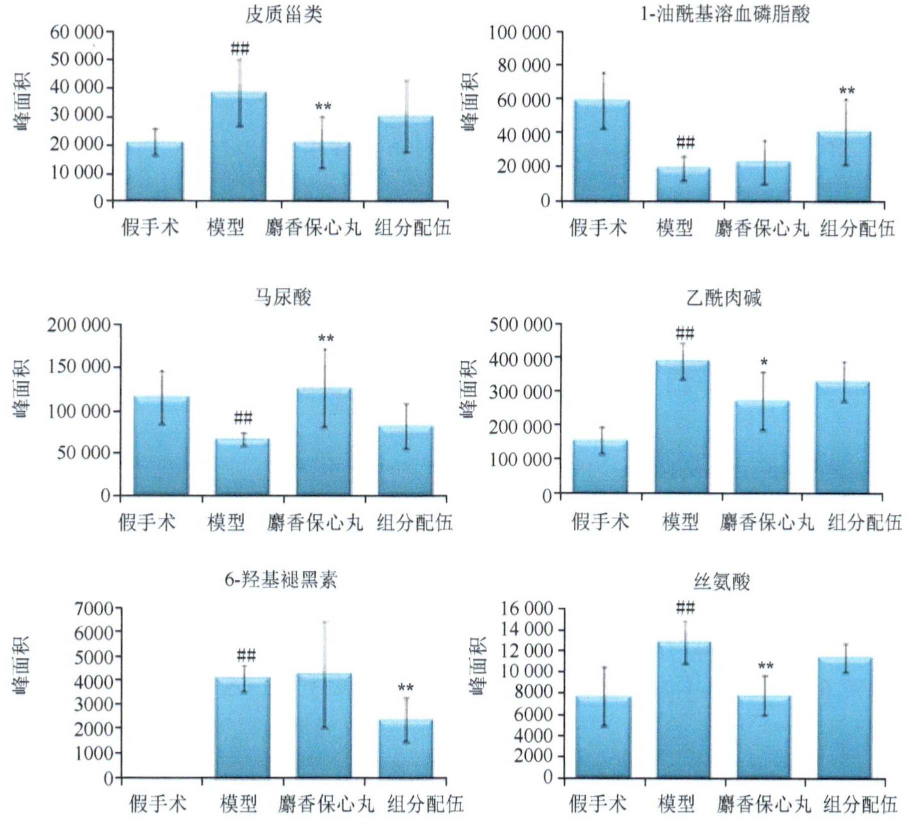

图 11-10　SFSBP 和麝香保心丸预防性治疗组调控不同的生物标志物（彩图请扫书后二维码）

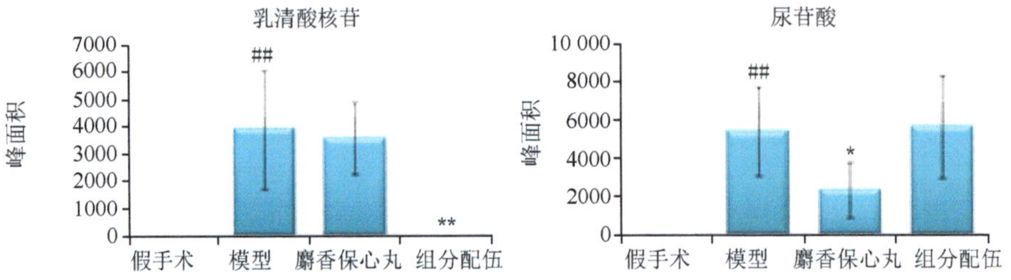

图 11-10 SFSBP 和麝香保心丸预防性治疗组调控不同的生物标志物（续）

与假手术组相比有显著性差异，*表示 $P<0.05$，##表示 $P<0.01$；
与模型组相比有显著性差异，*表示 $P<0.05$，**表示 $P<0.01$

从以上结果可知，SFSBP 和麝香保心丸都对 AMI 引起的氧化损伤和炎症有明显的预保护作用。其中，SFSBP 对血小板代谢异常有明显的逆转作用，而麝香保心丸对 AMI 引起的心肌肥大和能量代谢异常有明显的逆转作用。这两种治疗药物有相同的作用机制，也有不同的作用效果。综合 PLS-DA 和对生物标志物调控个数与程度的结果发现，麝香保心丸的预保护效果要略优于 SFSBP。

5. SFSBP 与 7 种组成化合物对 AMI 的预保护作用

为了研究 SFSBP 和其 7 种组成药物对 AMI 起预保护作用的特点，分别将模型组、假手术组、SFSBP 组和 7 种组成药物单独给药组在正、负模式下建立 PLS-DA 模型进行分析，发现 SFSBP、人参皂苷 Rb1、人参皂苷 Re、胆酸、麝香酮、蟾毒灵、肉桂酸和龙脑单体成分单独给药组都能明显地与 AMI 模型组分离，其中 SFSBP 组相对于单体成分给药组在正、负模式下更接近假手术组，说明 SFSBP 对 AMI 大鼠的整体调控效果都更好。

此外，对这 8 个给药组调控的生物标志物进行分析，评价不同给药组对 AMI 的作用效果（表 11-4）。人参皂苷 Rb1、人参皂苷 Re、胆酸、麝香酮、蟾毒灵、肉桂酸和龙脑单体成分预防性给药组分别逆转了 11 个、12 个、12 个、16 个、10 个、10 个和 8 个生物标志物，而 SFSBP 预防性给药治疗组逆转了 19 个生物标志物。从逆转的生物标志物个数上来看，SFSBP 组的疗效相对于 7 种单体成分给药组的疗效有明显的优势。其中，SFSBP 逆转 6-羟基褪黑素、罗格列酮、胞苷、乙酰肉碱和 12（S）-羟基二十碳四烯酸的效果都比人参皂苷 Rb1、人参皂苷 Re、胆酸、麝香酮、蟾毒灵、肉桂酸和龙脑单体成分给药效果好。6-羟基褪黑素与血小板代谢异常相关，12（S）-羟基二十碳四烯酸与炎症相关，因此我们可以看出 7 种药物组合后的 SFSBP 相对于单体成分给药的疗效优势主要集中在抑制 AMI 引起的血小板代谢异常和炎症。考虑到 SFSBP 中每种化合物的含量都比其单体成分单独给药时的剂量要低，但是疗效相对较好，说明单体成分药物组合以后对 AMI 的预保护作用产生了协同作用。

表 11-4　SFSBP、人参皂苷 Rb1、人参皂苷 Re、胆酸、麝香酮、蟾毒灵、肉桂酸和龙脑预防性给药组对 28 个鉴定到的生物标志物的逆转情况

化合物	组分配伍	人参皂苷 Rb1	人参皂苷 Re	肉桂酸	蟾毒灵	胆酸	龙脑	麝香酮
L-哌啶酸	++	++			++	+		
6-羟基褪黑素	++							+
罗格列酮	++				+			
胞苷	++							
高胱氨酸								
乙酰肉碱	++				+			
烟酰胺	++		++	++	+	++		++
色氨酸	++	+	++	+	+	+	+	+
胸苷								
马尿酸								
胍乙酸	++	++	++	++	++	++	++	++
丝氨酸		+	+					
dUMP	++	++	++	++	++	++		++
乳清酸核苷	++	++	++	++	++	++		
UMP								
犬尿喹啉酸	++			++				
N-乙酰-D-色氨酸	++			++	++		++	
泛酸	++	++		+	++		+	++
色胺	++		++		++		++	
吲哚丙烯酸	++	++	++	++	++	++	++	++
3-吲哚丙酸	++	++	++	++	++	++	++	++
7-表茉莉酸	+	+	+	+	+	+	+	
角鲨烯								
1-油酰基溶血磷脂酸	++		++					
溶血磷脂酰丝氨酸	++	++		++	++	++	++	
12（S）-5 顺,8,19 反-十七碳三烯酸	++				+		++	
12（S）-羟基二十碳四烯酸	++							
皮质甾类								

注：+表示与模型组相比具有显著性差异，$P<0.05$；++表示与模型组相比具有显著性差异，$P<0.01$

三、总结

代谢组学技术越来越广泛地应用于中药方剂的现代研究中，尤其是在分析中药多成分协同作用及其作用机制方面，可以从纷繁复杂的数据中快速锁定不同成分的作用途径和干扰的代谢通路，从而为科学解释传统组方的配伍规律提供重要依据。本节主要介绍了运用代谢组学方法研究麝香保心丸及其有效成分和组分配伍对 AMI 的预保护作用及机制。

代谢组学研究显示，麝香保心丸的预保护效果要略优于 SFSBP，SFSBP 和麝香保心丸都对 AMI 引起的氧化损伤和炎症有明显的预保护作用。其中，SFSBP 对血小板代谢异常有明显的逆转作用，而麝香保心丸对 AMI 引起的心肌肥大和能量代谢异常有明显的逆转作用。麝香保心丸对 AMI 的作用效果要优于其任何组成成分，优势主要在于其抑制 AMI 引起的炎症和血小板代谢异常，且 SFSBP 具有多成分协同作用的特点。

第二节　麝香保心丸及组分配伍对 AMI 大鼠的治疗作用及其作用机制研究

前期研究表明，长期服用麝香保心丸可以减少 AMI 大鼠心肌梗死面积，具有保护 AMI 大鼠心肌功能的作用。本节将采用代谢组学技术进一步阐释 AMI 导致心肌缺血后长期服用麝香保心丸的治疗作用和机制。最近在国际上流行多种西药组成方剂配伍制剂，其中 polypill（是由 5 种西药辛伐他汀、阿替洛尔、雷米普利、氢氯噻嗪及阿司匹林按文献报道的比例[26]组成的组合药物，简称 SARHA）在冠心病的临床治疗中取得了显著效果。为评价和揭示麝香保心丸及其组分配伍的作用效果和机制，我们采用 polypill 为阳性药物，并采用代谢组学的方法进行研究。本节利用以液相色谱与飞行时间质谱联用（LC-Q-TOF/MS）为平台的代谢组学技术研究麝香保心丸及其组分配伍对 AMI 大鼠的治疗作用，探讨 AMI 的发病机制，麝香保心丸、麝香保心丸组分及其组分配伍的作用机制和意义。

一、实验方法

1. AMI 模型制备及给药

造模方法同本章第一节。手术后共有 101 只 AMI 模型大鼠及 8 只假手术大鼠。将这些大鼠按照表 11-5 随机分组，并给予 17 种不同的药物。将所有药物研磨成粉末状，溶解于 0.5%羧甲基纤维素钠溶液中，按照表 11-5 的剂量配成特定溶度的混悬液。每只大鼠每天灌胃一次，连续灌胃 15 天。

表 11-5　不同给药组给药剂量

分组	剂量/[mg/（kg•天）]	只数
模型组		8
假手术组		8
麝香保心丸（SBP）组	28	7
麝香保心丸组分配伍（SFSBP）组	40	7
SARHA（polypill）	105	7
麝香酮	150	6
肉桂酸	50	6
蟾毒灵	10	6
人参皂苷 Rc	20	6
人参皂苷 Rb1	40	6
胆酸	80	6
冰片	100	6
辛伐他汀	20	6
阿替洛尔	40	6
雷米普利	10	6
氢氯噻嗪	10	6
阿司匹林	90	6

2．样品采集及检测的药理指标

在给药过程中，每只大鼠分别在第 3 天、第 7 天、第 11 天和第 15 天采集血液和尿液。血液从大鼠眼眶静脉采集，每只大鼠每次收集 1mL 左右血液。尿液采用不锈钢代谢笼收集，收集时间点为采样时间前一天的 20:00 至采样当天的 8:00。大鼠连续灌胃 15 天后处死，并取出每只大鼠的心脏置于甲醛溶液中，用于病理组织切片的分析。将收集的尿液冻存于−80℃冰箱，血浆（血液离心后的上清液）除了一部分用来进行心肌酶（LDH 和 CK）的检测外，其余也冻存于−80℃冰箱中用于代谢组学分析。

3．样品制备

血浆样品进行 LC-Q-TOF/MS 分析之前每个样品取 100μL 置于 1000μL 甲醇中沉淀蛋白质，以 12 000r/min 离心 10min，取上清液作为供试样品溶液。尿液样品取 50μL 滴加到 100μL 甲醇中，涡旋混匀 30s 后在 12 000r/min、4℃条件下离心 10min，取上清液过滤后置入进样瓶待分析。从以上血液和尿液的每个样品中取 20μL 分别混合后作为各自的质量控制样品。质控样品在实验过程中随机进样，以保证仪器在实验过程中的稳定性。除此之外，随机取出 1 个样本，按照以上样品制备要求重复处理 6 次，用来检测实验的重复性。空白样品为纯乙腈，每进 2 个样品进 1 针空白样品，以降低样品残留物（特别是脂质类化合物），降低实验过程中样品间的干扰。

4．分析条件

（1）色谱条件

血清样品色谱条件：色谱柱为 Eclipse plus C_{18} 色谱柱（1.8μm，2.1mm×100mm）；柱温为 45℃；流动相中 A 液为 0.1%甲酸纯水溶液，B 液为含 0.1%甲酸的乙腈溶液；线性梯度洗脱条件见表 11-6；进样量为 1μL；流速为 0.25mL/min；每进样 2 针进 1 次空白针，洗针溶液为50：50（*V*/*V*）的甲醇：纯水混合液。

表 11-6　液相色谱流动相洗脱梯度程序

质谱模式	时间/min	A/%	B/%
正模式	0	98	2
	1.5	98	2
	9	15	85
	12	0	100
	15	0	100
	19	98	2
	23	98	2
负模式	0	98	2
	1.5	98	2
	9	0	100
	11	15	85
	13	20	80
	18	98	2
	22	98	2

尿液样品色谱条件：所有样品采用 Eclipse plus C_{18} 色谱柱（1.8μm，2.1mm×100mm）进行分析。温度为 45℃，流速为 0.3mL/min。流动相由超纯水（含 0.1%甲酸）（A）和乙腈（B）组成。使用的梯度如下所示：0～2min 为 2% B；2～3min 为 2%～20% B；3～11min 为 20%～70% B；11～12min 为 70%～95% B；12～17min 为 100% B。平衡时间为 4min，进样量为 3μL。

（2）质谱条件

同本章第一节。

5. 数据处理

同本章第一节。

二、实验结果

1. 药理学实验结果

（1）心肌酶

心肌缺血后机体能量代谢会产生急剧变化，从有氧呼吸转化为无氧酵解，供能平衡失调，导致体内 pH 下降，进而造成乳酸脱氢酶（LDH）和肌酸激酶（CK）在机体中浓度升高[27, 28]。对这两种酶的检测发现，CK 和 LDH 在模型组显著升高（相对于假手术组，$P<0.05$），说明 AMI 造模成功。从图 11-11 中还可以看出，麝香保心丸、SFSBP、SARHA、肉桂酸、麝香酮、胆酸、人参皂苷 Re、人参皂苷 Rb1 和氢氯噻嗪组中 LDH 和 CK 值与模型组相比都有明显的逆转效果（相对于模型组，$P<0.05$），而其他组的逆转效果均不明显。

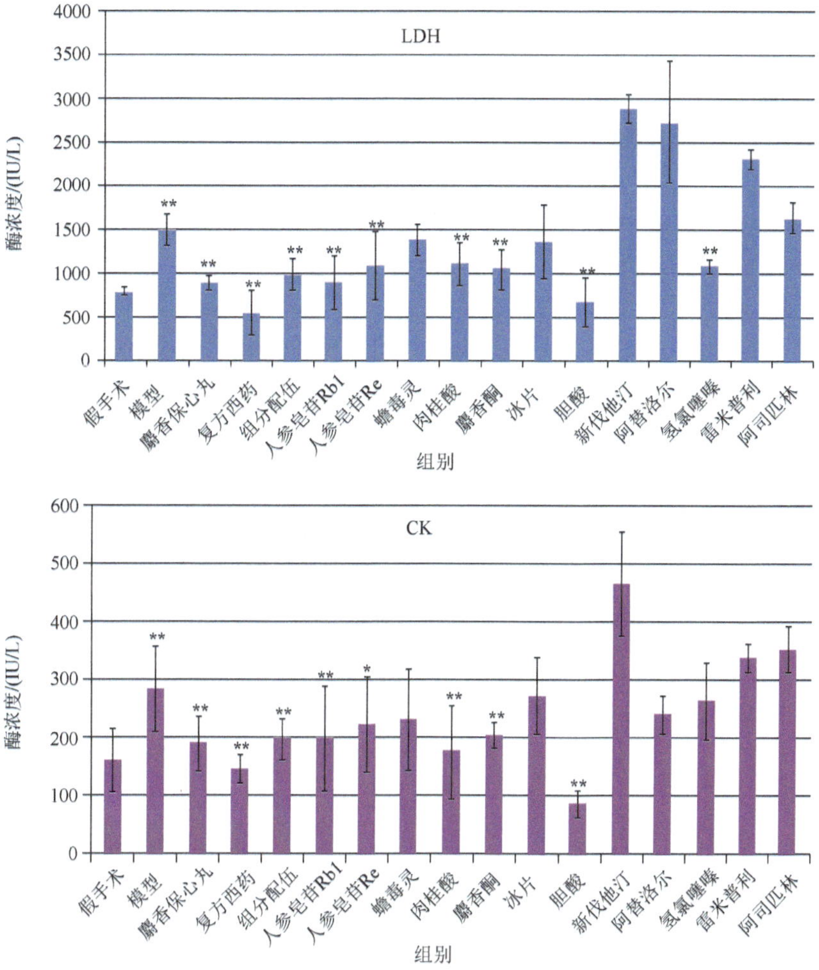

图 11-11　15 种不同给药组的 LDH 和 CK 值（彩图请扫书后二维码）

与假手术组相比有显著性差异，# 表示 $P<0.05$，# # 表示 $P<0.01$；
与模型组相比有显著性差异，*表示 $P<0.05$，**表示 $P<0.01$

（2）病理组织切片

从图 11-12 中可以看出，AMI 大鼠的病理组织切片中梗死部分完全坏死，成纤维细胞大量堆积，炎症细胞大量出现，而假手术组组织完全正常。麝香保心丸、SFSBP 和 SARHA 组对 AMI 大鼠的心肌均具有较好的保护作用；人参皂苷 Re、人参皂苷 Rb1、胆酸和肉桂酸单体成分给药组对 AMI 大鼠的心肌具有微弱的保护作用，效果不显著，而蟾毒灵、麝香酮、龙脑和 5 种单体西药成分给药组对 AMI 大鼠的心肌无保护效果。结果说明，多成分药物（麝香保心丸、SFSBP 和 SARHA）对心肌梗死的治疗效果优于单体成分药物。

（3）心肌缺血生物标志物鉴定

图 11-13 为通过 LC-Q-TOF/MS 分析得到的正、负模式下大鼠模型组和假手术组血清样本的总离子流图。以此图为例，虽然我们能部分辨别各组色谱总离子流图的峰数和峰强度存在差异，但是这种用肉眼直接对比得到的信息十分有限。所以，我们需要对质

谱图中所包含的所有离子信息进行提取和再处理，以获取更多的数据。采用 Agilent Mass Hunter Qualitative 软件进行原始数据的提取，数据提取设置的参数如下：保留时间斜率为 0.3%，误差为 0.3min；质量数漂移允许斜率为 50ppm，误差为 20mDa。最后在血液样本中共得到 15 591（正模式下 8302 个，负模式下 7289 个）个离子。在尿液样本中共得到 18 879（正模式下 12 300 个，负模式下 6579 个）个离子。

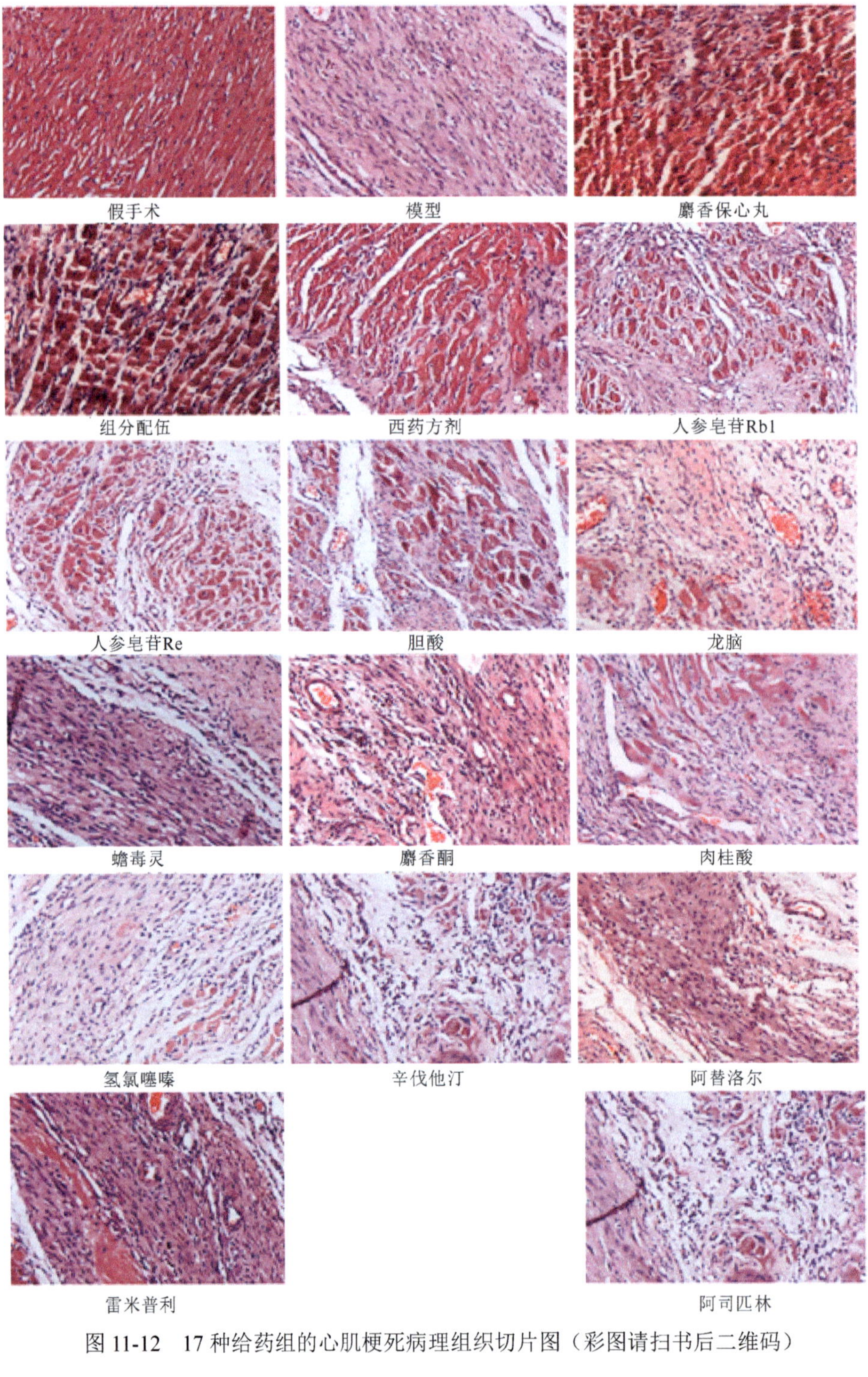

图 11-12　17 种给药组的心肌梗死病理组织切片图（彩图请扫书后二维码）

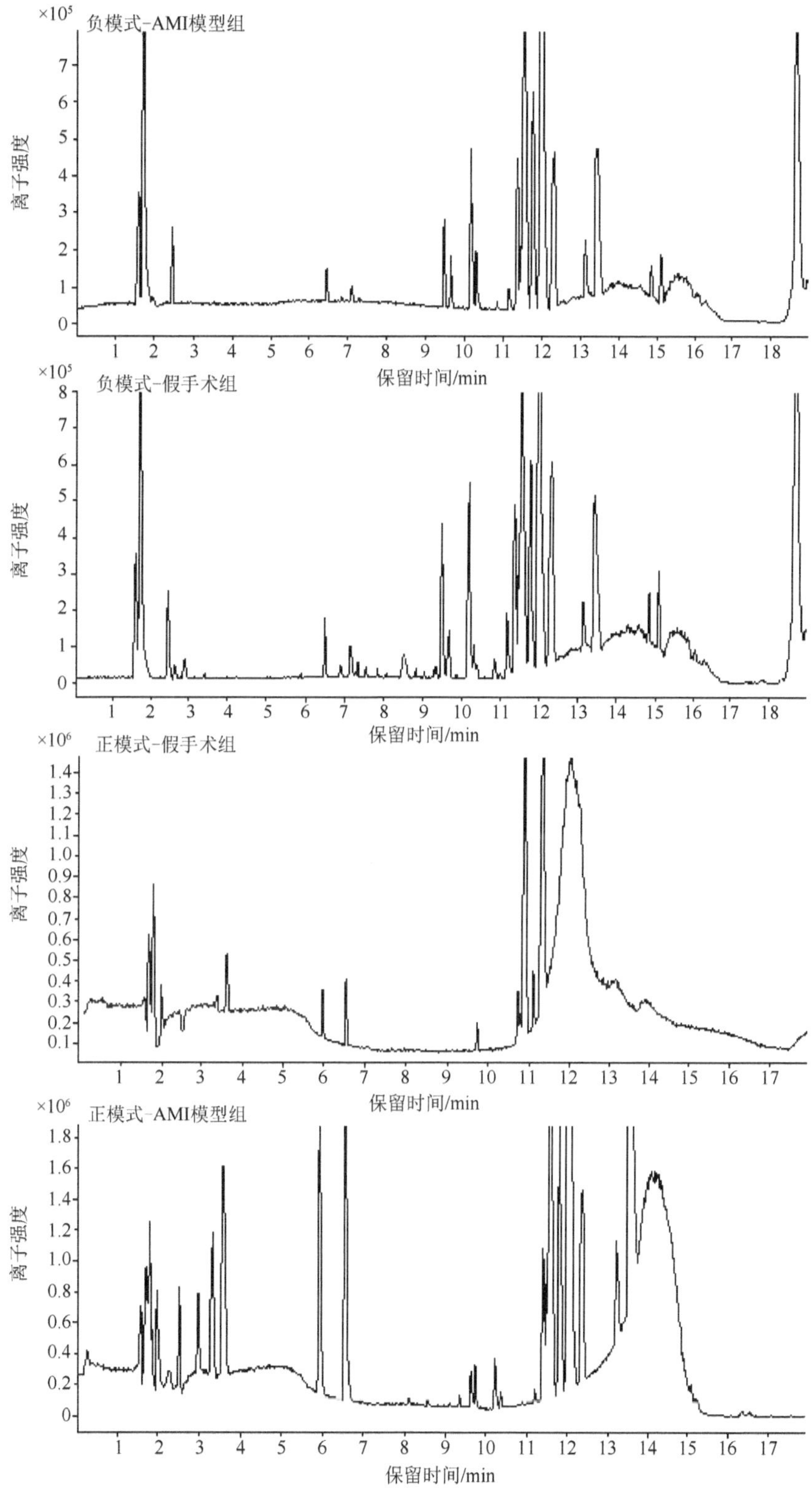

图 11-13　正、负模式下大鼠血清样本的总离子流图

采用 SIMCA-P（11.0）软件对提取后的数据进行 PLS-DA 分析，得到模型组和假手术组的得分图（图 11-14，图 11-15）（其中每一个点代表一个样本），发现模型组和假手术组可以很明显地分离。此外，从中还可以看出假手术组较模型组更分散，说明假手术组个体差异较模型组大。

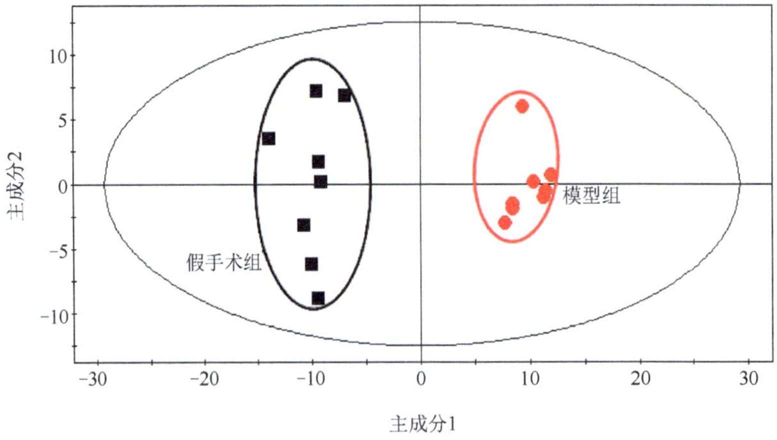

图 11-14　AMI 模型组和假手术组大鼠血清 PLS-DA 得分图（彩图请扫书后二维码）

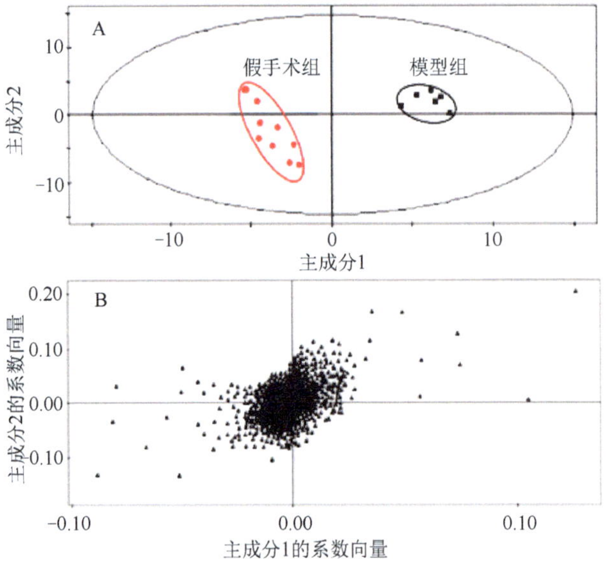

图 11-15　AMI 模型组和假手术组大鼠尿液 PLS-DA 得分图（彩图请扫书后二维码）

根据 PLS-DA 分析结果，选择出差异性大（VIP＞1）的离子进行鉴定。通过分析这些差异性离子的二级质谱并与在线数据库 Metabolites Database（http://metlin.scrips.edu）及 Human Metabolome Database（http://www.hmdb.ca）进行对比鉴定，最后又与标准品的二级质谱进行比对确定，共在血液中鉴定出了 27 个生物标志物（表 11-7），其中 14 个生物标志物在模型组中是上调的，13 个生物标志物是下调的；在尿液中共预测到了 16 个（正模式 6 个，负模式 10 个）生物标志物（表 11-8）。由于这些生物标志物是模型组与假手术组中有差异的离子，因此很可能反映了心肌梗死引起的内源性代谢产物的变化情况。举例说明血液样本中生物标志物的鉴定过程：首先通过 PLS-DA 分析确定模型组和假手术组中有差异的生物标志物，质荷比为 179.06，保留时间为 7.15min，利用网上数据库 Metabolites Database（http://metlin.scrips.edu）得知其可能的分子式为 $C_9H_9NO_3$，将其二级碎片与网上数据库的二级质谱进行匹配，可能为马尿酸，最后通过与标准品的二级质谱进行比对（图 11-16），确定为马尿酸。

表 11-7　血液样本中正、负模式下鉴定到的生物标志物

模式	序号	保留时间/min	相对分子质量（m/z）	分子式	化合物	趋势	相关通路
ESI（+）	1	1.57	116.06	$C_5H_9NO_2$	脯氨酸[b]	↑	精氨酸和脯氨酸代谢
	2	1.70	216.05	$C_5H_{14}NO_6P$	甘油磷酰乙醇胺[b]	↑	甘油磷脂代谢
	3	1.82	137.04	$C_5H_4N_4O$	次黄嘌呤[b]	↓	花生四烯酸代谢
	4	2.08	118.07	$C_5H_{11}NO_2$	缬氨酸[b]	↓	丙酸代谢
	5	2.44	123.04	$C_6H_6N_2O$	烟酰胺	↓	烟酸和烟酰胺代谢
	6	2.56	126.05	$C_5H_7N_3O$	5-甲基胞嘧啶[b]	↑	嘧啶代谢
	7	2.74	130.04	$C_5H_7NO_3$	焦谷氨酸[b]	↑	未知
	8	5.97	281.15	$C_{13}H_{20}N_4O_3$	利索茶碱	↑	未知
	9	7.15	180.06	$C_9H_9NO_3$	马尿酸[b]	↑	苯丙氨酸代谢
	10	7.20	113.01	$C_5H_4O_3$	2-糠酸[b]	↓	未知
	11	8.59	269.05	$C_8H_{16}N_2O_4S_2$	高胱氨酸[b]	↑	半胱氨酸和甲硫氨酸代谢
	12	11.70	333.23	$C_{21}H_{32}O_3$	白三烯 A4 甲基酯	↑	花生四烯酸代谢
	13	13.10	319.16	$C_{16}H_{22}N_4O_3$	LY171883	↑	花生四烯酸代谢
	14	14.14	282.27	$C_{18}H_{35}NO$	油酰胺[b]	↓	未知
ESI（-）	15	1.77	157.04	$C_4H_6N_4O_3$	尿囊素[b]	↓	嘌呤代谢
	16	1.72	89.03	$C_3H_6O_3$	乳酸[b]	↑	丙酮酸代谢
	17	2.46	307.04	$C_9H_{13}N_2O_8P$	脱氧尿苷酸[b]	↓	嘧啶代谢
	18	2.48	390.99	$C_{11}H_{13}IN_4O_4$	5-碘代杀结核菌素[b]	↓	未知
	19	2.89	294.05	$C_8H_{14}N_3O_7P$	5-氨基咪唑核苷酸[b]	↓	嘌呤代谢
	20	3.49	130.09	$C_6H_{13}NO_2$	异亮氨酸[b]	↓	缬氨酸、亮氨酸和异亮氨酸降解
	21	6.48	347.02	$C_{12}H_{12}O_{12}$	去氧抗坏血酸二聚体	↑	未知
	22	8.95	514.28	$C_{26}H_{45}NO_7S$	牛磺胆酸[b]	↓	牛磺酸代谢
	23	9.02	188.07	$C_{11}H_{11}NO_2$	3-吲哚丙酸[b]	↑	未知
	24	11.46	608.36	$C_{29}H_{56}NO_{10}P$	1-棕榈酰-2-戊二酰-Sn-甘油基-3-磷酸胆碱(PGPC)[b]	↑	未知
	25	11.60	319.24	$C_{20}H_{32}O_3$	12-羟基二十烷四烯酸	↑	未知
	26	13.04	167.04	$C_6H_6N_4O_2$	3-甲基黄嘌呤[b]	↑	咖啡因代谢
	27	15.86	351.22	$C_{20}H_{32}O_5$	前列腺素 E2[b]	↑	花生四烯酸代谢

注：“↑”和“↓”表示该标志物在模型组相对于假手术组的变化；b 表示这些生物标志物经标准品验证过

表 11-8 尿液样本在正、负模式下检测到的 16 个生物标志物

模式	序号	保留时间/min	精确分子质量（*m/z*）	分子式	化合物	趋势	相关通路
正模式	1	0.80	214.0192	$C_5H_{11}O_7P$	2-脱氧-D-核糖 5-磷酸盐	↓	戊糖磷酸盐代谢
	2	0.91	131.0762	$C_4H_9N_3O_2$	肌酸	↓	精氨酸和脯氨酸代谢
	3	1.18	244.0777	$C_9H_{12}N_2O_6$	尿苷	↑	嘧啶代谢
	4	3.52	204.0965	$C_{11}H_{12}N_2O_2$	色氨酸	↓	色氨酸代谢
	5	4.22	184.0300	$C_8H_8O_5$	3,4-二羟杏仁酸	↓	络氨酸代谢
	6	6.07	254.0354	$C_7H_{14}N_2O_4S_2$	半胱氨酸-高胱氨酸二硫化合物	↑	甲硫氨酸降解
负模式	7	1.03	147.0597	$C_5H_9NO_4$	谷氨酸盐	↓	谷氨酸代谢
	8	1.17	219.1180	$C_9H_{17}NO_5$	泛酸	↓	泛酸和辅酶 A 合成
	9	1.18	190.0179	$C_6H_6O_7$	草酰琥珀酸	↑	三羧酸循环
	10	1.21	193.0799	$C_{10}H_{11}NO_3$	苯乙酰甘氨酸	↑	苯丙氨酸代谢
	11	1.93	179.0648	$C_9H_9NO_3$	马尿酸	↑	苯丙氨酸代谢
	12	3.48	344.2074	$C_{21}H_{28}O_4$	11-脱氢皮质酮	↑	类固醇荷尔蒙代谢
	13	3.56	232.1278	$C_{13}H_{16}N_2O_2$	褪黑激素	↓	色氨酸代谢
	14	6.73	334.0637	$C_{11}H_{15}N_2O_8P$	烟酰胺单核苷酸	↑	烟酸和烟酰胺代谢
	15	11.40	284.0824	$C_{10}H_{12}N_4O_6$	黄嘌呤核苷	↓	嘌呤代谢
	16	14.20	258.0911	$C_{10}H_{14}N_2O_6$	3-甲基尿嘧啶核苷	↑	DNA 损伤

注：“↑”和“↓”表示该标志物在模型组相对于假手术组的变化

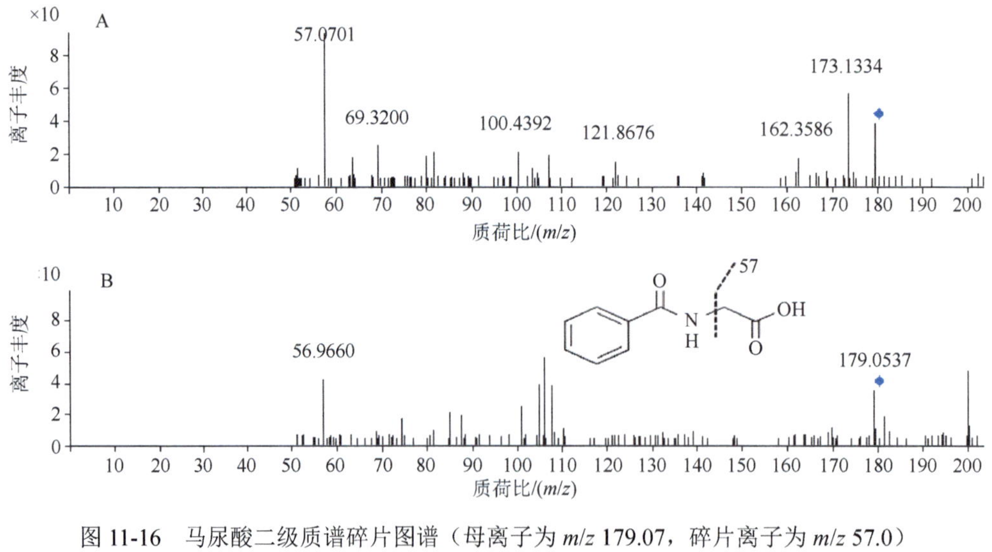

图 11-16 马尿酸二级质谱碎片图谱（母离子为 *m/z* 179.07，碎片离子为 *m/z* 57.0）

A. 血清样品；B. 标准品

（4）AMI 模型相关生物标志物的意义

对血液中鉴定的 27 个生物标志物进行分析。通过查找文献及在 KEGG PATHWAY Database（http://www.genome.jp/kegg/）和 HMDB（http://www.hmdb.ca）网上数据库查询，将其中 18 个生物标志物组成了一个与 AMI 相关的网络（图 11-17）。AMI 主要与 4 个病理过程相关，包括氧化损伤、能量代谢异常、氨基酸代谢异常及炎症。

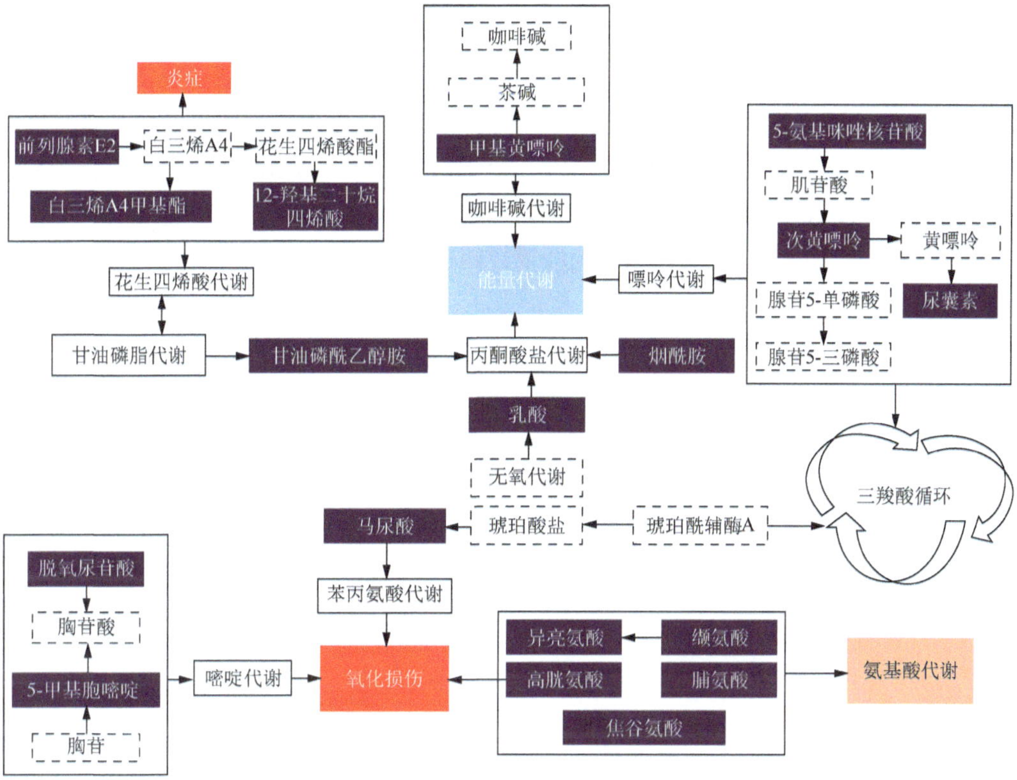

图 11-17 心肌梗死相关生物标志物代谢网络（深色方框内为鉴定到的生物标志物）
（彩图请扫书后二维码）

如图 11-17 所示，有 5 个生物标志物与氧化损伤相关。例如，高胱氨酸是蛋氨酸代谢的中间产物，当心肌缺血发生以后，血液中高胱氨酸含量会升高，导致内皮细胞的氧化损伤，原因可能是高胱氨酸能提高内皮细胞一氧化氮酶的活性而造成内皮细胞氧化损伤[29,30]。PGPC 是磷脂类氧化后的产物，已有文献报道它可以加速病变促使血管功能紊乱[31,32]。其他与氧化损伤相关的生物标志物包括 5-甲基胞嘧啶[33]、马尿酸[34]和尿囊素[35]。

此外，嘌呤代谢（AIR，次黄嘌呤、尿囊素）、咖啡因代谢（3-甲基黄嘌呤）及戊糖代谢（乳酸）3 个代谢途径与能量代谢相关。当 AMI 形成以后，机体血流量会降低，供氧量减少，由于缺乏足够的氧气进行有氧呼吸，机体 ATP 产量下降，因此机体为了补充能量的匮乏而进行无氧酵解，产生乳酸，致使乳酸在机体内大量堆积。在 AMI 形成的过程中，黄嘌呤氧化酶促使黄嘌呤降解产生 ATP、ADP、AMP 和次黄嘌呤，导致次黄嘌呤在血液中浓度升高。有文献报道，次黄嘌呤是机体供氧不足后能量代谢紊乱的标志性生物标志物[36-38]。此外，前列腺素 E2、白三烯 A4 甲基酯和 12-羟基二十烷四烯酸都与花生四烯酸代谢相关，说明 AMI 形成以后会导致机体产生炎症。在鉴定到的生物标志物中，包括异亮氨酸、脯氨酸、焦谷氨酸、高胱氨酸和缬氨酸都为氨基酸，说明 AMI 的形成与氨基酸代谢紊乱密切相关[39]。

尽管 16 个尿液生物标志物分布在 14 条不同的代谢通路上，但这些通路间还是有联系的。如图 11-18 所示，除了 3-甲基尿嘧啶核苷和半胱氨酸-高胱氨酸二硫化合物外，其他的 14 个生物标志物都参与了代谢网络的构建。生物标志物参与的代谢网络通路包括嘌呤代谢通路、谷氨酸盐代谢通路、三羧酸循环等，它们都对 AMI 的形成有影响[40-44]。从图 11-18 中可以看出，三羧酸循环在 AMI 的形成中最重要，而 AMI 形成以后，能量代谢受到了干扰，与三羧酸循环相关的能量代谢通路可能在 AMI 疾病的发展中扮演着很重要的角色。

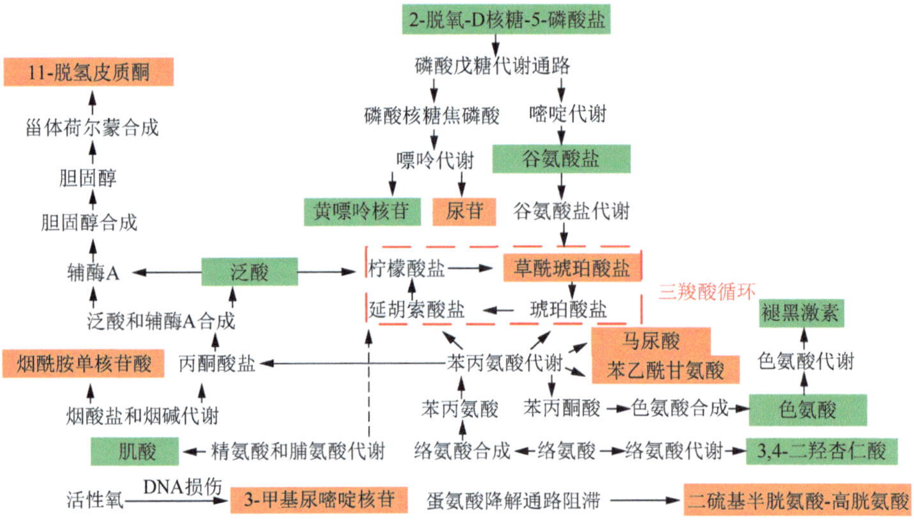

图 11-18 生物标志物构建的生物学过程网络（红色为上调标志物，绿色为下调的标志物）（彩图请扫书后二维码）

（5）麝香保心丸治疗 AMI 的疗效评价（血液样本）

为了评价麝香保心丸对 AMI 大鼠的治疗作用，建立了一个包含模型组、假手术组、麝香保心丸组和阳性对照药物 SARHA 组的 PLS-DA 模型。得分如图 11-19 所示，麝香保心丸和 SARHA 组都远离模型组，接近假手术组，说明两种药物对 AMI 都是有效的。然而麝香保心丸组相对于 SARHA 组来说更接近假手术组，说明麝香保心丸的疗效优于阳性对照药物 SARHA。

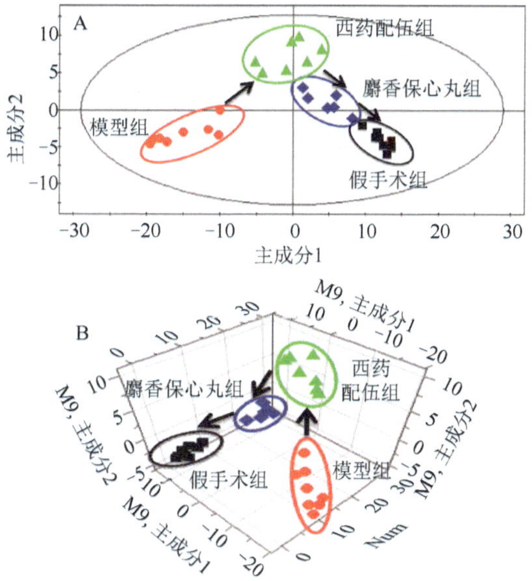

图 11-19　模型、假手术、麝香保心丸和 SARHA 组 PLS-DA 得分图

A．2D 得分图；B．3D 得分图（Q^2Y=0.978，R^2X=0.579，R^2Y=0.771）（彩图请扫书后二维码）

麝香保心丸调控的生物标志物有马尿酸、高胱氨酸、5-甲基胞嘧啶、PGPC、白三烯 A4 甲基酯、前列腺素 E2、乳酸和 3-甲基黄嘌呤（图 11-20），其中马尿酸、高胱氨酸、5-甲基胞嘧啶、PGPC 都与氧化损伤相关，而白三烯 A4 甲基酯和前列腺素 E2 与炎症相关，乳酸和 3-甲基黄嘌呤与能量代谢相关，说明麝香保心丸对 AMI 的治疗作用主要是通过调控与心肌梗死疾病相关的氧化损伤、能量代谢异常和炎症等过程来实现的[45,46]。

与 AMI 相关的生物标志物中有 7 个在麝香保心丸和 SARHA 组中调控的程度不同（图 11-20）。这 7 个生物标志物分别为高胱氨酸、乳酸、白三烯 A4 甲基酯、去氧抗坏血酸二聚体、3-吲哚丙酸、脯氨酸和 2-糠酸。其中前 5 个生物标志物在麝香保心丸中得到了有效的调节（$P>0.05$，与假手术组相比），而 SARHA 不能调控这 5 个生物标志物（$P<0.05$，与假手术组相比）。脯氨酸和 2-糠酸能有效地被 SARHA 调节，但是不能有效地被麝香保心丸调节。这 7 个生物标志物中，麝香保心丸能显著调控高胱氨酸（与氧化损伤相关）、乳酸（与能量代谢紊乱相关）和白三烯 A4 甲基酯（与炎症相关），而 SARHA 不能显著调控，说明麝香保心丸在调节与 AMI 相关的氧化损伤、能量代谢异常和炎症方面优于 SARHA。

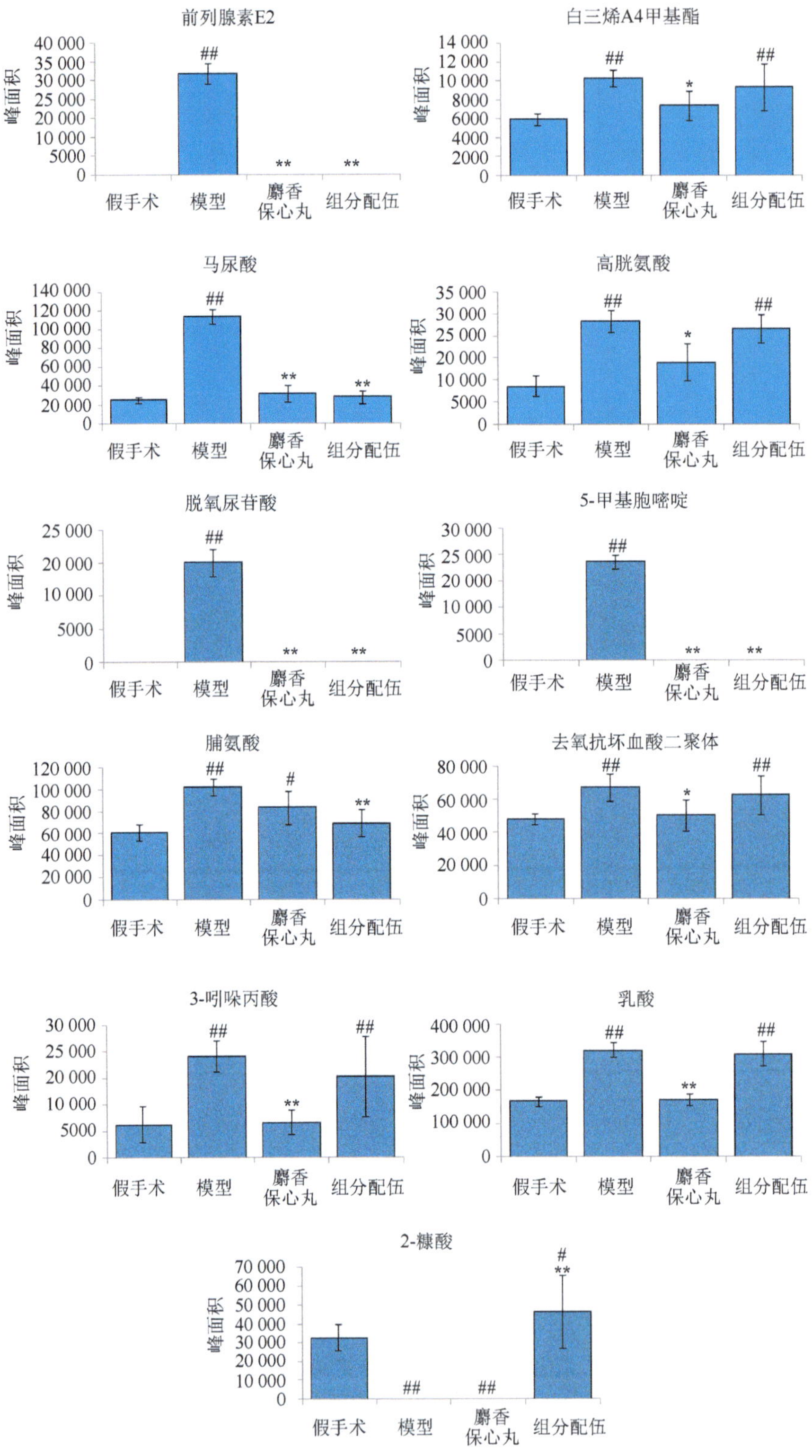

图 11-20　麝香保心丸和 SARHA 调控的生物标志物

与假手术组相比有显著性差异，# 表示 $P<0.05$，# # 表示 $P<0.01$；
与模型组相比有显著性差异，* 表示 $P<0.05$，** 表示 $P<0.01$（彩图请扫书后二维码）

（6）SARHA 及其单体成分组成药物对 AMI 的疗效评价（血液样本）

为了评价 SARHA 及其组成药物对 AMI 的治疗效果，我们建立了一个包括模型组、假手术组、麝香保心丸组、SARHA 组及 SARHA 5 种组成药物组的 PLS-DA 得分图（图 11-21）。从中可以看出 SARHA 组更接近于假手术组，而其他几个单体成分给药组虽然远离模型组，但是也同样远离假手术组，说明 SARHA 组的疗效要优于单体成分给药组。

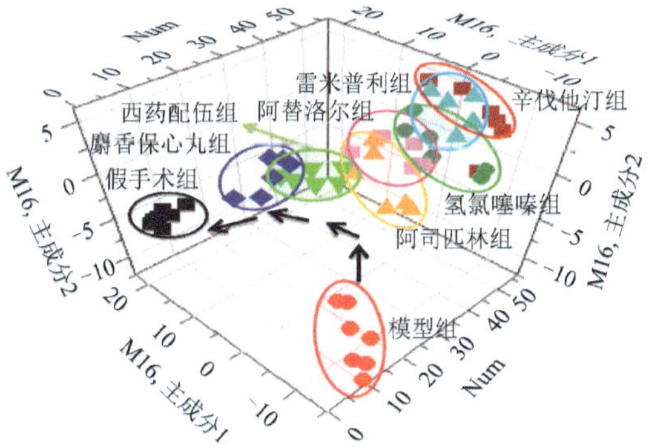

图 11-21　模型、假手术、麝香保心丸、SARHA 及 SARHA 5 种组成药物 PLS-DA 3D 得分图

Q^2Y=0.253，R^2X=0.501，R^2Y=0.955（彩图请扫书后二维码）

同时，我们对这 7 个给药组调控的与 AMI 相关的 27 个生物标志物的个数进行了研究（表 11-9），发现 SARHA 组调控了 16 个生物标志物。阿司匹林、氢氯噻嗪、阿替洛尔、雷米普利和辛伐他汀组调控的生物标志物的个数分别为 8、6、5、6 和 6。而且 2-糠酸、缬氨酸、5-甲基胞嘧啶、焦谷氨酸、利索茶碱、马尿酸、前列腺素 E2、5-碘代杀结核菌素、PGPC 和 3-甲基黄嘌呤这 10 个生物标志物在 SARHA 组中的调控的效果要比组成成分单独给药组的调控效果好。

表 11-9　7 种药物对 27 个生物标志物不同的调控作用

序号	化合物	麝香保心丸	组分配伍	阿司匹林	氢氯噻嗪	阿替洛尔	雷米普利	辛伐他汀
1	脯氨酸		++	++				
2	甘油磷酰乙醇胺	++	++	+	++	++		+
3	次黄嘌呤							
4	缬氨酸	++	+++	+				
5	烟酰胺							
6	5-甲基胞嘧啶	+++	+++				++	
7	焦谷氨酸	+++	+++					
8	利索茶碱	++	++	+				+
9	马尿酸	+++	+++		++			
10	2-糠酸		+++	+	+	+	+	+
11	高胱氨酸	+						
12	白三烯 A4 甲基酯	+						

续表

序号	化合物	麝香保心丸	组分配伍	阿司匹林	氢氯噻嗪	阿替洛尔	雷米普利	辛伐他汀
13	LY171883	++	++	++		+		
14	油酰胺	++	++		++	++	++	+
15	尿囊素							
16	乳酸	++						
17	脱氧尿苷酸	++	++		++		+	
18	5-碘代杀结核菌素	++	+++					
19	5-氨基咪唑核苷酸							
20	异亮氨酸	+	+	+				++
21	去氧抗坏血酸二聚体	+	+			+	+	
22	12-羟基二十烷四烯酸							
23	牛磺胆酸							
24	3-吲哚丙酸	+++			++			++
25	PGPC	+++	+++					
26	3-甲基黄嘌呤	++						
27	前列腺素 E2	+++	+++	+			+	

注：“＋”表示对该化合物有显著性调控作用，“＋”表示 P 值小于 0.05；“＋＋”表示 P 值小于 0.01；“＋＋＋”表示 P 值小于 0.001

结合前面不同给药组心肌酶（LDH 和 CK）和病理组织切片的结果显示，多成分药物（SARHA）对 AMI 的调控效果优于单体成分药物（阿司匹林、氢氯噻嗪、辛伐他汀、雷米普利和阿替洛尔）。

对鉴定出来的生物标志物进行分析，发现氧化损伤、能量代谢异常、氨基酸代谢异常和炎症等与 AMI 相关病理机制有关。药理实验结果和代谢组学结果均显示，麝香保心丸和 SARHA 对 AMI 的疗效优于 5 个单体成分。因此，多成分、多靶点的组合药物在治疗多发病因素的疾病上具有独特的优势。

（7）麝香保心丸组分配伍药物（SFSBP）对 AMI 的治疗作用（血液样本）

首先建立 PLS-DA 模型来评价 SFSBP 对 AMI 的疗效。如图 11-22 所示，SFSBP 能明显地与模型组分离而接近于假手术组，说明药物组合是有效的。从中还可以看出，麝香保心丸相对于其组分配伍组更接近于假手术组，说明麝香保心丸对 AMI 的治疗效果从整体上来说是优于其组分配伍的。

其次对鉴定到的 27 个生物标志物进行分析来评价麝香保心丸组分配伍对 AMI 大鼠的治疗效果。如图 11-23 所示，19 个生物标志物均被 SFSBP 和麝香保心丸显著地（$P<0.05$）调节到假手术水平。其中有 6 个生物标志物在这两个组中被调节的程度不同，如图 11-24 所示，油酰胺、白三烯 A4 甲基酯和 3-甲基黄嘌呤在麝香保心丸组被明显地逆转到假手术水平，但 SFSBP 组没有明显的逆转效果；脯氨酸、5-氨基咪唑核苷酸和牛磺胆酸能有效地被 SFSBP 逆转，但是麝香保心丸组没有明显变化。麝香保心丸和 SFSBP 对次黄嘌呤、12-羟基二十烷四烯酸、烟酰胺、2-糠酸和尿囊素均没有逆转效果。

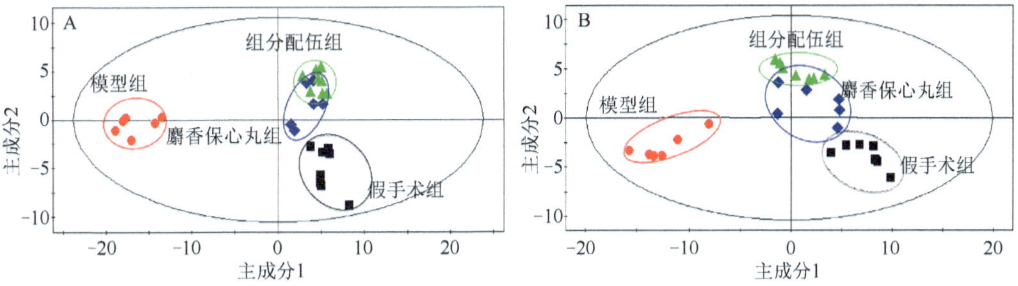

图 11-22 模型、假手术、麝香保心丸及其组分配伍组的 PLS-DA 得分图（彩图请扫书后二维码）

A．正模式下的 PLS-DA 得分图（$R^2X = 0.596$，$R^2Y = 0.977$，$Q^2Y = 0.573$）

B．负模式下 PLS-DA 得分图（$R^2X = 0.516$，$R^2Y = 0.975$，$Q^2Y = 0.583$）

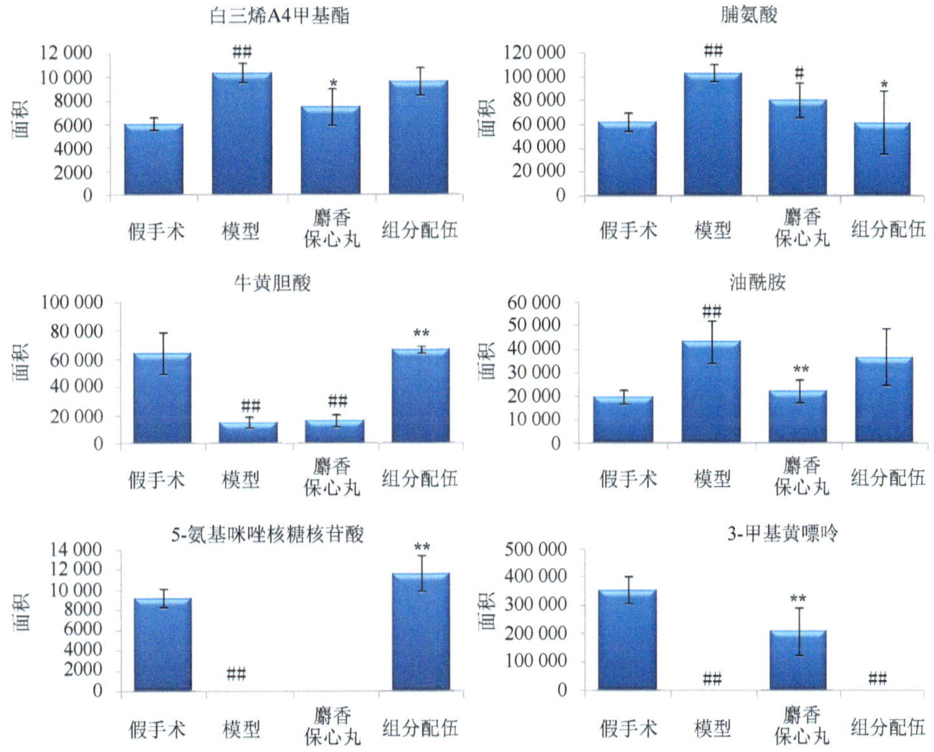

图 11-23 在麝香保心丸组和其组分配伍组中均被有效逆转的生物标志物（彩图请扫书后二维码）

#表示与假手术组相比 $P<0.05$；##表示与假手术组相比 $P<0.01$；

*表示与模型组相比 $P<0.05$；**表示与模型组相比 $P<0.01$

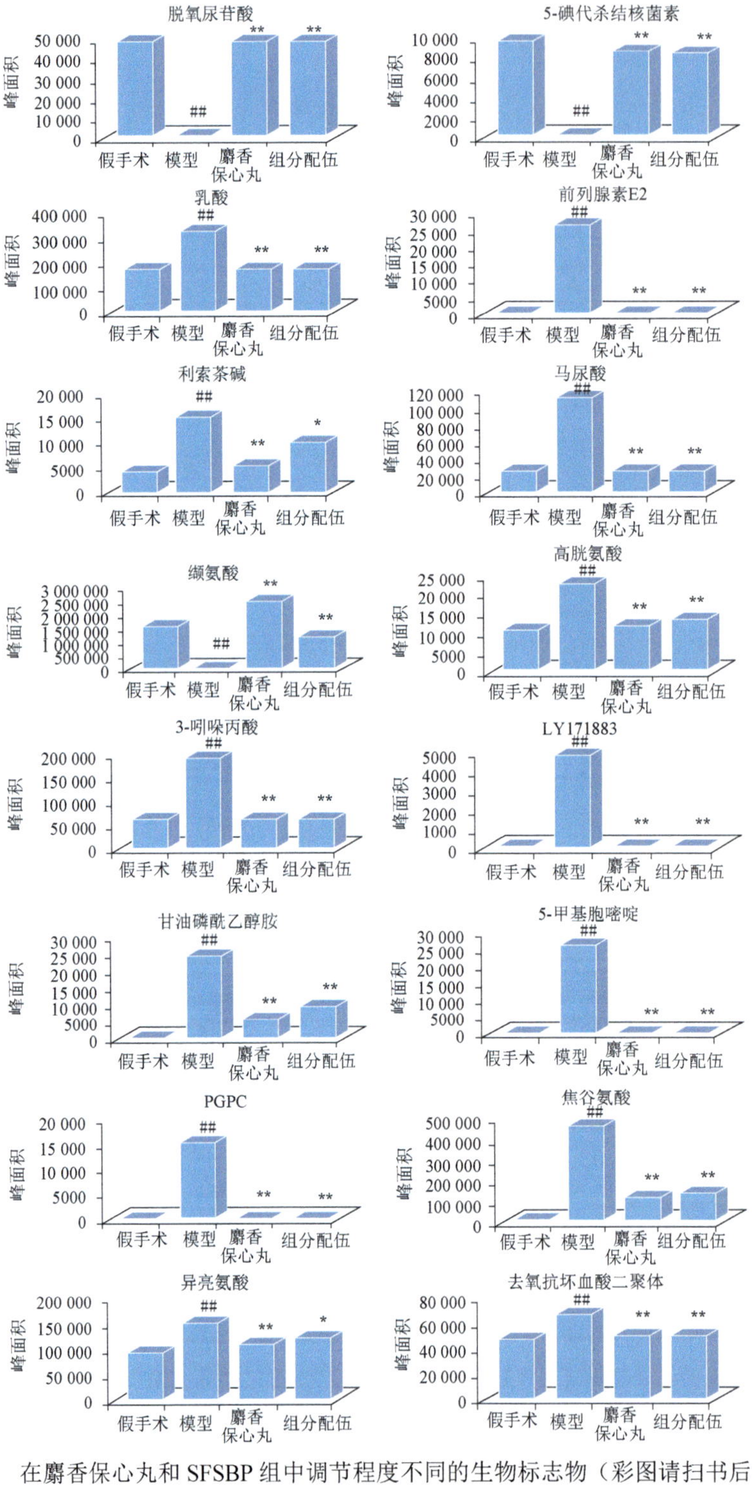

图 11-24　在麝香保心丸和 SFSBP 组中调节程度不同的生物标志物（彩图请扫书后二维码）

##表示与假手术组比较具有显著性差异，$P<0.01$；*表示与模型组比较存在显著性差异，$P<0.05$；

**表示与模型组比较存在显著性差异，$P<0.01$

以上结果显示，虽然 SFSBP 逆转的生物标志物与麝香保心丸基本相同，但是从 PLS-DA 得分图中可以看出，麝香保心丸相对于 SFSBP 更接近于假手术组，说明麝香保心丸的整体疗效是优于 SFSBP 的，可能是由于检测技术等导致还有一些相关生物标志物没有鉴定出来。从 PLS-DA 得分图中可以看出，SFSBP 的整体作用效果和麝香保心丸相比还有差距，若要达到整方的作用效果，其组分的构成还需要进行进一步优化。

（8）SFSBP 及其组成成分单独给药对 AMI 大鼠的疗效评价（血液样本）

为了比较 SFSBP 与其组成成分分别给药对 AMI 大鼠的疗效，建立 PLS-DA 模型研究 SFSBP 及其组成成分对 AMI 大鼠的调控效果。从图 11-25 中可以看出，尽管单体成

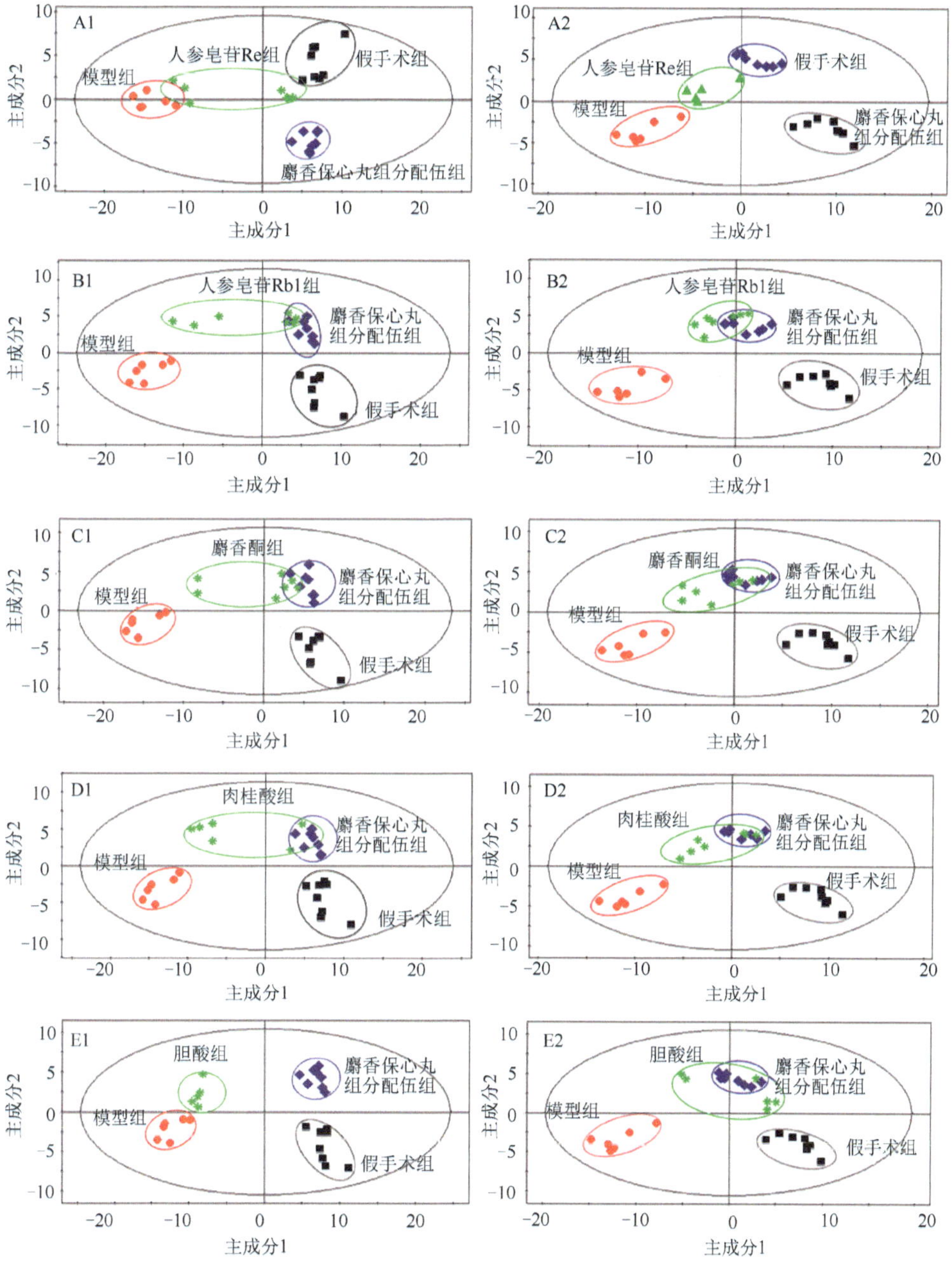

图 11-25　7 种单体成分给药组与模型组、假手术组及 SFSBP 组分别建模的 PLS-DA 得分图

（彩图请扫书后二维码）

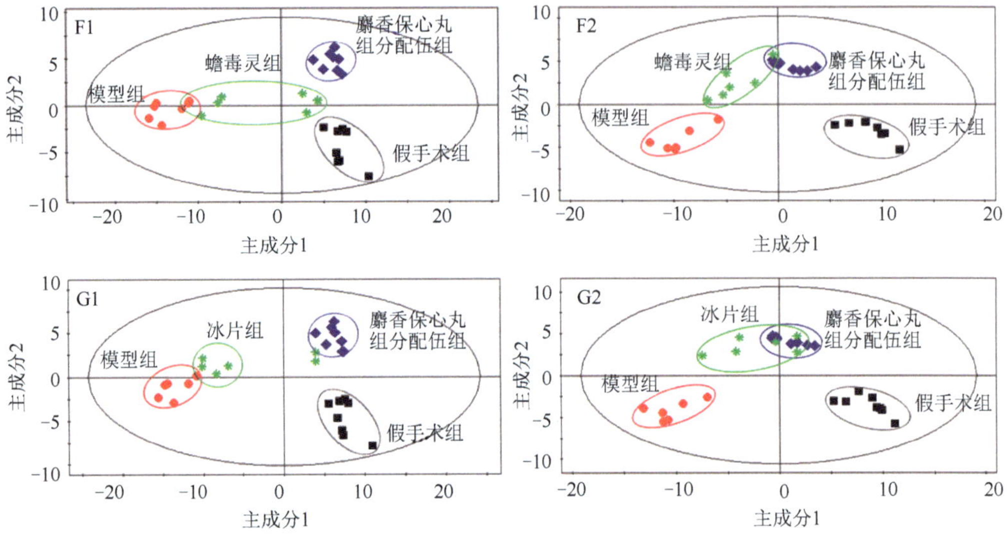

图 11-25 7 种单体成分给药组与模型组、假手术组及 SFSBP 组分别建模的 PLS-DA 得分图（续）

A1. 人参皂苷 Rb1 组 PLS-DA 得分图，正模式；A2. 人参皂苷 Rb1 组 PLS-DA 得分图，负模式；B1. 人参皂苷 Re 组 PLS-DA 得分图，正模式；B2. 人参皂苷 Re 组 PLS-DA 得分图，负模式；C1. 蟾毒灵组 PLS-DA 得分图，正模式；C2. 蟾毒灵组 PLS-DA 得分图，负模式；D1. 肉桂酸组 PLS-DA 得分图，正模式；D2. 肉桂酸组 PLS-DA 得分图，负模式；E1. 麝香酮组 PLS-DA 得分图，正模式；E2. 麝香酮组 PLS-DA 得分图，负模式；F1. 龙脑组 PLS-DA 得分图，正模式；F2. 龙脑组 PLS-DA 得分图，负模式；G1. 胆酸组 PLS-DA 得分图，正模式；G2. 胆酸组 PLS-DA 得分图，负模式

分药物组均明显地偏离了模型组，但是 SFSBP 组更靠近假手术组，说明这 7 种单体成分的疗效均没有将它们组合起来（SFSBP）对急性心肌梗死大鼠的治疗作用好。

此外，对鉴定到的 27 个生物标志物进行分析发现，SFSBP 调控了 19 个生物标志物，而其单个组成成分调控的生物标志物数量均少于 SFSBP。其中人参皂苷 Rb1 调控了 12 个生物标志物；人参皂苷 Re 调控了 10 个生物标志物；蟾毒灵调控了 10 个生物标志物；肉桂酸调控了 12 个生物标志物；麝香酮调控了 14 个生物标志物；龙脑调控了 8 个生物标志物；胆酸调控了 9 个生物标志物（图 11-26）。有趣的是，这些生物标志物中有 8 个在 SFSBP 组中的调控程度显著优于其 7 种组成成分。

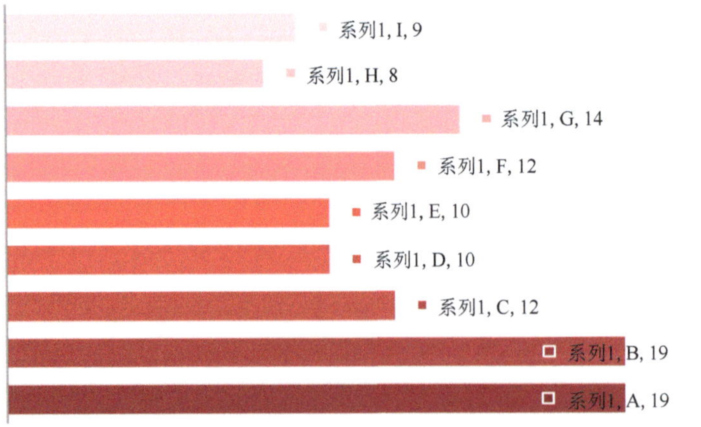

图 11-26 不同组调控的鉴定到的生物标志物的个数（彩图请扫书后二维码）

A. 假手术组；B. 模型组；C. 麝香保心丸组；D. SFSBP 组；E. 人参皂苷 Re 组；F. 人参皂苷 Rb1 组；G. 蟾毒灵组；H. 肉桂酸组；I. 麝香酮组；J. 龙脑组；K. 胆酸组

以上结果显示，SFSBP 对 AMI 大鼠的疗效显著优于其 7 种组成成分。鉴于 SFSBP 中各成分的含量均比这 7 种成分单独给药时剂量低，但组合起来的 SFSBP 对 AMI 的作用效果均比单体成分给药效果好，说明麝香保心丸组分配伍具有多成分协同作用的特点。

（9）麝香保心丸组分配伍与组合药物 SARHA 对 AMI 大鼠的疗效对比（血液样本）

分析鉴定到的 27 个生物标志物中，SARHA 调控了 16 个生物标志物，SFSBP 调控了 19 个生物标志物。其中有 10 个生物标志物在 SFSBP 和 SARHA 组中调控效果是不同的。高胱氨酸、白三烯 A4 甲基酯、乳酸、5-氨基咪唑核苷酸、去氧抗坏血酸二聚体、12-羟基二十烷四烯酸、牛磺胆酸和 3-吲哚丙酸在 SFSBP 组被明显地调控到了假手术水平（$P<0.05$，与模型组相比），而 SARHA 对这 8 个生物标志物没有明显的（$P>0.05$，与模型组相比）调控作用。2-糠酸和油酰胺在 SARHA 组被明显地调控到了假手术水平（$P<0.05$，与模型组相比），而 SFSBP 对这 2 个生物标志物没有明显的（$P>0.05$，与模型组相比）调控作用。为了进一步说明这两个组药物的调控效果，对 SARHA、SFSBP、模型和假手术组建立 PLS-DA 模型（图 11-27），发现 SARHA 和 SFSBP 组均远离模型组，接近假手术组，说明这两个组对 AMI 都有明显的治疗作用。但是从它们的轨迹来看，这两个组分别是从不同的方向接近假手术组，没有明显的优劣差异。

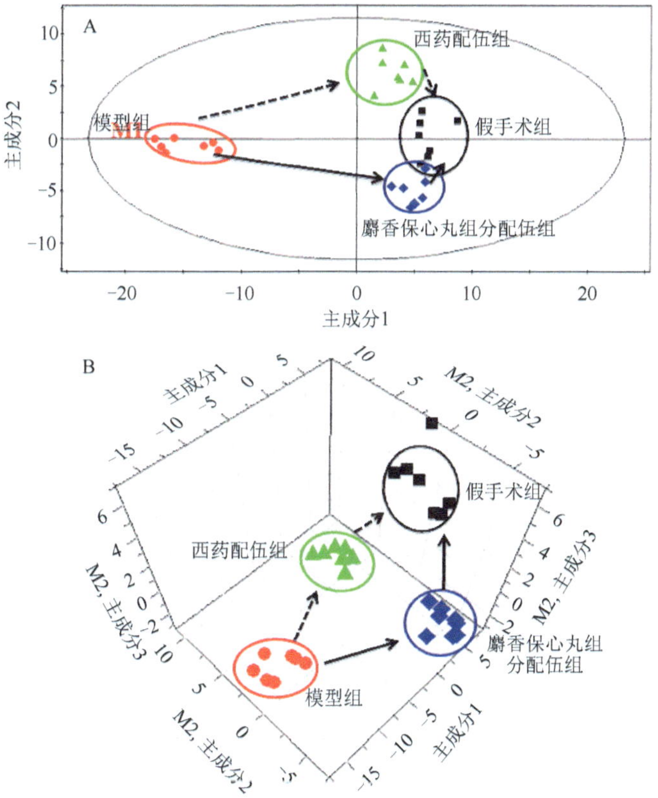

图 11-27　麝香保心丸组分配伍组、西药配伍组、模型组和假手术组的 PLS-DA 得分图（负模式）

A. PLS-DA 2D 得分图；B. PLS-DA 3D 得分图（彩图请扫书后二维码）

以上结果显示，SARHA 和 SFSBP 对 AMI 大鼠均有明显的治疗作用，但是可能存在不同的作用机制。

（10）尿液代谢组学动态评价麝香保心丸治疗 AMI 的过程和机制

为了全面地评价麝香保心丸的治疗效果及其治疗机制，通过尿液代谢组数据建立 PLS-DA 模型（图 11-28）。模型的参数分别为 $R^2X=0.615$；$R^2Y=0.954$；$Q^2Y=0.901$。表明构建的模型稳定可靠。从新建立的 PLS-DA 得分图中可以看出（图 11-28），在第 15 天麝香保心丸治疗组相较于模型组更接近假手术组，说明麝香保心丸对 AMI 有治疗作用。麝香保心丸能调控大多数生物标志物（3,4-二氢杏仁酸和 2-脱氧-D-核糖-5-磷酸盐除外）。其中，肌酸、尿苷、谷氨酸盐、草酰琥珀酸和烟酰胺单核苷酸 5 个与能量代谢相关的生物标志物在麝香保心丸治疗组中得到了完全逆转（图 11-29）。研究结果显示，麝香保心丸对 AMI 有显著疗效，特别是在调控 AMI 引起的与能量代谢功能紊乱相关的代谢通路方面。

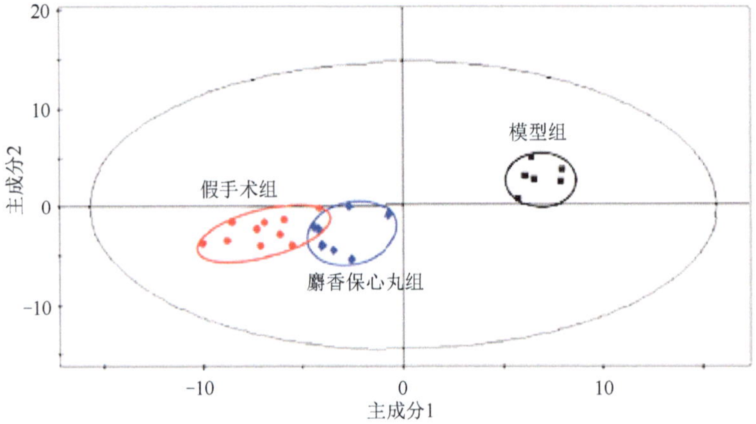

图 11-28　第 15 天尿样的 PLS-DA 得分图（彩图请扫书后二维码）

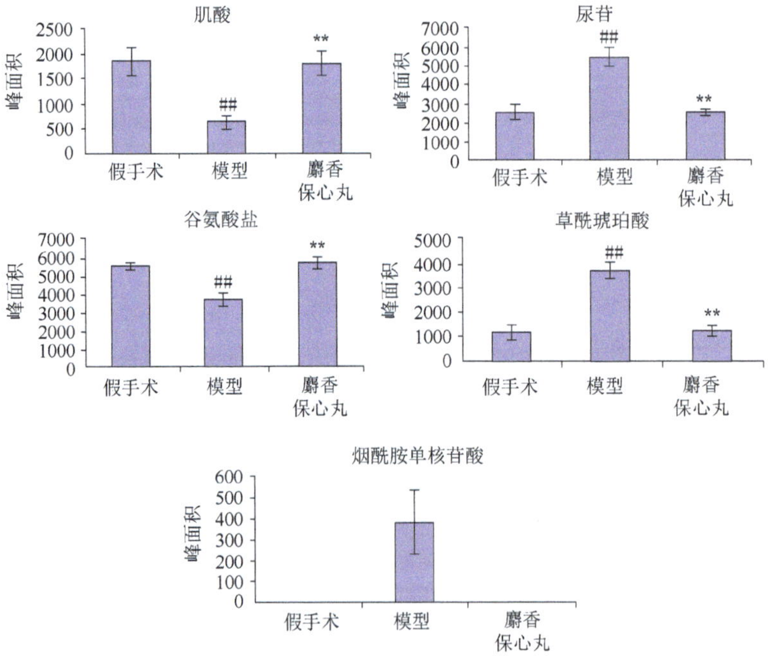

图 11-29　5 个被麝香保心丸治疗组完全逆转的生物标志物（彩图请扫书后二维码）

##表示相对于空白组有显著性差异（$P<0.01$）；**表示相对于模型组有显著性差异（$P<0.01$）

图 11-30 也显示麝香保心丸的治疗作用具有明显的时间依赖性，从治疗后的第 3 天开始麝香保心丸组就明显偏离模型组而向假手术组靠拢，表明麝香保心丸从第 3 天起就已经产生了积极的治疗作用。在第 7 天麝香保心丸的治疗效果进一步加强，大鼠状态更接近假手术组，而在 15 天后大鼠的状态已经十分接近于正常组，表明麝香保心丸治疗效果显著。

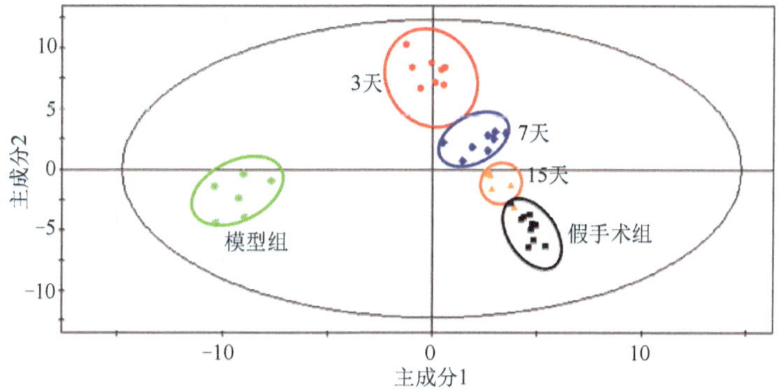

图 11-30　麝香保心丸治疗后大鼠状态随时间变化图（PLS-DA 建模）（彩图请扫书后二维码）

三、总结

众所周知，冠脉血管受阻会导致心肌缺血、血流量降低，进而造成氧气供应不足，不能维持心脏的正常机能。由 AMI 引起的心肌缺血可干扰心肌细胞的正常功能，从而可以导致心肌能量代谢功能的紊乱。血液代谢组学研究中，8 个 AMI 相关生物标志物包括肌酸、尿苷、谷氨酸盐、泛酸、草酰琥珀酸、烟酰胺单核苷酸、苯乙酰甘氨酸、黄嘌呤核苷，都与腺苷三磷酸（ATP）的生成有关[47-53]，而 ATP 则是能量代谢途径的重要代谢产物，本章的研究发现谷氨酸盐的含量在模型组中有明显下降趋势，而相关文献表明[54]谷氨酸盐含量的降低，可致 ATP 生成减少。众所周知，草酰琥珀酸是在三羧酸循环中由谷氨酸盐生成 ATP 的重要产物。在低氧条件下，草酰琥珀酸的浓度会显著升高，来提高 ATP 的产量以供应缺血心脏的能量需求。尿苷已被证实在 AMI 后心肌再灌注时可以提高 ATP 产物含量以刺激无氧酵解[55]。缺血导致心肌细胞受损，细胞内 RNA 的合成受到干扰，因此导致尿苷聚集。血清和尿液中肌酐的浓度变化也可作为 AMI 的生物标志物[53]。Gordon[56]报道当 AMI 形成以后，肌酐的含量会显著性降低，本章研究结果验证了这个报道。血清中急剧升高的 CK 含量可以使肌酐的转化恶化，使 ATP 消耗，生成磷酸肌酸，所以肌酐含量的降低导致了 AMI 后 ATP 功能紊乱。尿液代谢组学研究中鉴定的 16 个生物标志物共参与了 14 条代谢通路。在这些生物标志物中，8 个生物标志物与能量代谢相关。AMI 形成以后，三羧酸循环的生物学过程受到了严重干扰。总的来说，在 AMI 发生后，心肌的能量代谢受到了显著干扰。与三羧酸循环相关的能量代谢通路可能在 AMI 疾病的形成和发展中扮演着重要角色。在 AMI 大鼠血液和尿液中鉴定到的生物标志物为 AMI 在体内的发生和发展过程研究提供了一个新的视野。

本章介绍了代谢组学技术在揭示麝香保心丸及其组分配伍长期治疗 AMI 大鼠的疗效及机制中的应用。代谢组学研究结果显示，麝香保心丸对 AMI 的疗效要优于 SFSBP，SFSBP 与 SARHA 的调控轨迹分别从不同的方向接近假手术组，说明这两个组对 AMI 的调控可能存在不同的作用机制。SFSBP 治疗组中每种化合物的含量都低于 7 个单体成分单独给药时的剂量，而 SFSBP 治疗组的疗效却优于任何一个单体成分给药组，说明这 7 个成分组合给药后对 AMI 的治疗具有协同作用。西药组合药物 SARHA 与其组成药物对 AMI 的疗效对比结果也可以说明，多成分药物相对于单体成分药物具有疗效较好的优势。中药方剂的特点是多靶点、多通路作用于疾病。AMI 导致的病理过程就是一个复杂的网络。麝香保心丸及其组方配伍就是通过单个成分的作用靶点及其协同作用机制，共同抑制病理代谢过程，从而有效地抑制 AMI 的发生和发展。本研究技术也为其他方剂的开发和科学解释提供了示例范本。

参考文献

[1] Hood L. Systems biology: new opportunities arising from genomics, proteomics and beyond. Exp Hematol, 1998, 26: 681.

[2] Ideker T, Galitski T, Hood L. A new approach to decoding life: systems biology. Ann Rev Genomics Human Genet, 2001, 2: 343-372.

[3] Lv YH, Liu XR, Yan SK, et al. Metabolomic study of myocardial ischemia and 3 intervention effects of compound Danshen tablets in rats using ultra-performance liquid chromatography/quadrupole time-of-flight mass spectrometry. J Pharmaceut Biomed Anal, 2010, 52: 129-135.

[4] Lv YH, Liu XR, Liang X, et al. Metabolomics strategy to study therapeutic and synergistic effects of tanshinone IIA, salvianolic acid B and ginsenoside Rb1 in myocardial ischemia rats. J Ethnopharmacol, 2011, 134(1): 45-49.

[5] 曾群英. 麝香保心丸对冠心病的预防和治疗作用. 中国社区医师, 2006, 22: 18.

[6] Brindle IT, Antti H, Holmes E, et al. Rapid and noninvasive diagnosis of the presence and severity of coronary heart disease using ^{1}H NMR-based metabonomics. Nat Med, 2002, 8 (12): 1439-1444.

[7] Yang J, Xu G, Hong Q, et al. Discrimination of type 2 diabetic patients from healthy controls by using metabenomics method based on their serum fatty acid profiles. J Chromatogr B, 2004, 813 (1-2): 53-58.

[8] Lv YH, Liu XR, Liang X, et al. Metabolomic strategy to study therapeutic and synergistic effects of tanshinone IIA, salvianolic acid B and ginsenoside Rb1 in myocardial ischemia rats. J Ethnopharmacol, 2001, 134: 45-49.

[9] Lv YH, Liu XR, Yan SK, et al. Metabolomic study of myocardial ischemia and intervention effects of compound Danshen tablets in rats using ultra-performance liquid chromatography/quadrupole time-of-flight mass spectrometry. J Pharm Biomed Anal, 2010, 52 : 129-135.

[10] Liang XP, Chen X, Liang QL, et al. Metabonomic study of Chinese medicine Shuanglong formula as an effective treatment for myocardial infarction in rats. J Proteome Res, 2011, 10: 790-799.

[11] Tan GG, Lou ZY, Liao WT, et al. Hydrophilic interaction and reversed-phased ultra performance liquid chromatography TOF-MS for serum metabonomic analysis of myocardial infraction in rats and its application. Mol BioSyst, 2012, 8(2): 548-556.

[12] Zheng SY, Sun J, Zhao X, et al. Protective effect of shen-fu on myocardial ischemia-reperfusion injury in rats. Am J Chin Med, 2004, 32: 209-220.

[13] Yunus MB, Dailey JW, Aldag JC, et al. AT Masi, plasma tryptophan and other amino acids in primary fibromyalgia: a controlled study. J Rheumatol, 1992, 19: 90-94.
[14] Ellenbogen MA, Young SN, Dean P, et al. Mood response to acute tryptophan depletion in healthy volunteers: sex differences and temporal stability. Neuropsychopharmacology, 1996, 15: 465-474.
[15] Pawlak K, Domaniewski T, Mysliwiec M, et al. The kynurenines are associated with oxidative stress, inflammation and the prevalence of cardiovascular disease in patients with end-stage renal disease. Atherosclerosis, 2009, 204: 309-314.
[16] Pfefferkorn ER. Interferony gama blocks the growth of *Toxoplasma gondii* in human fibroblasts by inducing the host cells to degrade tryptophan. PNAS, 1984, 81: 908-912.
[17] Munn DH, Shafizadeh E, Attwood JT, et al. Inhibition of T cell proliferation by macrophage tryptophan catabolism. J Exp Med, 1999, 189(9): 1363-1372.
[18] Ogawa K, Enomoto I, Ito T, et al. SG-75 induction of increased coronary outflow and PGE1 from ischemic areas in dogs with experimental myocardial infarction. Jpn Heart J, 1982, 23: 603-611.
[19] Le Mellédo JM, Perez J. Selective serotonin reuptake inhibitors and depression after myocardial infarction. J Psychiatry Neurosci, 2005, 30(2): 152.
[20] Nakatani D, Sato H, Sakata Y, et al. Influence of serotonin transporter gene polymorphism on depressive symptoms and new cardiac events after acute myocardial infarction. Am Heart J, 2005, 150: 652-658.
[21] Sauer WH, Berlin JA, Kimmel SE. Effect of antidepressants and their relative affinity for the serotonin transporter on the risk of myocardial infarction. Circulation, 2003, 108: 32-36.
[22] Stone TW. Development and therapeutic potential of kynurenic acid and kynurenine derivatives for neuroprotection. Trends Pharmacol Sci, 2000, 21: 149-154.
[23] Kidder GW, Dewey VC, Parks RE, et al. Further studies on the purine and pyrimidine metabolism of *Tetrahymena*. PNAS, 1950, 36(8): 431-439.
[24] Yaoita H, Fischman AJ, Strauss HW, et al. Uridine: a marker of myocardial viability after coronary occlusion and reperfusion. Int J Card Imaging, 1993, 9: 273-280.
[25] Krylova IB, Kachaeva EV, Rodionova OM, et al. The cardioprotective effect of uridine and uridine-50-monophosphate: the role of the mitochondrial ATP-dependent potassium channel. Exp Gerontol, 2006, 41: 697-703.
[26] Zimmermann GR, Lehar J, Keith CT. Multi-target therapeutics: when the whole is greater than the sum of the parts. Drug Discov Today, 2007, 12(1-2): 34-42.
[27] Wexler BC, Judd JT, Kittinger GW. Myocardial necrosis induced by isoproterenol in rats. Angiology, 1968, 19(12): 665-682.
[28] Boushey CJ, Beresford SAA, Omenn GS, et al. A quantitative assessment of plasma homocysteine as a risk factor for vascular disease. J Am Med Associat, 1995, 274 (13): 1049-1057.
[29] Egerton W, Silberberg J, Crooks R, et al. Serial measures of plasma homocyst(e)ine after acute myocardial infarction. Am J Cardiol, 1996, 77 (9): 759-761.
[30] Graeber JE, Slott JH, Ulane RE, et al. Effect of homocysteine and homocystine on platelet and vascular arachidonic acid metabolism. Pediatr Res, 1982, 16 (6): 490-493.
[31] Bochkov VN, Kadl A, Huber J, et al. Protective role of phospholipid oxidation products in endotoxin-induced tissue damage. Nature, 2001, 419 (6902): 77-81.
[32] Hartwich J, Dembinska-Kieć A, Gruca A, et al. Regulation of platelet adhesion by oxidized lipoproteins and oxidized phospholipids. Platelets, 2002, 13(3): 141-151.

[33] Sampson A. Leukotrienes in cardiovascular disease. Clin Exp Allergy, 2001, 1(2): 170-174.
[34] Gonthier MP, Cheynier V, Donovan JL, et al. Microbial aromatic acid metabolites formed in the gut account for a major fraction of the polyphenols excreted in urine of rats fed red wine polyphenols. J Nutr, 2003, 133(2): 461-467.
[35] Johnson RJ, Kang DH, Feig D, et al. Is there a pathogenetic role for uric acid in hypertension and cardiovascular and renal disease? Hypertension, 2003, 41 (6): 1183-1190.
[36] Guth BD, Wisneski J, Neese R, et al. Myocardial lactate release during ischemia in swine. Relation to regional blood flow. Circulation, 1990, 81 (6): 1948-1958.
[37] Cheifetz IM, Kern FH, Schulman SR. Serum lactates correlate with mortality after operations for complex congenital heart disease. Ann Thorac Surg, 1997, 64 (3): 735-738.
[38] Kreisberg RA. Lactate homeostasis and lactic acidosis. Ann Intern Med, 1980, 92(2 Pt 1): 227-237.
[39] Saugstad OD. Hypoxanthine as a measurement of hypoxia. Pediatr Res, 1975, 9 (4): 158-161.
[40] Kloner RA, DeBoer LW, Darsee JR, et al. Recovery from prolonged abnormalities of canine myocardium salvaged from ischemic necrosis by coronary reperfusion. Proc Natl Acad Sci USA, 1981, 78(11): 7152-7156.
[41] Flameng W, Vanhaecke J, VanBelle H, et al. Relation between coronary artery stenosis and myocardial purine metabolism, histology and regional function in humans. J Am Coll Cardiol, 1987, 9: 1235-1242.
[42] Thomassen AR, Mortensen PT, Nielsen TT, et al. Altered plasma concentrations of glutamate, alanine and citrate in the early phase of acute myocardial infarction in man. Eur Heart J, 1986, 7: 773-778.
[43] Niemann CU, Saeed M, Akbari H, et al. Close association between the reduction in myocardial energy metabolism and infarct size: dose-response assessment of cyclosporine. J Pharmacol Exp Ther, 2002, 302: 1123-1128.
[44] Sernov LN, Snegireva GV, Gatsura VV. The effect of Krebs cycle intermediates on the size of the necrotic zone and on the course of early postocclusion arrhythmia in experimental myocardial infarct in rats. Farmakol Toksikol, 1989, 52: 47-49.
[45] 王大英, 李勇, 范维琥. 麝香保心丸对心肌梗死大鼠梗死面积和血管新生的作用. 中成药, 2004, 26(11): 912-915.
[46] 叶子, 李勇, 施海明, 等. 麝香保心丸的小鼠含药血清促鸡胚尿囊膜血管生长的研究. 上海医学, 2006, 29(5): 300-302.
[47] Wiesner RJ, Deussen A, Borst M, et al. Glutamate degradation in the ischemic dog heart: contribution to anaerobic energy production. J Mol Cell Cardiol, 1989, 21: 49-59.
[48] http://towncenterwellness.com/learning-center/vitamins-and-mineralinfo/vitamin-b5pantothe-nic acid/.
[49] Halestrap AP. The mitochondrial pyruvate carrier. Kinetics and specificity for substrates and inhibitors. Biochem J, 1975, 148: 85-96.
[50] Felicitas B, Corinna L, Mathias D, et al. Subcellular compartmentation and differential catalytic properties of the three human nicotinamide mononucleotide adenylyltransferase isoforms. J Biol Chem, 2005, 280: 36 334-36 341.
[51] Vemuri R, Willem de Jong J, Hegge JA, et al. Studies on oxygen and extracellular fluid restrictions in cultured heart cells: high energy phosphate metabolism. Cardiovasc Res, 1989, 23: 254-261.
[52] Rosenfeldt FL, Richards SM, Lin Z, et al. Mechanism of cardioprotective effect of orotic acid. Cardiovasc Drugs Ther, 1998, 12(suppl 2): 159-170.
[53] Taes YE, Lameire NH, De Buyzere ML, et al. Exercise-induced myocardial ischemia is accompanied by increased serum creatine concentrations. Clin Chem, 2003, 49: 684-686.

[54] Pisarenko OI, Solomatina ES, Ivanov VE, et al. On the mechanism of enhanced ATP formation in hypoxic myocardium caused by glutamic acid. Basic Res Cardiol, 1985, 80: 126-134.

[55] Yaoita H, Fischman AJ, Strauss HW, et al. Uridine: a marker of myocardial viability after coronary occlusion and reperfusion. Int J Card Imaging, 1993, 9: 273-280.

[56] Gordon A, Hultman E, Kaijser L, et al. Creatine supplementation in chronic heart failure increases skeletal muscle creatine phosphate and muscle performance. Cardiovasc Res, 1995, 30: 413-418.

第十二章　麝香保心丸网络药理学研究

麝香保心丸是由麝香、人参提取物、人工牛黄、肉桂、苏合香、蟾酥、冰片共 7 味药材组成的复方中成药。每一味药材都包含多种化学成分，进入人体后，这些化学成分作用在不同的靶蛋白上，即它是多成分、多靶点的药物。麝香保心丸临床用于治疗气滞血瘀所致的胸痹及心肌缺血所致的心绞痛、心肌梗死等症。心血管系统的疾病是复杂慢性疾病，涉及上百个基因、蛋白质及信号通路的失调，且与这些疾病相关的蛋白质之间相互作用形成了复杂的疾病网络。采用网络药理学的方法，将有助于我们了解麝香保心丸中多成分对与心血管疾病相关的信号通路和疾病网络的调控作用，从而认识麝香保心丸的作用机制。

本章将生物信息学方法与药理学实验相结合，用网络药理学方法研究麝香保心丸治疗心血管疾病的作用机制。首先，我们通过搜索、阅读大量文献，总结并整理了与冠心病相关的信号通路、药物靶点和西药的药物干预手段，为后续的网络药理学研究打好基础；然后，用生物信息学和网络建模方法，建立相应疾病影响网络和药物作用网络，识别麝香保心丸各成分协同作用所调控的与心血管疾病相关的信号通路，并通过基因芯片实验验证计算结果，从而在分子水平上阐明麝香保心丸的作用机制。

第一节　冠状动脉心脏疾病相关信号通路和药物靶点

心脑血管疾病（CVD）是全世界范围内最常见的死亡原因。据估计，到 2030 年大约 2360 万人将死于心脑血管疾病，而且大约一半的死亡与冠心病（CHD）直接相关[1,2]。冠心病的产生是供给心肌氧气和营养的冠状动脉血管壁上粥样硬化斑块不断积累，最终导致动脉粥样硬化。在动脉粥样硬化和冠心病的形成过程中，内皮细胞（EC）、血管平滑肌细胞（VSMC）、巨噬细胞、T 脑白质单核细胞、单核细胞、肥大细胞、树突细胞、血小板和心肌细胞彼此相互作用，损伤冠状动脉和心脏的正常功能[3-10]。多种细胞中的数百种蛋白质参与了 CHD 的相关病理信号通路。随着近年来对冠心病病理生理过程的研究，越来越多和疾病相关的重要蛋白质被发现，并用于冠心病药物的研发。本节通过查阅多篇文献资料，总结并整理了与冠心病相关的信号通路（包含 409 个蛋白质）。这些信号通路和相关蛋白质的总结整理，不仅为麝香保心丸的作用机制研究提供了基础，还可促进未来冠心病新药的发现和提供新的医疗干预手段。

一、与冠心病相关的细胞、通路和蛋白质

冠心病是一种慢性疾病，即为心脏提供富血氧的冠状动脉血管堵塞。如图 12-1 所示，这个堵塞是由动脉粥样硬化引起的，它的发展是一个慢过程。根据动脉粥样硬化的

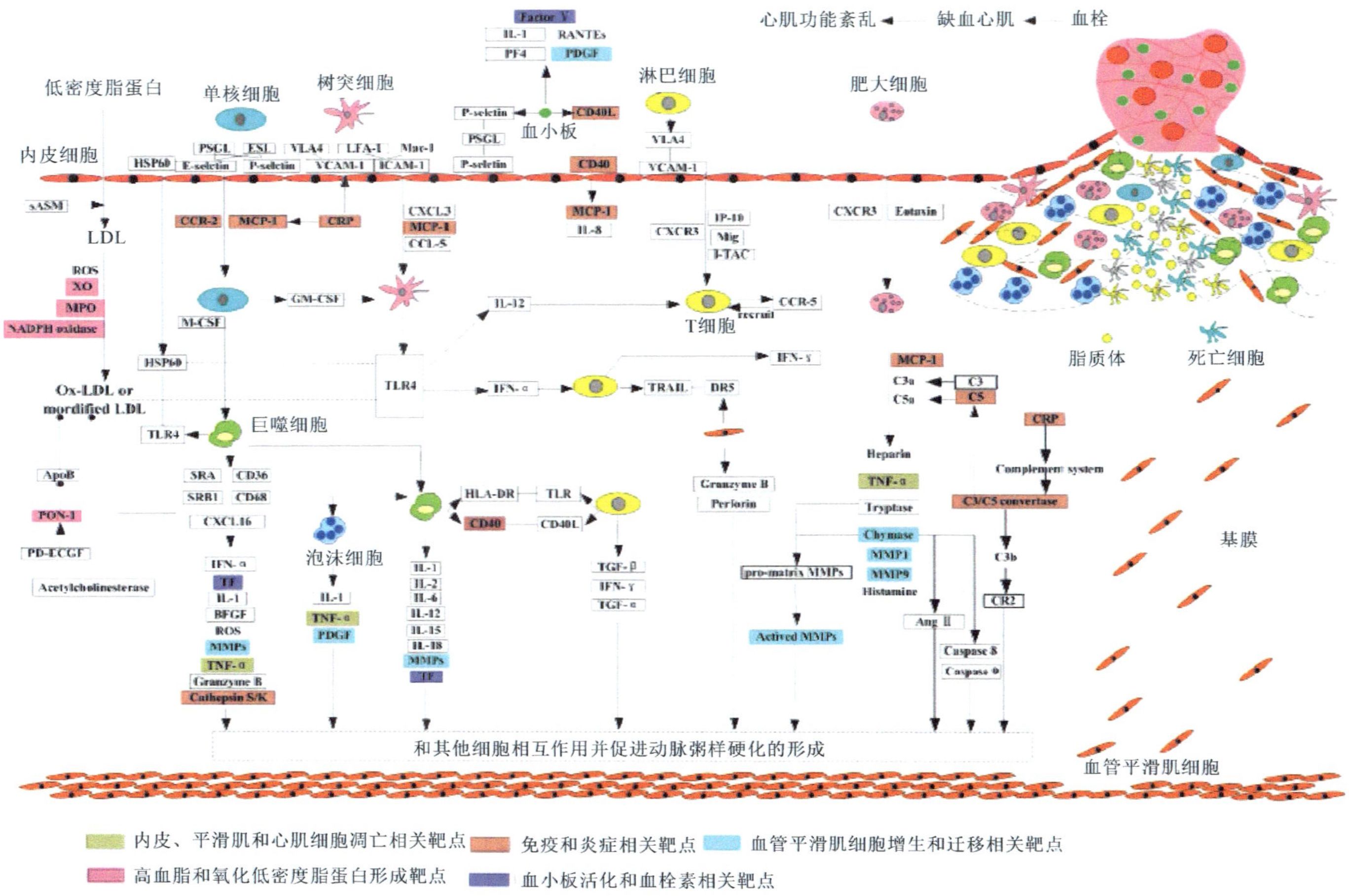

图 12-1　不同的细胞在缺血性心脏形成中的相互作用

所有的蛋白质都以矩形框表示，药物靶点则根据它们不同的作用被标记为不同的颜色（彩图请扫书后二维码）

"损伤反应"假说，内皮功能障碍是动脉粥样硬化的第一步[11]。随后单核细胞聚集在损伤部位，进而引发炎症、免疫反应，进一步损伤动脉壁。随着时间的推移，低密度脂蛋白（LDL）渗透到动脉壁，并通过氧化酶的氧化作用改性，然后与来源于巨噬细胞的单核细胞结合形成泡沫细胞。同时，T 淋巴细胞、树突细胞、肥大细胞和血小板可以通过损伤内皮层进入动脉壁内膜并诱导细胞因子释放。在这些细胞因子，如基质金属蛋白酶（MMP）和血小板衍生的生长因子（PDGF）的参与下，血管平滑肌细胞可以增殖和迁移，从而促进动脉粥样硬化斑块的形成。一旦斑块破裂，一些斑块碎片可以在动脉内游动，直至形成阻塞，产生心肌梗死，并导致心肌细胞的功能障碍。最后，冠心病表现为功能受损的血管和心肌。

本节主要展现与冠心病形成相关的功能细胞，包括内皮细胞、平滑肌细胞、T 淋巴细胞、树突细胞、单核细胞、巨噬细胞、肥大细胞、血小板和心肌细胞在冠心病发生、发展过程中的病理变化过程。

1. 内皮细胞

内皮细胞来源于血管内表面组织，是用来分离流动血液和血管的惰性屏障。在正常情况下，内皮细胞排列整齐，紧密连接且死亡率非常低，可透过一些大分子，如低密度脂蛋白。内皮细胞能产生大量的血管活性因子，如一氧化氮（NO）、前列腺素、内皮素（ET-1）和血管紧张素Ⅱ。血管功能障碍是由于内皮细胞损伤改变了这些物质正常的稳态特性。例如，NO 的合成减少，同时血管收缩分子如 ET-1 的表达上调[12,13]。

高脂血症、高血压、高血糖和吸烟是内皮细胞损伤的主要原因。内皮细胞损伤，导致其通透性增加，低密度脂蛋白移行穿过内皮细胞层，转换成氧化低密度脂蛋白[14]。如图 12-2 所示，一旦氧化低密度脂蛋白进入内膜层，氧化低密度脂蛋白受体 1（LOX-1）被激活，从而诱导 NF-κb 激活，最终黏附分子如 E-选择素、P-选择素、血小板内皮细胞黏附分子（PECAM）、细胞间黏附分子（ICAM）和趋化因子如 CC 类趋化因子 2（MCP-1）、巨噬细胞集落刺激因子 1（M-CSF）表达上调。事实上，除了氧化低密度脂蛋白外，热激蛋白 60（HSP-60）和细胞因子，如花生四烯酸（AA）、二牻牛儿基转移酶蛋白-1（GGTase）、晚期糖基化终产物（AGE）、免疫反应纤连蛋白 γ（IFN-γ）和白介素-1（IL-1）都能促进内皮细胞分泌黏附分子和趋化因子。在这些黏附分子和趋化因子的帮助下，动脉粥样硬化细胞如单核细胞、淋巴细胞、树突细胞、肥大细胞和血小板开始积聚并进入内膜层，从而增加斑块形成的可能性[14-16]。

内皮细胞凋亡是内皮损伤的一个重要结果。如图 12-2 所示，氧化低密度脂蛋白不仅促进动脉粥样硬化细胞的聚集，而且通激活蛋白酶途径参与内皮细胞的凋亡。氧化应激和肿瘤坏死因子α（TNF-α）可调节胱天蛋白酶途径，亦是导致内皮细胞凋亡的重要因素。

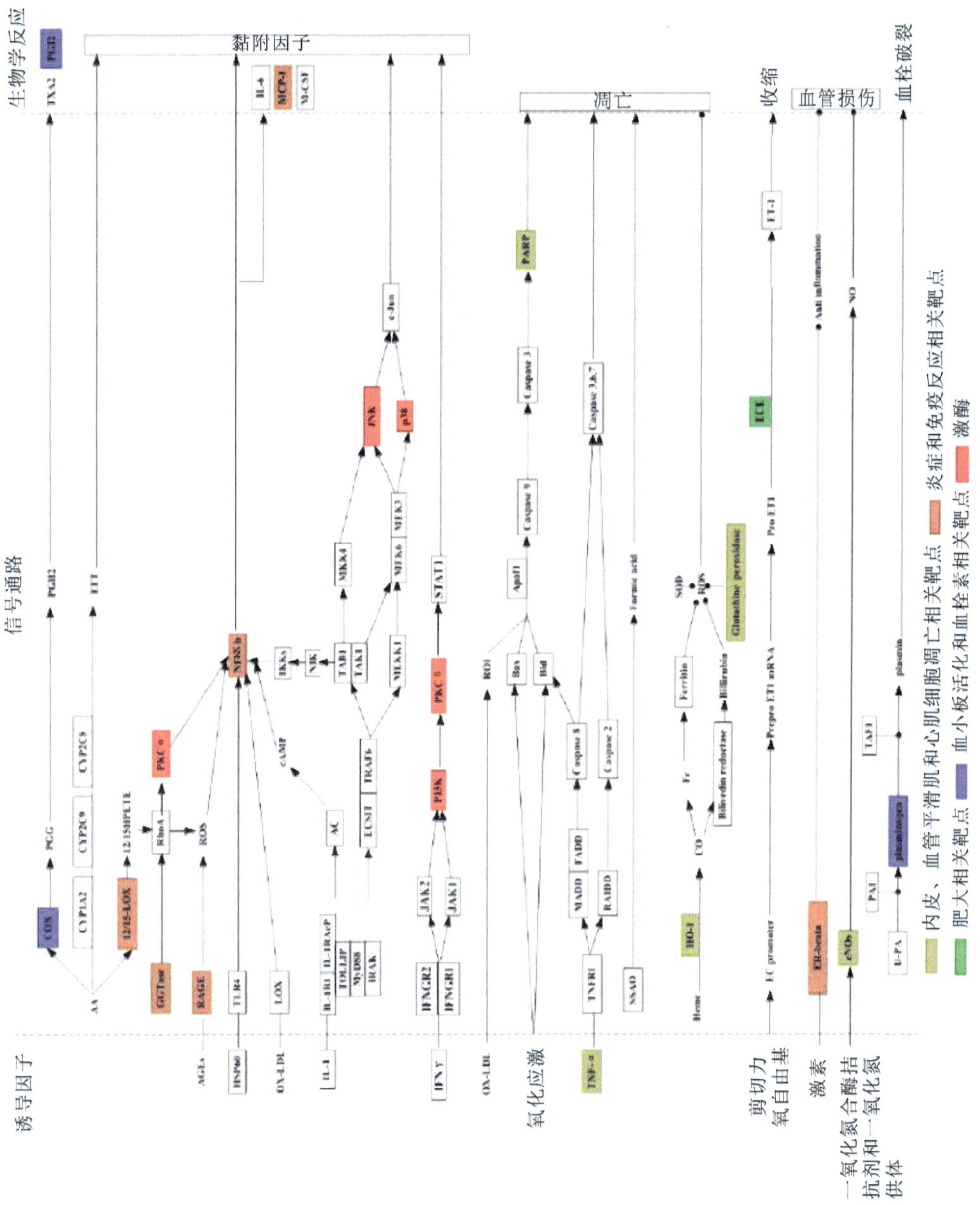

图 12-2　冠心病相关的血管内皮细胞信号通路

方括号为蛋白质，药物靶蛋白根据作用不同被标记为不同颜色（彩图请扫书后二维码）

2. 血管平滑肌细胞（VSMC）

VSMC 对血管的收缩和舒张至关重要。它们改变管腔直径并使血管保持适当的血压。VSMC 收缩、迁移、增殖和凋亡是动脉粥样硬化斑块形成的重要因素。

1）收缩：肾素-血管紧张素系统（RAS）是 VSMC 收缩的一个重要因素。一旦 RAS 被激活，血液中肾素水平提高，从而促进 AngⅡ的产生，通过与 AngⅡ受体（AgtR1 和 AgtR2）结合，血管收缩显著[17]（图 12-3）。ET-1，最强的血管收缩肽，由受损内皮分泌，也可以刺激 VSMC 的收缩[18]。此外，如图 12-3 所示，5-羟色胺（5-HT）和 AA 代谢产物如羟基二十酸（HETE）对 VSMC 的收缩也有影响。

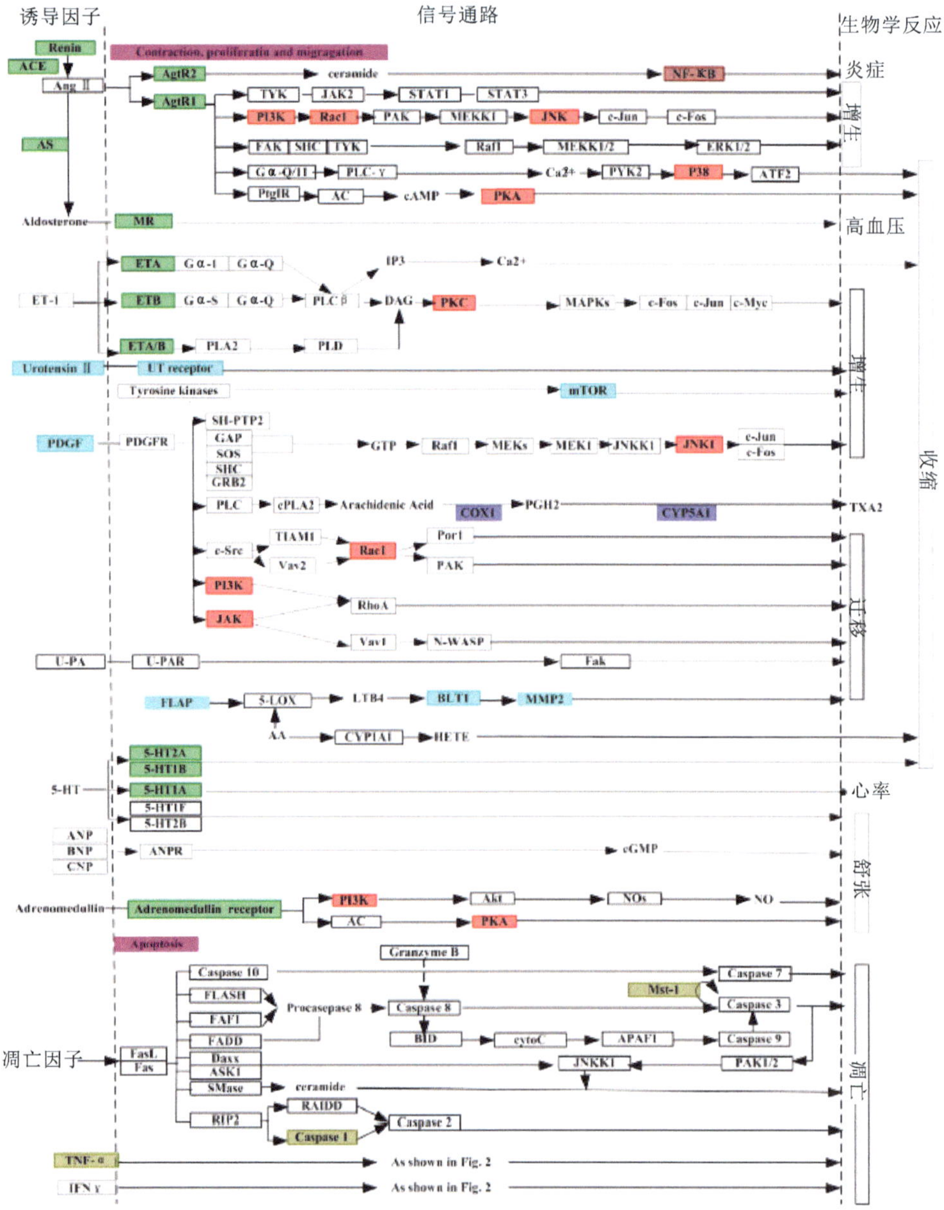

图 12-3　冠心病相关的血管平滑肌细胞内信号通路

方括号为蛋白质，药物靶蛋白根据作用不同被标记为不同颜色（彩图请扫书后二维码）

2）迁移和增殖：如图 12-3 所示，PDGF 由泡沫细胞和活化的血小板分泌，是 VSMC 迁移和增殖最重要的因子[19]。基质金属蛋白酶（MMP）在内膜可以消化细胞外基质（ECM），为 VSMC 的迁移提供便利的条件。此外，尿激酶型纤溶酶原激活物（U-PA）和白三烯 B4 受体 1（BLT1）可局部激活黏着斑激酶 1（FAK）并上调 MMP，也可以增强 VSMC 的迁移[20,21]（图 12-3）。在 VSMC 增殖方面，PDGF、AngⅡ和 ET-1 也是重要因子（图 12-3）。近年来，一些研究表明尾加压素Ⅱ也可以诱导 VSMC 增殖[22,23]。

3）凋亡：VSMC 增殖的同时伴随着凋亡，它们不仅能重塑血管，还会导致动脉硬化病变中纤维帽的不稳定[24,25]、氧化脂蛋白、改变血流动力学的压力和自由基能促进巨噬细胞和 T 淋巴细胞分泌细胞凋亡因子。TNF-α和 IFN-γ 是有助于 VSMC 和内皮细胞凋亡的典型因子[24]（图 12-2）。T 淋巴细胞还可以通过释放穿孔素和颗粒酶 B 诱导 VSMC 凋亡（图 12-1）。此外，Fas 介导的 VSMC 凋亡也可能是另一重要途径[26]（图 12-3）。

3. 单核细胞和巨噬细胞

单核细胞进入内膜并分化成巨噬细胞后可导致动脉粥样硬化的形成。如图 12-1 所示，随着损伤内皮细胞黏附分子的持续表达，单核细胞最先被吸引到病变部位。选择素使单核细胞黏合至病变部位并介导其滚动，随后通过整联手段进行更牢固的附着。黏附的单核细胞经由趋化因子 MCP-1 迁移进入内膜[4,27]，迁移到内皮下间隙后，单核细胞由 M-CSF 分化成具有活性的巨噬细胞[28]。一旦分化完成后，在巨噬细胞表面的清道夫受体，如清道夫受体 A 类（SRA）和血小板的糖蛋白 4（CD36）将吞噬 ox-LDL 或其他修饰 LDL，从而诱导泡沫细胞和动脉粥样硬化脂肪条纹的形成。

巨噬细胞被认为是动脉粥样硬化过程中主要的炎症介质。如图 12-1 和图 12-4 所示，通过 CD40 配体与受体的结合，巨噬细胞能表达趋化因子和细胞因子，如 MCP-1、受激活调节正常 T 细胞表达和分泌因子、IL-1、IFN-γ、MMP、TNF-α 和其他组织因子[29]。一旦巨噬细胞形成泡沫细胞，它们也能分泌大量的细胞因子。这些因子不断增加血管中的炎症反应，促进动脉粥样硬化的发展[5,15]（图 12-1）。除在炎症中发挥重要作用外，巨噬细胞对动脉粥样硬化中的免疫反应也起到调节作用。巨噬细胞包含吞噬 ox-LDL 颗粒，可作为抗原呈递细胞将 ox-LDL 呈递给 T 淋巴细胞[6]（图 12-1）。

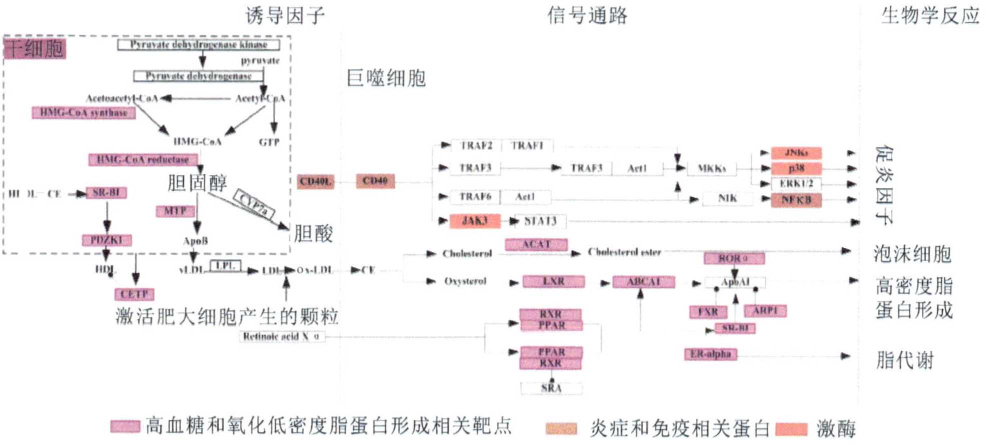

图 12-4　冠心病相关的巨噬细胞内信号通路

方括号为蛋白质，药物靶蛋白根据作用不同被标记为不同颜色（彩图请扫书后二维码）

此外，最近一些研究表明，巨噬细胞在反向胆固醇转运中也发挥了重要作用[30,31]。ox-LDL 可被分解为胆固醇和氧化型胆固醇。胆固醇经由酰基辅酶 A 胆固醇酰基转移酶（ACAT）进一步转化成胆固醇酯，导致泡沫细胞的形成。氧化型胆固醇能激活巨噬细胞肝 X 受体（LXR），从而通过载脂蛋白 A-1（ApoAI）促进胆固醇流出。通过上调 ATP 结合盒转运体 1（ABCA1）和 ApoAI，维 A 酸 X 激活过氧化物酶体增殖物激活受体（PPAR），参与胆固醇在巨噬细胞中的逆转运。此外，核受体 ROR、法尼酯衍生物 X 受体（FXR）和 ADP-核糖基化因子相关蛋白 1（ARP1）也可以通过激活或抑制 ApoAI 调节胆固醇转化。

4. T 淋巴细胞

T 淋巴细胞是动脉粥样硬化斑块中最重要的免疫细胞。除了使用不同的趋化因子外，淋巴细胞进入内皮层的过程与单核细胞类似。已知的 T 淋巴细胞趋化因子包括诱导蛋白 10（IP-10）、IFN-γ诱导的单核因子（Mig）和 IFN 诱导性 T 细胞α-趋化因子（I-TAC）[15,32]。这些趋化因子结合 CXC 趋化因子受体 3 型（CXCR3）促进 T 淋巴细胞的迁移（图 12-1）。

一旦滞留在动脉内膜，T 淋巴细胞就有机会与抗原呈递细胞（APC）如巨噬细胞相互作用。越来越多的研究表明，CD40 配体（CD40L）及其受体 CD40 可在巨噬细胞和 T 细胞表达，它们作为共刺激因子在抗原呈递和自身免疫方面发挥重要作用[33,34]。

VSMC 是另一种可被 T 淋巴细胞识别的抗原呈递细胞。T 淋巴细胞通过结合 VSMC 表达的 HLA Ⅱ类组织相容性抗原（DR5）被激活，分泌颗粒酶 B 和穿孔素，诱导 VSMC 凋亡[8,26]（图 12-1）。一些研究证实，氧化低密度脂蛋白和热激蛋白 60（HSP60）也是 T 淋巴细胞的抗原[35,36]。

从图 12-1 中可以看到，活化的 T 淋巴细胞主要产生促炎症细胞因子 IFN-γ、TNF-α、TNF-β和趋化因子 CC 趋化因子 5 型受体（CCR5）。这些细胞因子可以增加炎症和免疫反应[37]。

5. 肥大细胞

肥大细胞是一种炎性细胞，其细胞内颗粒含有丰富的蛋白酶、类胰蛋白酶和糜蛋白酶，参与动脉粥样硬化病变的炎症反应。

如图 12-1 所示，嗜酸性粒细胞趋化因子（eotaxin）与肥大细胞表面表达的趋化因子受体 CXCR3 相互作用介导肥大细胞的跨内皮迁移[32]。肥大细胞进入内膜后通过补体系统的补体 C3a、补体 C5a 和趋化因子 MCP-1 活化[38,39]，活化的肥大细胞通过脱颗粒的方式释放大量炎症介质，包括组胺、类胰蛋白酶、糜蛋白酶和多种细胞因子，这些物质可以促进血管炎症、血管内皮功能障碍和泡沫细胞的形成[40]。内皮下的 LDL 通过结合活化的肥大细胞颗粒残留物被修饰。这些结合颗粒比单纯的 LDL 更容易被巨噬细胞吞噬，从而促进泡沫细胞的形成[41]（图 12-4）。有研究表明，活化的肥大细胞颗粒还可以降低巨噬细胞清除胆固醇的能力[42]。因此，肥大细胞不仅能促进 LDL 的聚集，而且会干扰胆固醇的清除，这两者都有助于泡沫细胞的形成。

肥大细胞也可以通过以下不同方式使动脉粥样硬化纤维帽变脆弱（图 12-1）：①活化的肥大细胞释放基质金属蛋白酶，如 MMP-1 和 MMP-9，两者直接导致基质的降解[43,44]。②分泌能沉淀亲基质金属蛋白酶的类胰蛋白酶和糜蛋白酶，从而形成活性基质金属蛋白酶[40,45]。③活化的肥大细胞能表达促使 VSMC、巨噬细胞和 EC 凋亡的 TNF-α 因子，从而使动脉粥样硬化斑块减弱和破裂[46]。④肥大细胞释放的糜蛋白酶可以激活凋亡级联反应中的两个关键效应分子 Caspase-8 和 Caspase-9[47]。

6. 树突细胞

树突细胞也是一种抗原呈递细胞，具有激活初始 T 淋巴细胞、启动免疫应答的独特能力。虽然树突细胞通常定位于内皮下间隙，但是动脉粥样硬化发生发展过程中的趋化因子和黏附分子可以促使血液循环中的树突细胞迁移到损伤位点[48]。如图 12-1 所示，黏附分子 P-选择素、E-选择素、VCAM-1 和趋化因子 CXC 趋化因子 3（CXCL3）、CC 趋化因子 5（CCL5）可以介导树突细胞跨内皮迁移[49,50]。粒细胞/巨噬细胞集落刺激因子（GM-CSF）可以使跨内皮单核细胞转变为树突细胞，这是另一个增加动脉粥样硬化斑块中树突细胞数的因素[51]。

内皮下的树突细胞表达的 toll 样受体（TLR）可以识别危险信号和吞噬抗原，如氧化低密度脂蛋白和热激蛋白。一旦完成吞噬作用过程，树突细胞被激活，产生大量的细胞因子，如 IFN-α和白细胞介素-12（IL-12）。IFN-α可以上调 T 淋巴细胞中凋亡蛋白 TRAIL 的表达，从而增加杀死斑块细胞的能力[8,52]。IL-12 可以上调 T 淋巴细胞中趋化因子受体 CCR5 的表达，这样反过来又导致粥样硬化斑块中 T 淋巴细胞的积累[53]。

7. 血小板

血小板在止血过程、血栓形成及动脉粥样硬化斑块的炎症反应中起重要作用。

内皮细胞损伤后，内皮细胞屏障丢失，内膜血管外基质渗漏，触发血栓的形成。整个过程中，血小板参与了三个密切联系的生物过程，即黏附、活化和聚集[54]（图 12-5）。

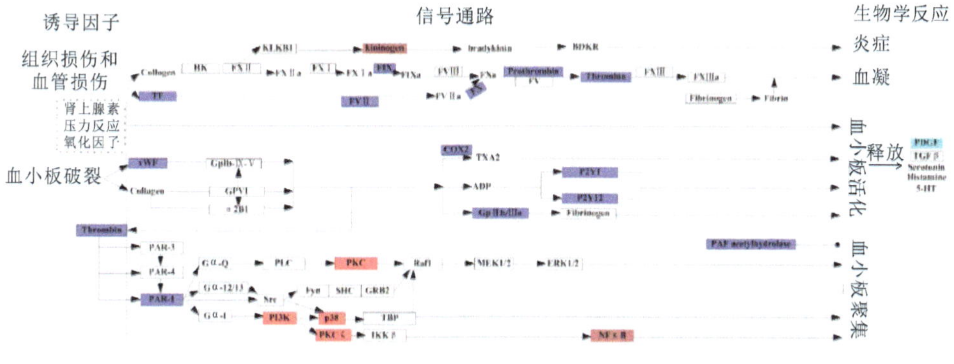

血小板活化和血栓因子形成相关靶点　炎症和免疫反应相关靶点　血管平滑肌细胞增生和迁移相关靶点　激酶

图 12-5　冠心病相关的血小板内信号通路

方括号为蛋白质，药物靶蛋白根据作用不同被标记为不同颜色（彩图请扫书后二维码）

1）当血管受损，细胞外基质成分，如血管性假血友病因子（vWF）和胶原就会暴露在血液中。血小板可以检测到血液循环中的这些变化，通过结合膜黏附受体 GPⅥ（血小板糖蛋白Ⅵ）黏附胶原，使 vWF 与整合素受体 GPIB -Ⅸ-Ⅴ（血小板糖蛋白-Ⅸ-Ⅴ）、胶原和α2β1（整合素-2）进一步整合，从而导致快速黏附[55-58]。

2）一旦黏附受体结合上其他细胞外基质成分的配体，血小板开始激活。活化的血小板合成的凝血酶、腺苷二磷酸（ADP）、肾上腺素和血栓素 A2（TXA2）可以进一步促进血小板的活化[54,59-61]。

3）黏附分子绑定活化的血小板膜介导聚集。在黏附分子中，活化的 GPⅡb/Ⅲa（整合素β3/整合素-Ⅱb）是有助于稳定黏附和聚集更多血小板的一个最重要的因子[54,62]。

血小板也是动脉粥样硬化发展过程中的炎症介质。如图 12-1 所示，①活化的血小板释放 P-选择素，它可以通过血小板-单核细胞相互作用促进单核细胞聚集，给单核细胞传递血小板促炎因子；②活化的血小板表面表达的 CD40L，进一步结合内皮细胞表面 CD40 上调内皮细胞表达的黏附分子和趋化因子[63]；③活化的血小板可以释放大量促炎性细胞因子、趋化因子、生长因子和凝血因子[64-67]。

8. 心肌细胞

一旦冠状动脉发生阻塞，就会引起心肌缺血并且影响心肌细胞的正常功能，包括心肌能量代谢障碍，细胞内 Ca^{2+}调节异常，心肌细胞肥大和凋亡。

（1）能量代谢障碍

心肌缺血时，心脏能量代谢发生显著变化，以脂肪酸氧化为主的氧化代谢增加，葡萄糖氧化受到抑制[68]。如图 12-6 所示，肉碱棕榈酰转移酶 1（CPT-1）、乙酰辅酶 A 羧化酶（ACC）、丙二酸单酰辅酶 A 脱羧酶（MCD）等 AMPK（腺苷酸活化蛋白激酶）信号通路蛋白是脂肪酸能量代谢的重要修饰因子[69]。

心肌缺血时，除了脂肪酸与葡萄糖之间的能量代谢失衡外，其他与能量相关的蛋白质如腺苷三磷酸合酶也变得异常[70]。F1F0-ATP 酶是催化 F1 释放 ATP 的关键酶。但在缺血条件下，F1F0-ATP 酶成为导致 ATP 水解的 ATP 水解酶[71,72]。

为了克服心肌缺血，内源性补偿机制被激活。缺氧诱导因子-α（HIF-α）可以作为调控细胞氧平衡的主要方式来发挥作用[73,74]。通过促进葡萄糖的转运，HIF-α促进了线粒体中 ATP 生成时丙酮酸的氧化。

（2）细胞内 Ca^{2+}调节异常

一旦心脏发生缺血，去甲肾上腺素、肾上腺素、血管紧张素Ⅱ、内皮素-1、多巴胺、乙酰胆碱和组胺的浓度在血液循环中显著增加。通过结合其在心肌细胞上的受体，导致细胞内 Ca^{2+}调节异常。在心肌细胞内，钙释放通道 RyR 受体和肌浆网 Ca^{2+}-ATP 酶（SERCA2）可介导 Ca^{2+}释放到肌浆网，从而诱导细胞内钙离子浓度降低。L 型钙通道（LTCC）是一种可能诱发细胞内 Ca^{2+}浓度增加的钙离子通道[75,76]（图 12-6）。这些蛋白质发生功能障碍，将直接导致钙离子调节异常。

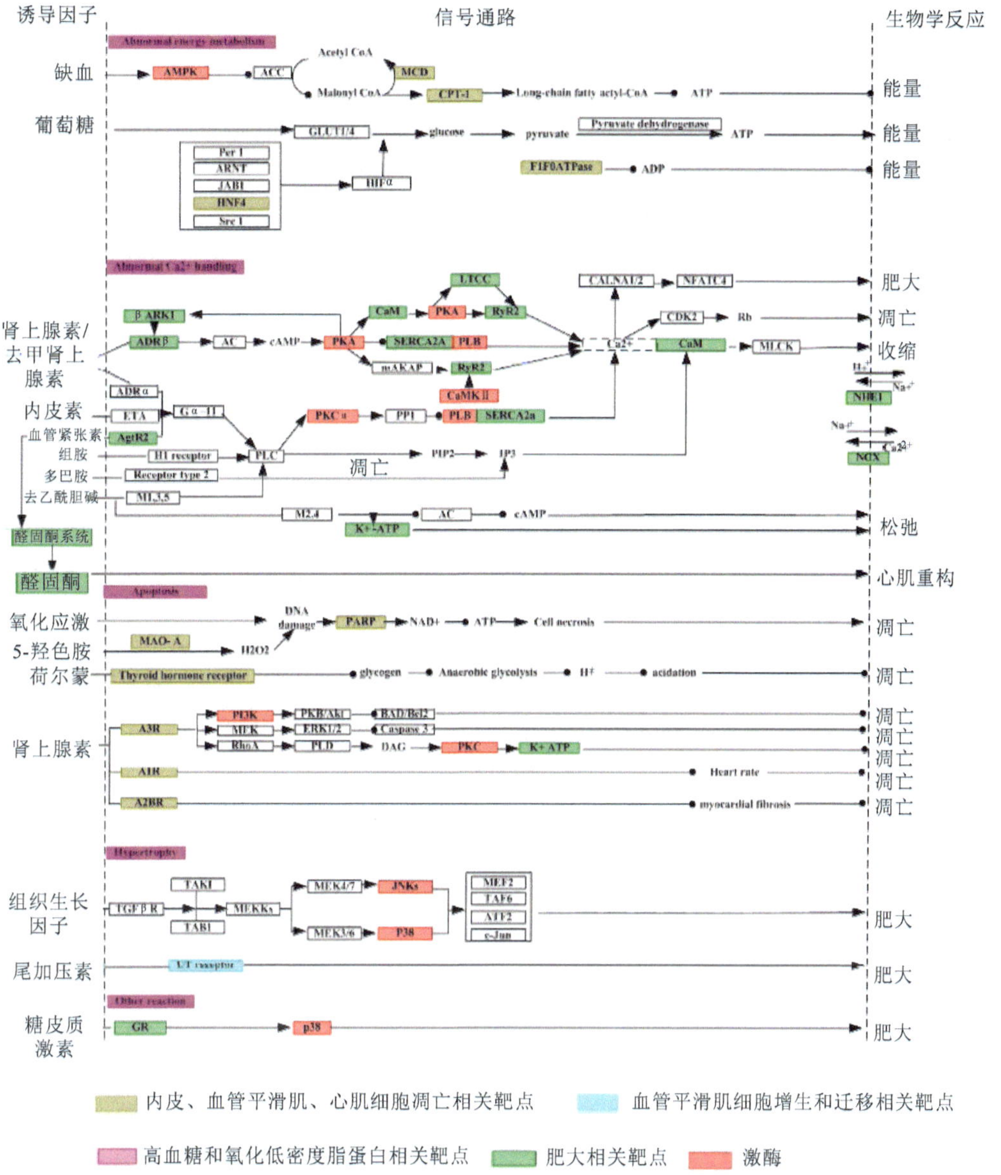

图 12-6　冠心病相关的心肌细胞内信号通路

方括号为蛋白质，药物靶蛋白根据作用不同被标记为不同颜色（彩图请扫书后二维码）

（3）心肌细胞肥大

心肌肥大是缺血导致的另一个重要的病理改变。Ca^{2+}浓度升高是心肌细胞肥大的一个重要因素。缺血后血管紧张素Ⅱ和内皮素-1 的水平升高，严重影响心肌细胞中 Ca^{2+} 浓度（图 12-6）。还有一些其他细胞因子的上调导致了心肌细胞肥大，如转化生长因子β（TGF-β）和尾加压素Ⅱ均可以与细胞表面的受体结合而诱导肥大（图 12-6）。

（4）心肌细胞凋亡

除了能量代谢障碍和细胞内 Ca^{2+}调节异常可诱导心肌细胞凋亡，其他一些因素也有助于这一过程。如图 12-6 所示，在单胺氧化酶的帮助下，5-羟色胺能产生过氧化氢，过氧化氢和其他有毒物质的活性氧（活性氧）都会导致核酸链断裂[77,78]。随后，聚 ADP 核糖聚合酶（PARP）诱导细胞代谢循环效率降低，促进心肌细胞死亡[79,80]。

另外，一些内源性因子，如甲状腺激素和腺苷对缺氧条件下的心肌细胞是有益的。例如，由缺血心肌细胞释放的腺苷，通过结合其受体来降低细胞损伤和恢复能量平衡[81,82]。图 12-6 显示了腺苷和甲状腺激素的作用途径。

二、总结

冠心病是一种慢性和多因素疾病，冠心病的形成包含数以百计的复杂的信号通路，构建有关冠心病的生物网络和蛋白质数据库是很重要的。由于这些蛋白质数据极有可能包含着治疗冠心病潜在的药物靶点，这对未来药物的发现有很大的帮助。相信随着药物研究的不断发展，更多更有效的药物将被应用于临床治疗冠心病。

第二节　基于蛋白质相互作用网络和信号通路研究麝香保心丸治疗心血管疾病的机制

本节采用生物信息学和网络药理学方法研究麝香保心丸（SBP）治疗心血管疾病（CVD）的作用机制。

首先通过查询各种相关数据库获取 CVD 相关疾病基因，搜集 SBP 中的化学成分和成分对应的靶点基因，同时下载研究所需的背景网络和信号通路数据。然后利用随机漫步重启（random walk with restart，RWR）算法对 SBP 通过其靶点对人类蛋白质相互作用网络及信号通路的调控进行打分，从而阐述 SBP 治疗 CVD 的作用机制。

一、数据收集

1. CVD 相关疾病基因的搜集

CVD 分为许多类型，如心肌缺血、心肌纤维化、心肌肥大等，通过 DisGeNet 数据库[83]，可以直接获取与 CVD 相关的疾病基因。

在 Cytoscape[84]软件中启动 DisGeNet；设置窗口中，select source 选择“All”，select association type 选择“Any”，select disease class 选择“Cardiovascular Disease”；最后点击搜索按钮。由此共获取 301 个与心血管疾病相关的基因。

2. SBP 全方化学成分及其靶点基因

通过查阅文献和搜索数据库，得到较完整的 SBP 全方 7 味药材中所含的化学成分。

人工麝香（Musk）：麝香酮、降麝香酮、麝香吡啶、麝香醇、麝香吡喃、羟基麝香吡啶-A、羟基麝香吡啶-B、3-甲基环十三酮、环十四烷酮、胆甾-4-烯-3-酮、胆甾醇、睾丸酮、雌乙醇、5α-雄烷-3,17-二酮。

人参（Ginseng Radix et Rhizoma）提取物：人参二醇（panaxadiol），人参三醇（panaxatriol），齐墩果酸（oleanolic acid），人参皂苷（ginsenoside）Fc、Ra1、Ra2、Ra3、Rb1、Rb2、Rb3、Rd、Rc、Re、Ro、Rf、Rg1、Rg2、Rg3、Rh1、Rh2、Ro、Rs1、Rs2，三七皂苷（notoginsenoside）Fa、R1、R2，西洋参皂苷（quinquenoside）R1。

蟾酥（Bufonis Venenum）：3-乙酰华蟾毒精（cinobufagin 3-acetate）、酯蟾毒配基（resibufogenin）、惹斯蟾蜍精（resibufagin）、华蟾酥毒基（cinobufagin）、1-β 羟基华蟾毒精（1-βhydroxy-cinobufagin）、日蟾毒它灵（gamabufotalin，亦名日蟾蜍苷元 gamabufogenin）、阿端那蟾毒精（arenobufagin）、蟾毒灵（bufalin）、1-β 羟基蟾毒灵（1-βhydroxyl-bufalin）、蟾毒它灵（bufotalin）、异沙蟾蜍精（bufarenogin）、Ψ-异沙蟾毒精（Ψ-bufarenogin）、去乙酰华蟾毒它灵（desacetylbufatalin）、远华蟾毒精（telocinobufagin）、华蟾毒它灵（cinobufotalin）、19-醛基华蟾毒它灵（19-oxo-cinobufotalin）、脂蟾毒精醇（resibufogenol）、华蟾毒精醇（cinobufaginol）、19-醛基-去乙酰华蟾毒它灵（19-oxo-desacetyl-cinobufotalin）、南美蟾毒精（marinobufagenin）、去乙酰华蟾毒精（desacetyl-cinobufagin）、去乙酰华蟾毒精醇（desacetylcinobufaginol）、蟾蜍它里定（bufotalidin，即嚏根草苷元 hellebrigenin）、蟾蜍它里宁（bufotalinin）、海蟾蜍毒素（marinobufagin）、烟酰胺（nicotinamide）、丁酸、Bufoserotonins A、Bufoserotonins B、Bufoserotonins C、2-piperidinecarboxylic acid、6-oxo-methylester、腺嘌呤（adenine）、二氧嘧啶（uracil）、5-羟基-3-吲哚乙酸、蟾蜍噻咛（bufothionine）。

人工牛黄（Bovis Calculus Artifactus）：熊去氧胆酸（ursodeoxycholic acid）、胆酸（cholic acid）、去氧胆酸（deoxycholic acid）、鹅去氧胆酸（chenodeoxycholic acid）、猪去氧胆酸（hyodeoxycholic acid）、牛磺胆酸（taurocholic acid）、甘氨胆酸（glycocholic acid）、胆甾醇（cholesterin）、胆红素（bilirubin）。

苏合香脂（Storax）：苯甲酸苄酯（benzyl benzoate）、齐墩果酮酸（oleanonic acid）、3-表齐墩果酸（3-epioleanolic acid）、海松酸（pimaric acid）、异海松酸（isopimaric acid）、脱氢松香酸（dehydroabietic acid）、松香三烯-3β-醇（abietatriene-3β-ol）、对羟基肉桂酸（methyl 4-hydroxycinnamate）、香草醛（vanillin）、香草酸（vanillic acid）、5-羟甲基糠醛（5-hydroxymethyl-2-furaldehyde）、乙酸肉桂酯（cinnamyl acetate）、苄基肉桂酸（benzyl cinnamate）、α-及β-蒎烯（pinene）、月桂烯（myrcene）、樟烯（camphene）、柠檬烯（limonene）、1,8-按叶素（1,8-cineole）、对聚伞花素（p-cymene）、异松油烯（terpinolene）、芳樟醇（linalool）、松油-4-醇（4-terpineol）、α-松油醇（α-terpineol）、桂皮醛（cinnamicaldehyde）、反式桂皮酸甲酯（trans-methyl cinnamate）、乙基苯酚（ethyphenol）、烯丙基苯酚（allylphenol）、桂皮酸正丙酯（n-propyl cinnamate）、β-苯丙酸（β-phenylpropionic acid）、1-苯甲酰基-3-苯基丙炔（1-benzoyl-3-phenylpropyne）、苯甲酸（benzoic acid）、棕榈酸（palmitic acid）、亚油酸（linoleic acid）、二氢香豆酮（dihydrocoumarone）、桂皮酸环氧桂皮醉酯（epoxycinnamylcinnamate）、顺式桂皮酸（cis-cinnamic acid）、顺式桂皮酸桂皮醉酯（cis-cinnamyl cinnamate）。

肉桂（Cortex Cinnamomi）：桂皮醛（cinnamaldehyde），乙酸桂皮酯（cinnamyl acetate），桂皮酸乙酯（ethyl cinnamate），苯甲酸苄酯（benzyl benzoate），苯甲醛（benzaldehyde），香豆精（coumarin），β-荜澄茄烯（β-cadinene），菖蒲烯（calamenene），β-榄香烯（β-eelmene），

原儿茶酸（protocatechuic acid），反式桂皮酸（trans-cinnamic acid），3'-甲基-左旋-表儿茶精（3'-O-methyl-（−）-epicatechin），5,3'-二甲基-左旋-表儿茶精，5,7,3'-三甲氧基-左旋-表儿茶精，4'-甲基-右旋-儿茶精[4'-O-methyl-（+）-catechin]，7,4'-二甲基-右旋-儿茶精，5,7,4'-三甲基-右旋-儿茶精，左旋-表儿茶精-3-O-β-葡萄糖苷，左旋-表儿茶精-8-β-葡萄糖苷，左旋-表儿茶精-6-β-葡萄糖苷，左旋-表儿茶精，桂皮鞣质（cinnamtannin）A2、A3、A4，原矢车菊素（procyanidin）C1、B1、B2、B5、B7、A2，原矢车菊素 B2-8-C-β-D-葡萄糖苷，原矢车菊素 B2-6-C-β-D-葡萄糖苷，锡兰肉桂素（cinnzeylanine），锡兰桂皮醇（cinnzeylanol），脱水锡兰肉桂素，脱水锡兰肉桂醇及多种二萜类化合物-肉桂新醇（cinncassiol）A、B、C1、C2、C3、D1、D2、D3、D4、E，肉桂新醇 A、B、C1、D2 的 19-O-β-D-葡萄糖苷，D4 的 2-O-β-D-葡萄糖苷等，另外还含有南烛木树脂酚-3α-O-β-D-葡萄糖苷（lyoniresinol-3α-O-β-D-glucopyranoside），3,4,5-三甲氧基酚-β-D-洋芫荽糖（1→6）-β-D-葡萄糖苷（3,4,5-trimethoxyphenol-β-D-apiofuranosyl（1→6）-β-D-glucopy- ranoside），消旋-丁香树脂酚（syringaresinol），5,7-二甲基-3',4'-二氧亚甲基-消旋-表儿茶精[5,7-dimethyl-3',4'-di-O-methylene-(±)-epicatechin]，肉桂醛环甘油-1,3-缩醛（9,2'-反式）[cinnamic aldehydecyclicglycerol-1，3-acetal（9,2'-trans）]，肉桂醛环甘油-1,3-缩醛（9,2'-顺式），肉桂苷（cassioside），桂皮苷（cinnamoside）。

冰片（Borneol）：龙脑，异龙脑。

然后利用 HIT[85]、DRUGBANK[86]、STITCH[87]等数据库对各化学成分的靶点进行搜索，除去相同的蛋白质，共获得 523 个不同的药靶蛋白。

3. SBP 入血成分及其靶点基因

前期麝香保心丸血清药物化学及药代动力学研究共发现 36 个入血化学成分，其中 28 个入血成分为 SBP 全方中的原型成分，具体数据见表 12-1。

表 12-1 麝香保心丸入血成分

序号	化合物	中文名称
1	resibufagenin	酯蟾毒配基
2	bufalin	蟾毒灵
3	gamabufotalin	日蟾毒它灵
4	cinobufagin	华蟾酥毒基
5	arenobufagin	阿端那蟾毒基
6	telocinobufagin	远华蟾毒基
7	bufatalin	蟾毒它灵
8	cinobufotalin	华蟾毒它灵
9	ginsenoside Ra1	人参皂苷 Ra1
10	ginsenoside Ra2	人参皂苷 Ra2
11	ginsenoside Rb1	人参皂苷 Rb1
12	ginsenoside Rb2	人参皂苷 Rb2
13	ginsenoside Rb3	人参皂苷 Rb3

续表

序号	化合物	中文名称
14	ginsenoside Rc	人参皂苷 Rc
15	ginsenoside Rd	人参皂苷 Rd
16	ginsenoside Re	人参皂苷 Re
17	ginsenoside Rg1	人参皂苷 Rg1
18	hyodeoxycholic acid	猪去氧胆酸
19	cholic acid	胆酸
20	chenocholic acid	鹅去氧胆酸
21	deoxycholic acid	去氧胆酸
22	ursodeoxycholic acid	熊去氧胆酸
23	borneol	龙脑
24	isoborneol	异龙脑
25	cinnamic acid	肉桂酸
26	cinnamaldehyde	肉桂醛
27	muscone	麝香酮
28	benzyl benzoate	苯甲酸苄酯
29	bicycle[2,2,1]heptan-2-ol，2-allyl-1,7,7-trimethyl	代谢产物
30	2,6,10-trimethyltetradecane	代谢产物
31	2-butyl-5-methyl-3-[2-methylprop-2-enyl]cyclohexanone	代谢产物
32	6-methyloctadecane	代谢产物
33	17-hydroxyprogesterone	代谢产物
34	11-hydroxyprogesterone	代谢产物
35	1β-hydroxy-bufalin	代谢产物
36	3-epi-bufalin	代谢产物

根据 SBP 已有的靶点数据，通过药物靶点数据库查阅代谢产物的靶蛋白，共有 28 个成分能够找到共 113 个相应的靶点蛋白。

4．蛋白质相互作用网络（PPI）数据处理

PPI 数据来自 9.1 版的 STRING 数据库[88]。该数据库主要包含了蛋白质的物理相互作用和功能相关关系，通过打分系统来赋予蛋白质之间的连接权重。所有蛋白质之间的关联权重都已经归一化到[0，1]。由于数据权重越小说明关联可信度越小，为了使后续的分析更可靠，文中首先构建可信度高的 PPI 网络，构建步骤如下。

1）查询要研究的基因，如 CVD 相关疾病基因、SBP 的靶点蛋白是否出现在 STRING 中，如果未出现，则该基因不纳入研究中。

2）从 STRING 网络中提取出权重大于 0.9 的连接。

3）检查要研究的基因，如 CVD 相关疾病基因、SBP 的靶点蛋白是否出现在 1）提取的网络中，如果未出现，则继续进行 4）。

4）提取出权重大于 0.8 小于 0.9 的连接，寻找 3）中未出现的蛋白质是否出现在权重大于 0.8 小于 0.9 的连接中。如果出现了，将对应的连接加入到 1）中的网络；如果未出现，则进行 3）。

5）继续将权重减小 0.1，再使用 4）的方法寻找，直至将所有的研究基因都找到为止。

通过上述方法，构建了一个包含 9583 个基因节点和 73 929 条边的无向加权人类 PPI 网络。

5. 信号通路数据

信号通路基因集数据来源于 MSigDB 数据库中 C2：CP 集[89]。这些数据主要来自 KEGG[90]、bioCarta[91]、reactome[92]等数据库，共包含 4722 条信号通路的基因数据集。

二、基因芯片实验

细胞系：MCF7（乳腺癌）细胞系购自美国菌种保藏中心（ATCC），采用 MEM/EBSS 培养基，其中含有 15%胎牛血清、1mmol/L 丙酮酸钠和 0.1mmol/L MEM 非必要氨基酸，并在温度为 37℃，CO_2 浓度为 5%的培养箱中进行培养。

细胞实验：化合物浓度设定为 10μmol/L，这也是国际上公认的高通量筛选合理的浓度。同时，在 10μmol/L 的浓度下，用 MTT 法检测了化合物处理后细胞的存活率。如果细胞存活率低于 40%，细胞数不能满足微阵列分析的需要，则化合物的浓度下降到 1～5μmol/L，直到细胞存活率大于 40%。化合物作用于细胞的时间设定为 12h。

核糖核酸分离与质控：将生长状态较好的 MCF7 细胞进行小分子化合物处理，再采用 Trizol 试剂（Life technologies 公司，卡尔斯巴德，加利福尼亚州，美国）并根据其操作说明提取相关的 RNA。

RNA 的纯度是影响微阵列实验非常重要的因素，因此必须对抽提的 RNA 进行质量控制。实验中使用琼脂糖凝胶电泳及分光光度法。同时将 DMSO 处理的细胞作为空白对照，β雌二醇（在 CMAP 数据库中使用的常见药物）处理的细胞作为阳性对照。

微阵列分析：按照制造商的协议，使用 QIAGEN RNeasy 试剂盒（GMBH，德国）对所有的 RNA 进行纯化，生物重复性运用于每一个细胞系中，随后将所有的 RNA 用于产生双链 cDNA 和生物素标记的 cRNA。进行碎片化后，将汇集起来的 cRNA 制品按照 Affymetrix 公司技术手册中的说明使用 Affymetrix 芯片（Human U133 A 2.0）进行微阵列实验。

根据麝香保心丸全方的基因芯片实验，取用药组与对照组表达值的对数比例绝对值大于 4 的基因为显著表达基因，共获得 621 个显著表达基因。

三、基于 RWR 的中药作用效果评价方法

1. RWR 算法

在分子网络背景中研究复杂疾病及其药物干预，其基本依据是：基因及其产物的生

物学功能通常并非是独立完成的，而是通过与大量基因的相互作用来实现的，这些相互作用就形成了分子网络。因此，当一个基因由于疾病、药物等影响而发生改变时，必然会影响到在分子网络上与其邻近的基因，从而形成一个受疾病或药物影响的子网络。

随机漫步重启（random walk with restart，RWR）算法是对随机漫步算法的改进[93]。其过程是，先给定一个种子节点集，冲浪者从种子节点集中某一节点起步。每一步，冲浪者或者以较大的概率随机移动到当前节点的一个邻居节点，或者以较小的概率返回任意一个种子节点（此过程即重启）。

RWR 方法能有效地衡量网络中的结点与某个种子集中结点的邻近程度，从而找出种子结点的邻近结点。因此，此方法已被用于疾病基因预测，即利用某疾病的部分已知疾病基因，预测未知的疾病基因。具体做法是，将已知疾病基因作为种子基因，在 PPI 网络中使用 RWR 算法给其他候选基因进行打分，得分高的候选基因最有可能与疾病相关。

研究中，分别取疾病基因和药靶蛋白为种子结点，用 RWR 方法对网络中的结点打分，用以衡量网络中每个基因分别受疾病、药物影响的程度。具体地说，在第 $t+1$ 步 RWR 时，网络结点的分值向量为

$$x^{t+1}=(1-r)Px^{t}+rx^{0} \tag{12-1}$$

式中，P 表示加权 PPI 网络的列标准化邻接矩阵，表示网络中两个节点之间的连接强度；x^0 为种子节点强度的初始向量；r 为重启概率。由于非二部图的无向连通网络上的随机漫步一定能达到稳态分布，因此式（12-1）经过迭代最终达到稳态，即获得网络结点的分值向量。显然，在网络中越邻近种子的结点，其分值越高，反之则分值越低。式（12-1）中的重启概率 r 是参数，需要用实际数据进行优化而确定。为了获得最优的 r 值，Erten 等利用不同的 r 值来观测 RWR 算法对候选基因排序的影响[94]。当 r 取值非常小时，此时种子基因的重要性相对网络拓扑的重要性要低，基因的排序基本上按照网络中心性来进行。当 r 取 0.1、0.3、0.5 等数值时，对基因排序的影响不是很大。但是当 r 取 0.3 时，结果优于其他取值，因此 r 取 0.3 被广泛应用于疾病基因排序中。本研究取 r =0.3。

2. 疾病对人类 PPI 网络的影响

疾病对人类 PPI 网络影响的打分是指以疾病基因为种子节点，通过 RWR 算法计算整个 PPI 网络上的节点得分，得到疾病基因节点与 PPI 网络上所有基因节点关系的得分。将已知疾病基因作为种子节点集，设共有 m 个疾病基因，如果基因 i 是种子基因，式（12-1）中初始向量对应的分量 x^0（i）=1/m，否则 x^0（i）=0。

然后使用式（12-1）计算疾病对人类 PPI 网络影响的得分，从而获得疾病影响 PPI 网络的得分向量 x_{disease}。

3. 药物对人类 PPI 网络的影响

将药物的靶点蛋白取为种子集，即可用 RWR 算法对该药物对网络的影响进行打分。

为了评价中药的疗效，我们设了随机对照组，即在网络中随机选取与中药靶点相同个数的蛋白质作为种子集，评价其作为靶点时对网络的影响。

对于所研究的中药小分子，如果基因 i 为其靶点基因，则取初始向量对应的分量

x^0（i）=0.01，否则 x^0（i）=0。随机对照的初始向量也是这种取法。

这样取初始向量的理由是中药的小分子是天然化合物，其作用效果一般比专门设计的药物分子低很多，具有弱抑制效应。而且本课题组在前期研究中药小分子黄芪甲苷时发现，相同剂量的 FDA 认证的西药对靶蛋白 ACE 和 CN 的抑制程度比黄芪甲苷约高两个数量级[95]。

对每一种药物，使用式（12-1）计算其对全网络节点影响的得分，从而获得该药物影响 PPI 网络的得分向量 x_{drug}。

4. 药物抗疾病作用效果评价

在网络中受种子影响越大的结点，其分值越高，反之则分值越低。因此，以疾病基因为种子求得的高分值基因构成的子网络，即为受疾病影响的网络；同理，以药物靶点为种子求得的高分值基因构成的子网络，即为药物作用的网络。这两个网络的重合度越高，说明该药物对相应疾病的治疗效果越好。因此，我们用疾病影响向量 x_{disease} 和药物作用向量 x_{drug} 的内积来量化这两个网络的重合程度，衡量药物治疗该疾病的效果[96]，即药物效果得分计算如下：

$$s = < x_{\text{disease}}, x_{\text{drug}} > \tag{12-2}$$

5. 疾病/药物对信号通路的影响

信号通路是指细胞将信号或刺激转化为其他生物信号来激活细胞反应的过程。信号传递过程中，多个生物分子在相应蛋白质的作用下按照一定顺序发生一系列物理和生化反应，从而形成了信号通路。一个信号通路代表一个相对独立的生物学过程。计算疾病/药靶对信号通路影响的得分比计算疾病/药物对单个基因的影响的得分具有更重要的生物学意义。

计算疾病/药靶对信号通路影响的得分的具体步骤如下。

1）利用 RWR 算法计算出疾病/药靶对全 PPI 网络上基因影响的得分。

2）将 1）中的基因得分赋值到信号通路基因集上的每个基因。

3）对信号通路上的基因得分进行求和并取平均，该得分为疾病/药靶对信号通路影响的得分。

6. 评价方法

为了衡量药物是否有显著效果，取若干组（如 1000 组）随机对照，每组在网络中随机选取与中药靶点相同个数的蛋白质作为种子集，计算药物效果分。

Z 分数（Z-score）用来量化药物治疗疾病的得分与随机对照之间的差异，表示如下：

$$Z = \frac{s - \overline{s}_r}{\Delta s_r} \tag{12-3}$$

式中，s 表示药物治疗疾病的得分；$\overline{s}_r$ 和 Δs_r 分别表示随机获得的平均值和标准差。Z 分数越大，说明药物与随机对照的差异越显著。

另外，分别取疾病对信号通路影响的得分和药靶对信号通路影响的得分的前 5%的信号通路，统计其中相同的信号通路。通过分析相同信号通路的生物学过程来评价药物对疾病的影响。

四、SBP 治疗 CVD 作用效果评价

1. SBP 及其入血成分靶点基因与 CVD 疾病基因的重合度

分析比较 SBP 及其入血成分靶点与 CVD 疾病基因的重合度发现，SBP 中共有 46 个靶点基因出现在 CVD 的疾病基因中，占比为 15.3%；而 SBP 的 36 个入血成分有 11 个靶点基因出现在 CVD 的疾病基因中，只占全部疾病基因的 3.7%。

这 11 个与 CVD 疾病基因重合的靶点见表 12-2。

表 12-2　SBP 及其入血成分靶点与 CVD 疾病重合的基因

编号	基因名称	基因功能
1	*COL1A1*	血小板衍生生长因子结合蛋白
2	*CYP2C9*	血红素结合蛋白
3	*ESR2*	血红素-硫醇单加氧酶
4	*ICAM1*	白细胞黏附蛋白 LFA-1 配体
5	*LDLR*	低密度脂蛋白（血浆胆固醇主要载脂蛋白）受体
6	*MMP9*	在细胞外基质的局部蛋白质水解和白细胞迁移中起着重要的作用
7	*NOS3*	调节血管生成、血压及钙离子通道
8	*PTGS2*	调节血管收缩、血压
9	*TGFB1*	调节血管内皮细胞迁移
10	*TLR4*	调节免疫反应、炎症过程
11	*VCAM1*	参与钙介导的细胞内钙源信号通路

2. SBP 治疗 CVD 的显著性分析

用式（12-1）分别计算出 CVD 疾病基因、SBP 全方 523 个靶点及 SBP 入血成分 113 个靶点对全 PPI 网络影响的分值，用式（12-2）分别计算 CVD 影响分值向量与 SBP 全方作用分值向量、SBP 入血成分作用分值向量间的内积，结果得 SBP 全方及入血成分对 CVD 作用影响的网络得分分别为 0.4452 和 0.1138。

为了了解 SBP 治疗 CVD 的网络得分是否具有显著性，我们将其与随机对照靶点集的得分做比较。针对 SBP 全方的 523 个靶点及 SBP 入血成分的 113 个靶点，随机产生了 1000 组靶点基因个数分别为 523 和 113 的种子集。在分别计算这两个 1000 组随机种子集的网络得分后，根据随机得分、SBP 全方及其入血成分的得分，由式（12-3）计算得到相应的 *Z* 得分，见表 12-3。*Z* 得分大于 3 说明实际值相对于随机值具有统计显著性。这里 SBP 全方及入血成分对 CVD 作用影响的 *Z* 得分分别为 12.193 和 7.7493，说明它们抗 CVD 的得分具有显著性。

表 12-3　SBP 全方及入血成分抗 CVD 得分

名称	靶点数目	影响得分	*Z* 得分
SBP 全方	523	0.4452	12.1930
SBP 入血成分	113	0.1138	7.7493

3. SBP 显著影响的信号通路

将前面计算的 CVD 疾病基因、SBP 全方 523 个靶点及 SBP 入血成分 113 个靶点对全 PPI 网络各基因影响的得分，分别对应到 MSigDB 数据库 C2：CP 集中每个信号通路的基因上，对每个信号通路上的基因得分求和并取平均，则分别求得 CVD 疾病基因、SBP 全方及 SBP 入血成分对每个信号通路影响的得分。

取 4722 条信号通路中得分最高的 5%的信号通路为显著受疾病影响或受药物调控的通路，得到受 CVD 显著影响、SBP 全方及 SBP 入血成分显著调控的通路各 236 条。被 CVD 显著影响的 236 条信号通路中，分别有 113 条及 97 条也受到 SBP 全方及 SBP 入血成分的显著调控，分别占疾病相关信号通路的 47.8%及 41%，即 SBP 作用在近一半的 CVD 相关信号通路上，证实了 SBP 对 CVD 的治疗作用。

我们还发现，SBP 入血成分和 SBP 全方共同调控的 CVD 相关信号通路有 81 条，占 SBP 全方调控的 CVD 信号通路的 71.7%，这说明 SBP 入血成分在治疗 CVD 的过程中起主导作用。

4. 结果验证

为了验证结果的可靠性，我们利用基因芯片实验进行验证。取 SBP 全方用药组与对照组表达值的对数比例绝对值大于 4 的基因为显著表达基因，共获得 621 个显著表达基因。其中与通过生物信息学方法获得的 SBP 全方和 SBP 入血成分靶点相同的基因分别只有 31 个和 9 个。621 个显著表发达基因中，29 个是 CVD 疾病基因，其中 2 个同时是 SBP 全方和 SBP 入血成分的靶点基因，分别为基因 *ICAM1* 和 *PTGS2*，由表 12-2 可知这两个基因的功能都与发生心血管疾病有关。

将 621 个显著表达基因作为种子基因，初始强度为归一化后的差异表达值。然后利用 RWR 算法计算显著表达基因对全 PPI 网络影响的得分。随后计算显著表达基因对信号通路影响的得分，并取 4722 条背景信号通路中得分最高的 5%，共获得受 621 个基因显著调控的信号通路 236 条，其中 119 条是受 CVD 显著影响的通路，占 50.4%，从实验上证实了 SBP 全方对 CVD 的治疗效应。

分别将前面获得的 SBP 全方 523 个靶点及 SBP 入血成分 113 个靶点所调控的 113 条和 97 条 CVD 相关信号通路，与这里通过芯片实验发现的受 SBP 显著影响的 119 条 CVD 相关信号通路比较，发现分别有 80 条和 70 条相同的信号通路，分别占 67.2%和 58.8%，其中 63 条 CVD 相关信号通路同时被 SBP 全方、SBP 入血成分和显著表达基因调控。这些结果证实了我们用生物信息学方法确定的 SBP 靶点，以及通过靶点调控的信号通路是可靠的。

表 12-4 列出了我们研究的 4 个基因集之间的交集及它们共同影响的信号通路数量。可以看出，虽然 SBP 直接作用的 CVD 疾病基因并不多，但 SBP 全方、SBP 入血成分和显著表达基因通过网络作用共同调控了相当高比例的 CVD 相关信号通路。具体地说，虽然 SBP 入血成分作用的疾病基因（11 个）只占全方作用疾病基因（46 个）的 24%，其调控的相关信号通路（97 条）却占了全方所调控信号通路（113 条）的 86%。而且

SBP全方和入血成分作用的疾病基因与基因芯片验证实验结果一致的非常少，分别只有6个和2个，与验证实验结果一致的相关信号通路却分别有80条和70条，即SBP全方和入血成分作用的信号通路中，约70%得到芯片实验结果的证实。这些结果证实了SBP通过多成分、多靶点来调控疾病相关网络而达到治疗疾病作用的机制，以及本研究所收集的数据及分析方法的可靠性。同时还说明，SBP入血成分在治疗CVD的过程中起到与全方几乎相同的作用。

表12-4　CVD疾病基因集及SBP作用相关基因集之间交集的大小及共同影响的通路个数

	AB	AC	AD	ABC	ABD	ACD	ABCD
基因个数	46	11	29	11	6	2	2
通路个数	113	97	119	81	80	70	63

注：A.CVD相关疾病基因；B.SBP全方的靶基因；C.SBP入血成分的靶基因；D.受SBP作用显著表达的基因；AB指CVD疾病基因与SBP全方靶点共同的基因，其余符号的含义类推

经芯片实验验证的SBP全方和入血成分共同调控的63条疾病信号通路中，有很大部分与CVD相关疾病有直接联系，从而也验证了SBP对CVD的治疗作用。表12-5列出了其中部分与心血管疾病相关的信号通路。

表12-5　受SBP显著调控的与心血管疾病相关的信号通路

序号	信号通路英文名	信号通路中文名	与CVD关系
1	AT1R PATHWAY	血管紧张素Ⅱ/血管紧张素Ⅱ的Ⅰ型受体信号通路	血管扩张、心肌肥厚[97]
2	SPPA PATHWAY	血小板活化信号通路	血管收缩、血小板活化
3	EPO PATHWAY	促红细胞生成素信号通路	增加红细胞[98]
4	HIF PATHWAY	缺氧诱导因子信号通路	血管重塑、血小板生成[99]
5	IL-4 PATHWAY	白细胞介素-4信号通路	与造血相关[100]
6	IL-6 PATHWAY	白细胞介素-6信号通路	与造血相关[101]
7	CARDIAC EGF PATHWAY	心脏特异表皮生长因子信号通路	心脏肥大、血管紧张[102]
8	TPO PATHWAY	血小板生成素信号通路	血小板生成[103]
9	ANGIOPOIETIN RECEPTOR PATHWAY	血管生成素受体信号通路	血管生成素[104]
10	S1P S1P1 PATHWAY	鞘氨醇-1-磷酸及鞘氨醇-1-磷酸受体信号通路	血管内皮细胞诱导[105]
11	VEGFR 1 PATHWAY	1型血管内皮生长因子受体信号通路	血管内皮生长因子受体[106]
12	LYMPH ANGIOGENESIS PATHWAY	淋巴血管生成信号通路	血管生成[107]

五、结论

本节通过网络药理学的方法对SBP治疗CVD的作用机制进行了详细阐述。通过计算药物对疾病的网络作用得分，并分析得分的显著性来说明SBP治疗CVD的有效性。利用药物靶点或者疾病基因对网络全基因进行打分，再计算疾病或药物对信号通路影响的得分，分析起显著作用的信号通路的生物学过程来揭示SBP对CVD的作用。利用基

因芯片数据对使用的方法进行了验证。研究发现，SBP 全方对 CVD 的治疗作用主要来源于入血成分，药物作用于疾病并不是全部直接作用于疾病的直接致病基因，而是通过网络的形式来对基因进行调控，从而达到治疗的目的。

参 考 文 献

[1] http://www.who.int/mediacentre/factsheets/fs317/en/index.htL[2011-9-10]

[2] http://www.healthknowledge.org.uk/public-health-textbook/disease-causation-diagnostic/2b-epidemiology-diseases-phs/chronic-diseases/coronary-heart-disease[2012-9-27]

[3] Falk E. Pathogenesis of atherosclerosis. J Am Coll Cardiol, 2006, 47(8 Suppl): C7-C12.

[4] Bui QT, Prempeh M, Wilensky RL. Atherosclerotic plaque development. Int J Biochem Cell Biol, 2009, 41(11): 2109-2113.

[5] Li AC, Glass CK. The macrophage foam cell as a target for therapeutic intervention. Nat Med, 2002, 8(11): 1235-1242.

[6] Robertson AK, Hansson GK. T cells in atherogenesis: for better or for worse? Arterioscler Thromb Vasc Biol, 2006, 26(11): 2421-2432.

[7] Bachelet I, Levi-Schaffer F. Mast cells as effector cells: a co-stimulating question. Trends Immunol, 2007, 28(8): 360-365.

[8] Niessner A, Weyand CM. Dendritic cells in atherosclerotic disease. Clin Immunol, 2010, 134(1): 25-32.

[9] Huo YQ, Ley KF. Role of platelets in the development of atherosclerosis. Trends Cardiovasc Med, 2004, 14(1): 18-22.

[10] Taddei S, Vanhoutte PM. Role of endothelium in endothelin-evoked contractions in the rat aorta. Hypertension, 1993, 21(1): 9-15.

[11] Ross R, Glomset JA. Atherosclerosis and the arterial smooth muscle cell: proliferation of smooth muscle is a key event in the genesis of the lesions of atherosclerosis. Science, 1973, 180(4093): 1332-1339.

[12] Förstermann U, Münzel T. Endothelial nitric oxide synthase in vascular disease: from marvel to menace. Circulation, 2006, 113(13): 1708-1714.

[13] Mallat Z, Tedgui A. Current perspective on the role of apoptosis in atherothrombotic disease. Circ Res, 2001, 88(10): 998-1003.

[14] Mohamad N, Judith AB, Andrew DW, et al. The Yin and Yang of oxidation in the development of the fatty streak. A review based on the 1994 George Lyman Duff Memorial Lecture. Arterioscler Thromb Vasc Biol, 1996, 16 (7): 831-842.

[15] Hansson GK. Inflammation, atherosclerosis, and coronary artery disease. New Engl J Med, 2005, 352 (16): 1685-1695.

[16] Willerson JT, Kereiakes DJ. Clinical research and future improvement in clinical care: the Health Insurance Portability and Accountability Act (HIPAA) and future difficulties but optimism for the way forward. Circulation, 2003,108 (8): 919-920.

[17] Ruiz-Ortega M, Lorenzo O, Ruperez M, et al. Role of the renin-angiotensin system in vascular diseases: expanding the field. Hypertension, 2001, 38(6): 1382-1387.

[18] Brunner F, Brás-Silva C, Cerdeira AS, et al. Cardiovascular endothelins: essential regulators of cardiovascular homeostasis. Pharmacol Ther, 2006, 111(2): 508-531.

[19] Kingsley K, Huff JL, Rust WL, et al. ERK1/2 mediates PDGF-BB stimulated vascular smooth muscle cell proliferation and migration on laminin-5. Biochem Biophys Res Commun, 2002, 293 (3) : 1000-1006.

[20] Nguyen LL, D'Amore PA. Cellular interactions in vascular growth and differentiation. Int Rev Cytol, 2001, 204: 1-48.

[21] Raines EW, Koyama H, Carragher NO, et al. The extracellular matrix dynamically regulates smooth muscle cell responsiveness to PDGF. Ann N Y Acad Sci, 2000, 902: 39-51.

[22] Gilbert RE, Douglas SA, Krum H. Urotensin-Ⅱ as a novel therapeutic target in the clinical management of cardiorenal disease. Curr Opin Investig Drugs, 2004, 5 (3): 276-282.

[23] Qi YF, Xia CF, Chen YH, et al. Effects of adrenomedullin on proliferation of vascular smooth muscle cells induced by urotensin Ⅱ. Chin J Pathophysiol, 2002, 18(3): 230-232.

[24] Manuel M, Xu QB. Smooth muscle cell apoptosis in arteriosclerosis. Exp Gerontol, 2001, 36(7): 969-987.

[25] Kockx MM, Knaapen WM. The role of apoptosis in vascular disease. J Pathol, 2000, 190(3): 267-280.

[26] Bennett MR, Boyle JJ. Apoptosis of vascular smooth muscle cells in atherosclerosis. Atherosclerosis, 1998, 138 (1): 3-9.

[27] Harrington JR. The role of MCP-1 in atherosclerosis. Stem Cells, 2000, 18(1): 65-66.

[28] Qiao JH, Tripathi J, Mishra NK, et al. Role of macrophage colony-stimulating factor in atherosclerosis: studies of osteopetrotic mice. Am J Pathol, 1997, 150 (5): 1687-1699.

[29] Esther L, Dirk L, Linda B, et al. CD40 and its ligand in atherosclerosis. Trends Cardiovasc Med, 2007, 17 (4): 118-123.

[30] Bradley MN, Tontonoz P. LXR: a nuclear receptor target for cardiovascular disease? Drug Discov Today, 2005, 2(2): 97-103.

[31] Barish GD, Evans RM. PPARs and LXRs: atherosclerosis goes nuclear. TRENDS in Endocrinology and Metabolism, 2004, 15 (4): 158-165.

[32] Schiller NK, Boisvert WA, Curtiss LK. Inflammation in atherosclerosis. Nature, 2002, 420: 868-874.

[33] Mach F, Schönbeck U, Libby P. CD40 signaling in vascular cells: a key role in atherosclerosis? Atherosclerosis, 1998, 137(Suppl): S89-S95.

[34] Schönbeck U, Mach F, Sukhova GK, et al. Regulation of matrix metalloproteinase expression in human vascular smooth muscle cells by T lymphocytes a role for CD40 signaling in plaque rupture? Circ Res, 1997, 81(3): 448-454.

[35] Stemme S, Faber B, Holm J, et al. T lymphocytes from human atherosclerotic plaques recognize oxidized low density lipoprotein. PNAS, 1995, 92(9): 3893-3897.

[36] Wick G, Romen M, Amberger A, et al. Atherosclerosis, autoimmunity, and vascular-associated lymphoid tissue. FASEB J, 1997, 11: 1199-1207.

[37] Taleb S, Tedgui A, Mallat Z. Regulatory T-cell immunity and its relevance to atherosclerosis. J Intern Med, 2008, 263(5): 489-499.

[38] Mekori YA, Metcalfe DD. Mast cell - T cell interactions. J Allergy Clin Immunol, 1999, 104(3 Pt 1): 517-523.

[39] Mor A, Mekori YA. Mast cells and atherosclerosis. Isr Med Assoc J, 2001, 3(3): 216-221.

[40] Kelley JL, Chi DS, Abou-Auda W, et al. The molecular role of mast cells in atherosclerotic cardiovascular disease. Mol Med Today, 2000, 6(8): 304-308.

[41] Kovanen PT, Lee M, Leskinen MJ, et al. The mast cell, a rich source of neutral proteases in atherosclerotic plaques. International Congress Series, 2004, 1262: 494-497.

[42] Lee M, Lindstedt LK, Kovanen PT. Mast cell-mediated inhibition of reverse cholesterol transport. Arterioscler Thromb, 1992, 12(11): 1329-1335.

[43] Di-Girolamo N, Wakefield D. *In vitro* and *in vivo* expression of interstitial collagenase/MMP-1 by human mast cells. Dev Immunol, 2000, 7(2-4): 131-142.

[44] Kanbe N, Tanaka A, Kanbe M, et al. Human mast cells produce matrix metalloproteinase 9. Eur J Immunol, 1999, 29(8): 2645-2649.

[45] Maija K, Allard CW, Chris ML, et al. Mast cell infiltration in acute coronary syndromes: implications for plaque rupture. J Am Coll Cardiol, 1998, 32(3): 606-612.

[46] Sun J, Sukhova GK, Wolters PJ, et al. Mast cells promote atherosclerosis by releasing proinflammatory cytokines. Nat Med, 2007, 13(6): 719-724.

[47] Leskinen MJ, Heikkila HM, Speer MY, et al. Mast cell chymase induces smooth muscle cell apoptosis by disrupting NF-kappaB-mediated survival signaling. Exp Cell Res, 2006, 312(8): 1289-1298.

[48] Lord RS, Bobryshev YV. Clustering of dendritic cells in atheroprone areas of the aorta. Atherosclerosis, 1999, 146(1): 197-198.

[49] Bobryshev YV, Lord RS, Rainer SP, et al. VCAM-1 expression and network of VCAM-1 positive vascular dendritic cells in advanced atherosclerotic lesions of carotid arteries and aortas. Acta Histochem, 1996, 98(2): 185-194.

[50] Alvarez D, Vollmann EH, von Andrian UH. Mechanisms and consequences of dendritic cell migration. Immunity, 2008, 29(3): 325-342.

[51] Shortman K, Naik SH. Steady-state and inflammatory dendritic-cell development. Nat Rev Immunol, 2007, 7(1): 19-30.

[52] Alderman CJ, Bunyard PR, Chain BM, et al. Effects of oxidised low density lipoprotein on dendritic cells: a possible immunoregulatory component of the atherogenic micro-environment? Cardiovasc Res, 2002, 55(4): 806-819.

[53] ZhangX, Niessner A, Nakajima T, et al. Interleukin 12 induces T-cell recruitment into the atherosclerotic plaque. Circ Res, 2006, 98(4): 524-531.

[54] Ruggeri ZM. Platelets in atherothrombosis. Nat Med, 2002, 8(11): 1227-1234.

[55] Gawaz M. Platelets in the onset of atherosclerosis. Blood Cells Mol Dis, 2006, 36(2): 206-210.

[56] Massberg S, Gawaz M, Grüner S, et al. A crucial role of glycoprotein Ⅵ for platelet recruitment to the injured arterial wall *in vivo*. J Exp Med, 2003, 197(1): 41-49.

[57] Arya M, López JA, Romo GM, et al. Glycoprotein Ⅰb-Ⅸ-mediated activation of integrin αⅡbβ3: effects of receptor clustering and von willebrand factor adhesion. J Thromb Haemost, 2003, 1(6): 1150-1157.

[58] Kahn ML. Platelet-collagen responses: molecular basis and therapeutic promise. SeminThromb Hemost, 2004, 30(4): 419-425.

[59] Coughlin SR. Thrombin signalling and protease-activated receptors. Nature, 2000, 407(6801): 258-264.

[60] Covic L, Gresser AL, Kuliopulos A. Biphasic kinetics of activation and signaling for PAR1 and PAR4 thrombin receptors in platelets. Biochemistry, 2000, 39(18): 5458-5467.

[61] Gachet C. Platelet activation by ADP: the role of ADP antagonists. Annals Med, 2000, 32(Suppl 1): 15-20.

[62] Savage B, Cattaneo M, Ruggeri ZM. Mechanisms of platelet aggregation. Curr Opin Hematol, 2001, 8(5): 270-276.

[63] Henn V, Slupsky JR, Grafe M, et al. CD40 ligand on activated platelets triggers an inflammatory reaction of endothelial cells. Nature, 1998, 391(6667): 591-594.

[64] Gawaz M, Brand K, Dickfeld T, et al. Platelets induce alterations of chemotactic and adhesive properties of endothelial cells mediated through an interleukin-1-dependent mechanism. Implications for atherogenesis. Atherosclerosis, 2000,148(1): 75-85.

[65] Schober A, Manka D, von Hundelshausen P, et al. Deposition of platelet RANTES triggering monocyte recruitment requires P-selectin and is involved in neointima formation after arterial injury. Circulation, 2002, 106: 1523-1529.

[66] von Hundelshausen P, Koenen RR, Sack M, et al. Heterophilic interactions of platelet factor 4 and RANTES promote monocyte arrest on endothelium. Blood, 2005, 105(3): 924-930.

[67] Ross R, Bowen-Pope DF, Raines EW, et al. Platelets, macrophages, endothelium, and growth factors their effects upon cells and their possible roles in atherogenesis. Ann N Y Acad Sci, 1985, 454: 254-260.

[68] Whitmer JT, Idell-Wenger JA, Rovetto MJ, et al. Control of fatty acid metabolism in ischemic and hypoxic hearts. J Biol Chem, 1978, 253: 4305-4309.

[69] Ussher JR, Lopaschuk GD. Targeting malonyl CoA inhibition of mitochondrial fatty acid uptake as an approach to treat cardiac ischemia/reperfusion. Basic Res Cardiol, 2009, 104(2): 203-210.

[70] Grover GJ, Marone PA, Koetzner L, et al. Energetic signalling in the control of mitochondrial F1F0 ATP synthase activity in health and disease. Int J Biochem Cell Biol, 2008, 40(12): 2698-2701.

[71] Fillingame RH, Jiang W, Dmitriev OY. Coupling H(+) transport to rotary catalysis in F-type ATP synthases: structure and organization of the transmembrane rotary motor. J Exp Biol, 2000, 203(Pt 1): 9-17.

[72] Duchen MR. Mitochondria in health and disease: perspectives on a new mitochondrial biology. Mol Aspects Med, 2004, 25(4): 365-451.

[73] To KK, Huang LE. Suppression of hypoxia-inducible factor 1α (HIF-1α) transcriptional activity by the HIF prolyl hydroxylase EGLN1. J Biol Chem, 2005, 280(45): 38 102-38 107.

[74] Zolk O, Solbach TF, Eschenhagen T, et al. Activation of negative regulators of the hypoxia-inducible factor (HIF) pathway in human end-stage heart failure. Biochem Biophys Res Commun, 2008, 376(2): 315-320.

[75] Dulhunty AF, Beard NA, Pouliquin P, et al. Agonists and antagonists of the cardiac ryanodine receptor: potential therapeutic agents. Pharmacol Ther, 2007, 113(2): 247-263.

[76] Benjamin IJ, Schneider MD. Learning from failure: congestive heart failure in the postgenomic age. J Clin Invest, 2005, 115: 495-499.

[77] Shimizu Y, Minatoguchi S, Hashimoto K, et al. The role of serotonin in ischemic cellular damage and the infarct size-reducing effect of sarpogrelate, a 5-hydroxytryptamine-2 receptor blocker, in rabbit hearts. J Am Coll Cardiol, 2002, 40(7): 1347-1355.

[78] Maurel A, Hernandez C, Kunduzova O, et al. Age-dependent increase in hydrogen peroxide production by cardiac monoamine oxidase A in rats. Am J Physiol Heart Circ Physiol, 2003, 284(4): H1460-1467.

[79] Chen M, Zsengeller Z, Xiao CY, et al. Mitochondrial-to-nuclear translocation of apoptosis-inducing factor in cardiac myocytes during oxidant stress: potential role of poly (ADP-ribose) polymerase-1. Cardiovasc Res, 2004, 63: 682-688.

[80] Szabó C. Cardioprotective effects of poly (ADP-ribose) polymerase inhibition. Pharmacol Res, 2005, 52(1): 34-43.

[81] Sommerschild HT, Kirkeboen KA. Adenosine and cardioprotection during ischaemia and reperfusion—an overview. Acta Anaesthesiol Scand, 2000, 44(9): 1038-1055.

[82] Headrick JP, Hack B, Ashton KJ. Acute adenosinergic cardioprotection in ischemic-reperfused hearts. Am J Physiol Heart Circ Physiol, 2003, 285(5): H1797-1818.
[83] Bauer-MehrenA, Rautschka M, Sanz F, et al. DisGeNET: a cytoscape plugin to visualize, integrate, search and analyze gene-disease networks. Bioinformatics, 2010, 26(22): 2924-2926.
[84] Shannon P, Markiel A, Ozier O, et al. Cytoscape: a software environment for integrated models of biomolecular interaction networks. Genome Res, 2003, 13(11): 2498-2504.
[85] Ye H, Ye L, Kang H, et al. HIT: linking herbal active ingredients to targets. Nucleic Acids Res, 2011, 39(Database issue): D1055-D1059.
[86] Wishart DS, Knox C, Guo AC, et al. DrugBank: a comprehensive resource for in silico drug discovery and exploration. Nucleic Acids Res, 2006, 34(Database issue): D668-D672.
[87] Kuhn M, Von Mering C, Campillos M, et al. STITCH: interaction networks of chemicals and proteins. Nucleic Acids Res, 2008, 36(Database issue): D684-D688.
[88] Jensen LJ, Kuhn M, Stark M, et al. STRING 8-a global view on proteins and their functional interactions in 630 organisms. Nucleic Acids Res, 2009, 37(Database issue): D412-D416.
[89] Liberzon A, Subramanian A, Pinchback R, et al. Molecular signatures database (MSigDB) 3.0. Bioinformatics, 2011, 27(12): 1739-1740.
[90] Kanehisa M, Goto S. KEGG: kyoto encyclopedia of genes and genomes. Nucleic Acids Res, 2000, 28(1): 27-30.
[91] Nishimura D. BioCarta. Biotech Software &Internet Report, 2004, 2(3): 117-120.
[92] Joshi-Tope G, Gillespie M, Vastrik I, et al. Reactome: a knowledgebase of biological pathways. Nucleic Acids Res, 2005, 33(Database issue): D428-D432.
[93] Tong H, Faloutsos C, Pan JY. Random walk with restart: fast solutions and applications. Knowledge and Information Systems, 2008, 14(3): 327-346.
[94] Erten MS. Network based prioritization of disease genes. Case Western Reserve University, 2010.
[95] Zhao J, Yang P, Li F, et al. Therapeutic effects of astragaloside Ⅳ on myocardial injuries: multi-target identification and network analysis. PLoS One, 2012, 7(9): e44938.
[96] Colinge J, Rix U, Superti-Furga G. Novel global network scores to analyze kinase inhibitor profiles. 4th International Conference on Computational Systems Biology, 2010: 305-313.
[97] Zhao Y, Chen X, Cai L, et al. Angiotensin Ⅱ/angiotensin Ⅱ type Ⅰ receptor (AT1R) signaling promotes MCF7 breast cancer cells survival via PI3 - kinase/Akt pathway. J Cell Physiol, 2010, 225(1): 168-173.
[98] Sasaki A, Yasukawa H, Shouda T, et al. CIS3/SOCS-3 suppresses erythropoietin (EPO) signaling by binding the EPO receptor and JAK2. J Biol Chem, 2000, 275(38): 29 338-29 347.
[99] Ziello JE, Jovin IS, Huang Y. Hypoxia-inducible factor (HIF)-1 regulatory pathway and its potential for therapeutic intervention in malignancy and ischemia. Yale J Biol Med, 2007, 80(2): 51-60.
[100] Khaled WT, Read EK, Nicholson SE, et al. The IL-4/IL-13/Stat6 signalling pathway promotes luminal mammary epithelial cell development. Development, 2007, 134(15): 2739-2750.
[101] Grivennikov S, Karin M. Autocrine IL-6 signaling: a key event in tumorigenesis? Cancer Cell, 2008, 13(1): 7-9.
[102] Zhao L, Yang G, Zhao X. Rho-associated protein kinases play an important role in the differentiation of rat adipose-derived stromal cells into cardiomyocytes *in vitro*. PloS One, 2014, 9(12): e115191.
[103] Chanprasert S, Geddis AE, Barroga C, et al. Thrombopoietin (TPO) induces c-myc expression through a PI3K-and MAPK-dependent pathway that is not mediated by Akt, PKC ζ or mTOR in TPO-dependent cell lines and primary megakaryocytes. Cell Signal, 2006, 18(8): 1212-1218.

[104] Fukuhara S, Sako K, Noda K, et al. Angiopoietin-1/Tie2 receptor signaling in vascular quiescence and angiogenesis. Histol Histopathol, 2010, 25(3): 387-396.
[105] Rosen H, Goetzl EJ. Sphingosine 1-phosphate and its receptors: an autocrine and paracrine network. Nat Rev Immunol, 2005, 5(7): 560-570.
[106] Roberts DM, Kearney JB, Johnson JH, et al. The vascular endothelial growth factor (VEGF) receptor Flt-1 (VEGFR-1) modulates Flk-1 (VEGFR-2) signaling during blood vessel formation. Am J Pathol, 2004, 164(5): 1531-1535.
[107] Wissmann C, Detmar M. Pathways targeting tumor lymphangiogenesis. Clin Cancer Res, 2006, 12(23): 6865-6868.

第十三章　麝香保心丸促进治疗性血管新生的作用

冠状动脉粥样硬化性心脏病（coronary atherosclerotic heart disease，CAHD）是冠状动脉发生并形成粥样硬化病灶，引起心肌缺血缺氧直至心肌细胞死亡的严重疾病。目前，冠心病主要的治疗方法包括药物治疗、介入治疗和冠状动脉旁路移植术。包括β-阻滞剂、钙离子阻滞剂在内的药物治疗对 CAHD 早期效果显著，但对于严重管腔狭窄的 CAHD 患者作用有限。介入治疗虽能明显改善症状，延长部分患者寿命，但介入术后 1 年内再狭窄发生率高达 33%，1 年后再狭窄率会更高。而血管旁路移植术也存在术后瘢痕增大可能及进行性动脉粥样硬化性闭塞的问题。另外，对于冠脉远端的弥漫性病变、多支病变且不能耐受手术的患者，以及传统治疗方法疗效不佳的患者，尚缺乏有效的治疗手段。因此，缺血心肌区域侧支循环的建立健全和动脉血管的新生，即治疗性血管新生（therapeutic angiogenesis）这一针对 CAHD 的治疗新策略，已经成为近年来国内外心血管病学界的研究热点[1]。

Isner[2]于 1990 年首次提出“治疗性血管新生”的概念，即“药物促进的心脏自身搭桥”，其过程包括血管生成（angiogenesis）、动脉生成（arteriogenesis）和血管发生（vasculogenesis）。血管生成是指毛细血管网的形成，其基本步骤包括：血管通透性增加，产生蛋白水解酶，促进血管内皮细胞有丝分裂，内皮细胞从基底膜上迁移到血管周围间隙，黏附、聚集、重构为三维管腔，并与周围血管融合，构成血管环或血管网；继续分化，中介诱导因子进入血管壁，使血管壁稳定成熟。缺血缺氧会造成血管通透性增加，是血管生成的重要启动因素。动脉生成是指先前相互连接的微小血管逐渐形成具有传导功能的大血管以代偿闭塞血管功能的过程。在一条狭窄的主要动脉上，相互连接的微小血管的切应力增加是动脉生成的起始因素，增加的切应力导致细胞支持因子增多以循环单核细胞。随后单核细胞的刺激导致周围动脉增生扩散，并提供几种必需的细胞活素和生长因子，最终形成可以传导的大动脉。血管发生是指成血管细胞分化直接生成血管的过程，是血管从无到有的过程。其起始步骤是成血管细胞向远处迁移、定向排列，随后细胞出芽，相互连接形成多边形，多个多边形相互连接形成原始的网络样结构。过去认为，血管发生仅发生在胚胎发育期，后来人们从外周血中分离出内皮祖细胞（endothelial progenitor cell，EPC），并获得 EPC 进入激活的血管新生位点的实验证据，因而改变了这一观点。治疗性血管新生为一些不能进行冠脉介入治疗或接受术后再狭窄的患者提供了新的治疗策略。中医药因其独特的理论体系及悠久的临床应用历史，为该领域的研究开辟了崭新视角。

麝香保心丸具有芳香温通、益气强心的功效，用于治疗由心肌缺血引起的心绞痛、心肌梗死等。现代药理学研究证明，麝香保心丸具有扩张冠状动脉、保护血管内皮、抑制动脉粥样硬化等作用。2002 年，汪姗姗等[3]发现麝香保心丸能促进大鼠缺血心肌冠脉侧支的血管生成，对缺血心肌具有保护作用，但其促进血管新生的主要活性成分和作用机制尚不明确。本章在细胞水平上对麝香保心丸中促进血管新生的活性成分进行了筛选，并对主要药效成分的促血管新生活性进行体内外药效及作用机制研究。

第一节　麝香保心丸中促血管新生活性成分的筛选

麝香保心丸血清药物化学研究共鉴定了 26 种单体入血成分[4,5]。为了探索麝香保心丸中促血管新生的主要活性成分，首先采用原代人脐静脉内皮细胞模型评价了入血成分对内皮细胞增殖活性的影响。

一、实验方法

1. 药物配制

单体化合物人参皂苷（ginsenoside）Rg1、Rb1、Rb2、Rb3、Rc、Re、Rd、Rg3、Rh2，肉桂醛（cinnamic aldehyde），肉桂酸（cinnamic acid），去氧胆酸（deoxycholic acid），胆酸（cholic acid），鹅去氧胆酸（chenodeoxycholic acid），熊去氧胆酸（ursodeoxycholic acid），猪去氧胆酸（hyodeoxycholic acid），麝香酮（muscone），蟾毒灵（bufalin），华蟾酥毒基（cinobufagin），日蟾毒它灵（gamabufotalin），酯蟾毒配基（resibufogenin），冰片（Borneol）均购自中国药品生物制品检定所，纯度为 98%以上。各单体化合物称重，用 DMSO 完全溶解，获得 10mmol/L 的母液，过滤，置于-20℃保存。使用时用含 1%胎牛血清（FBS）的 MCDB131 基础培养基配至所需浓度，使 DMSO 的含量不超过培养基的 1‰。

血管内皮生长因子（VEGF）（美国 Sigma 公司）用无菌双蒸水溶解，混匀配成 10μg/mL 的母液，分装，-20℃保存。使用时用含 1% FBS 的 MCDB131 基础培养基稀释成浓度 20ng/mL 工作液。

2. 细胞培养

原代人脐静脉内皮细胞（HUVEC）（美国 ALLCELLs 公司）采用 MCDB131 完全培养基培养（内含 10% FBS、5U/mL 肝素和 30mL 内皮细胞生长添加剂），于 37℃、5% CO_2 培养箱中培养，待细胞达到 80%融合度后以 1∶4 的比例传代。

CCK-8 法：采用 CCK-8 法测试各单体化合物促 HUVEC 细胞增殖的活性。取指数生长期的细胞，用 MCDB131 完全培养基制成 5×10^4 个/mL 浓度细胞悬液，以 5×10^3 个/孔细胞密度接种到 96 孔板，置于 37℃、5% CO_2 培养箱中。待细胞贴壁良好后，弃去原培养基，换成含 1% FBS 和不同浓度药物（0.1～10μmol/L）的基础培养基；对照组为含等量 DMSO 的不含药培养基，阳性对照组为加入 VEGF（20ng/mL）的不含药培养基。24h 后，加入 CCK-8 溶液（10μL/孔），在培养箱中反应 3h，选取 450nm 波长在酶标仪上检测各孔吸光度（OD 值）；增殖率=（OD 给药 / OD 对照 – 1）×100%；根据 CCK-8 结果选择合适的单体化合物及其作用浓度和时间进行后续实验。

3. 流式细胞分析

将细胞接种至 6 孔板，待细胞贴壁，给予不同处理（加药组：10μmol/L 肉桂醛。对照组：含等量 DMSO 的不含药培养基），24h 后，用流式细胞仪检测细胞凋亡现象。

4. 统计学处理

实验数据以平均数±标准误（Mean ± SEM）表示，采用 SPSS 18.0 统计分析软件进行分析，组间差异采用单因素方差分析，P<0.05 认为有统计学意义。

二、实验结果

1. 细胞增殖实验

VEGF 是公认的促进血管内皮细胞增殖的大分子物质，本实验采用 20ng/mL VEGF 作为阳性对照，观察麝香保心丸中单体入血成分在 10μmol/L 浓度下对内皮细胞增殖的影响。如图 13-1 所示，肉桂醛、人参皂苷 Rg3、Rh2 能够显著诱导 HUVEC 增殖。其中，肉桂醛的作用效果最明显，增殖率高于空白对照组 33%（P<0.05）。

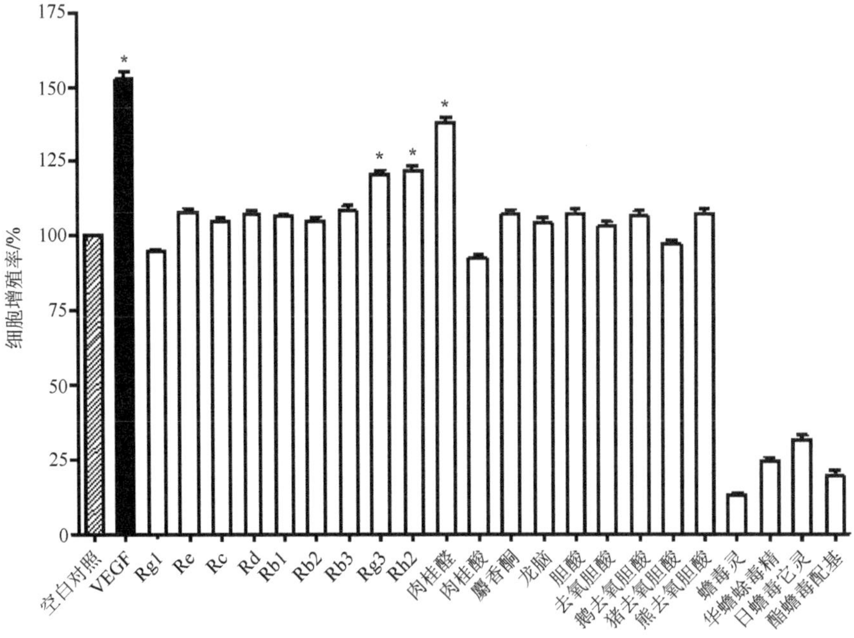

图 13-1 麝香保心丸中入血成分对 HUVEC 对细胞增殖的影响

与空白对照组相比，*表示与空白组相比 P<0.05

2. 肉桂醛对 HUVEC 凋亡的影响

为评价肉桂醛的细胞毒活性，本实验采用流式细胞仪检测肉桂醛对细胞凋亡的影响。结果如图 13-2 所示，加药组无明显诱导 HUVEC 凋亡的现象，提示肉桂醛在 10μmol/L 浓度下对细胞没有毒性。

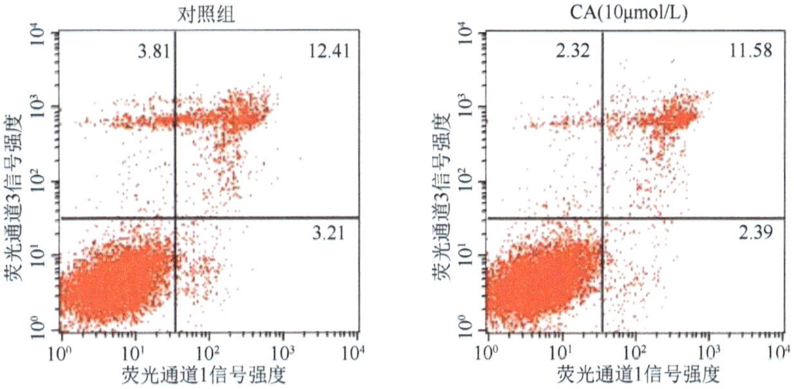

图 13-2　肉桂醛对 HUVEC 凋亡的影响（彩图请扫书后二维码）

三、讨论

麝香保心丸源自于《太平惠民和剂局方》，具有芳香温通、益气强心的功效，其能够促进缺血心肌血管新生，增加冠脉血流量，从根本上治疗冠心病。临床研究显示，长期服用能够有效增加心肌灌注，心肌缺血症状得到好转，胸闷、心绞痛发作频率减少，治疗性血管新生在其中发挥重要作用[6]。已有动物实验结果证实，麝香保心丸具有促进血管新生的活性，可增加缺血心肌血管密度[3,7]。本研究对麝香保心丸中主要入血成分的促血管新生活性进行了研究，结果发现肉桂醛及人参皂苷 Rg_3、Rh_2 具有显著的诱导内皮增殖的活性。其中肉桂醛的作用效果最为显著，并且无细胞毒性。因此，进一步对不同浓度的肉桂醛促进内皮细胞增殖、迁移、管腔形成的功能及作用机制进行深入研究。

第二节　肉桂醛体外促进血管新生作用的研究

肉桂是麝香保心丸的组成药物之一，具有通经活络、促进血液循环、治疗久溃不敛等功效。Choi 等[8]研究表明，肉桂提取物通过上调 VEGF 和 Flk-1/KDR 的表达来促进血管新生。肉桂醛是从肉桂中提取出来的主要活性成分之一，也是麝香保心丸的主要活性成分之一。麝香保心丸中入血成分的促血管新生活性筛选实验结果表明，肉桂醛具有显著的促进内皮细胞增殖的活性。因此，本节对肉桂醛促进血管新生作用的体外药效及作用机制进行深入的探讨。

一、实验方法

1. 肉桂醛促进 HUVEC 增殖实验

取指数生长期的细胞，用 MCDB131 完全培养基制成 5×10^4 个/mL 浓度细胞悬液，以 5×10^3 个/孔细胞密度接种到 96 孔板，置于 37℃、5% CO_2 培养箱中；待细胞贴壁良好以后，弃去原培养基，换成含 1% FBS 和不同浓度肉桂醛（0.1～10μmol/L）的基础培养基；对照组为含等量 DMSO 的不含药培养基，阳性对照组为加入 VEGF（20ng/L）的不含药培养基；24h 后，加入 CCK-8 溶液（10μL/孔），在培养箱中反应 3h，选取 450nm

波长在酶标仪上检测各孔吸光度（OD 值）；增殖率=（OD 给药 / OD 对照）×100%。

2．抑制剂影响肉桂醛促进 HUVEC 增殖实验

取指数生长期的细胞，用 MCDB131 完全培养基制成 5×10^4 个/mL 浓度细胞悬液，以 5×10^3 个/孔细胞密度接种到 96 孔板，置于 37℃、5% CO_2 培养箱中；24h 后，弃去原培养基，换成含 1% FBS 的基础培养基，加入各抑制剂（U0126、LY294002）孵育 30min 后再加入不同浓度肉桂醛（0.1～10μmol/L）；24h 后，加入 CCK-8 溶液（10μL/孔），在培养箱中反应 3h，选取 450nm 波长在酶标仪上检测各孔吸光度（OD 值）；细胞增殖率=（OD 给药 / OD 对照 – 1）×100%。

3．肉桂醛促进 HUVEC 损伤愈合实验

划痕实验：在 24 孔板中加入 0.5%明胶（400μL/孔），置于 37℃、5% CO_2 培养箱中孵育至少 2h 后，弃明胶，晾干备用；取指数生长期的细胞，用 MCDB131 完全培养基制成 1×10^5 个/mL 浓度细胞悬液，以 3×10^4 个/孔细胞密度接种到明胶包被的 24 孔板，置于 37℃、5% CO_2 培养箱中。待细胞贴壁良好以后，用 200μL 枪头在每孔中间位置垂直划一道直线，弃去原培养基，PBS 洗掉漂浮的细胞（洗 2 次即可），换成含 1% FBS 和不同浓度肉桂醛（0.1～10μmol/L）的基础培养基。分别在 T_0 和 T_{24} 时间点在同一位置于 100 倍显微镜下拍照，记录划痕距离；愈合率=（1 – T_{24} 划痕距离 / T_0 划痕距离）×100%。

爬片实验：在 12 孔板中每孔放入一片直径为 13mm 的圆形塑料盖玻片，加入 0.5%明胶（800μL/孔），置于 37℃、5% CO_2 培养箱中孵育至少 2h 后，弃明胶，晾干备用；取指数生长期的细胞，用 MCDB131 完全培养基制成 1×10^5 个/mL 浓度细胞悬液，以 3×10^4 个/孔细胞密度接种到明胶包被的 24 孔板，置于 37℃、5% CO_2 培养箱中；24h 后，用无菌镊子把每孔中的盖玻片轻轻夹出来，弃去原培养基，换成含 1% FBS 和不同浓度肉桂醛（0.1～10μmol/L）的基础培养基。24h 后，按照细胞消化的方法将每孔细胞消化下来分别移至 1.5mL 离心管中，轻轻混匀，用血细胞计数仪记录每孔细胞数；用细胞数的多少来评价肉桂醛促进 HUVEC 损伤愈合的能力。

4．肉桂醛促进 HUVEC 迁移实验

24 孔板中每孔加入 600μL 下室培养基（MCDB131 基础培养基＋50ng/mL VEGF＋10% FBS），将 Transwell 小室放入 24 孔板中；取指数生长期的细胞，用 MCDB131 基础培养基制成 5×10^5 个/mL 浓度细胞悬液，以 5×10^4 个/孔细胞密度接种于 Transwell 小室中，加入不同浓度的肉桂醛（0.1～10μmol/L），置于 37℃、5% CO_2 培养箱中。24h 后，在一块干净的 24 孔板中加入 PBS，600μL/孔，将小室转移至新 24 孔板中，用小棉球轻轻擦拭小室上表面（注：力度要轻以免膜表面不平）；用 10μmol/L Hochest 33258 染色 10min（室温，避光）；再取出另一块干净的 24 孔板，加入 4%多聚甲醛，600μL/孔，细胞固定 15min；于 40 倍荧光显微镜下每孔随机拍照 5 个视野；利用 IPP 图像分析软件计算每张图片的细胞数并进行统计分析。

5．肉桂醛促进 HUVEC 管腔形成实验

将 96 孔板和 200μL 无菌枪头在 – 20℃条件下预冷 2h，Matrigel 胶 4℃解冻。在无菌条件下，吸取 Matrigel 胶于 96 孔板中（50μL/孔，避免产生气泡），置于 37℃、5% CO_2

培养箱中 1h，待胶凝固后备用；取指数生长期的细胞，用 MCDB131 基础培养基制成 5×10^5 个/mL 浓度细胞悬液，以 5×10^4 个/孔细胞密度接种于 Matrigel 胶包被的 96 孔板中，加入不同浓度的肉桂醛（0.1～10μmol/L），置于 37℃、5% CO_2 培养箱中。4h 后，每孔随机选取 5 个视野于 40 倍显微镜下拍照，利用 Image pro-plus（IPP）图像分析软件计算每张图片的管腔数目并进行统计分析。

6. 抑制剂影响肉桂醛促进 HUVEC 管腔形成实验

将 96 孔板和 200μL 无菌枪头在－20℃条件下预冷 2h，Matrigel 胶 4℃解冻。在无菌条件下，吸取 Matrigel 胶于 96 孔板中（50μL/孔，避免产生气泡），置于 37℃、5% CO_2 培养箱中 1h，待胶凝固后备用；取指数生长期的细胞，用 MCDB131 基础培养基制成 5×10^5 个/mL 浓度细胞悬液，加入各抑制剂（U0126、LY294002）孵育 30min 后，以 5×10^4 个/孔细胞密度接种于 Matrigel 胶包被的 96 孔板中，再加入不同浓度的肉桂醛（0.1～10μmol/L），置于 37℃、5% CO_2 培养箱中。4h 后，每孔随机选取 5 个视野于 40 倍显微镜下拍照，利用 IPP 图像分析软件计算每张图片的管腔数目并进行统计分析。

7. 酶联免疫吸附法（ELISA）检测肉桂醛诱导 VEGF 释放实验

取指数生长期的细胞，用 MCDB131 完全培养基制成 1×10^5 个/mL 浓度细胞悬液，以 3×10^4 个/孔细胞密度接种到 24 孔板，置于 37℃、5% CO_2 培养箱中；待细胞贴壁良好后，弃去原培养基，换成含 1% FBS 和不同浓度肉桂醛（1～10μmol/L）的基础培养基，对照组为含等量 DMSO 的不含药培养基，分别在 0h、24h、36h、48h、72h 时收集细胞上清，在 4℃、1500r/min 下离心 15min，取上清于－20℃保存待测。于 VEGF 抗体包被好的 ELISA 板中分别加入对照品和样品（100μL/孔），4℃过夜；洗板三次，加入二抗（100μL/孔），室温 1h；洗板三次，加入辣根过氧化物酶（100μL/孔），室温 1h；洗板三次，加入化学发光试剂（100μL/孔），室温、避光反应 15min，迅速加入终止液，选取 450nm 波长在酶标仪上检测各孔吸光度（OD 值）；以标准品浓度为横坐标、其相对应的 OD 值为纵坐标绘制标准曲线，根据样品的 OD 值，由标准曲线计算其相应的浓度，得出样品中 VEGF 的含量。

8. 抑制剂影响肉桂醛诱导 VEGF 释放实验

取指数生长期的细胞，用 MCDB131 完全培养基制成 1×10^5 个/mL 浓度细胞悬液，以 3×10^4 个/孔细胞密度接种到 24 孔板，置于 37℃、5% CO_2 培养箱中；待细胞贴壁良好后，弃去原培养基，换成含 1% FBS 的基础培养基，加入各抑制剂（U0126、LY294002）孵育 30min 后，再加入不同浓度肉桂醛（1～10μmol/L），对照组为含等量 DMSO 的不含药培养基，作用 48h 后收集上清，在 4℃、1500r/min 下离心 15min，取上清于－20℃保存待测。于 VEGF 抗体包被好的 ELISA 板中分别加入对照品和样品（100μL/孔），4℃过夜；洗板三次，加入二抗（100μL/孔），室温 1h；洗板三次，加入辣根过氧化物酶（100μL/孔），室温 1h；洗板三次，加入化学发光试剂（100μL/孔），室温、避光反应 15min，迅速加入终止液，选取 450nm 波长在酶标仪上检测各孔吸光度（OD 值）；以标准品浓度为横坐标、其相对应的 OD 值为纵坐标绘制标准曲线，根据样品的 OD 值，由标准曲线计算其相应的浓度，得出样品中 VEGF 的含量。

9. Western-Blot 方法检测肉桂醛诱导 HUVEC 各蛋白质表达实验

取对数生长期的细胞，用 MCDB131 完全培养基制成 1.5×10^5 个/mL 浓度细胞悬液，以 3×10^5 个/孔细胞密度接种到 6 孔板，置于 37℃、5% CO_2 培养箱中；待细胞贴壁良好后，弃去原培养基，换成含 1% FBS 的基础培养基，饥饿 2h，再加入不同浓度药物（1～10μmol/L），置于 37℃、5%CO_2 培养箱中孵育；于不同时间点取出细胞，弃去原培养基，马上用预冷的 PBS 洗涤细胞两次，最后将残液完全吸净，加入裂解液（90μL/孔），冰上放置 15min（每隔 5min 振摇培养板一次以便细胞裂解完全）；将裂解匀浆收集于 1.5mL EP 管中，在 4℃、12 000r/min 下离心 10min，取上清；取少量蛋白质用于浓度测定，其余大部分蛋白质加入上样缓冲液，煮沸 5min 变性，于－20℃保存待测。按照 BCA 蛋白质定量试剂盒说明书进行操作。

10. 统计学分析

所有数据采用 SPSS 16.0 统计分析软件进行分析，以平均数±标准误（Mean±SEM）表示，均数间方差齐性后，则采用单因素方差分析（one-way ANOVA）进一步进行 Dunnett's 多重比较检验。$P<0.05$ 时被认为差异有统计学意义。

二、实验结果

1. 肉桂醛对 HUVEC 增殖的影响

肉桂醛能够显著地诱导 HUVEC 增殖，加药处理 24h 后，采用 CCK-8 法检测细胞增殖情况并计算细胞增殖率。结果如图 13-3 所示，肉桂醛可呈浓度依赖性地促进 HUVEC 增殖，在 10μmol/L 时增殖率达到 33%。继而进一步观察肉桂醛在 10μmol/L 时是否呈时间依赖性地促进 HUVEC 增殖。结果如图 13-4 所示，活细胞数目可随时间（6h、12h、18h、24h）依次增加。以上实验结果显示，肉桂醛呈时间和浓度依赖性地促进内皮细胞增殖。

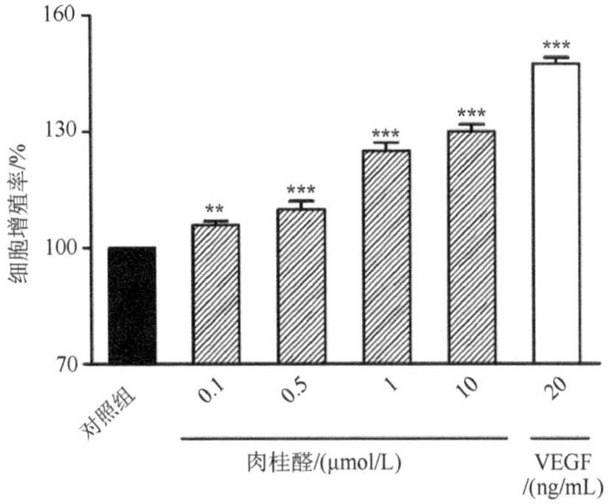

图 13-3 不同浓度的肉桂醛对 HUVEC 增殖的影响

与空白对照组相比，**表示 $P<0.01$，***表示 $P<0.001$

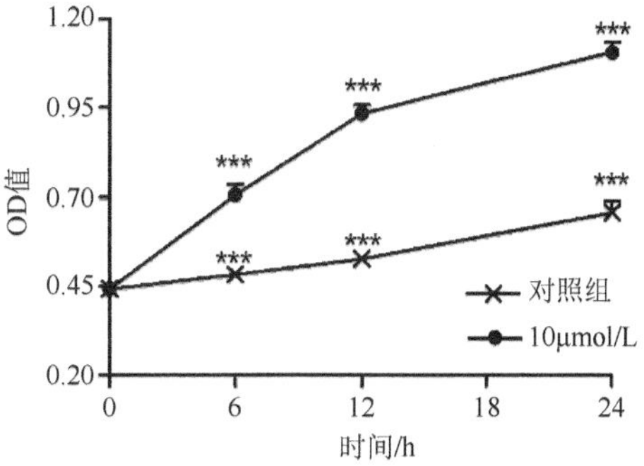

图 13-4　肉桂醛在 10μmol/L 浓度下作用不同时间后对 HUVEC 增殖的影响

与空白对照组相比，***表示 $P<0.001$

2. 肉桂醛对 HUVEC 损伤愈合的影响

为评价肉桂醛促进内皮细胞损伤愈合的能力，进行了细胞划痕和细胞爬片实验。细胞划痕结果如图 13-5A 和图 13-5B 所示，加药处理受损细胞 24h 后，肉桂醛在 0.1μmol/L 时能够显著地促进细胞损伤愈合，愈合率达到 54.1%，而此时对照组仅为 40.4%；当浓度为 10μmol/L 时，损伤细胞已经完全愈合。细胞爬片实验进一步证明了肉桂醛的这一能力，如图 13-5C 所示，肉桂醛于 1μmol/L 下可显著提高细胞数量，为对照组的 1.15 倍。结果表明，肉桂醛能够诱导内皮细胞损伤愈合且具有浓度依赖性。

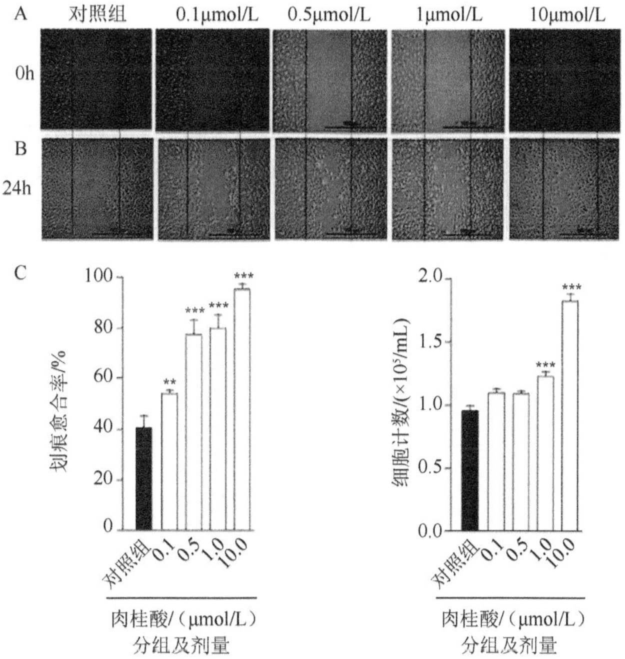

图 13-5　肉桂醛对 HUVEC 损伤愈合的影响

A、B 划痕实验；C 爬片实验

与空白对照组相比，**表示 $P<0.01$，***表示 $P<0.001$

3. 肉桂醛对 HUVEC 迁移的影响

细胞迁移是指细胞在接收到迁移信号或感受到某些物质的梯度后而产生的移动，表现了细胞的运动能力。实验结果如图 13-6 所示，与空白对照组相比，肉桂醛可显著地诱导 HUVEC 迁移，在浓度为 0.1μmol/L、1μmol/L、5μmol/L 和 10μmol/L 时，迁移到膜下的细胞数分别为 22 个/视野、28 个/视野、35 个/视野、33 个/视野，说明肉桂醛能够诱导内皮细胞迁移。

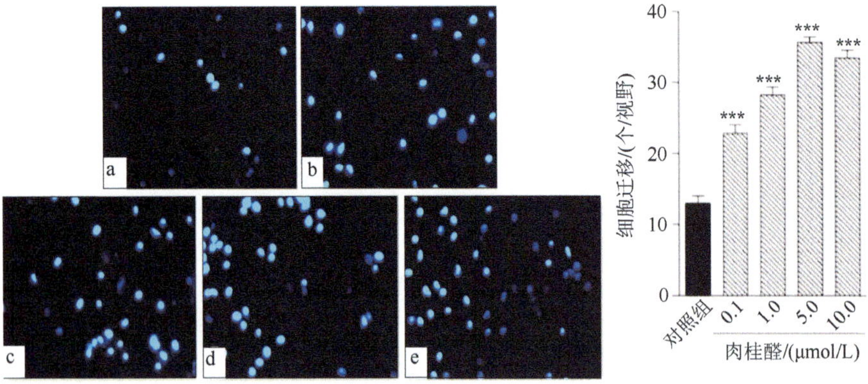

图 13-6 肉桂醛对 HUVEC 迁移的影响（彩图请扫书后二维码）

a. 对照组；b. 0.1μmol/L；c. 1μmol/L；d. 5μmol/L；e. 10μmol/L
与空白对照组相比，***表示 $P<0.001$

4. 肉桂醛对 HUVEC 管腔形成的影响

体外血管新生主要经过内皮细胞增殖、迁移及管腔形成等几个步骤，管腔形成是其中最为关键的一步。如图 13-7 所示，与对照组相比，肉桂醛可显著诱导 HUVEC 管腔形成，于 10μmol/L 时，管腔结构数目比对照组增加 35%（$P<0.001$），提示肉桂醛能够促进内皮细胞管腔结构形成并呈现浓度依赖关系。

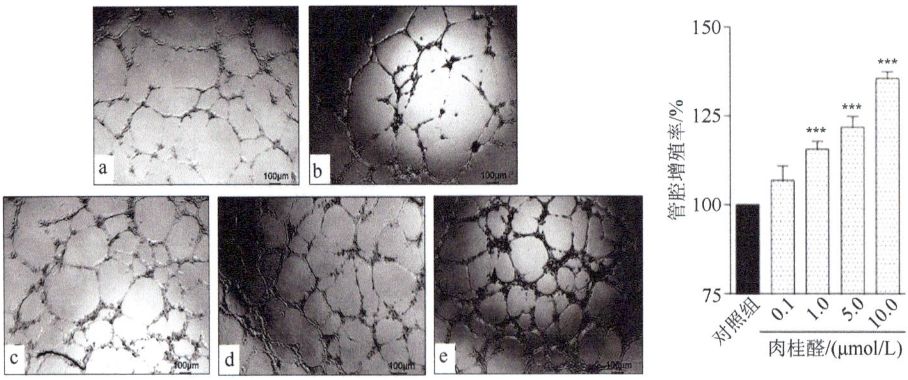

图 13-7 肉桂醛对 HUVEC 管腔形成的影响

a. 对照组；b. 0.1μmol/L；c. 1μmol/L；d. 5μmol/L；e. 10μmol/L
与空白对照组相比，***表示 $P<0.001$

5. 肉桂醛诱导 HUVEC 分泌 VEGF

VEGF 是重要的促血管生成因子，在血管新生过程中发挥了关键的调控作用。本实验从时间和浓度依赖关系两方面考察肉桂醛诱导 HUVEC 分泌 VEGF。ELISA 检测结果显示，在肉桂醛 10μmol/L 浓度作用下，VEGF 的分泌量随着时间的延长（24h、36h、48h）依次增加，在 48h 时达到峰值，比对照组（0h）增加了 2 倍（图 13-8）。继而进一步考察不同浓度肉桂醛处理细胞 48h 后 VEGF 的分泌情况，肉桂醛在 1μmol/L 时可显著诱导 VEGF 释放，并呈现浓度依赖性（图 13-9）。实验结果显示，肉桂醛具有呈时间和浓度依赖性诱导内皮细胞分泌 VEGF 的作用。

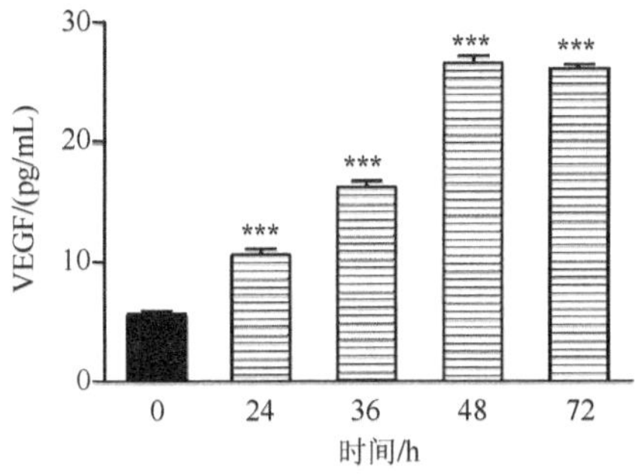

图 13-8　肉桂醛在 10μmol/L 浓度下对 HUVEC 分泌 VEGF 的影响

与空白对照组相比，***表示 $P<0.001$

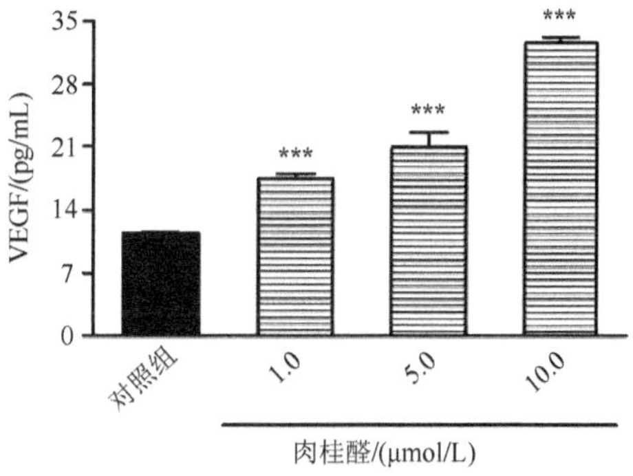

图 13-9　不同浓度的肉桂醛对 HUVEC 分泌 VEGF 的影响

与空白对照组相比，***表示 $P<0.001$

6. 肉桂醛对 PI3K/AKT 信号通路的影响

PI3K/AKT 是血管新生过程中一条重要的信号通路，主要维持内皮细胞生存与增殖。肉桂醛影响对 HUVEC 胞内 PI3K/AKT 信号通路的实验结果显示，肉桂醛具有呈时间和浓度依赖性的诱导 AKT 及其下游蛋白 eNOS 磷酸化的作用。如图 13-10B 所示，肉桂醛于 5min 时诱导 AKT 磷酸化直至 120min，同时其可于 5min 时诱导 AKT 下游信号分子 eNOS 磷酸化直至 60min（图 13-10D）。如图 13-10A 和图 13-10C 所示，随着肉桂醛浓度的增加（1μmol/L、5μmol/L、10μmol/L），AKT、eNOS 的磷酸化水平依次提高。结果提示，肉桂醛能够显著性地激活 PI3K/AKT 信号通路。

7. 肉桂醛对 MAPK 信号通路的影响

血管新生的另一条主要通路为 MAPK 信号通路，包括 Erk1/2 信号通路、p38 信号通路和 JNK/SPAK 信号通路。如图 13-11B 和图 13-11D 所示，肉桂醛于 5min 显著诱导 c-Raf 磷酸化直至 120min，而微弱诱导 c-Raf 下游信号分子 Erk1/2 直至 120min。同时，随着肉桂醛浓度的增加（1μmol/L、5μmol/L、10μmol/L），c-Raf、Erk1/2 的磷酸化水平依次提高（图 13-11A，图 13-11C）。如图 13-11F 所示，肉桂醛于 5min 显著诱导 p38 磷酸化直至 120min，然而其磷酸化水平并未因浓度的增加而改变（图 13-11E）。对于 JNK/SAPK 信号通路，肉桂醛对其没有任何影响。提示肉桂醛能够显著性地激活 c-Raf、MEK、Erk1/2 信号通路。

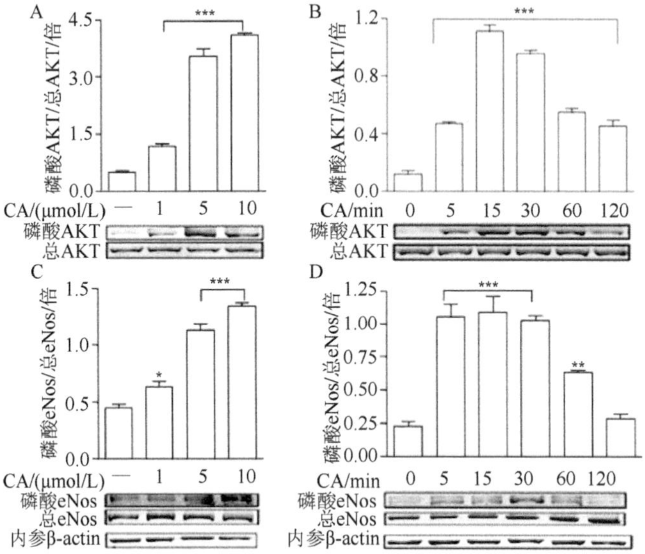

图 13-10 肉桂醛促进 AKT、eNOS 蛋白磷酸化

与空白对照组相比，*表示 $P<0.05$，**表示 $P<0.01$，***表示 $P<0.001$

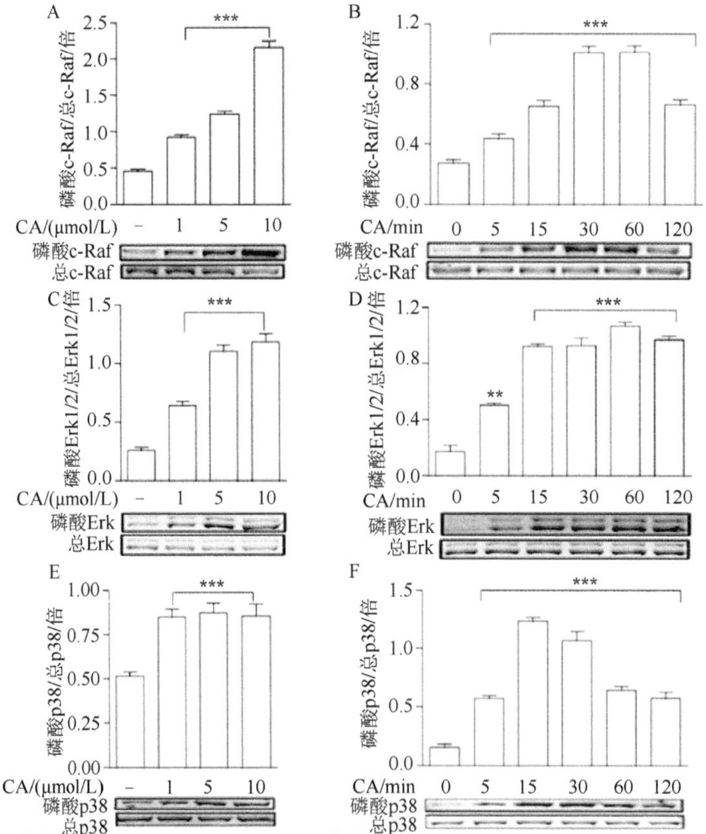

图 13-11 肉桂醛促进 c-Raf、Erk1/2、p38 蛋白磷酸化

与空白对照组相比，**表示 $P<0.01$，***表示 $P<0.001$

8. PI3K/AKT 和 Raf/MEK/Erk1/2 信号通路参与肉桂醛调节体外血管新生的过程

为进一步证明 PI3K/AKT 和 Raf/MEK/Erk1/2 信号通路与肉桂醛调节体外血管新生过程相关，采用 PI3K 抑制剂 LY294002 和 MEK 抑制剂 U0126 进行实验，观察其对肉桂醛诱导体外血管新生的影响。如图 13-12A 和图 13-12B 所示，LY294002 和 U0126 能够明显抑制 HUVEC 增殖和 VEGF 分泌；图 13-12C 和图 13-12D 显示，LY294002 和 U0126 可抑制 HUVEC 管腔形成；此外，如图 13-12E 所示，LY294002 可阻断肉桂醛诱导 AKT 磷酸化而对肉桂醛诱导 Erk1/2 磷酸化没有影响；如图 13-12F 所示，U0126 可阻断肉桂醛诱导 Erk1/2 磷酸化而对肉桂醛诱导 AKT 磷酸化没有影响。由以上结果得出，PI3K/AKT 和 Raf/MEK/Erk1/2 信号通路与肉桂醛调节体外血管新生过程相关，但两条通路之间并没有直接的相互介导作用。

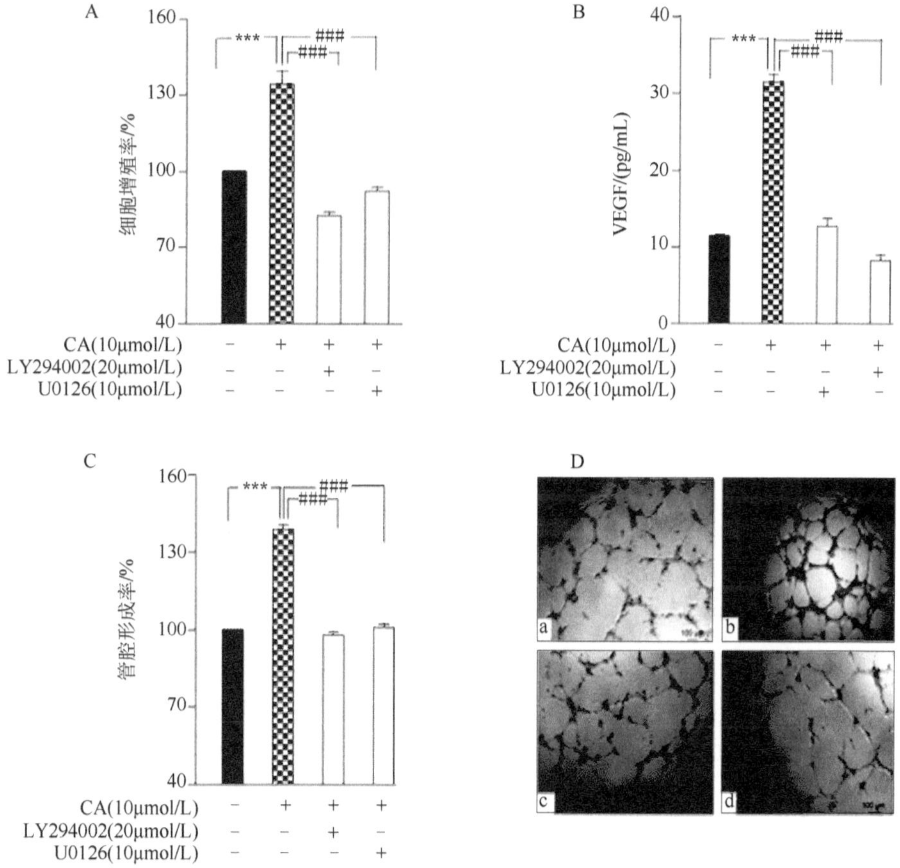

图 13-12　抑制剂对肉桂醛诱导的 HUVEC 增殖、VEGF 分泌、管腔形成及 AKT 和 Erk1/2 蛋白磷酸化的影响

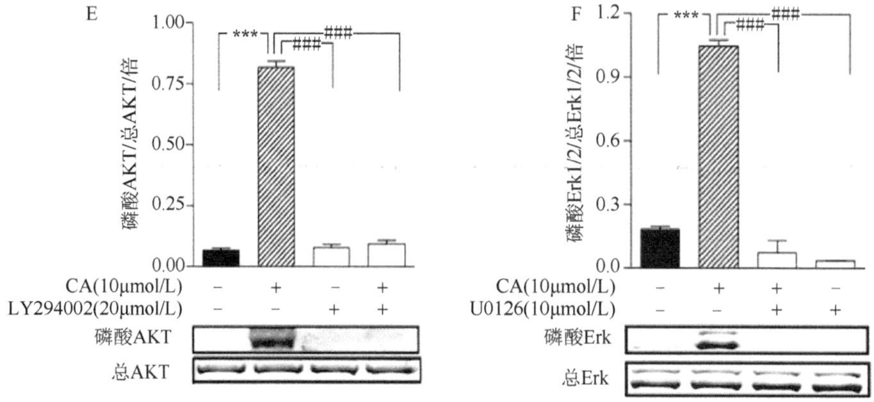

图 13-12 抑制剂对肉桂醛诱导的 HUVEC 增殖、VEGF 分泌、管腔形成及 AKT 和 Erk1/2 蛋白磷酸化的影响（续）

与空白对照组相比，***表示 $P<0.001$；与肉桂醛组相比，###表示 $P<0.001$

三、讨论

新血管的形成主要包括血管新生、动脉生成、血管生成三个过程。发生于成年时期的血管新生，大致分为以下几个阶段：①在缺氧状态下，受损或疾病组织会释放促血管新生因子；②这些生长因子与内皮细胞上相应的受体结合；③与受体结合后激活内皮细胞；④释放基质酶使基底膜降解；⑤内皮细胞迁移、增殖；⑥黏附因子辅助内皮细胞游走、芽生；⑦基质金属蛋白酶（MMP）的产生使胞外基质降解及重构；⑧促血管生成素 Tie-2 受体参与调节管腔结构的形成；⑨Eph-ephrinB 系统调整管腔结构使其逐步形成环状；⑩周细胞与内皮细胞相互作用，从而增加新生成血管的稳定性。

一般来讲，血管新生即是内皮细胞增殖、迁移，从原有的成熟血管上形成新微血管的过程。本研究表明，肉桂醛于 0.1μmol/L 时可显著促进内皮细胞增殖且呈时间和浓度依赖性；此外，0.1μmol/L 浓度肉桂醛能够呈浓度依赖性地诱导内皮细胞迁移及管腔形成。这些结果说明，肉桂醛具有促进血管新生的活性。众所周知，血管新生是机体正常发育的最基本生理过程，这个过程需要一系列生长因子和内皮细胞黏附分子的平衡协作，如 VEGF、bFGF、PDGF 等[9]。VEGF 是一个重要的多功能大分子，其在人体正常生理功能和发育阶段发挥不同的生物活性[10]。1983 年 Senger 等[11]首次提出 VEGF 是由肿瘤细胞系所分泌的一种血管通透性分子（vascular permeability factor），并将其直译为 VPF。随后，1989 年 Leung 等[12]提出 VEGF 是一种血管内皮生长因子，由胞外基质释放或者由纤溶酶、乳酸盐、基质金属蛋白酶活化，能够与内皮细胞表面的特异性和非特异性受体相结合而发挥生物活性，能够诱导内皮细胞增殖和迁移、增加血管内皮的通透性、促进新血管的形成。本节通过对在血管新生过程中发挥重要作用的生长因子 VEGF 的检测发现，肉桂醛在 48h 内能够呈时间和浓度依赖性地促进 VEGF 分泌，说明其诱导血管新生的生物学效应与促进 VEGF 分泌有密切的相关性。

PI3K/AKT 信号通路可被一些生长因子和细胞因子激活，在正常生理状态下，其能够诱导内皮细胞增殖、生长，促进血管新生并形成成熟的毛细血管网[13-16]。AKT 是一种丝氨酸/苏氨酸蛋白激酶，其通过与 PI3K 产生的磷肌醇类结合迁移至细胞膜表面，继而被磷肌醇类相关酶磷酸化与活化，随之 AKT 能够将其下游蛋白质分子 eNOS 磷酸化[17,18]。众所周知，eNOS 可调节血管新生过程的多个方面，在激活状态下，其可促进内皮细胞增殖、迁移及血管新生，据已有报道显示，是 eNOS 而非 iNOS 介导 VEGF 增加静态血管的通透性[19-21]。本节研究结果表明，肉桂醛在 120min 内可诱导 AKT 和 eNOS 磷酸化，并呈现时间和浓度依赖性。此外，PI3K 抑制剂 LY294002 能够阻断 AKT 的表达，并抑制内皮细胞增殖和管腔形成。结果说明，PI3K/AKT/eNOS 信号通路参与调节肉桂醛促进血管新生的过程。

MAPK 是一个丝氨酸/苏氨酸激酶大家族，包括 Erk1/2、p38、JNK/SAPK 三个亚族[22]。MAPK 可被许多外源性刺激因素所激发，如生长因子、激素类、淋巴因子、胞外基质成分、肿瘤诱导因子等，继而导致丝氨酸和苏氨酸等特异性靶蛋白底物磷酸化，并参与调节细胞基因表达、有丝分裂、发育、代谢及凋亡等细胞生物学过程[23]。此外，MAPK 参与细胞增殖、生存等血管新生的发生发展阶段[24]，其中 Erk1/2 可通过一些生长因子 PDGF、FGF 由上游激酶 MEK 所活化[25]。有研究表明，活化的 Erk1/2 在细胞增殖和迁移过程中扮演着重要角色[26-28]，同时参与了损伤愈合过程[29,30]。本研究显示，肉桂醛于 5min 时诱导 Erk1/2 磷酸化并持续磷酸化水平至 120min；并且在 120min 内，肉桂醛可呈时间和剂量依赖性地诱导 c-Raf 磷酸化，而微弱诱导 p38 磷酸化。同时，MEK 特异性抑制剂不仅阻断了 Erk1/2 的磷酸化，还阻断了细胞增殖和管腔形成，而细胞划痕和细胞爬片实验结果表明，肉桂醛可于 1μmol/L 浓度显著诱导内皮细胞损伤愈合。由此说明，肉桂醛参与调节细胞的各生物学活性及促进血管新生作用、与 c-Raf/MEK/Erk1/2 信号通路紧密相关。

第三节　肉桂醛体内促进血管新生作用的研究

新生血管生成是一个多步骤、多阶段、多种细胞参与，并受多种因素调控的复杂而精细的过程。近年来研究发现，心血管疾病、伤口愈合、肿瘤、糖尿病视网膜病变和风湿性关节炎等疾病的发生发展均与血管新生有关，抑制血管生成已成为治疗肿瘤、糖尿病视网膜病变和风湿性关节炎的有效策略，促进缺血心肌血管新生已成为治疗缺血性心血管疾病的新策略[31,32]。

斑马鱼是一种小型热带鱼（成体长 4～5cm），其胚胎发育过程可在体外完成，受精后 6 天就可以形成一套完整的循环系统和类似于哺乳动物的器官[33]。近年来，斑马鱼已用作研究血管新生最理想的体内模型，它具有胚胎可体外培养、胚胎中血管变化迅速、胚胎透明易于获取与观察、操作简便等特点；另外，转基因斑马鱼的血管具有很强的绿色荧光，血管数目易于定量[34,35]，血管新生是伤口愈合过程的关键阶段，新生的血管可为受损组织的生长传输足够的氧气与营养，同时排泄组织周围细胞代谢所产生的副产物[36]，恢复皮肤受损区域的血流量有利于损伤组织的修复，并且皮肤损伤愈合过程易于控制与处理，因此皮肤损伤模型是血管新生研究的最佳疾病模型[37]。此外，损伤愈合缓慢是糖尿病的严重并发症之一，主要是由于血管新生不足，伤口久溃不敛，严重的可导致截肢。

体外实验部分结果表明，肉桂醛具有明显的促进血管新生的活性，本节进一步采用斑马鱼模型及小鼠皮肤损伤模型评价肉桂醛在体内的促血管新生活性。

一、实验方法

（一）斑马鱼实验

1. 斑马鱼胚胎获取

雌、雄斑马鱼分开喂养，照明 14h/黑暗 10h 交替进行，定时喂以人工颗粒状饵料和刚孵出的卤虫无节幼体（artemia nauplii）。采卵时取健康性成熟的斑马鱼按雌∶雄=1∶1 的比例放入交配缸内，次日 9～10 时获得受精卵。对受精卵进行消毒和洗涤后移入斑马鱼胚胎培养用水中，28℃下控光培养。

2. 模型建立

在受精卵发育 21h 时，使用 1.0mg/mL 链酶蛋白酶 E 溶液脱去卵膜。挑选发育正常的斑马鱼胚胎，移入 24 孔培养板中，每孔 6～8 枚。加入 PTK787（0.1mg/mL）5μL 至各培养孔中，空白对照组加入相应体积助溶剂（DMSO），各孔加培养水至 2mL，处理 3h 造血管损伤模型。

3. 分组及给药

模型建立好以后，各孔用饲养水清洗 3～4 遍，去除 PTK787；之后加入 5μL 浓度为 4μg/mL、20μg/mL、80μg/mL 的肉桂醛溶液，空白对照组和 PTK787 处理组加入 5μL DMSO，然后各孔加培养水至 2mL，加盖，置于 28℃光照培养箱让胚胎继续发育。在 48h（受精后小时，hpf）时，利用荧光显微镜采集每条鱼的图像，并使用 IPP 软件测量斑马鱼体节间血管（intersegmental vessel，ISV）总长度，实验重复 3 次以上。

（二）皮肤伤口愈合实验

1. 动物模型建立

小鼠经戊巴比妥钠腹腔注射麻醉后，用宠物剃毛器逆毛方向于背部剃毛，大约露出 4cm 见方大小的皮肤（尽量把毛剃到最短，但不能伤及皮肤），随后均匀涂抹脱毛膏在空白皮肤处，2min 后，用酒精棉球擦拭，以便除净小鼠背部的毛；利用消毒后的角膜环钻在小鼠背部打一圆孔，切取 8mm 直径大小的圆形皮肤，即形成皮肤损伤模型。

2. 实验方案

动物分组及给药：分别将造模后的 64 只 C57 小鼠和 64 只 db/db 小鼠均随机分为 4 组，每组 16 只，分别为 100mg/kg 肉桂醛给药组（高剂量组）、50mg/kg 肉桂醛给药组（中剂量组）、25mg/kg 肉桂醛给药组（低剂量组）、生理盐水组（对照组）。将小鼠分笼喂养（4 只/笼），每天腹腔注射给药。分别于给药后第 6 天和第 12 天，每组随机挑选 4 只小鼠脱颈处死，切取伤口组织，将其平均分配成两个部分：一部分用于免疫组织学实验，置于 4%多聚甲醛中固定；另一部分用于免疫印迹实验，－80℃保存。指标检测如下。

1）血糖值及体重：平均每 4 天给小鼠测量血糖和体重一次并记录数据。

2）伤口直径：隔天给小鼠背部伤口拍照，利用 Imagej 图像分析软件测量伤口直径大小并计算损伤愈合率。愈合率=（第 0 天伤口直径大小 / 第 *n* 天伤口直径大小－1）× 100%（*n* 为拍照当天）。

3）组织学观察。

将固定好的组织样本用蒸馏水冲洗，以去除残余的固定液；然后组织样本经脱水、浸蜡最终包埋成蜡块，每组选取相同位置连续切片（5μmol/L/片）；依次放入二甲苯Ⅰ 20min—二甲苯Ⅱ20min—无水乙醇Ⅰ10min—无水乙醇Ⅱ10min—95%乙醇 5min—90%乙醇 5min—80%乙醇 5min—70%乙醇 5min—蒸馏水洗。

切片用苏木素染液浸泡 10min；水洗 3min 后，用 1%盐酸乙醇分化 3min，再水洗 15min；用 90%乙醇浸泡 2min；0.5%伊红染色 1min；依次用 95%、95%、100%的乙醇梯度脱水，各 2min；二甲苯浸泡 2 次，每次 5min；树胶封片；切片于光学显微镜下观察并采集图像。

应用免疫荧光法对伤口组织 CD31 抗原进行测定：切片置于盛满 EDTA 抗原修复缓冲液（pH8.0）的修复盒中于微波炉内进行抗原修复，中火 8min 至沸断电间隔 8min 后中低火 7min 至沸（此过程中应防止缓冲液过度蒸发，切勿干片），自然冷却后将切片置于 PBS 中在脱色摇床上晃动洗涤 3 次，每次 5min；切片稍甩干后用组化笔在组织周围画圈（防止液体流走，圈与组织边缘应留几毫米空间），在圈内滴加山羊二抗封闭液，室温孵育 30min；甩干封闭液，滴加稀释后的一抗（CD31）覆盖组织，切片平放于避光湿盒内 4℃孵育过夜；切片置于 PBS 中在脱色摇床上晃动洗涤 3 次，每次 5min；切片稍甩干后在圈内滴加与一抗相应种属的二抗（CY3 标记）覆盖组织，避光室温孵育 60min；切片置于 PBS 中在脱色摇床上晃动洗涤 3 次，每次 5min；切片稍甩干后在圈内滴加 DAPI 染液，避光室温孵育 10min；切片置于 PBS 中在脱色摇床上晃动洗涤 3 次，每次 5min；用抗荧光猝灭封片剂封片；切片于荧光显微镜下观察并采集图像。

先于激发波长 510～560nm 下拍下目的蛋白的表达（红光），不转换视野只切换激发波长于 330～380nm 拍下对应的 DAPI 染色细胞核（蓝光），然后将红光与蓝光照片重叠。拍照时尽量让组织充满整个视野。应用 IPP 图像分析软件将阳性红光照片都反向成黑白图片后对每张照片进行分析，得出每张照片的阳性累积光密度值（IOD）、组织面积和平均光密度值（mean density），并计数每张照片内微血管的个数，计算每个视野内微血管个数（个/视野）。

应用免疫印迹法对损伤组织 VEGF 蛋白的表达进行测定：称取－80℃冻存的皮肤组织，尽可能剪成小碎块，装入 1.5mL EP 管中，按比例加入组织蛋白裂解液（含有蛋白酶抑制剂），用电动组织匀浆仪将其研碎（冰上操作，以防蛋白质变性）；在 4℃、12 000r/min 下离心 10min，吸取上清，置于－20℃保存待测；按照 BCA 蛋白质定量试剂盒说明书进行操作。

3. 统计学分析

所有数据采用SPSS16.0统计分析软件进行分析，以平均数±标准误（Mean ± SEM）表示，均数间方差齐性后，则采用单因素方差分析（one-way ANOVA）进一步进行Dunnett's多重比较检验。$P<0.05$时则被认为差异有统计学意义。

二、实验结果

（一）斑马鱼模型

1. 损伤模型的考察

已有文献以斑马鱼为模型动物，证明了血管生长因子受体酪氨酸激酶抑制剂能够拮抗斑马鱼血管内皮生长因子受体VEGFR2的表达，特异性地诱导血管内皮细胞凋亡，从而显著抑制斑马鱼节间血管（ISV）和背部纵侧血管区域血管的生长。基于此，本节选择特异性血管生长因子酪氨酸激酶抑制剂PTK787为工具，制作血管损伤模型。加入浓度为0.5～3.0μg/mL的PTK787溶液处理3.0h后，斑马鱼节间血管和背部纵侧血管的生长明显受到抑制，随着剂量增大，损伤作用增强（图13-13）。当增加到3.0μg/mL时，斑马鱼出现心囊水肿膨大、躯干弯曲、鱼体发白的现象，故选择PTK787为2.0μg/mL的浓度进行进一步的研究。

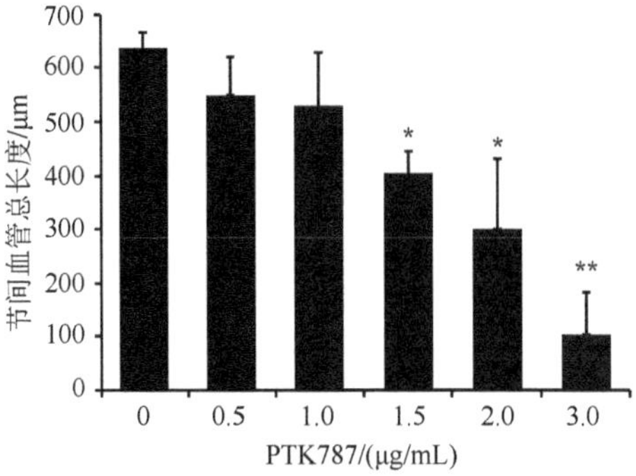

图13-13　PTK787对24hpf斑马鱼节间血管的损伤作用

与0h相比*表示$P<0.05$；**表示$P<0.01$

2. 肉桂醛对斑马鱼血管生成的促进作用

浓度分别为0.01μg/mL、0.05μg/mL和0.1μg/mL的肉桂醛对斑马鱼节间血管具有显著的促进作用（图13-14），血管总数和长度明显增加，药物间呈现良好的剂量依赖关系（图13-15）。

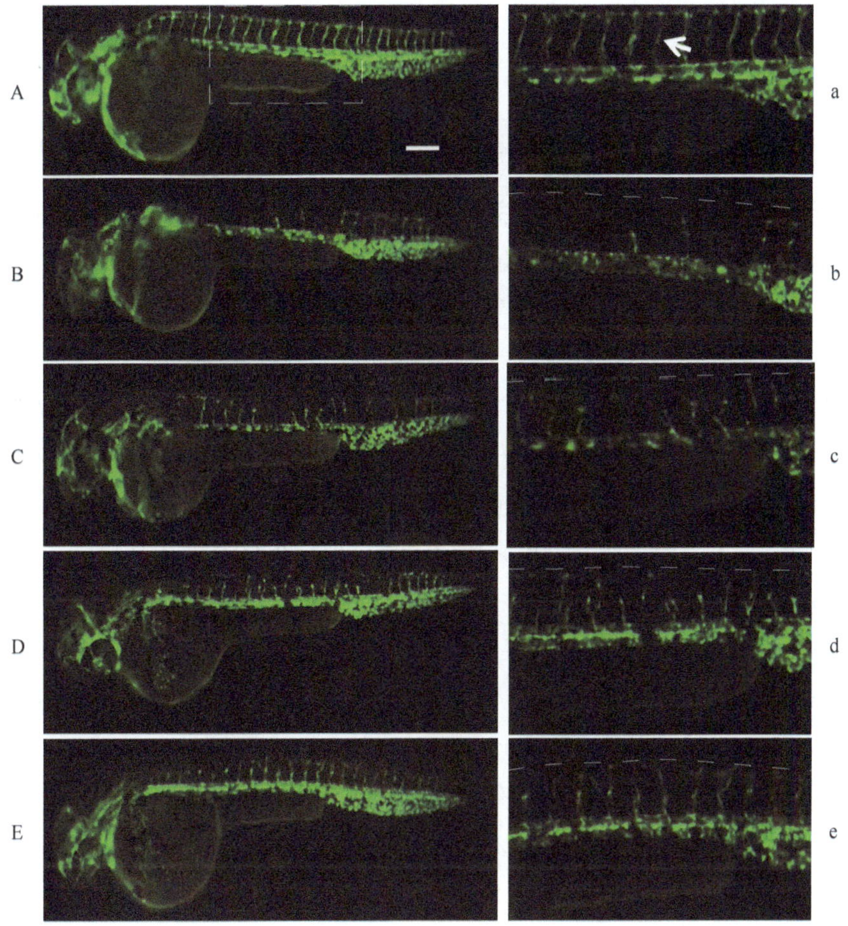

图 13-14 肉桂醛对斑马鱼节间血管生长的影响（彩图请扫书后二维码）

A. 正常 48hpf 斑马鱼；B. PTK 787（2.0μg/mL）处理后的斑马鱼；C～E. 0.01～0.1μg/mL 肉桂醛处理后的斑马鱼；a～e. A～E 的局部放大图；白色标尺代表 200μmol/L；A 中白色方框为放大区域；b～e 中白色虚线代表斑马鱼背侧身体边缘；白色箭头代表 ISV

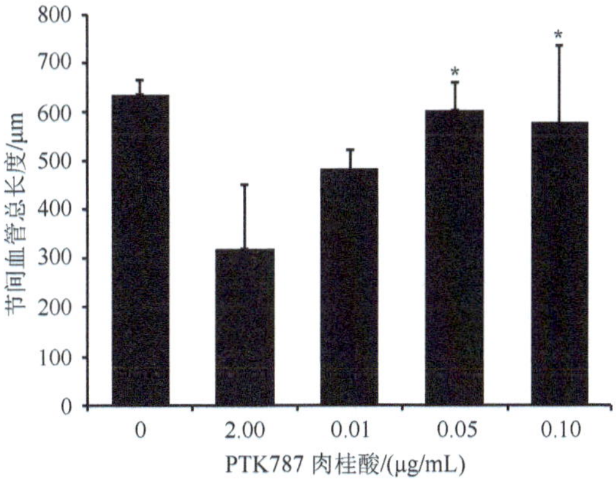

图 13-15 肉桂醛对斑马鱼节间血管生长的促进作用

*表示与 PTK787 组相比 $P<0.05$

（二）小鼠皮肤损伤模型

1. 肉桂醛加速小鼠皮肤伤口愈合实验

血管新生是伤口愈合过程中一个关键的环节，而伤口愈合不良是糖尿病的严重并发症之一，其根本原因是血管新生不充足。本实验分别对肉桂醛是否能够促进野生型小鼠和糖尿病小鼠皮肤损伤的愈合进行考察。结果显示，野生型小鼠皮肤伤口愈合速度（12天）明显高于糖尿病小鼠（22 天）。当腹腔注射肉桂醛后，小鼠皮肤伤口愈合速度显著提高。野生型小鼠皮肤伤口在给药浓度为 50mg/kg 时，10 天后达到完全愈合，而糖尿病小鼠需要 16 天；从造模当天到给药第 2 天，伤口愈合率均无明显变化。对于野生型小鼠，在给药第 4 天，给药组的伤口面积明显比对照组小。如图 13-16 所示，低剂量组伤口愈合率（47%）与对照组（36%）相比差异显著（$P<0.01$），中剂量组（58%）与对照组（36%）相比差异极显著（$P<0.001$），高剂量组（59%）与对照组（36%）相比差异极显著（$P<0.001$）。而对于糖尿病小鼠（图 13-17），在第 4 天，低剂量组与对照组伤口愈合率相比无显著性差异，中剂量组（49%）与对照组（18%）相比差异极显著（$P<0.001$），高剂量组（50%）对照组（18%）相比差异极显著（$P<0.001$）。以上结果显示，高剂量组与中剂量组伤口愈合率大致相同，说明中剂量肉桂醛加速皮肤损伤愈合已达到良好的效果，因此组织学观察和免疫印迹学实验将选用中剂量（50mg/kg）作为参考值。

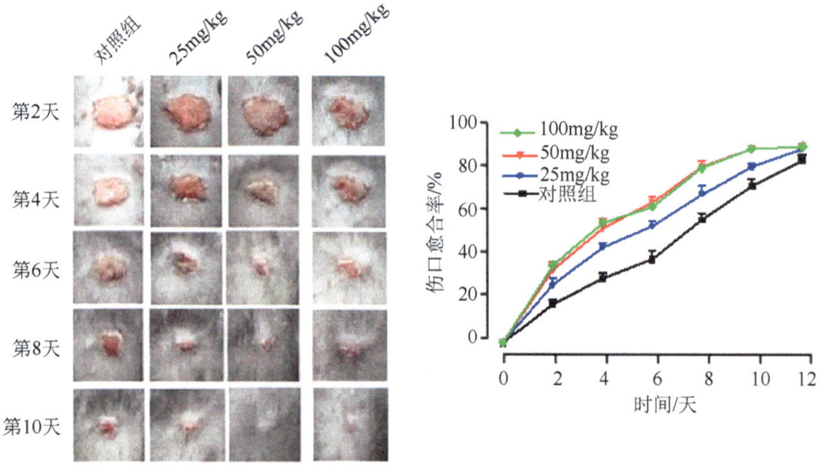

图 13-16　野生型小鼠皮肤损伤后的伤口面积（彩图请扫书后二维码）

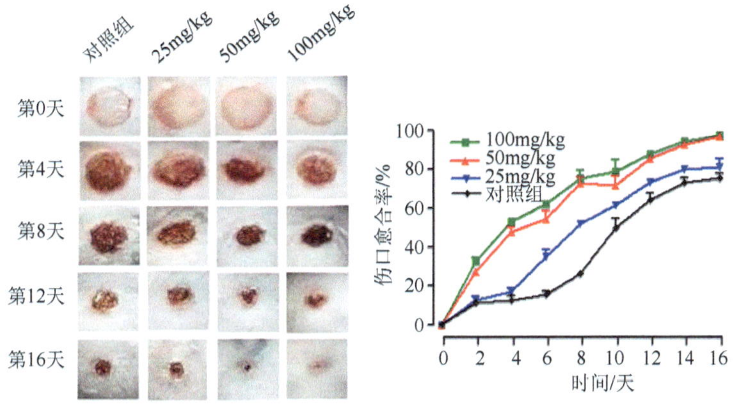

图 13-17　糖尿病小鼠皮肤损伤后的伤口面积（彩图请扫书后二维码）

2. 肉桂醛对小鼠血糖和体重的影响

如表 13-1～表 13-3 所示，不同浓度的肉桂醛对糖尿病小鼠的血糖没有影响，且糖尿病小鼠和野生型小鼠的体重也均未改变，另外，在实验期间小鼠的毛发、行动及饮食情况均正常。提示肉桂醛改善糖尿病小鼠伤口损伤愈合的程度不依赖于血糖的变化，且肉桂醛对小鼠没有毒性作用。

表 13-1　不同处理对糖尿病小鼠血糖的影响（mmol/L）

组别	4 天	8 天	12 天	16 天
db/db 对照组	27.3±0.6	25.7±0.9	24.2±0.7	26.8±0.8
db/db 高剂量组	27.7±1.2	24.5±0.8	25.9±0.8	25.1±0.9
db/db 中剂量组	24.7±1.0	23.8±0.6	23.5±0.7	25.5±0.8
db/db 低剂量组	25.4±1.2	24.5±0.8	23.2±0.8	25.0±0.6

表 13-2　不同处理对糖尿病小鼠体重的影响（g）

组别	4 天	8 天	12 天	16 天
db/db 对照组	54.4±0.5	53.6±0.6	53±0.9	53.4±0.9
db/db 高剂量组	54.5±1.2	53.1±1.1	52.3±1.3	53.0±0.8
db/db 中剂量组	53.8±1.2	55.4±0.8	54.5±0.8	53.7±0.8
db/db 低剂量组	54.7±0.8	54.0±0.7	52.9±0.7	52.4±0.6

表 13-3　不同处理对野生型小鼠体重的影响（g）

组别	4 天	8 天	12 天
正常对照组	20.3±0.3	22.7±1.2	22.2±0.7
正常高剂量组	19.7±0.6	21.5±0.8	21.9±0.4
正常中剂量组	21.7±1.0	23.8±0.6	23.5±0.7
正常低剂量组	21.1±1.2	21.2±0.8	23.2±0.8

3. 组织学观察

为更好地证明肉桂醛加速小鼠皮肤伤口愈合的活性，本实验采用 HE 染色观察小鼠皮肤伤口愈合的组织学效应。如图 13-18 所示，第 10 天病理组织切片显示，糖尿病对照组小鼠皮肤缺损面积仍然很大，仅有少量表皮覆盖且连续性较差，有大量的肉芽组织存在；而野生型组小鼠皮肤缺损面积很小，大量表皮覆盖，可见瘢痕组织，有少量的肉芽组织。给予 50mg/kg 肉桂醛以后，糖尿病小鼠伤口表皮基本覆盖但较薄，仍有肉芽组织存在；而野生型小鼠伤口完全修复，肉芽组织消失。结果显示，50mg/kg 肉桂醛能够良好地加速小鼠皮肤伤口愈合的过程。

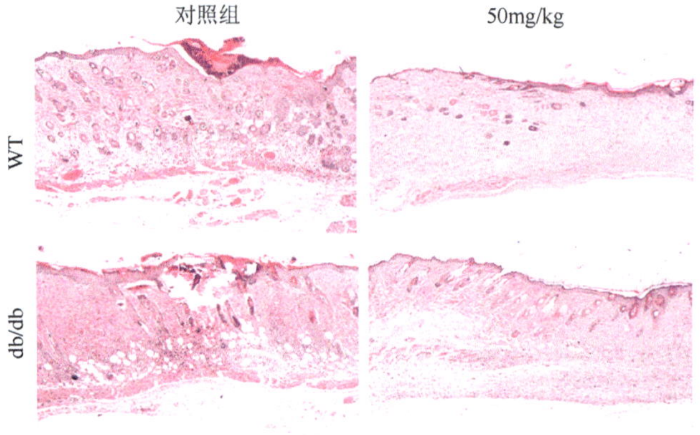

图 13-18　小鼠皮肤组织病理学切片（HE 染色） 4×10 放大倍数（彩图请扫书后二维码）

4. 肉桂醛对小鼠皮肤伤口组织血管新生的影响

为观察肉桂醛是否能够促进小鼠皮肤伤口组织血管新生，本实验采用免疫荧光方法检测血管壁上 CD31 抗原，从而显示伤口组织的血管新生情况。如图 13-19 所示，在第 10 天，野生型小鼠伤口组织血管数目（56 个/视野）明显多于糖尿病小鼠（33 个/视野）（$P<0.05$）。而给予 50mg/kg 肉桂醛以后，伤口组织血管数目明显增多，野生型小鼠和糖尿病小鼠伤口组织血管数目分别为 166 个/视野和 156 个/视野。以上结果显示，肉桂醛可促进野生型小鼠和糖尿病小鼠皮肤伤口组织血管的新生。

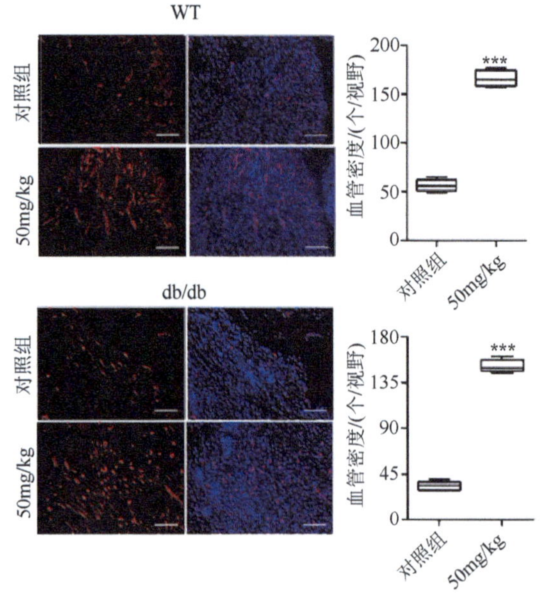

图 13-19　小鼠皮肤组织的 CD31 免疫荧光切片 10×20 放大倍数（彩图请扫书后二维码）

***表示与空白对照组相比 $P<0.001$

5. 肉桂醛对小鼠皮肤伤口组织 VEGF 蛋白表达的影响

体外实验结果表明，肉桂醛可促进 HUVEC 分泌 VEGF，进一步采用动物模型观察肉桂醛是否能够诱导小鼠皮肤伤口组织 VEGF 蛋白的表达。如图 13-20 所示，生理盐水对照组小鼠皮肤伤口组织 VEGF 表达量高于未受损皮肤组织，提示创伤后的皮肤组织本身会分泌 VEGF。当给予 25mg/kg 和 50mg/kg 肉桂醛后，野生型小鼠伤口组织 VEGF 表达量均明显升高，并呈现浓度依赖性；而糖尿病小鼠在 25mg/kg 时 VEGF 表达量没有显著性变化，在 50mg/kg 时才有所升高（图 13-21）。结果显示，肉桂醛促进小鼠皮肤伤口愈合与其诱导 VEGF 蛋白表达上调相关。

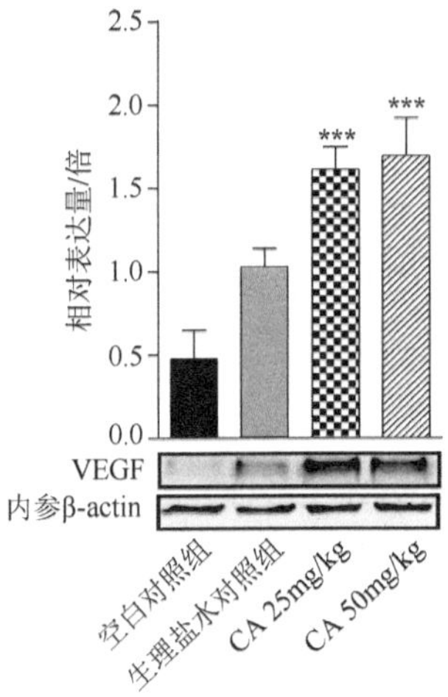

图 13-20　VEGF 在野生型小鼠皮肤组织中的表达

***表示与空白对照组相比 $P<0.001$

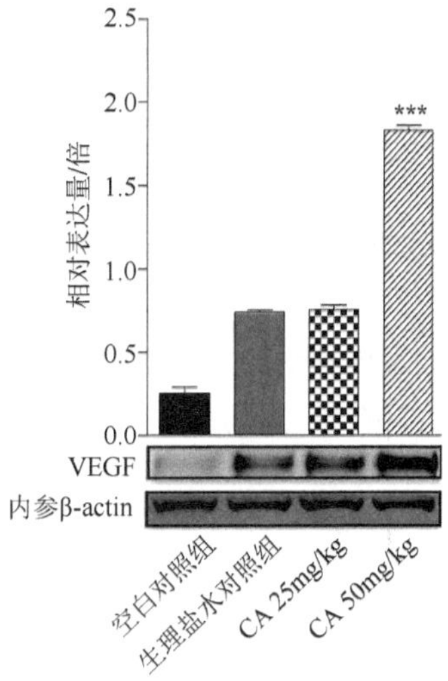

图 13-21　VEGF 在糖尿病小鼠皮肤组织中的表达

***表示与生理盐水对照组相比 $P<0.001$

三、讨论

血管新生是指血管内皮细胞激活、分化并释放一些基底酶将原有的血管局部断裂，继而产生新的血管的过程，主要发生在胚胎发育、创伤愈合、肿瘤等病理生理过程中。与其他脊椎动物相类似，斑马鱼的血管生长主要包括成血管细胞和内皮细胞的分化[38]。在斑马鱼胚胎受精后的 12h（12h post fertilization，hpf），侧板中胚层细胞开始表达成血管细胞标志物，如 SCL/Tal-1 和 Flk1[38-40]。中胚层带位于体节和卵黄囊之间并在进入胚胎之前合并，形成中间产物细胞物质（ICM）[41,42]。在 72hpf，功能性血管分支和血管发芽最终形成，如体节间血管（ISV）[43]。本研究采用 48hpf 斑马鱼胚胎，在显微镜下可观察到斑马鱼体节间血管生长良好，排列紧密且整齐。

PTK787 为血管生长因子受体酪氨酸激酶抑制剂，能够拮抗斑马鱼血管内皮生长因子受体 VEGFR2 的表达，特异性地诱导血管内皮细胞凋亡，从而显著抑制斑马鱼节间血管和背部纵侧血管区域血管的生长[44,45]。因此选择 PTK787 为工具，制作血管损伤模型。本研究发现，肉桂醛在 0.01～0.1μg/mL 剂量内，对 PTK 损伤的斑马鱼节间血管新生具有显著的促进作用，并在实验剂量范围内呈现一定的量效关系，而随着肉桂醛的剂量继续增加，其促进血管新生的作用则出现不同程度的降低，当剂量为 2μg/mL 时会导致 24hpf 斑马鱼死亡，具体原因有待于进一步讨论。

目前，慢性创伤是世界上严重的临床疾病之一，其具有较高的发病率，却往往缺乏较好的治疗手段。它是一种阻断皮肤连续性和组织完整性的疾病，达到完全愈合需要很长的一段时间（至少 8 周），甚至不能愈合或者再次复发[46]。创伤愈合受损将直接导致皮肤溃疡，是一种严重的糖尿病并发症，称为“糖尿病足”，其原因可能是血管新生不足[47,48]。

创伤愈合包括细胞增殖、迁移及胞外基质沉积等复杂的生物学及分子学过程，其需要良好的动态循环系统、充足的营养，并尽可能避免机械外力的伤害，此过程的顺利完成通常需要 3～14 天，一般分为三个阶段：炎症阶段、增殖阶段、组织重构阶段[49,50]。新血管的形成主要发生在增殖阶段，首先成纤维细胞产生胶原基质，随之新生成的血管入侵肉芽组织，最后表皮细胞迁移到损伤表面封闭裂痕组织。众所周知，血管新生在创伤愈合过程中发挥重要的作用，恢复伤口组织的正常血流量与伤口愈合密不可分。研究表明，肉桂醛为 50mg/kg 时能有效加速正常小鼠和糖尿病小鼠皮肤损伤的愈合，并显著增加伤口组织新生血管的密度。根据 Huang 等的急性毒性研究表明[51]，小鼠腹腔注射肉桂醛 LD_{50} 值为 229.5mg/kg，口服肉桂醛 LD_{50} 值为 2301.0mg/kg。因此在肉桂醛的安全剂量范围内，其可促进小鼠皮肤损伤愈合，可能成为治疗糖尿病足和慢性创伤的潜在药物。

创伤愈合是不同类型细胞在伤口处相互作用与影响的过程，如炎症细胞、成纤维细胞、角质化细胞及内皮细胞等，通过释放一些可溶性因子来发挥作用[52]。这些因子主要包括：内皮细胞生长因子（VEGF）、血小板源性生长因子（PDGF）、转移生长因子（TGF-β）、碱性成纤维细胞生长因子（bFGF）、表皮生长因子（EGF）、神经生长因子（NGF）等[53-57]。这些重要的细胞因子中唯有 VEGF 参与创伤组织血管新生过程，其能诱导内皮细胞增殖、迁移并形成新血管，这是创伤愈合过程中不可或缺的一部分[58]。肉桂醛为 50mg/kg 时能够诱导正常小鼠和糖尿病小鼠损伤皮肤组织 VEGF 蛋白的表达，这与体外结果相对应。同时说明肉桂醛能促进血管新生、诱导 VEGF 蛋白表达，参与了小鼠皮肤损伤愈合的过程。

参考文献

[1] 段练, 熊兴江, 王阶. 冠心病的治疗性血管新生与活血化瘀. 中国中西医结合杂志, 2013, 33(11): 1561-1566.

[2] Isner JM, Rosenfield K, Losordo DW, et al. Percutaneous intravascular US as adjunct to catheter-based interventions: preliminary experience in patients with peripheral vascular disease. Radiology, 1990, 175(1): 61-70.

[3] 汪姗姗, 李勇, 范维琥, 等. 麝香保心丸对实验性心肌梗塞大鼠心脏的促血管生成作用. 中成药, 2002, 24(6): 446-449.

[4] Jiang P, Dou SS, Liu L, et al. Analysis of the constituents in rat plasma after oral administration of Shexiang Baoxin Pill by HPLC-DAD-MS/MS. Biomed Chromatogr, 2009, 23(12): 1333-1343.

[5] 郭黎安, 王淑萍, 向丽, 等. 气相色谱-质谱法定性分析麝香保心丸挥发性入血成分的研究. 药学实践杂志, 2012, 30(3): 207-210.

[6] 曾群英, 王礼春, 高修仁, 等. 急性冠脉综合征早期辅助应用麝香保心丸治疗的作用及安全性临床研究. 中西医结合心脑血管病杂志, 2003, 1(4): 221-223.

[7] 储敏, 宋国秀. 麝香保心丸对狗及大鼠实验性心肌梗塞的保护作用. 中成药, 1996, 18(5): 30-31.

[8] Choi DY, Baek YH, Huh JE, et al. Stimulatory effect of *Cinnamomum cassia* and cinnamic acid on angiogenesis through up-regulation of VEGF and Flk-1/KDR expression. Int Immunopharmacol, 2009, 9(7-8): 959-967.

[9] Olsson AK, Dimberg A, Kreuger J, et al. VEGF receptor signalling in control of vascular function. Nat Rev Mol Cell Biol, 2006, 7(5): 359-371.

[10] Risau W. Mechanisms of angiogenesis. Nature, 1997, 386(6626): 751-762.

[11] Senger DR, Galli SJ, Dvorak AM, et al. Tumor cells secrete a vascular permeability factor that promotes accumulation of ascites fluid. Science, 1983, 219(4587): 983-985.

[12] Leung DW, Cachianes G, Kuang WJ, et al. Vascular endothelial growth factor is a secreted angiogenic mitogen. Science, 1989, 246(4935): 1306-1309.

[13] Fulton D, Gratton JP, McCabe TJ, et al. Regulation of endothelium-derived nitric oxide production by the protein kinase Akt. Nature, 1999, 399(6736): 597-601.

[14] Lee MJ, Thangada S, Paik JH, et al. Akt-mediated phosphorylation of the G protein-coupled receptor EDG-1 is required for endothelial cell chemotaxis. Mol Cell, 2001, 8(3): 693-704.

[15] Morales-Ruiz M, Fulton D, Sowa G, et al. Vascular endothelial growth factor–stimulated actin reorganization and migration of endothelial cells is regulated via the serine/threonine kinase Akt. Circ Res, 2000, 86(8): 892-896.

[16] Morales-Ruiz M, Lee MJ, Zöllner S, et al. Sphingosine 1-phosphate activates Akt, nitric oxide production, and chemotaxis through a Gi protein/phosphoinositide 3-kinase pathway in endothelial cells. J Biol Chem, 2001, 276(22): 19 672-19 677.

[17] Yao R, Cooper GM. Requirement for phosphatidylinositol-3 kinase in the prevention of apoptosis by nerve growth factor. Science, 1995, 267(5206): 2003-2006.

[18] Franke TF, Yang SI, Chan TO, et al. The protein kinase encoded by the Akt proto-oncogene is a target of the PDGF-activated phosphatidylinositol 3-kinase. Cell, 1995, 81(5): 727-736.

[19] D'amore P, Thompson R. Mechanisms of angiogenesis. Annual Review Physiology, 1987, 49(1): 453-464.

[20] Chen J, Somanath PR, Razorenova O, et al. Akt1 regulates pathological angiogenesis, vascular maturation and permeability *in vivo*. Nat Med, 2005, 11(11): 1188-1196.

[21] Nathan C, Xie QW. Nitric oxide synthases: roles, tolls, and controls. Cell, 1994, 78(6): 915-918.

[22] Robinson MJ, Cobb MH. Mitogen-activated protein kinase pathways. Curr Opin Cell Biol, 1997, 9(2): 180-186.

[23] Johnson GL, Lapadat R. Mitogen-activated protein kinase pathways mediated by ERK, JNK, and p38 protein kinases. Science, 2002, 298(5600): 1911-1912.

[24] Berra E, Milanini J, Richard DE, et al. Signaling angiogenesis via p42/p44 MAP kinase and hypoxia. Biochem Pharmacol, 2000, 60(8): 1171-1178.

[25] Kim WS, Yang YJ, Min HG, et al. Accelerated wound healing by S-methylmethionine sulfonium: evidence of dermal fibroblast activation via the ERK1/2 pathway. Pharmacology, 2010, 85(2): 68-76.

[26] Khavari TA, Rinn J. Ras/Erk MAPK signaling in epidermal homeostasis and neoplasia. Cell Cycle, 2007, 6(23): 2928-2931.

[27] Raffetto JD, Vasquez R, Goodwin DG, et al. Mitogen-activated protein kinase pathway regulates cell proliferation in venous ulcer fibroblasts. Vasc Endovascular Surg, 2006, 40(1): 59-66.

[28] KlemkeRL, Cai S, Giannini AL, et al. Regulation of cell motility by mitogen-activated protein kinase. J Cell Biol, 1997, 137(2): 481-492.

[29] Fitsialos G, Chassot AA, Turchi L, et al. Transcriptional signature of epidermal keratinocytes subjected to *in vitro* scratch wounding reveals selective roles for ERK1/2, p38, and phosphatidylinositol 3-kinase signaling pathways. J Biolg Chem, 2007, 282(20): 15 090-15 102.

[30] Satoh Y, Saitoh D, Takeuchi A, et al. ERK2 dependent signaling contributes to wound healing after a partial-thickness burn. Biochem Biophys Res Commun, 2009, 381(1): 118-122.

[31] 魏仙，姚于勤，杨金亮．新生血管生成模型及应用．生物技术通讯, 2015, 26(3): 421-425.

[32] 王培利，雷燕，陈可冀．血管新生——治疗心血管疾病的新策略．中国中西医结合杂志，2006, 26(2): 171-176.

[33] Langheinrich U. Zebrafish: a new model on the pharmaceutical catwalk. Bioessays, 2003, 25(9): 904-912.

[34] Lawson ND, Weinstein BM. *In vivo* imaging of embryonic vascular development using transgenic zebrafish. Devel Biol, 2002, 248(2): 307-318.

[35] Norrby K. *In vivo* models of angiogenesis. J Cell Mol Med, 2006, 10(3): 588-612.

[36] Morgan C, Nigam Y. Naturally derived factors and their role in the promotion of angiogenesis for the healing of chronic wounds. Angiogenesis, 2013,16(3): 493-502.

[37] Eming SA, Brachvogel B, Odorisio T, et al. Regulation of angiogenesis: wound healing as a model. Prog Histochem Cytochem, 2007, 42(3): 115-170.

[38] Fouquet B, Weinstein BM, Serluca FC, et al. Vessel patterning in the embryo of the zebrafish: guidance by notochord. Dev Biol, 1997, 183(1): 37-48.

[39] Liao EC, Paw BH, Oates AC, et al. SCL/Tal-1 transcription factor acts downstream of cloche to specify hematopoietic and vascular progenitors in zebrafish. Genes Dev, 1998, 12(5): 621-626.

[40] Gering M, Rodaway AR, Göttgens B, et al. The SCL gene specifies hemangioblast development from early mesoderm. EMBO J, 1998, 17(14): 4029-4045.

[41] Detrich HW, Kieran MW, Chan FY, et al. Intraembryonic hematopoietic cell migration during vertebrate development. PNAS, 1995, 92(23): 10 713-10 717.

[42] Willett CE, Cortes A, Zuasti A, et al. Early hematopoiesis and developing lymphoid organs in the zebrafish. Dev Dyn, 1999, 214(4): 323-336.

[43] Thompson MA, Ransom DG, Pratt SJ, et al. The cloche and spadetail genes differentially affect hematopoiesis and vasculogenesis. Dev Biol, 1998, 197(2): 248-269.

[44] Lee YM, Cope JJ, Ackermann GE, et al. Vascular endothelial growth factor receptor signaling is required for cardiac valve formation in zebrafish. Dev Dyn, 2006, 235(1): 29-37.

[45] Qian DZ, Wang X, Kachhap SK, et al. The histone deacetylase inhibitor NVP-LAQ824 inhibits angiogenesis and has a greater antitumor effect in combination with the vascular endothelial growth factor receptor tyrosine kinase inhibitor PTK787/ZK222584. Cancer Res, 2004, 64(18): 6626-6634.

[46] Wysocki AB. Wound fluids and the pathogenesis of chronic wounds. J Wound Continence Nurs, 1996, 23(6): 283-290.

[47] Singh N, Armstrong DG, Lipsky BA. Preventing foot ulcers in patients with diabetes. JAMA, 2005, 293(2): 217-228.

[48] Jeffcoate WJ, Harding KG. Diabetic foot ulcers. Lancet, 2003, 361(9368): 1545-1551.

[49] Baum CL, Arpey CJ. Normal cutaneous wound healing: clinical correlation with cellular and molecular events. Dermatol Surg, 2005, 31(6): 674-686.

[50] Goldman R. Growth factors and chronic wound healing: past, present, and future. Adv Skin Wound Care, 2004, 17(1): 24-35.

[51] Singer AJ, Clark RAF. Mechanisms of disease: cutaneous wound healing. New Eng J Med, 1999, 341(10): 738-746.

[52] Huang J, Wang S, Luo X, et al. Cinnamaldehyde reduction of platelet aggregation and thrombosis in rodents. Thromb Res, 2007, 119(3): 337-342.

[53] Stadelmann WK, Digenis AG, Tobin GR. Physiology and healing dynamics of chronic cutaneous wounds. Am J Surg, 1998, 176(2): 26S-38S.

[54] Kibe Y, Takenaka H, Kishimoto S. Spatial and temporal expression of basic fibroblast growth factor protein during wound healing of rat skin. Br J Dermatol, 2000, 143(4): 720-727.

[55] Cromack DT, Sporn MB, Roberts AB, et al. Transforming growth factor β levels in rat wound chambers. J Surg Res, 1987, 42(6): 622-628.

[56] Matsuda H, Koyama H, Sato H, et al. Role of nerve growth factor in cutaneous wound healing: accelerating effects in normal and healing-impaired diabetic mice. J Exp Med, 1998, 187(3): 297-306.

[57] Hashimoto K. Regulation of keratinocyte function by growth factors. J Dermatol Sci, 2000, 24(Suppl 1): S46-S50.

[58] Nissen NN, Polverini P, Koch AE, et al. Vascular endothelial growth factor mediates angiogenic activity during the proliferative phase of wound healing. Am J Pathol, 1998, 152(6): 1445-1152.